Peter Lehmann Antipsychiatrieverlag

Peter Lehmann (Hg.)

# Psychopharmaka absetzen

Erfolgreiches Absetzen von Neuroleptika, Antidepressiva, Phasenprophylaktika, Ritalin und Tranquilizern

Vorworte von Pirkko Lahti und Loren R. Mosher

5., aktualisierte und erweiterte Auflage

Mit Beiträgen von Karl Bach Jensen, Regina Bellion, Olga Besati, Wilma Boevink, Michael Chmela, Oryx Cohen, Susanne Cortez, Bert Gölden, Gábor Gombos, Katalin Gombos (†), Iris Heffmann, Maths Jesperson, Klaus John, Bob Johnson, Manuela Kälin, Kerstin Kempker, Leo P. Koehne, Elke Laskowski, Peter Lehmann, Ulrich Lindner, Jim Maddock, Mary Maddock, Constanze Meyer, Fiona Milne, Harald Müller (†), Mary Nettle, Una M. Parker, Pino Pini, Nada Rath, Hannelore Reetz, Roland A. Richter, Marc Rufer, Lynne Setter, Martin Urban, Wolfgang Voelzke, David Webb, Josef Zehentbauer und Katherine Zurcher

Peter Lehmann Antipsychiatrieverlag · Berlin · Shrewsbury · 2019

1. Auflage 1998; 2., aktualisierte und erweiterte Auflage 2002; 3., aktualisierte und erweiterte Auflage 2008; 4., aktualisierte und erweiterte Auflage sowie E-Book 2013 (aktualisierte E-Book-Ausgabe 2019).

»Psychopharmaka absetzen« ist auch in englischer Übersetzung erhältlich: *Coming off Psychiatric Drugs*, ebenso in in französischer Sprache: « Arrêter la prise des psychotropes » sowie auf griechisch. Die spanische Ausgabe "Dejando los medicamentos psiquiátricos" gibt es bisher nur als E-Book. Informationen hierzu stehen im Internet unter http://bit.do/comingoff.

Die kursiv gesetzten Erläuterungen in Klammern sowie die Fußnoten (sofern nicht besonders kenntlich gemacht) stammen vom Herausgeber.

Peter Lehmann Antipsychiatrieverlag
info@antipsychiatrieverlag.de
www.peter-lehmann-publishing.com · www.antipsychiatrieverlag.de

Umschlaggestaltung: Paula Kempker
Druck: Interpress, Budapest

Bibliographische Information der Deutschen Bibliothek

Die Deutsche Bibliothek verzeichnet diese Publikation in der Deutschen Nationalbibliographie; detaillierte bibliographische Daten sind im Internet über http://dnb.ddb.de abrufbar.

ISBN 978-3-925931-27-7

# Inhalt

**Die Zeit danach**

**Resümee**

**Anhang**

## Rechtlicher Hinweis

Die humanistische Antipsychiatrie und das Wissen von den Risiken und Schäden psychiatrischer Psychopharmaka und Elektroschocks ist ständigen Entwicklungen unterworfen. Erfahrungen erweitern unsere Erkenntnisse, insbesondere was die Beendigung der psychopharmakologischen Behandlung anbelangt. Soweit in diesem Buch eine Dosisreduzierung erwähnt wird, dürfen die Leser zwar darauf vertrauen, dass die Autorinnen und Autoren sowie der Herausgeber bzw. Verlag große Sorgfalt darauf verwandt haben, dass diese Angabe dem Wissensstand bei Fertigstellung des Buches entspricht.

Da eine Vielfalt individueller Faktoren (körperlicher und psychischer Zustand, soziale Lebensverhältnisse usw.) einen wesentlichen Einfluss auf den Verlauf des Absetzprozesses ausüben, dürfen die Aussagen der Autorinnen und Autoren nicht als übertragbare Empfehlungen *für alle* Leserinnen und Leser aufgefasst werden. Diese sind angehalten, durch sorgfältige Prüfung ihrer Lebenssituation einschließlich ihres körperlichen und seelischen Zustands und gegebenenfalls nach Konsultation eines geeigneten Spezialisten festzustellen, ob ihre Entscheidung, nach Lektüre dieser Publikation Psychopharmaka auf eine spezielle Weise abzusetzen, in kritischer und verantwortlicher Weise erfolgt.

Eine solche Prüfung ist besonders wichtig bei selten verwendeten Präparaten bzw. bei solchen, die neu auf den Markt gebracht worden sind.

Infolge dieser Umstände übernehmen der Herausgeber bzw. der Verlag sowie die Autoren weder die Verantwortung für die Folgen unerwünschter Wirkungen beim Einnehmen von Psychopharmaka noch bei deren Absetzen. Der Herausgeber appelliert an alle Betroffenen, Angehörigen, Ärztinnen und Therapeuten, ihm etwa auffallende Ungenauigkeiten oder Misserfolge beim durchdachten Absetzen unter genauer Schilderung der Umstände mitzuteilen.

Das Absetzen von Medikamenten, die als Antiepileptika eingesetzt werden, ist kein Thema dieses Buches. Werden Antiepileptika abgesetzt, steigt die Gefahr neuer epileptischer Anfälle.

# Vorworte

Dieses weltweit erste Buch zum Thema ›Erfolgreiches Absetzen von Psychopharmaka‹, erstmals veröffentlicht 1998, richtet sich vor allem an Menschen, die aus eigener Entscheidung absetzen wollen. Es wendet sich aber auch an ihre Angehörigen und Therapeuten.

Millionen Menschen nehmen psychiatrische Psychopharmaka, zum Beispiel Haldol[1], Fluctine[2] oder Zyprexa[3]. Für sie sind detaillierte Erfahrungsberichte darüber, wie man diese Substanzen abgesetzt hat, ohne wieder im Behandlungszimmer des Arztes zu landen, von existenziellem Interesse.

Viele meiner Kollegen im psychosozialen Arbeitsfeld verbringen einen großen Teil ihrer Zeit damit, Kriterien für die Verabreichung von Psychopharmaka zu entwickeln. Diagnosen wie Zwangshandlung, Depression, Hautentzündung, Hyperaktivität, Schwangerschaftserbrechen, Schlaflosigkeit, Bettnässen, Psychose, Stottern oder Reiseübelkeit können zur Anwendung von Neuroleptika führen, von Antidepressiva, Lithium[4], Tranquilizern und anderen Psychopharmaka. Die Entwicklung von Indikationen ist eine verantwortungsvolle Aufgabe, reich an Konsequenzen.

Diagnosen und Indikationen führen oft zur Behandlung mit Psychopharmaka, die langwierig sein kann. Wer kann vorhersagen, ob die Psychopharmaka – wenn die Zeit kommt – problemlos abgesetzt werden können? Von Tranquilizern, besonders von Benzodiazepinen, kennen wir die abhängig machende Wirkung bereits. Absetzen ohne therapeutische Hilfe und ohne Kenntnisse über die Risiken kann einen dramatischen Verlauf nehmen. Wel-

---

1 Neuroleptikum, Wirkstoff Haloperidol; im Handel als Haldol, Haloperidol
2 Antidepressivum, Wirkstoff Fluoxetin; im Handel als Felicium, Fluctine, Fluoxetin, Fluoxibene, Flux, FluxoMed, Mutan, Positivum
3 Neuroleptikum, Wirkstoff Olanzapin; im Handel als Aedon, Espanzapin, Olanzapin, Olazax, Zalasta, Zypadhera, Zyprexa
4 Phasenprophylaktikum; im Handel als Hypnorex, Litarex, Lithiofor, Neurolepsin, Priadel, Quilonorm, Quilonum

che Risiken gibt es beim Absetzen von Neuroleptika, Antidepressiva und Lithium?

Welche Bedingungen können zu einem schnellen Rückfall nach dem Absetzen führen? Hörten wir nicht schon von psychopharmakabedingten Absetzproblemen, von Rezeptorenveränderungen, Supersensitivitäts- und Absetzpsychosen? Wer kann Rückfälle von verdeckten Entzugsproblemen unterscheiden?

Welche Bedingungen unterstützen ein erfolgreiches Absetzen – erfolgreich in dem Sinn, dass die Patienten danach nicht sofort wieder im Behandlungszimmer des Arztes sitzen, sondern frei und gesund leben, so wie wir uns das alle wünschen?

Lassen wir unsere Patienten nicht allein mit ihren Sorgen und Problemen, wenn sie sich – aus welchem Grund auch immer – selbst entscheiden, ihre Psychopharmaka absetzen zu wollen? Wo können sie Unterstützung, Verständnis und positive Vorbilder finden, wenn sie sich enttäuscht von uns abwenden (und wir uns von ihnen)?

Peter Lehmann, Vorstandsmitglied des Europäischen Netzwerks von Psychiatriebetroffenen (ENUSP) und ehemaliges Vorstandsmitglied von Mental Health Europe, der europäischen Sektion der World Federation for Mental Health *(Weltverband für psychische Gesundheit)*, hat Anerkennung geerntet für die schwierige Aufgabe, als weltweit erster Experte Erfahrungen von Betroffenen und ihren Therapeuten zu sammeln, die Psychopharmaka erfolgreich abgesetzt oder ihre Klienten dabei unterstützt haben. In diesem Buch schreiben Betroffene aus Australien, Belgien, Dänemark, Deutschland, England, Jugoslawien, Neuseeland, den Niederlanden, Österreich, Schweden, der Schweiz, Ungarn und den USA über ihre Absetzerfahrungen. Darüber hinaus berichten Experten aus der Medizin, Psychiatrie, Sozialarbeit, Psychotherapie und Naturheilkunde davon, wie sie ihren Klienten beim Absetzen helfen. Durch die Internationalität der Autoren bietet das Buch ein umfassendes Bild von Erfahrungen und Wissen.

Das Buch hat eine provokante Botschaft: Lebenserfahrungen weichen manchmal von wissenschaftlichen Übereinkünften ab. Es basiert auf persönlichen Erfahrungen von Betroffenen sowie von Professionellen, die beim Absetzen von Psychopharmaka helfen. Somit ist es ein guter Ansatzpunkt, in die Diskussion einzusteigen. Das Buch sollte in jeder Arztpraxis, jeder Therapiestation und in jeder Patientenbibliothek verfügbar sein.

Helsinki, 19. August 2002
Pirkko Lahti
Präsidentin der World Federation for Mental Health (2001-2003)

*Aus dem Englischen von Pia Kempker*

»There is no tyranny so great as that
which is practiced for the benefit of the victim.« – C. S. Lewis[1]

Dieses Buch ist einem Thema gewidmet, zu dem es heutzutage eine Menge abwegiger Vorstellungen gibt. Wir leben in einem Zeitalter der ›Pille für jedes Leiden‹. Speziell den Pillen, die auf unsere Psyche wirken, widmen die Menschen jedoch zu wenig Aufmerksamkeit.

Was bedeutet es, die Seele, das Selbst, den menschlichen Geist medikamentös zu behandeln? Unser Standardlexikon »Webster« definiert Psyche auf all diese drei Arten. Greifen diese Chemikalien (»Psychopharmaka«) nicht in den Kern der menschlichen Natur ein? Sollte man diesem Prozess nicht viel Vorsicht und Umsicht schenken? Wenn einmal begonnen, sollte er nicht kontinuierlich überwacht werden? Wenn doch alle drei – Seele, Selbst, menschlicher Geist – das Wesen des Menschen ausmachen, sollten dann nicht die Betoffenen aufgrund ihrer eigenen subjektiven Erfahrung mit den Psychopharmaka entscheiden, ob sie diese nehmen wollen? Die Antwort ist natürlich ein lautes und deutliches Ja.

Lassen Sie uns realistisch werden. Da es nur wenige objektive Indikatoren für die Wirkung dieser Medikamente gibt, sind die Berichte der Patienten entscheidend. Beschäftigen sich die psychopharmakaverschreibenden Ärzte und Psychiater sorgfältig mit der persönlichen Erfahrung der Patienten mit

---

1 »Es gibt keine größere Tyrannei als diejenige, die im Interesse des Opfers praktiziert wird.« Clive Staples Lewis (1898-1963) war Professor für englische Literaturwissenschaft in Oxford und einer der bedeutendsten christlichen Autoren des 20. Jahrhunderts.

einzelnen Medikamenten? Die Antwort auf diese Frage ist natürlich unterschiedlich, aber wenn man eine andere Sprache spricht, einer Minderheit angehört, arm ist, als ›sehr krank‹ angesehen wird oder in der Psychiatrie zwangsuntergebracht ist, nimmt die Wahrscheinlichkeit, wirklich angehört zu werden, dramatisch ab – dabei ist sie für alle schon nicht sehr hoch.

Daher ist der Kern dieses Buches sehr wichtig: die Geschichten von Personen, denen nicht zugehört wurde, als ihre Seele, ihr Selbst und ihr menschlicher Geist durch die – oft zwangsweise verabreichten – Psychopharmaka Qualen erlitten. Da gibt es die Geschichten von mutigen Entscheidungen, die im Widerspruch zur Meinung von einflussreichen Experten (und manchmal gegen Familie und Freunden) getroffen wurden – und vom Leiden, das manchmal folgte. Nach dem Absetzen der Medikamente begann das Gehirn, wieder den ursprünglichen Zustand herzustellen. Die meisten wurden nie davor gewarnt, dass die Medikamente möglicherweise hirnverändernd wirken (oder noch schlimmer, Hirnbereiche abtöten), so dass Entzugserscheinungen fast zwangsläufig auftreten. Ebensowenig wussten sie, dass diese langwierig sein und als ›Rückfall‹ interpretiert werden können. Es gibt Horrorgeschichten davon, was passieren kann (aber nicht muss), wenn man versucht, das Gehirn zum normalen Funktionieren zurückkehren zu lassen, nachdem es voll unter dem Einfluss ›therapeutischer‹ Chemikalien gestanden hatte. In der Regel war dieses Leiden leider notwendig, um die Seele, das Selbst und den menschlichen Geist – den Kern der menschlichen Natur – wieder herzustellen.

Da die Medikamente gedankenlos, in paternalistischer Manier und oft unnötig gegeben wurden, um eine nicht identifizierbare ›Krankheit‹ zu heilen, ist das Buch auch eine Anklage gegen Ärzte. Den Hippokratischen Eid – in erster Linie keinen Schaden zufügen – missachtete man regelmäßig in der Eile, ›etwas zu tun‹. Wie ist es möglich zu klären, ob es Seelenmord geben kann, wenn man die Erfahrungsberichte von Patienten mit Medikamenten nicht kennt, die direkt auf das Wesentliche ihres Menschseins abzielen? Auch wenn sie sich anders geben: Ärzte sind nur Doktoren der Medizin, keine Medizingötter. Im Gegensatz zu richtigen Göttern müssen sich Ärzte für ihre Taten zur Rechenschaft ziehen lassen.

Dieses Buch ist ein Muss für alle, die mit dem Gedanken spielen, diese legalen persönlichkeitsverändernden Medikamente zu nehmen oder nicht mehr zu nehmen, und vielleicht noch eher für diejenigen, die sie verschreiben können.

26. August 2002
Dr. med. Loren R. Mosher (1933-2004)
Direktor, Soteria Associates
Klinischer Professor für Psychiatrie
University of California, San Diego

*Aus dem Amerikanischen von Pia Kempker*

»AutorInnen gesucht zum Thema ›Psychopharmaka absetzen‹«. So lautete mein Aufruf, den ich 1995 weltweit in einschlägigen Kreisen verbreitete. Ich schrieb:

»»Psychopharmaka absetzen. Erfahrungsberichte mit Tranquilizern, Antidepressiva, Neuroleptika, Carbamazepin[1] und Lithium«. Dies ist der Titel eines Buches, das 1997/98 erscheinen soll. Für die Mehrzahl derjenigen, denen eines oder mehrere der genannten Psychopharmaka verabreicht bzw. verschrieben werden, sind positive Beispiele dafür, dass man diese Substanzen absetzen kann, ohne gleich wieder im Behandlungszimmer des Arztes oder in der Anstalt zu landen, von existenziellem Interesse. Deshalb suche ich Autorinnen und Autoren, die über ihre eigenen Erfahrungen auf dem Weg zum Absetzen berichten und die jetzt frei von psychiatrischen Psychopharmaka leben. Ich suche aber auch Berichte von Menschen, die anderen professionell oder aus persönlichen Erwägungen mit Erfolg beim Absetzen helfen.«

Ich bekam eine Reihe von Zuschriften Betroffener, die einen Beitrag liefern wollten. Auch einige Professionelle antworteten; sie sind hier im Buch vertreten. Eine Berliner Psychiaterin zog ihren angebotenen Beitrag über das in ihrer Praxis mögliche stufenweise Absetzen, verbunden mit psychotherapeu-

---

1 Antiepileptikum, eingesetzt als Phasenprophylaktikum bzw. Stimmungsstabilisator; im Handel als Carbaflux, Carbagamma, Carbamazepin, Carsol, Neurotop, Tegretal, Tegretol, Timonil

tischen Gesprächsgruppen, vermutlich aus (nicht unberechtigter) Angst zurück, absetzwillige Psychopharmakakonsumenten könnten ihre Praxis überfluten. Da von Angehörigen keine Reaktion kam, schickte ich meinen Aufruf an den deutschen Bundesverband der Angehörigen ›psychisch Kranker‹. Reaktion: Schweigen. Ist der Grund darin zu suchen, dass die organisierten Angehörigen seit Jahren von der Pharmaindustrie mit Gratisvorträgen und Gratisinformationen bedacht werden?

Es wäre allerdings fatal, die Problematik der Dauereinnahme von Psychopharmaka und mögliche Schwierigkeiten beim Absetzen auf gefühlskalte oder unwissende Angehörige, verantwortungslose Ärzte und gewinnorientierte Pharmaunternehmen zu reduzieren. Zwei Autoren, die sich auf meinen Aufruf gemeldet hatten und von ihren Absetzerfahrungen berichten wollten, zogen ihr Angebot zurück: Sie hatten einen ›Rückfall‹. Eine Frau berichtete, der Zeitpunkt, den sie zum Absetzen gewählt hatte, sei unglücklich gewählt gewesen: die Trennung von ihrem Freund. Eine weitere teilte ohne Angabe näherer Umstände mit, sie sei wegen einer erneuten Psychose wieder in die Klinik gekommen: Hatte sie das erlebt, was Fachleute eine ›Absetzpsychose‹ nennen, oder war sie einfach wieder von ihren alten, unverarbeiteten Problemen überschwemmt worden?

Wohlweislich hatte ich mich gehütet, andere zum Absetzen aufzufordern. Ich sprach ausdrücklich diejenigen an, die vor meinem Aufruf bereits abgesetzt hatten. Dennoch stelle ich mir die Frage, ob ich nicht allein durch die publizistische Beschäftigung mit dem Thema ›Absetzen‹ andere fahrlässig dazu verleite, ihre Psychopharmaka unbedacht wegzulassen.

Seit es psychiatrische Psychopharmaka gibt, setzen sehr viele Behandelte von sich aus diese Mittel ab. Man kann spekulieren, in welcher Häufigkeit es einzig aus diesem Grund zu einem ›Rückfall‹ und damit eventuell zu einer erneuten Verabreichung kommt. Sicher scheint mir die Tatsache, dass eine Vielzahl der Absetzversuche erfolgreicher verlaufen würde, wenn bei den Betroffenen und ihren Nächsten ausreichendes Wissen über möglicherweise auftretende Probleme vorhanden wäre sowie eine Vorstellung darüber, was man aktiv beitragen kann, damit der prophezeite Rückfall ausbleibt. Auch professionell Tätige – von einer Handvoll Ausnahmen abgesehen – machen sich wenig Gedanken, wie sie ihre Klienten unterstützen können, wenn sich diese nun einmal fürs Absetzen entscheiden. Ihnen den Rücken zu kehren und sie mit ihren Problemen allein zu lassen, beweist wenig Verantwortungsbewusstsein.

Die vielen unterschiedlichen Wege, Psychopharmaka abzusetzen, lassen sich in einem Buch keineswegs umfassend darstellen. Wichtig war mir als Herausgeber, dass ›meine‹ Autoren – von den beteiligten Profis abgesehen – ihre Wünsche, Ängste und persönlichen Vorgehensweisen so offen wie möglich darstellen. Nur eines sollten sie nicht: anderen Ratschläge geben, was sie tun sollten, Patentrezepte verteilen. Jede Leserin, jeder Leser muss gemäß den vorhandenen Problemen und Möglichkeiten, den persönlichen Schwächen und Stärken, den individuellen Beschränkungen und Wünschen die eigenen Mittel und Wege finden. Die Berichte derer, die das Absetzen psychiatrischer Psychopharmaka bewältigt haben, sollen zeigen, dass es möglich ist, unbeschadet am Ziel seiner Wünsche anzukommen und ein Leben frei oder zumindest relativ frei von psychopharmakologischer Beeinträchtigung zu führen.

11. September 1998
Peter Lehmann


*Zur 3. Auflage*

Auch in dieser Ausgabe sind wieder neue Autoren dazugekommen: Oryx Cohen, Bob Johnson, Fiona Milne und Pino Pini. Damit soll die Aktualität gesichert bleiben, der Themenkreis und die Internationalität der Autorenschaft ausgeweitet und es sollen neuere Psychopharmaka integriert werden. Entsprechend musste ich einige ältere Artikel streichen.

Um Missverständnisse auszuschließen, kann ich nicht oft genug betonen: Im vorliegenden Buch nehmen die Absetzversuche positive Verläufe – kein Wunder, ich hatte ausdrücklich nach erfolgreichen Erfahrungen gefragt. Dass das Absetzen auch misslingen oder nicht wie gewünscht zum dauerhaften psychopharmakafreien Leben führen kann, ist eine Binsenweisheit. Da erfolgreiches Absetzen in psychiatrischer und pharmafirmengesponserter Literatur in aller Regel tabuisiert wird, scheint es allerdings mehr als berechtigt, der bisher ausgeblendeten Realität ein Forum zu geben – als Gegengewicht zur Masse ideologischer und einseitiger Informationen.

Selbstbestimmtes Absetzen wird nicht nur tabuisiert, es wird auch als Risikofaktor in die Nähe einer psychiatrischen Störung gerückt. Dies geht beispielsweise aus der weltweit verbreiteten psychiatrischen Diagnosenfibel DSM hervor. Unter der Nummer V15.81 (Z91.1) – »Nichtbefolgen von Behandlungsanweisungen« – hält sie Psychiatern den medizinischen Schlüssel bereit, mit welchem bei Absetzwilligen der Entschluss zum Absetzen aktenmäßig zu erfassen ist für den Fall, dass sie sich anmaßen, ihre persönlichen Interessen und Werturteile über die der verabreichenden Psychiater zu stellen:

»Die Gründe für das Nichtbefolgen können sein: Beschwerden aufgrund der Behandlung (z.B. Medikamentennebenwirkungen); Kosten der Behandlung; Entscheidungen bzgl. der Vor- und Nachteile der vorgeschlagenen Behandlung aufgrund persönlicher Werturteile oder religiöser oder kultureller Anschauungen; problematische Persönlichkeitszüge oder Bewältigungsstile...« (»Manual«, 2003, S. 808)

31. Januar 2008
Peter Lehmann

*Zur 4. Auflage*
In der Einführung zur aktuellen Auflage sind mögliche Entzugsprobleme jetzt ausführlich dargestellt, und im zusammenfassenden Kapitel am Schluss des Buches gehe ich auf spezielle Aspekte beim Absetzen psychiatrischer Psychopharmaka ein, unter anderem die Frage, wie man Kombinationen am besten absetzt.

Immer wieder werde ich nach Psychiatern gefragt, die beim Absetzen helfen. Bedarf auf der einen Seite trifft nach wie vor auf verweigerte Hilfeleistung auf der anderen. Möglicherweise spielen auch wirtschaftliche Aspekte eine Rolle: Weil es im Gegensatz zur Diagnose ›Benzodiazepinabhängigkeit‹ noch keine Diagnose ›Neuroleptikaabhängigkeit‹ oder ›Antidepressivaabhängigkeit‹ gibt, können Ärzte ihren Zeitaufwand gegenüber Krankenkassen nicht so einfach abrechnen. Man kann darüber wütend sein – doch was brächte es, sich in die Hände absetzunerfahrener und -unwilliger Ärzte zu begeben? Wer würde sein Auto zur Reparatur in eine Werkstatt bringen, aus der noch nie ein Auto im fahrtüchtigen Zustand wieder herausgefahren ist?

Viele Betroffene sind überzeugt, zum Absetzen bräuchten sie unbedingt die Zustimmung eines Arztes. Doch ob man Psychopharmaka mit oder gegen ärztlichen Rat absetzt, spielt im Prinzip keine Rolle. Wer es gegen ärztlichen Rat tut, hat die gleichen Erfolgschancen wie diejenigen, deren Arzt oder Ärztin ihre Entscheidung unterstützt. Dies ist das ermutigende Ergebnis bei zwei Drittel aller Befragungen im Rahmen des ›Coping with Coming Off‹-Projekts in England und Wales, bei dem Erfahrungen mit dem Absetzen von Psychopharmaka eruiert wurden. Finanziert vom britischen Gesundheitsministerium hatte 2003 und 2004 ein Team psychiatriebetroffener Forscher 250 Interviews im Auftrag der Sozialpsychiatriestiftung MIND durchgeführt. Als hilfreich galten der Beistand von Beratern oder einer Selbsthilfegruppe, ergänzende Psychotherapie, gegenseitige Unterstützung, Informationen aus dem Internet oder aus Büchern, Aktivitäten wie Entspannung, Meditation oder Bewegung. Es stellte sich heraus, dass Ärzte nicht voraussagen konnten, welche Patienten erfolgreich Psychopharmaka absetzen würden. Sie wurden als die am wenigsten hilfreiche Gruppe beim Absetzen genannt (Read, 2005; Wallcraft, 2007). Als Konsequenz dieser Studie änderte MIND seinen Standardratschlag. War vorher – wenn überhaupt – geraten worden, Psychopharmaka nur mit ärztlichem Einverständnis abzusetzen, wies man jetzt auf die Indoktrination von Ärzten durch die Pharmaindustrie hin (Darton, 2005, S. 5) und legte nahe, sich ausgewogen zu informieren (Read, 2005). Der Beitrag von Susan Kingsley-Smith soll auf der Suche nach eigenen Wegen helfen.

Wie eine Studie des National Institute of Mental Health in den USA 2006 zeigte, beenden drei Viertel aller Behandelten früher oder später die Einnahme von Neuroleptika aller Art – weil diese keine Besserung bringen oder weil die unerwünschten Wirkungen unerträglich sind (McEvoy u.a., 2006; Stroup u.a., 2006). Diese Praxis stimmt mit dem theoretischen, wenn auch folgenlosen Wissen von Ärzten überein, die längst erkannt haben, dass es oft höchste Zeit zum Absetzen der verordneten Psychopharmaka ist. Als die Crème de la Crème der deutschen Mainstream-Psychiatrie 1979 das 75-jährige Jubiläum des Baus der Psychiatrischen Universitätsklinik München feierte, gestand Fritz Freyhan ein:

»In den fünfziger Jahren musste sich der psychopharmakaerfahrene

Psychiater nach Leibeskräften einsetzen, um seine Kollegen von den
Vorteilen der Arzneimittelbehandlung zu überzeugen. In den letzten
Jahren ist aber der Punkt erreicht worden, wo der arzneimittelkundige
Psychiater dem leidenden Patienten drastische Erleichterung geben
kann, indem er das Absetzen aller antitherapeutischen Arzneimittel-
behandlungen verordnet.« (1983, S. 71)
Insbesondere angesichts der Verschreibungskaskaden sowohl von medizini-
schen Medikamenten als auch psychiatrischen Psychopharmaka bei älteren
Menschen und den vielfältigen unerwünschten Wirkungen (zum Beispiel
Kreislaufstörungen) und Interaktionen kam die deutsche Internistin Jutta
Witzke-Gross 2010 zum Schluss:

>»Absetzen von Medikamenten kann die beste klinische Entscheidung
>sein und in einem signifikanten klinischen Nutzen einschließlich ei-
>ner Reduktion der Fallneigung resultieren. (...) Es ist auch immer da-
>ran zu denken, dass eine Möglichkeit, Medikamente abzusetzen, die
>ist, mit dem Medikament erst gar nicht anzufangen.« (S. 29/32)

5. April 2013
Peter Lehmann

*Zur 5. Auflage*
Herstellerfirmen und die Verabreicher von Antidepressiva und Neuroleptika
vermeiden weiterhin in aller Regel, von körperlicher Abhängigkeit zu sprechen, die ihre Psychopharmaka hervorrufen können. Herstellerfirmen tun
dies bisher einzig bei den Antidepressiva Tianeptin[1] und Sertralin[2]. Psychia-
terverbände weigern sich, die Diagnose der körperlichen Neuroleptika- oder
Antidepressiva-Abhängigkeit in ihre Diagnosensammlung aufzunehmen.

   Ohne eine solche Diagnose aber fehlt die Warnung an die Betroffenen vor
zu schnellem Absetzen und die Information über mögliche Entzugssymptome und deren Vermeidung oder Linderung. Die Betroffenen haben kaum eine Chance auf Ansprüche auf eine (teil-) stationäre Unterstützung beim Absetzen, auf Entschädigung und auf Maßnahmen zur Rehabilitation. Ohne ei-

---

1  Im Handel als Stablon, Tianeurax
2  Im Handel als Adjuvin, Seralin, Sertragen, Sertralin, Tresleen, Zoloft

ne solche Diagnose wähnen Ärzte, nicht zur Aufklärung über dieses Risiko verpflichtet zu sein. Außerdem können sie Maßnahmen zur Linderung und Überwindung der Abhängigkeit gegenüber Krankenkassen schlecht oder gar nicht abrechnen. Allerdings beginnen einzelne Neuroleptika-Herstellerfirmen, sich durch die Warnung vor Entzugssyndromen, die zum Teil lebensbedrohlich sind, gegen mögliche Regressansprüche zu schützen und Prozessrisiken auf die Ärztinnen und Ärzte abzuwälzen. So teilt zum Beispiel die Schweizer Lundbeck AG, Zulassungsinhaberin von Clopixol[1], 2014 in ihrer *Fachinformation* Ärzten mit, ein plötzliches Absetzen dieser Substanz könne schwerwiegende Entzugssymptome zur Folge haben; Neugeborene, deren Mütter während der Schwangerschaft diese Substanz erhielten, sollten angesichts einer mit dem Absetzen verbundenen Lebensgefahr gegebenenfalls intensivmedizinisch überwacht und längerfristig hospitalisiert werden.

Die Ergebnisse der zuvor erwähnten britischen Studie von MIND aus den Jahren 2003-2004 wurden inzwischen durch eine vergleichbare Studie in den USA bestätigt. Auch hier wurden psychiatrisch Tätige als mehrheitlich wenig hilfreiche Berufsgruppe beim Absetzen von Psychopharmaka identifiziert (Ostrow u.a., 2017). Es ist überfällig, dass psychiatrisch Tätige Kompetenzen erwerben, damit sie auf Wunsch ihrer Patientinnen und Patienten das Absetzen unterstützen können. Es sollte eine Selbstverständlichkeit sein, dass Ärzte ihre Patienten nicht vor die Tür setzen, wenn diese Psychopharmaka absetzen wollen und um Hilfe bitten. Doch erfahrungsgemäß tritt genau diese Situation häufig ein. Der Psychiater Asmus Finzen, ehemals Leitender Krankenhausarzt in Wunstorf (1975-1987) und Basel (bis 2003), fand hierzu deutliche Worte:

»Viele drohen damit, ihre Patienten zu verstoßen – und manche tun das auch. Das aber ist mit den Prinzipien und der Ethik ihres Berufes nicht vereinbar. Es kann sogar ein Kunstfehler sein: Wenn ein Patient Medikamente, die er langzeitig eingenommen hat, absetzen oder reduzieren will, hat der behandelnde Arzt ihm gefälligst zu helfen – auch wenn er anderer Meinung ist.« (2015, S. 16)

---

1 Wirkstoff Zuclopenthixol; im Handel als Ciatyl-Z, Cisordinol, Clopixol

Wie aus den *Fachinformationen* von Herstellerfirmen an Ärzte hervorgeht, gibt es eine Vielzahl psychopharmakabedingter Anlässe, bei denen unverzüglich zu reduzieren oder komplett abzusetzen ist. Hierzu zählen Depressionen oder Suizidalität (falls neu), Anzeichen von Leberfunktionsstörungen oder tardiven Dyskinesien (mit der Zeit chronisch werdenden Muskelstörungen), erhöhter Augeninnendruck, Herzrhythmusstörungen u.v.m. (Lehmann, 2017, S. 29-85).

Gleichzeitig geben Herstellerfirmen oft in verantwortungsloser Weise extrem kurze Zeiten für das Absetzen vor (Langfeldt, 2018), so dass massive Entzugsprobleme und die Neuverordnung und Aufdosierung von Psychopharmaka programmiert sind.

Als Reaktion auf fehlende Hilfen und fehlendes Wissen zur Entzugsproblematik gründeten Vertreterinnen und Vertreter der niederländischen Verbände der Pharmazeuten, der Hausärzte und der Psychiater sowie ein gemischter Verband von Psychiatriebetroffenen und Angehörigen die Discontinuation of Antidepressants Taskforce (Arbeitsgruppe zum Absetzen von Antidepressiva). Diese dokumentiert Möglichkeiten zum kleinschrittigen Reduzieren insbesondere am Ende des Absetzprozesses sowie Entzugsprobleme und Wege zu deren Linderung. Außerdem identifiziert sie die Anzeichen für ein erfolgreiches Absetzen (KNMP u.a., 2018; Ruhe u.a., 2019). In Großbritannien ist der Council for Evidence-based Psychiatry (CEP – Rat für evidenzbasierte Psychiatrie) führend aktiv. Diese Gruppe von Psychiatern, Wissenschaftlern und anderen Interessierten arbeitet mit öffentlichen Einrichtungen und Organisationen für Entzugshilfen zusammen. Unter anderem empfiehlt sie dem Parlament, die Entwicklung landesweiter Dienste zu veranlassen, die absetzwillige Betroffene unterstützen müssen (CEP, 2019).

In Deutschland wurden inzwischen erste schulmedizinisch orientierte Psychiater initiativ. Schon bevor sich Patientinnen und Patienten für ein Antidepressivum entscheiden, sollen sie über das Risiko von Abhängigkeit und nach dem Absetzen auftretenden Reboundeffekten aufgeklärt werden, so Tom Bschor, Chefarzt der Psychiatrischen Abteilung der Schlosspark-Klinik in Berlin-Charlottenburg (2018, S. 121f.). Psychiater einiger Kliniken in Rheinland-Pfalz warnen in Aufklärungsbroschüren deutlich vor dem Risiko körperlicher Abhängigkeit bei Antidepressiva (NetzG-RLP, 2018, S. 12).

Die psychotherapeutische Schwerpunktstation für Psychosen im Landeskrankenhaus Andernach (30 Plätze) bietet für Betroffene des Einzugsbe-
reichs seit 2018 sogar die stationäre Aufnahme zum kontrollierten Absetzen
von Neuroleptika an. Und auch die Soteria-Station an der Psychiatrischen
Universitätsklinik der Charité am St.-Hedwig-Krankenhaus in Berlin mit ihren zwölf Plätzen für Betroffene des Bezirks Berlin-Mitte macht dieses Angebot. Neuerdings gibt es vereinzelt Psychiater, die in ihren Klinikambulan-
zen das Absetzen von Neuroleptika begleiten.

Mitglieder der Berliner Organisation Psychiatrie-Erfahrener und Psychiatrie-Betroffener (BOP&P) e. V. und weitere engagierte Personen wollten die
für viele Menschen unerträgliche Situation nicht weiter tatenlos hinnehmen
und beriefen 2016 mit Unterstützung des Paritätischen Wohlfahrtsverbandes
Berlin eine bis 2019 jährlich tagende fächerübergreifende Expertenrunde
(»Psychexit«) ein. Ziel war und ist die Entwicklung eines Curriculums und
einer Website (absetzen.info) zum kompetenten Begleiten beim Reduzieren
bzw. Absetzen von Antidepressiva und Neuroleptika. Dabei wurde deutlich,
wie sehr es an kompetenter Hilfe für Patientinnen und Patienten fehlt, die ihre Psychopharmaka absetzen wollen und Rezepte für Ausschleichstreifen,
Rezepturen für die Anfertigung individuell zugeschnittener Dosierungen
oder eine Anleitung zum Absetzen von Kombinationen benötigen oder die
sich generell überfordert fühlen.

Die Möglichkeit wie auch Notwendigkeit kleinschrittigen Ausschleichens
gerade am Ende des Absetzprozesses nach längerer Einnahmezeit schildert
Susanne Cortez in dem neu ins Buch aufgenommenen Artikel »Und zuletzt
atypisch vorsichtig«. Neu ist auch der Artikel »Austausch im Internet beim
Absetzen von Psychopharmaka« von Iris Heffmann. Er ersetzt den Beitrag von
Susan Kingsley-Smith und zeigt, wo Betroffene im deutschsprachigen Raum
Erfahrungen konstruktiv austauschen können, wenn sie von ihren Ärzten mit
ihren Entzugsproblemen nicht verstanden oder im Stich gelassen werden.

Die neuesten Informationen über Ausschleichstreifen, Rezepturen für die
Anfertigung individuell zugeschnittener Dosierungen sowie Vorschläge
zum Absetzen von Kombinationen sind in das Schlusskapitel »Zusammen-
fassung und spezielle Aspekte beim Absetzen psychiatrischer Psychopharmaka« eingeflossen.

Nicht oft genug kann darauf hingewiesen werden, dass – wie schon zuvor gesagt – die Absetzversuche im vorliegenden Buch allesamt positiv verliefen. Als Gegengewicht zur Masse einseitiger Informationen seitens der Pharmaindustrie und der Mainstream-Psychiatrie hatte ich ausdrücklich nach erfolgreichen Erfahrungen gefragt. Dass das Absetzen auch misslingen oder nicht wie gewünscht zu einem dauerhaft psychopharmakafreien Leben führen kann, sollte allgemein bekannt sein. Manche Betroffene machen die Erfahrung, dass sie – aus welchen Gründen auch immer – innerhalb ihrer Lebensverhältnisse ohne Psychopharmaka nicht zurechtkommen, ungeachtet aller Risiken, die mit der Langzeitverabreichung einhergehen. Ihnen und ihren Ärztinnen und Ärzten seien der Artikel »Minimaldosierung und Monitoring bei Neuroleptika« des Psychiaters Volkmar Aderhold (2017) sowie die Angaben der Discontinuation of Antidepressants Taskforce zur Minimaldosierung von neuen Antidepressiva (KNMP u.a., 2018, S. 2) ans Herz gelegt.

3. September 2019
Peter Lehmann

## Literatur

Aderhold, Volkmar: »Minimaldosierung und Monitoring bei Neuroleptika«, in: Peter Lehmann / Volkmar Aderhold / Marc Rufer / Josef Zehentbauer: »Neue Antidepressiva, atypische Neuroleptika – Risiken, Placebo-Effekte, Niedrigdosierung und Alternativen«, Berlin / Shrewsbury: Peter Lehmann Publishing 2017, S. 198-222 (E-Book 2018)

Bschor, Tom: »Antidepressiva. Wie man sie richtig anwendet und wer sie nicht nehmen sollte«, München: Südwest Verlag 2018

CEP (Council for Evidence-based Psychiatry): »Activities«, ohne Jahresangabe, Internet-Ressource cepuk.org/actitivities (Zugriff am 4.7.2019)

Darton, Katherine: »Making sense of coming off psychiatric drugs«, London: Mind Publications 2005

Finzen, Asmus / Lehmann, Peter / Osterfeld, Margret u.a.: »Psychopharmaka absetzen: Warum, wann und wie«, in: Soziale Psychiatrie, 39. Jg. (2015), Nr. 2, S. 16-19; im Internet unter bit.do/absetzen-bremen (Zugriff am 26.6.2019)

Freyhan, Fritz A.: »Klinische Wirksamkeit und extrapyramidale Nebenwirkungen von Haloperidol«, in: Hanns Hippius / Helmfried E. Klein (Hg.): »Therapie mit Neuroleptika«, Erlangen: Perimed Verlag 1983, S. 67-75

KNMP (Koninklijke Nederlandse Maatschappij ter bevordering der Pharmacie) / MIND Landelijk Platform Psychische Gezondheid / NHG (Nederlands Huisartsen Genootschap) u.a.: »Multidisciplinary document ›Discontinuation of SSRIs & SNRIs‹«, Utrecht: Discontinuation of Antidepressants Taskforce 2018; Internet-Ressource thelancet.com/cms/10.1016/S

2215-0366(19)30182-8/attachment/9270f201-4248-44b6-ae19-b197668524ed/mmc1.pdf [Kurz-URL: bit.do/ad-mini] (Zugriff am 3.9.2019)

Langfeldt, Marina: »Schadensersatzansprüche gegenüber pharmazeutischen Unternehmen aus der Gefährdungshaftung gemäß § 84 des Arzneimittelgesetzes im Zusammenhang mit dem Absetzen von Antidepressiva und Neuroleptika«, in: Berliner Organisation Psychiatrie-Erfahrener und Psychiatrie-Betroffener (BOP&P) (Hg.): »Dritte Expertenrunde: Psychexit – Auf dem Weg zum Kompass ›Kompetente Hilfe beim Absetzen von Antidepressiva und Neuroleptika‹, Berlin: BOP&P 2018, S. 6-13; im Internet unter bit.do/langfeldt (Zugriff am 26.6.2019)

Lundbeck (Schweiz) AG: »Clopixol®/- Acutard®/- Depot«, Opfikon: Fachinformation vom März 2014, in: »Arzneimittel-Kompendium Online«, Bern: HCI Solutions AG; Online-Publikation compendium.ch/mpro/mnr/1886/html/de (Zugriff am 15.7.2019)

»Diagnostisches und Statistisches Manual Psychischer Störungen – Textrevision – DSM-IV-TR«, Göttingen / Bern / Toronto / Seattle: Hogrefe Verlag 2003

McEvoy, Joseph P. / Lieberman, Jeffrey A. / Stroup, T. Scott u.a.: »Effectiveness of clozapine versus olanzapine, quetiapine, and risperidone in patients with chronic schizophrenia who did not respond to prior atypical antipsychotic treatment«, in: American Journal of Psychiatry, Vol. 163 (2006), S. 600-610

NetzG-RLP (Landesnetzwerk Selbsthilfe seelische Gesundheit Rheinland-Pfalz) (Hg.): »Aufklärungsbögen Antidepressiva«, Trier: NetzG-RLP 2018; im Internet unter bit.do/info-nl (Zugriff am 26.6.2019)

Ostrow, Laysha / Jessell, Lauren / Hurd, Manton / Darrow, Sabrina M. / Cohen, David: »Discontinuing psychiatric medications: A survey of long-term users«, in: Psychiatric Services, Vol. 68 (2017), Nr. 7; Online-Publikation ps.psychiatryonline.org/doi/10.1176/appi.ps.201700070 vom 17.7.2017 (Zugriff am 27.7.2018)

Read, Jim: »Coping with coming off«, London: Mind Publications 2005

Ruhe, Henricus G. / Horikx, Annemieke / van Avendonk, Mariëlle J. P. / Groeneweg, Bart F. / Woutersen-Koch, Hèlen on behalf of the Discontinuation of Antidepressants Taskforce: Correspondence, in: Lancet – Psychiatry, Vol. 6 (2019), S. 561-562; im Internet unter thelancet.com/journals/lanpsy/article/PIIS2215-0366%2819%2930182-8/fulltext [Kurz-URL: bit.do/ad-tapering] (Zugriff am 4.7.2019)

Stroup, T. Scott / Lieberman, Jeffrey A. / McEvoy, Joseph P. u.a.: »Effectiveness of olanzapine, quetiapine, risperidone, and ziprasidone in patients with chronic schizophrenia following discontinuation of a previous atypical antipsychotic«, in: American Journal of Psychiatry, Vol. 163 (2006), S. 611-622

Wallcraft, Jan: »Betroffenenkontrollierte Forschung zur Untermauerung alternativer Ansätze. Die Rolle von Forschung im psychosozialen System«, in: Peter Lehmann / Peter Stastny (Hg.): »Statt Psychiatrie 2«, Berlin / Eugene / Shrewsbury: Antipsychiatrieverlag 2007, S. 358-368 (E-Book 2018)

Witzke-Gross, Jutta: »Absetzen von Medikamenten bei älteren Patienten – aber wie?«, in: KV (Kassenärztliche Vereinigung Berlin) / KVH aktuell (Informationsdienst der Kassenärztlichen Vereinigung Hessen) – Pharmakotherapie: Rationale Pharmakotherapie in der Praxis, 15. Jg. (2010), Nr. 4, S. 29-32

# Einführung

Wer psychiatrische Psychopharmaka absetzt, muss laut medizinischer Fach-literatur mit Entzugsproblemen rechnen (siehe Lehmann, 1996b, S. 356-456). In»Psychopharmaka absetzen« fasse ich mögliche Entzugserscheinun-gen nur zusammen. Sie können auftreten, müssen aber nicht.

Sprechen die in speziellen Fachzeitschriften eher beiläufig publizierten Berichte über teilweise gravierende Entzugsprobleme eine deutliche Spra-che, so wird in Lehrbüchern und in Informationsschriften, die sich an die Be-troffenen und ihre Angehörigen richten, immer noch behauptet, dass nur bei Tranquilizern auf Abhängigkeit basierende Entzugsprobleme auftreten. Um Stimmungsstabilisatoren bzw. Phasenprophylaktika wie Carbamazepin oder Lithium, um Antidepressiva und Neuroleptika macht man denn auch in po-pulärmedizinischen Ratgeberbüchern einen großen Bogen. Die Betroffenen, die in großer Zahl abzusetzen versuchen – sei es wegen unerwünschter Wir-kungen, ausbleibender ›therapeutischer‹ Wirkung, fehlender ›Krankheits‹-Einsicht oder Schwangerschaft –, werden mit ihren Sorgen alleingelassen. Dabei ist insbesondere die Zahl derer hoch, die Antidepressiva und Neurolep-tika absetzen.

Wegen unerwünschter körperlicher und psychischer Wirkungen und we-gen einer unbefriedigender therapeutischer Wirkung liegt die Abbruchrate bei Neuroleptika diversen Studien zufolge nach den ersten neun Monaten bei 30-40 % (Miller, 2008; Miller u.a., 2011), bei ›atypischen‹ Neuroleptika bei 40 % (Kahn u.a., 2008) und bei herkömmlichen bei 70 % (McEvoy u.a., 2007). Nach einem Jahr liegt sie generell bei 74 % (Lieberman u.a., 2005) und nach eineinhalb Jahren bei ca. 75 % (Miller, 2008; Miller u.a., 2011).

Bei Antidepressiva liegen die Zahlen und Gründe ähnlich, und zwar so-wohl bei neuen als auch bei herkömmlichen Antidepressiva (Thompson u.a., 2000; Sabaté, 2003, S. 67). 30-50 % der Betroffenen, die Antidepressiva we-gen einer »schweren Depression« erhalten haben, setzen sie nach drei Mona-ten wieder ab (Demyttenaere u.a., 2001; Vergouven u.a., 2002). Nach einem halben Jahr steigt die Abbruchrate auf 51-66 % (Sansone & Sansone, 2012).

Die Praxis zeige, dass etwa zwei Drittel bis drei Viertel der Betroffenen nach zwölf Monaten die ihnen verordneten Antidepressiva und Neuroleptika nicht mehr in der ursprünglich verordneten Dosis oder schlichtweg gar nicht mehr nehmen (Lieberman u.a., 2005).

*Zweifelhafte Absetzstudien*
Typische Absetzstudien bergen gravierende methodologische Mängel, die selbst Ärzte nicht übersehen; doppelblinde, das heißt ohne Kenntnis der Betroffenen und ihrer direkten Behandler über die tatsächlich verabreichte Substanz durchgeführte Versuchsanordnungen sind ebenso Mangelware wie parallele Placeboverabreichungen an Kontrollgruppen. Es fehlen eine systematisierte Verlaufskontrolle, Informationen über die Vorbehandlung sowie die Dosishöhe der abgesetzten Substanz. Außerdem ist der untersuchte Zeitraum zu kurz, und schließlich bleibt völlig offen, was jeweils unter einem Rückfall zu verstehen ist (Andrews u.a., 1976). Als gebessert bezeichnet man Patienten, die Behandlern zwar nicht als entlassungsfähig gelten, auf der Station jedoch weniger Aufregung verursachen (Glick & Margolis, 1962).

Wie Bertram Karon von der Psychologischen Abteilung der Michigan State University mitteilte, geht es in vielen Studien lediglich darum, die gängige Verordnungspraxis rechtfertigen (1989, S. 113). So habe beispielsweise der US-amerikanische Psychiater Philip May in seiner in Kollegenkreisen vielzitierten ›California Study‹ (1968) zwar die Überlegenheit von Neuroleptika, Antidepressiva und Elektroschocks gegenüber psychotherapeutischen Verfahren nachzuweisen vorgegeben, jedoch die Mitteilung unterschlagen, dass er als Therapeuten unausgebildete und unbezahlte Praktikanten ins Rennen geschickt hatte. Dass bei Langzeitstudien nur behandlungsmotivierte Betroffene einbezogen werden, ist ein weiterer methodologischer Mangel (Tegeler u.a., 1980); Personen, die von sich aus absetzen und ohne Psychopharmaka leben, kommen in solchen Untersuchungen nicht vor, ihre Erfahrungen bleiben ausgeblendet. Mittlerweile haben bereits die ersten Ärzte diesen Mangel erkannt. So räumen Martin Harrow und Thomas Jobe von der Psychiatrischen Universitätsklinik Chicago ein:

»Wir haben weniger Kontakt zu Patienten, die sich über längere Zeit nicht in Behandlung befinden und die wir auch nicht in Studien einbeziehen, in denen Medikamente gegen Placebos getestet werden. Daher beeinflussen deren weitere Lebenswege unsere Ansichten in geringerem Ausmaß.« (2007, S. 411)

Besonders gravierend wirkt sich aus, dass Entzugsprobleme wie behandlungsbedingte Rezeptorenveränderungen, Reboundeffekte[1] oder Supersensitivitätserscheinungen nicht vom sogenannten echten Rückfall unterschieden werden. Was unter einem Rückfall zu verstehen ist, ist meist nicht definiert, oder als Rückfall gilt die »Rückkehr zur aktiven Medikation« oder die recht unspezifische »Verschlechterung des Verhaltens« (Abenson, 1969; Gilbert u.a., 1995, S. 175/182). Sogar die Psychopharmaka-Befürworterin Brigitte Woggon von der Universitätsklinik Zürich findet die selbst bei abruptem Absetzen mangelnde Differenzierung zwischen Entzugssymptomen und Wiederkehr der ursprünglichen psychischen Probleme bedenklich:

»Interessanterweise wird in den meisten Absetzstudien zur Frage möglicher Entzugssymptome nicht Stellung genommen, offenbar weil die Studien nicht direkt auf diese Befunde ausgerichtet waren.« (1979, S. 46)

Wenn beim Absetzen von Psychopharmaka psychische Probleme auftreten, fordern Jonathan Cole aus Belmont, Massachusetts, und Janet Lawrence im *American Journal of Psychiatry* eine Differenzialdiagnose, das heißt die Gesamtheit aller Diagnosen, die alternativ als Erklärung für die erhobenen Symptome in Betracht zu ziehen sind, um mögliche psychopharmakabedingte Entzugsprobleme zu berücksichtigen:

»Entwickelt ein Patient offensichtlich neue psychiatrische Symptome, nachdem die psychotrope Medikation gestoppt ist, muss eine Differenzialdiagnose gestellt werden. Die Symptome können eine Ursache oder eine Kombination aus Folgendem darstellen: Wiederauftreten oder Rebound der zugrundeliegenden Krankheit, psychische oder physische Entzugsreaktionen oder zuvor unbemerkte oder verzögert auftretende Nebenwirkungen der Medikamente.« (1984, S. 1129f.)

Ärzte verweisen dennoch immer wieder auf ihre Absetzstudien und kündigen mit viel Pathos ausschließlich einen raschen und ›echten‹ Rückfall für

---

1 »Unter Rebound ist eine gegenregulatorisch wirkende Anpassungsreaktion zu verstehen, die zu einem verstärkten Wiederauftreten der ursprünglichen Symptomatik führt.« (Laux, 1995, S. 318)

den Fall des eigenmächtigen Absetzens insbesondere von Lithium, Antidepressiva und Neuroleptika an. Etwas anders sieht die Situation bei Tranquilizern und Stimmungsstabilisatoren aus. Carbamazepin wird in der Psychiatrie – im Gegensatz zur Vorbeugung gegen epileptische Anfälle in der Neurologie – kaum allein eingesetzt, die behauptete antimanische Wirkung ist umstritten (Lerer u.a., 1985), Absetzstudien kommen praktisch nicht vor. Mitbedingt durch gerichtliche Schmerzensgeldentscheidungen wegen unterbliebener Aufklärung über das Abhängigkeitsrisiko gelten Benzodiazepin-Tranquilizern in der Schulmedizin inzwischen als problematisch.

*Entzugsprobleme bei Tranquilizern*
Die Einnahme von Tranquilizern, Benzodiazepine inklusive, beinhaltet nicht zu unterschätzende Risiken. Toleranzbildung und Reboundphänomene können sich schon bald und unter niedriger Dosierung bilden. Massive, lebensbedrohliche Entzugssymptome können das Absetzen zu einer gefährlichen Angelegenheit machen. Im»BNF«(»British National Formulary«), dem offiziellen britischen Medikamentenverzeichnis, findet sich diese Warnung:
»Das Absetzen eines Benzodiazepins sollte schrittweise erfolgen, denn abruptes Absetzen kann Verwirrtheit, eine toxische Psychose, Krämpfe oder einen Delirium-tremens-ähnlichen Zustand herbeiführen. Das abrupte Absetzen eines Barbiturats kann sogar noch eher schwere Auswirkungen haben.
Das Benzodiazepin-Entzugssyndrom kann sich jederzeit bis zu drei Wochen nach dem Absetzen eines Benzodiazepins mit langer Halbwertszeit entwickeln, jedoch innerhalb eines Tages im Fall eines Benzodiazepins mit kurzer Halbwertszeit. Es ist charakterisiert durch Schlaflosigkeit, Angst, Appetit- und Gewichtsverlust, Muskelzittern, Schweißabsonderung, Tinnitus und Wahrnehmungsstörungen. Einige Symptome können dem Ursprungsleiden ähneln und zur weiteren Verschreibung animieren; einige Symptome können Wochen oder Monate nach dem Absetzen von Benzodiazepinen bestehen bleiben.« (2012, S. 216)
Aber auch teilweise lang anhaltende Depressionen sowie Angstzustände oder Delire bergen Risiken, nicht zuletzt die der Weiterverabreichung von Psychopharmaka und des Umstiegs auf noch riskantere Psychopharmaka,

zum Beispiel Antidepressiva oder Neuroleptika. Weitere geistig-zentralnervöse Entzugssymptome, Muskel- und Bewegungsstörungen sowie lästige, gelegentlich gar lebensgefährliche vegetative Symptome, die eine sorgfältige
medizinische Entgiftung nötig machen, sind einzukalkulieren.

Speziell bei Benzodiazepin-Tranquilizern ist die Ausrichtung von Absetzstudien gemischt. Manche enthalten Berichte über die (problematische)
Verabreichung von Carbamazepin, Antidepressiva oder Neuroleptika zur
Unterdrückung von Entzugssymptomen, wobei nur selten vor der zusätzlichen toxischen Belastung gewarnt wird (z. B. Klein u.a., 1994). Häufig ersetzt man die Tranquilizer einfach durch andere Psychopharmaka.

*Entzugsprobleme bei Psychostimulanzien*
Zu Psychostimulanzien zählt man unter anderem Kokain, Fenetyllin (früher
im Handel als Captagon), Pemolin[1], Amphetamine sowie Methylphenidat[2],
eine mit Amphetaminen chemisch verwandte Substanz. Dass solche Substanzen abhängig machen und zur Toleranzbildung führen können, ist unter
Ärzten allgemein bekannt. Das Arzneimittelverzeichnis des deutschen Bundesverbands der Pharmazeutischen Industrie warnt unter anderem bei Methylphenidat vor dem Entstehen psychischer Abhängigkeit und Entzugssyndromen (Bundesverband, 1996).

Der Schweizer Psychiater Manfred Bleuler wies auf die Suchtgefahr bei
Amphetaminen hin. Bei ›Zappelphilippen‹, die man mit Methylphenidat zu
disziplinieren versucht, solle der Gewöhnungsgefahr entgegengewirkt werden, indem die Verabreichung zumindest zeitweise unterbrochen werde
(1983, S. 181/222f.). Über Methylphenidat informiert das US-amerikanische
Medikamentenverzeichnis »Physicians' Desk Reference«:
»Chronische missbräuchliche Anwendung kann zu deutlicher Toleranz und psychischer Abhängigkeit mit unterschiedlicher Ausprä-
gung abnormen Verhaltens führen. Es können offen psychotische
Episoden auftreten, besonders bei parenteralem Missbrauch *(Verab-*

1 In Deutschland, Österreich und der Schweiz derzeit nicht im Handel
2 Im Handel als Concerta, Equasym, Kinecteen, Medikid, Medikinet, Methylphenidat,
  Methylphenidathydrochlorid, Ritalin

*reichung per Spritze und ohne medizinische Indikation).* Sorgfältige Überwachung ist während des Absetzens notwendig, denn eine ernsthafte Depression und auch die Folgen einer chronischen Überaktivität können freigelegt werden.« (1994, S. 836)

Hinweise gibt es auch auf andere Entzugssymptome, zum Beispiel Schlaflosigkeit, Apathie oder Magen-Darm-Störungen (NAPA, 1984, S. 58; Dulcan, 1988). Reboundeffekte können bereits auftreten, wenn man Kindern zum Frühstück oder Mittagessen Psychostimulanzien verabreicht und die Wirkung am Abend nachlässt. Dann kann es zu einer deutlichen Intensivierung der ›Zielsymptome‹ kommen, das heißt zu gesteigerter Erregbarkeit und ›Geschwätzigkeit‹ (Zahn u.a., 1980; Johnston u.a., 1988).

»Kliniker, die mit diesem Entzugsphänomen nicht vertraut sind, können das Problem unbeabsichtigt verschlimmern, indem sie noch größere Dosen an Stimulanzien verschreiben, die tagsüber einzunehmen sind.« (Rancurello u.a., 1992, S. 80)

Lernen Familien die Bewältigung von Erziehungsproblemen mittels psychotroper Substanzen, hat dies auch Langzeitwirkungen. Beeinflusst man die Persönlichkeitsbildung von Kindern und Jugendlichen mit Psychostimulanzien, sind sie mit dem Älterwerden in erhöhtem Maß gefährdet, auf Alkohol und andere Drogen überzugehen (Greenfield u.a., 1988; Mannuzza u.a., 1993) – was ebenso wenig überrascht wie die Vehemenz, mit denen manche Ärzte diese Forschungsergebnisse in Abrede zu stellen versuchen.

*Entzugsprobleme bei Phasenprophylaktika / Stimmungsstabilisatoren*

Entzugserscheinungen beim Absetzen von Phasenprophylaktika / Stimmungsstabilisatoren sind unterschiedlich zu bewerten. Carbamazepin-bedingte Entzugserscheinungen scheinen relativ gering zu sein. Dennoch traten bei bekannt gewordenen Absetzversuchen eine Reihe psychischer, geistig-zentralnervöser, vegetativer und motorischer Störungen auf. Das größte Absetzproblem speziell bei Personen, die diese Substanz wegen epileptischer Anfälle oder zur Dämpfung unerwünschter psychischer Zustände – eventuell gemeinsam mit Neuroleptika oder Lithium – bekommen hatten, besteht in der Gefahr wieder einsetzender oder erstmals auftretender epileptischer Anfälle.

Ärzte warnen in aller Regel davor, Lithium abzusetzen, denn der Rückfall komme sofort. Asmus Finzen zum Beispiel schrieb: »Der Schutz vorm Rückfall wird nicht nur erst nach monatelanger Lithiumeinnahme wirksam. Er erlischt nach Absetzen der Behandlung rasch.« (1990, S. 143)

Die Behauptung, Lithium verhindere depressive oder manische Attacken, ist in der Schulmedizin umstritten (»Lithium«, 1969). Dass nach dem Absetzen ein Rückfall möglich ist, scheint insbesondere dann logisch, wenn – neben der Einnahme psychotroper Substanzen – keine neuen Konfliktverarbeitungsstrategien vermittelt bzw. gelernt werden. Zudem gibt es immer wieder Publikationen über ›Einzelfälle‹, bei denen sich der behauptete Schutz als Illusion erwies (Prien u.a., 1984), sowie über beträchtliche Rückfallraten (Lusznat u.a., 1988) und eine Vielzahl von Suiziden auch unter Lithiumeinfluss (Schou & Weeke, 1988).

Bei Lithium treten offenbar nicht die üblichen körperlichen Entzugserscheinungen auf. Allerdings ist je nach Dosis, Verabreichungszeit und körperlicher und psychischer Verfassung mit Reboundphänomenen und einer Intensitätssteigerung von Impulsen und Gefühlen bis hin zu Verwirrtheitszuständen zu rechnen. Neuere Absetzstudien zeigen uneinheitliche Ergebnisse. Eine Studie ergab, dass nach Überstehen der ersten drei auf das Absetzen folgenden Monate die Rückfallrate nicht höher ist als bei Personen, die weiterhin Lithium einnehmen (Mander, 1986). Manche Ärzte gehen von der Gefahr eines Absetzrebounds speziell bei abruptem Absetzen aus (Hunt u.a., 1992; Schou, 1993). Andere fanden keinen solchen Rebound (Sashidharan & McGuire, 1983) oder zumindest nur teilweise (Klein u.a., 1991).

*Entzugsprobleme bei Antidepressiva*

Beim Absetzen von Antidepressiva können schon nach vierwöchiger Einnahme teils leichte, teils massive Entzugserscheinungen auftreten. Sie stellen sich gewöhnlich nach ein bis zwei Tagen ein, manchmal aber zeitversetzt erst nach Wochen oder Monaten. Sie können Monate oder (selten) Jahre anhalten und auch durch langsames Absetzen nicht grundsätzlich verhindert werden.

Je länger ein Antidepressivum eingenommen wurde und je kürzer seine Halbwertszeit ist, das heißt, je schneller die Substanz abgebaut wird und damit zu drastischen Veränderungen der Blutspiegelkonzentration führt, desto eher ist mit Entzugserscheinungen zu rechnen. Zu diesen zählen Magen-Darm-Störungen mit oder ohne begleitende Angstzustände, emotionale Instabilität, Schlafstörungen, Halluzinationen, Suizidalität, Parkinson-ähnliche Symptome, paradoxe Aktivierung, Aggressivität oder Verschlechterung der ursprünglichen Depression (Tornatore u.a., 1991; Witzke-Gross, 2010, S. 31; Fava & Offidani, 2011). Entzugsprobleme unterscheiden sich dadurch vom sogenannten echten Rückfall, dass sie mit unspezifischen neuen Symptomen wie Schlafstörungen oder Übelkeit einhergehen und bei erneuter Einnahme von Antidepressiva sofort wieder verschwinden. Das britische Medikamentenverzeichnis listet weitere Entzugserscheinungen auf:

»Wird ein Antidepressivum (insbesondere ein MAO-Hemmer[1]) nach regelmäßiger, acht Wochen oder länger währender Verabreichung abrupt abgesetzt, können Magen-Darm-Symptome wie Übelkeit, Erbrechen und Appetitlosigkeit auftreten, verbunden mit Kopfschmerzen, Schwindelgefühl, Schüttelfrost und Schlaflosigkeit und gelegentlich mit Hypomanie *(leicht gehobene Stimmung)*, panikartiger Angst und extremer motorischer Unruhe.« (»BNF«, 2008, S. 205)

2012 fügte das Verzeichnis Bewegungsstörungen, Muskelschmerzen und Manien hinzu und teilte mit:

»Entzugserscheinungen können innerhalb von fünf Tagen nach Ende einer Behandlung mit Antidepressiva auftreten; normalerweise sind sie mild und klingen von alleine wieder ab, aber in einigen Fällen können sie heftig sein. Medikamente mit kürzerer Halbwertszeit wie Paroxetin[2] und Venlafaxin[3] sind mit einem höheren Risiko von Entzugserscheinungen verbunden.« (»BNF«, 2012, S. 243)

Bei neueren Antidepressiva wie den Serotonin-Wiederaufnahmehemmern (SRI, auch SSRI genannt), zum Beispiel Paroxetin, und den Serotonin-Nor-

---

1 Monoaminoxidase-Hemmer (spezielle Gruppe von Antidepressiva) wie zum Beispiel Tranylcypromin; im Handel als Jatrosom

2 Im Handel als Deroxat, Dropax, Ennos, Parexat, Parocetan, Paronex, Paroxalon, Paroxat, paroxedura, Paroxetin, Seroxat, Stiliden

3 Im Handel als Efectin, Efexor, Trevilor, Velostad, Venlafab, Venlafaxin, Venlagamma, Venlax, Zaredrop

adrenalin-Wiederaufnahmehemmern (SNRI), zum Beispiel Venlafaxin, muss mit einem spezifischen Entzugssyndrom gerechnet werden: »Magen-Darm-Störungen, Kopfschmerz, Angst, Schwindel, Parästhesie *(Fehlempfindung in Form von Kribbeln, Pelzigsein, Ameisenlaufen u.v.m.)*, Empfindungen als würde der Kopf, Nacken oder Rücken von einem elektrischen Schlag durchzuckt, Tinnitus, Schlafstörungen, Müdigkeit, grippeartige Symptome und Schweißabsonderung sind bei einem SSRI die verbreitetsten Charakteristika nach abruptem Absetzen oder einer merklichen Dosisreduzierung.« (ebd., S. 250) Im englischen Sprachraum hat sich bei Psychiatern das Kürzel FINISH als Gedächtnisstütze für die Entzugssymptomatik bei Antidepressiva eingebürgert; F steht für flu-like symptoms (grippeartige Symptome wie Kopfschmerzen, Durchfall und Abgeschlagenheit), I für insomnia (Schlaflosigkeit), N für nausea (Übelkeit), I für imbalance (Schwindel und Störungen der Bewegungskoordination), S für sensory disturbances (Wahrnehmungsstörungen) und H für hyperarousal (Ängstlichkeit, Ruhelosigkeit, Überreiztheit und gesteigerte Erregbarkeit). Für Herzrhythmus- und Muskelstörungen war kein Platz mehr in der Gedächtnisstütze (Warner u.a., 2006, S. 453).

*Rezeptorenveränderungen, Toleranzbildung, Abhängigkeit.* Seit langem wissen Ärzte, dass Antidepressiva zur Toleranzbildung und körperlichen Abhängigkeit führen können: Die Dosis muss im Lauf der Zeit ständig erhöht werden, um eine kontinuierliche Wirkung zu erzielen, was ein deutlicher Hinweis auf das Abhängigkeitspotenzial einer Substanz ist. Eine Ursache der körperlichen Abhängigkeit und der damit verbundenen Entzugsprobleme ist die Downregulation der Serotonin- und Noradrenalinrezeptoren als Reaktion auf den durch die Antidepressiva künstlich erhöhten Transmittergehalt in den Nervenverbindungen (Rufer, 1995, S. 144); die Rezeptoren werden unempfindlicher und degenerieren. Schon Mitte der 1960er-Jahre hatten Ärzte den Verdacht geäußert, dass Antidepressiva zur Chronifizierung von Depressionen führen können (Irle, 1974, S. 124f.).

Im Einklang mit der Pharmaindustrie vermeiden Mainstream-Mediziner, von Antidepressiva-Abhängigkeit zu sprechen – mit der Folge, dass unbedarfte Ärzte und Betroffene keine Hinweise erhalten, wie sie risikovermindernd absetzen können. Dabei erläuterte Raymond Battegay von der Universi-

34

tätsklinik Basel bald nach Einführung der Antidepressiva unter Verweis auf einen Artikel der Gruppe um John Kramer (1961) von der Psychiatrischen Klinik Glen Oaks in New York City die Notwendigkeit, den Abhängigkeitsbegriff um einen neuen Typ zu erweitern, um dem Problem der Abhängigkeit von Antidepressiva (und Neuroleptika) gerecht zu werden. Bei einem in der Klinik gemachten Vergleich mit Entzugserscheinungen von Tranquilizern wie Meprobamat[1] oder Chlordiazepoxid[2] bestand nach Battegays Meinung »... der wesentlichste Unterschied darin, dass die neuroleptischen Substanzen bzw. deren Entzug kein unstillbares Verlangen (craving) auslösen (...). Ferner sind die beiden Gruppen von Psychopharmaka darin unterschiedlich, dass bei den Neuroleptica im Gegensatz zu Meprobamat in der Entziehungsphase keine Muskelzuckungen und keine epileptischen Anfälle auftreten. (...) Bei den von uns untersuchten, über Monate oder, in der überwiegenden Mehrzahl, über Jahre mit Neuroleptica behandelten Patienten konnte, wie das gelegentliche Entstehen von Abstinenzsymptomen zeigte, wohl eine körperliche, nicht aber eine psychische Abhängigkeit entstehen. Entziehungssymptome bzw. eine körperliche Abhängigkeit ergaben sich insbesondere bei kombinierten Neuroleptica/Antiparkinsonmittelbehandlungen. (...) Nach den Erfahrungen von Kramer et al., die ähnliche Entziehungssymptome beim Absetzen von über zwei Monate lang und hochdosiert appliziertem Imipramin[3] beobachteten, würden dieselben Kriterien auch für die antidepressiven Substanzen gelten, so dass von einem Neuroleptica/Antidepressiva-Typ der Drogenabhängigkeit gesprochen werden könnte.« (1966, S. 555)
Im selben Jahr fragte der Psychiater Chaim Shatan anhand der Diskussion eines Fallbeispiels mit Imipramin im *Canadian Psychiatric Association Journal*, ob die Definition der Weltgesundheitsorganisation für Drogenabhängigkeit von 1950 auch für Antidepressiva anzuwenden sei, schließlich lägen Toleranzentwicklung, psychische und zuletzt körperliche Abhängigkeit sowie

1 In Deutschland, Österreich und der Schweiz derzeit nicht im Handel
2 Im Handel als Librium; enthalten in Librax, Librocol, Limbitrol
3 Prototyp der sogenannten trizyklischen Antidepressiva; im Handel als Imipramin

charakteristische Entzugssymptome vor. Es sei bemerkenswert, so Shatan, dass die Entzugsreaktionen in Abfolge und Symptomatik nahezu ununterscheidbar seien von denen, die mittlerer Opiatabhängigkeit folgen.

2011 zeigte eine Studie des Teams um Paul Andrews von der Abteilung für Psychologie, Neuro- und Verhaltenswissenschaften an der McMaster-Universität von Hamilton in Ontario (Kanada), dass synthetische Antidepressiva die natürliche Selbstregulation des Serotoninhaushalts oder anderer Transmitter im Gehirn stören und dazu führen können, dass das Gehirn überreagiert, wenn die Antidepressiva abgesetzt werden:

>Wir fanden heraus, dass je stärker diese Medikamente im Gehirn auf Serotonin und andere Neurotransmitter einwirken – und diese Wirkung schreibt man ihnen zu –, desto größer ist das Rückfallrisiko, wenn man sie absetzt. (...) All diese Medikamente verringern Symptome wahrscheinlich bis zu einem bestimmten Grad und kurzfristig. Aber was passiert auf lange Sicht? Unsere Resultate legen nahe, dass die Depression wieder da ist, wenn man versucht, diese Medikamente wegzulassen. Dies kann Leute in einem Kreislauf festhalten, wo sie weiterhin Antidepressiva nehmen müssen, um der Wiederkehr der Symptome vorzubeugen.« (zit. n. McMaster University, 2011)

Folgen der Verkennung oder Verleugnung von Abhängigkeitsproblemen sind nicht nur ein falsches Herangehen an das Absetzen, sondern auch die Verwechslung von Entzugsproblemen mit der Wiederkehr der ursprünglichen Depressionen oder mit neuen Episoden, was die Verabreichung von neuen Antidepressiva oder gar Elektroschocks zur Folge haben kann. Ein Team um Giovanni Andrea Fava von der Psychiatrischen Abteilung der State University of New York in Buffalo kam nach einer Meta-Analyse von publizierten Vergleichsstudien und anderen Forschungsberichten zu Problemen beim Absetzen speziell von Serotonin-Wiederaufnahmehemmern zum Ergebnis, statt verharmlosend von Absetzsymptomen müsse man korrekterweise von Entzugssymptomen sprechen, wie dies auch bei anderen psychotropen, das heißt auf die Psyche einwirkenden Substanzen der Fall sei:

>Die Symptome treten in der Regel innerhalb von wenigen Tagen nach Absetzen der Medikamente auf. Sie halten auch beim Ausschleichen ein paar Wochen an. Allerdings sind viele Varianten möglich, einschließlich

verzögertem Einsetzen oder langem Fortbestehen der Störungen. Die Symptome können leicht als Zeichen eines drohenden Rückfalls fehlinterpretiert werden. Kliniker sollten SSRI der Liste der Medikamente hinzufügen, die beim Absetzen Entzugserscheinungen verursachen können – zusammen mit Benzodiazepinen, Barbituraten und anderen psychotropen Medikamenten. Der aktuell verwendete Begriff ›Absetz-Syndrom‹ verniedlicht die durch SSRI verursachten Schadenspotenziale und sollte durch ›Entzugs-Syndrom‹ ersetzt werden.« (2015, S. 72) Neben dem Verdacht auf eine Chronifizierung von Depressionen durch Antidepressiva thematisierten Psychiater in den letzten Jahren auch den Verdacht, dass es sich bei der oft in Kollegenkreisen berichteten positiven Wirkung von Antidepressiva lediglich um eine Placebowirkung handle (Ioannidis, 2008; Cuipers & Cristea, 2015). Die Besserungsrate sei höher bei einer Therapie ohne Antidepressiva (Brugha, 1992; Ronalds u.a., 1997) und bei körperlicher Betätigung als Form der Behandlung (Babyak u.a., 2000). Psychotherapie würde einen besseren Schutz vor Rückfällen bieten (Biesheuvel-Leliefeld u.a., 2015). Zudem sei mit den Risiken der Toleranzbildung zu rechnen, unter anderem mit nachlassender oder verschwindender pharmakologischer Wirkung. Pharmakologische Interventionen könnten die Depression verfestigen, sie verlangsamt abklingen lassen, die Rückfallgefahr vergrößern und behandlungsresistent machen. Am deutlichsten sprachen Fava und seine Mitarbeiter dieses Problem an:

»Führen wir die Behandlung länger als 6-9 Monate fort, können wir Prozesse auslösen, die den anfänglichen akuten Wirkungen von Antidepressiva entgegenwirken (Verlust klinischer Wirkungen). Möglicherweise lösen wir damit einen schlechteren und behandlungsresistenten Krankheitsverlauf aus, was zu Resistenz oder beschleunigten Rückfällen führen kann. Wenn die medikamentöse Behandlung endet, können diese Prozesse unbehindert vonstattengehen und Entzugserscheinungen und eine erhöhte Anfälligkeit für Rückfälle mit sich bringen. Solche Prozesse sind nicht unbedingt reversibel. Je mehr wir die verwendeten Antidepressiva durch neue ersetzen oder in erhöhtem Ausmaß einsetzen, desto wahrscheinlicher kommt es zu solch einer entgegengesetzten Toleranz.« (Fava & Offidani, 2011, S. 1600)

Diese Ausführungen sind auf verschiedene Studien gestützt, wonach

- sich – speziell unter dem Einfluss neuerer Antidepressiva – die depressiven Symptome verstärken können (Fux u.a., 1993),
- Depressionen sich in Richtung bipolare, das heißt manisch-depressive Störung verändern können (Fava & Davidson, 1996; Fava, 2014),
- Rückfälle in erhöhter Zahl auftreten (Babyak u.a, 2000; van Weel-Baumgarten u.a., 2000; Baldessarini u.a., 2002; McGrath u.a., 2006; Bockting u.a., 2008; Williams u.a., 2009; Andrews u.a., 2012),
- die Wirkung der Antidepressiva im Lauf der Verabreichung nachlässt (Fava u.a., 1995, 2007; Pigott u.a., 2010),
- Patienten nach anhaltender Antidepressiva-Einnahme ein höheres Risiko einer zweiten Behandlung aufweisen als solche, die sie frühzeitig beenden (Gardarsdottir u.a., 2009),
- nach Rückfällen Dosiserhöhungen notwendig werden (Maina u.a., 2001),
- Toleranzbildung Dosissteigerungen nötig macht und trotzdem Rückfälle auftreten (Schmidt u.a., 2002),
- nach wiederholter Antidepressiva-Gabe mit Unterbrechungen eine Tachyphylaxie eintreten kann: eine zunehmende Wirkungsabschwächung (Fava u.a., 2002; Solomon u.a., 2005; Rothschild, 2008; Amsterdam u.a., 2009; Amsterdam & Shults, 2009; Williams u.a., 2009),
- schließlich ein chronischer Verstimmungszustand eintritt, »tardive Dysphorie« genannt (El-Mallakh u.a., 2011).

Es sei wichtig, so Andrews und Kollegen, die Betroffenen vor der Erstverabreichung über das Abhängigkeitsrisiko aufzuklären:

»Medikamente, die der Rückkehr von Symptomen vorbeugen sollen und die beim Absetzen das Risiko eines Rückfalls oder Entzugserscheinungen fördern, können Abhängigkeit verursachen (...) und die Patienten müssen für ihre Anwendung eine informierte Zustimmung geben. ADMs *(antidepressive Medikamente)* werden manchmal bei Alkohol- oder Drogenabhängigkeit verschrieben, denn man glaubt, dass der Einsatz solcher Substanzen bei der Abhängigkeit eine Rolle spielt, wenn es um die Medikation von Angstgefühlen und Depressionen geht. Ironischerweise könnte der Einsatz von ADMs bei der Hilfe zur Entwöhnung von solchen Substanzen lediglich dazu führen, dass die eine Abhängigkeit durch eine andere ersetzt wird.« (2011, S. 15) Der Wirkungsverlust und die Chronifizierung von Depressionen werden von psychiatrischen Kreisen ignoriert, unterschätzt oder missverstanden. Dies zeigte beispielsweise eine Studie von Gregory Katz (2011) vom Jerusalem Mental Health Centre. In einer retrospektiven, das heißt am Behandlungsergebnis orientierten Untersuchung an 52 wegen langanhaltender depressiver Verstimmung mit Serotonin-Wiederaufnahmehemmern behandelten Patienten fand er eine Tachyphylaxie-Rate von 42,9 %, in anderen Worten, eine sehr hohe Rate zunehmender Wirkungsabschwächung und nachfolgender Behandlungsresistenz. Diese ist eine der maßgeblichen Indikationen für Elektroschocks und erklärt deren zunehmende Verabreichungszahlen.

*Entzugsprobleme bei Neuroleptika*

Wie bei Antidepressiva können auch beim Absetzen von Neuroleptika Entzugsprobleme aller Art auftreten, zum Beispiel Schlafstörungen, Angst- und Verwirrtheitszustände, Halluzinationen, Entzugspsychosen, Schweißausbrüche u.v.m. Diese Symptome können Angehörige und Ärzte an Rückfälle und die Betroffenen an die Notwendigkeit einer Dauerbehandlung mit Neuroleptika glauben lassen. Auch die das Absetzen überdauernde Wirkung von Neuroleptika wirkt verunsichernd; Depressionen, Bewegungsstörungen (sofern sie nicht gar chronisch sind) und vegetative Reaktionen können durchaus bis zu eineinhalb Jahren fortdauern.

Uninformierte, nichtorganisierte und demzufolge wehrlose Betroffene befürchten verständlicherweise, beim Auftreten von Problemen erneut in die Psychiatrie gebracht und dort gewaltsam behandelt zu werden, so dass sie von sich aus weiterhin Neuroleptika nehmen. Rudolf Degkwitz, ehemaliger Vorsitzender der Deutschen Gesellschaft für Psychiatrie und Nervenheilkunde, bemerkte zu einer solchen sekundären psychischen Abhängigkeit:

> »Solche Patienten steigern die Dosis nicht, glauben aber, ohne die ›Krücke‹ des Psycholeptikums nicht mehr existieren zu können. Es handelt sich hierbei offenbar nicht um eine Sucht, sondern um eine aus der eigenen Unsicherheit resultierende Abhängigkeit vom Medikament.« (1967, S. 162)

Dass *plötzliches Absetzen von Neuroleptika* lebensgefährlich sein kann, weiß man von Tierversuchen. Helma Sommer und Jochen Quandt, zwei Neurologen in der DDR, hatten Kaninchen sechs Monate lang den Neuroleptika-Prototyp Chlorpromazin[1] verabreicht. Nachdem diejenigen Tiere, die die höchste Dosis erhalten hatten, nach deren Absetzen an Kreislaufversagen verendet waren, schrieben die Forscher, ähnliche Beobachtungen am Menschen seien in der Literatur beschrieben worden, der Tod sei jeweils nach kurzem Krampfstadium erfolgt (1970, S. 487). Bei Selbstversuchen mit zehntägiger Einnahme von Melleril[2] bzw. bei dreiwöchiger Einnahme von Truxal[3] bei Tuberkulosepatienten, denen man Neuroleptika wegen ihrer antimikrobischen Wirkung verabreicht hatte, traten unter plötzlichem Absetzen bei allen Versuchspersonen mehr oder weniger starke, bis zu zwei Wochen anhaltende Reaktionen von Unkonzentriertheit und Nervosität über niedergedrückte Stimmung, Durchfall und vermindertem Schlafbedürfnis bis hin zu manischen Zustandsbildern auf (Hollister u.a., 1960; Degkwitz, 1964, S. 494).

Helmut Selbach von der Psychiatrischen Universitätsklinik Berlin beschrieb 1963 den durch das plötzliche Absetzen bewirkten Schockzustand:

»Allein der ›Absetz-Effekt‹ nach plötzlichem Abbruch aus hochdosierter neuroleptischer Kur (mit EPS-*(extrapyramidales-System-)*Aktivierung) kann unter Hochschnellen des Pulses eine massive Euphorie als Gegensatz zur vorher bestandenen affektiven Indifferenz provozieren (›Choc en retour‹).« (S. 67)

Mit dieser Symptomprovokation können Ärzte ihren Bemühungen neuen Auftrieb verschaffen, wenn die Behandelten durch fortgesetzte Neuroleptikaverabreichung völlig apathisch geworden sind. Die Behandler können nach abruptem Absetzen (oder rascher Dosissteigerung) mit dem »therapeutischen Delir« eine »erstarrte defektuöse Fassade aufbrechen« und ihren Neuroleptika ein interessantes »adäquates Zielsyndrom« verschaffen (Häfner, 1964; Heinrich, 1964, S. 136; Petrilowitsch, 1968, S. 94; Kielholz, 1975).

Unter Bezug auf eine Publikation des französischen Neuroleptikapioniers

---

1  In Deutschland, Österreich und der Schweiz derzeit nicht im Handel
2  Im Handel als Melleril, Thioridazin
3  Wirkstoff Perazin; im Handel als Perazin, Taxilan

Jean Delay warnte Hans-Joachim Haase von der Psychiatrischen Klinik Landeck allerdings:

>>Eine neuroleptische Stresstherapie mit einem raschen Absetzen nach starker neuroleptischer Wirkung, wie Delay und Mitarbeiter beschrieben, kann in Einzelfällen wegen der einer ausgeprägten Hemmung folgenden Enthemmung mit eventueller Euphorisierung vorübergehend therapeutisch günstig wirken, belastet aber den Patienten körperlich und psychisch schwer.<< (1982, S. 214)

*Toleranzbildung und Rezeptorenveränderungen.* Die Wirkung von Neuroleptika besteht vorwiegend aus der Störung der Nervenimpulsübertragung mit Dopamin. Entzugsprobleme als deren Folge können beim Absetzen in Form psychischer Symptome eine große Rolle spielen. Sie gehen auf Veränderungen des Nervenreizleitungssystems zurück und können als Rebound-, Supersensitivitäts- und Absetzpsychosen auftreten. Schon in Tierversuchen wurde wurde wurde nachgewiesen, dass eine anhaltende Verabreichung von Neuroleptika zur Supersensitivierung der Dopaminrezeptoren und zu tardiven Dyskinesien führen kann, das heißt im Lauf der Neuroleptikaverabreichung, beim Absetzen oder danach auftretenden Fehlfunktionen von Bewegungsabläufen (Lehmann, 1996a, S. 99-104; 1996b, S. 182-259). Kenneth Davis und Gordon Rosenberg vom Veterans Administration Hospital in Palo Alto, Kalifornien, testeten Fluphenazin[1] und fassten ihre Untersuchungsergebnisse der Folgen längerer Gabe dieser Substanz zusammen:

>>Langzeitverabreichung antipsychotischer Medikamente an Tiere induziert Supersensitivität mesolimbischer *(Nervenbahnen vom Mittelhirn zur Hirnrinde betreffender)* postsynaptischer Dopaminrezeptoren. Es ist möglich, dass ein ähnlicher Prozess beim Menschen auftritt. Als Folge einer verringerten Dosis antipsychotischer Medikamente oder von deren völligem Absetzen könnte sich die Supersensitivität mesolimbischer Dopaminrezeptoren im schnellen Rückfall schizophrener Patienten widerspiegeln, in der Entwicklung schizophrener Symptome bei Patienten ohne schizophrene Vorgeschichte oder in der Notwendigkeit zu stetig steigenden Dosierungen des in

1 Im Handel als Fluphenazin, Lyogen

seiner Wirkung lange anhaltenden Fluphenazin-Depots, um eine Remission aufrechtzuerhalten.« (1979, S. 699)

Als Reaktion auf die neuroleptische Blockade der Dopaminrezeptoren bilden sich bereits innerhalb weniger Wochen oder Monate zusätzliche Rezeptoren, was man Upregulation nennt. Mit der Zeit tritt eine Toleranzentwicklung gegenüber der sogenannten antipsychotischen Wirkung auf. Die Dosis muss ständig erhöht werden, um eine kontinuierliche Wirkung zu erzielen; dies ist ein deutlicher Hinweis auf ein Abhängigkeitspotenzial einer Substanz.

Dass es bei Neuroleptika zu Toleranzbildung kommen kann, weiß man schon seit den 1950er-Jahren durch Erfahrungen mit Chlorpromazin[1]. Stefan Hift und Hans Hoff von der Universitätsklinik Wien äußerten 1958:

»Ein weiterer wesentlicher Faktor ist die Geschwindigkeit der Gewöhnung an das Mittel, das dann mehr und mehr seine Wirksamkeit verliert, wie das beim Chlorpromazin der Fall ist.« (S. 1046)

Toleranzbildung sei nicht zu vermeiden (Meyer, 1953, S. 1098), trete vorwiegend bei niederpotenten Neuroleptika[2] auf und bei relativ niedriger Dosierung. Haase erklärte:

»Hierzu ist von Interesse, dass sich vorwiegend bei schwachen Neuroleptika und bei relativ niedriger Dosierung bei Dauerbehandlung wiederholt ein Nachlassen der neuroleptischen Wirkung bzw. ein Rückgang der Tranquilizer-Wirkung beobachten lässt.« (1982, S. 214)

Toleranzbildung kommt auch bei nichtpsychiatrischer Neuroleptika-Verwendung vor (Broglie & Jörgensen, 1954).

Frank Tornatore von der University of Southern School of Pharmacy, Los Angeles, und Kollegen warnten:

»Unter der Langzeittherapie mit Neuroleptika wurden Verschlechterungen psychotischer Verläufe mit Aktualisierung der Wahnsymptomatik und verstärkten Halluzinationen beobachtet. Die betroffenen Patienten sprachen typischerweise auf niedrige oder mittlere Dosen von Neuroleptika zunächst gut an; Rezidive *(Rückfälle)* machten je-

---

1 In Deutschland, Österreich und der Schweiz derzeit nicht im Handel

2 Als niederpotent gelten Neuroleptika mit einer Potenz kleiner als 1, als mittelpotent mit einer Potenz zwischen 1 und 10, als hochpotent mit einer Potenz höher als 10. Nähere Informationen unter bit.do/rez-ver

weils Dosissteigerungen erforderlich, bis die Symptomatik schließlich nur noch durch Gabe von Höchstdosen beherrschbar war. Es würde sich also um eine Toleranzentwicklung gegenüber der antipsychotischen Wirkung handeln.« (1991, S. 53)

Durch die erhöhte Empfänglichkeit für psychotische Reaktionen kann es zu Supersensitivitätspsychosen kommen, auch Durchbruchspsychosen genannt, und schließlich zu tardiven Psychosen (Lehmann, 2012a; Aderhold, 2017). Speziell Clozapin[1], der Prototyp ›atypischer‹ Neuroleptika, kann irreversible Psychosen bewirken (Ungerstedt & Ljungberg, 1977; Chouinard & Jones, 1980, 1982; Ekblom u.a., 1984; Borison u.a., 1988).

Angesichts der Gefahr, dass sich mit der Zeit neuroleptikabedingte organische Psychosen herausbilden, sind psychiatrische Publikationen wenig überraschend, wonach Absetzversuche um so günstiger verlaufen, je eher man Neuroleptika absetzt, je geringer die zuvor eingenommene Dosis ist, je mehr Sicherheit ein Vertrauensverhältnis zwischen Behandlern und Betroffenen bietet. So kommen selbst psychiatrisch initiierte Absetzversuche, wie diverse Berichte in psychiatrischen Zeitschriften nahelegen, bei vollständigem Absetzen auf Erfolgsraten von 25 % bis 60 % der Fälle. Öfter seien vier Versuche und mehr erforderlich, um ans Ziel zu gelangen (Lehmann, 2012a).

*Psychische Entzugserscheinungen* treten innerhalb von 48 Stunden bis längstens einer Woche nach dem Absetzen auf und können dem Bild der ursprünglichen psychischen Probleme, die zur Psychiatrisierung führten, recht nahe kommen. In der Literatur finden sich einige Studien, in denen psychische Entzugserscheinungen erwähnt werden, so zum Beispiel niedergeschlagene Stimmung, Heulanfälle, Spannung, Davonlaufen, Furcht, Ruhelosigkeit, Aggressivität, Destruktivität, Gereizt- und Erregtheit (Lehmann, 1996b, S. 410-415). Laut dem deutschen Psychiater Fritz Reimer (1965) drängt sich beim Betrachten des haloperidolbedingten Entzugsdelirs ein Vergleich mit dem des Alkoholikers auf. Sein US-amerikanischer Kollege George Brooks von der Psychiatrischen Klinik Waterbury, Vermont, berichtet von Entzugsreaktionen, die »klinisch ununterscheidbar waren von einer mäßigen Entzugsreaktion nach Langzeiteinnahme von Morphium« (1959, S. 931).

---

1  Im Handel als Clopin, Clozapin, Lanolept, Leponex

Auf die sekundären, mentalen Folgen der Verabreichung von Neuroleptika ging der schwedische Arzt Lars Martensson ein. Sie greifen das limbische System an, die Betroffenen können ihre Probleme nicht mehr verarbeiten und beginnen zu glauben, dauerhaft auf Neuroleptika angewiesen zu sein: »Die neuroleptischen Medikamente führen spezifische Veränderungen im limbischen System herbei, die einen Menschen anfälliger für Psychosen machen. Dies ist, wie wenn dieser einen Psychose-verursachenden Wirkstoff ins Gehirn eingebaut hätte. Diese Wirkung der neuroleptischen Medikamente mag mit der Zeit mehr oder weniger nachlassen, wenn das Medikament abgesetzt wird. Aber dann kann es zu spät sein. Wegen der psychotischen Symptome, die Nachwirkungen der Medikamente sind, wurde die Schlussfolgerung bereits gezogen: ›Er braucht das Medikament.‹ Die Falle ist zugeschnappt.« (1988, S. 5) Psychische Entzugserscheinungen, aber auch Schweißausbrüche, Herzjagen, Unruhe, Schlafstörungen, Erbrechen und Durchfälle können massive Ängste auslösen. Degkwitz berichtete von Fehlschlägen beim Absetzen: »Die Schwestern baten dringend, den Absetzversuch abzubrechen, da die Patienten außerordentlich gequält seien, und einige Patienten, die früher immer die Medikamente abgelehnt hatten, baten darum, erneut welche zu erhalten, da sie den Zustand nicht ertragen könnten. Diese Entziehungserscheinungen sind sicher in sehr vielen Fällen für einen Rückfall in die Psychose gehalten worden, vor allem da sie mit erheblicher Angst einhergehen.« (1967, S. 161f.) Brooks meinte, die Stärke der Entzugssymptome könne seine Kollegen fälschlicherweise denken lassen, sie hätten Rückfälle vor sich (1959, S. 932). Die Verwechslung kann fatale Folgen haben, denn Entzugssymptome können Warnzeichen bleibender Schädigungen darstellen: Das rasche Eintreten psychotischer Symptome beim Reduzieren kann auf sich ausbildende Supersensitivitätspsychosen hinweisen, die durch die weitere Verabreichung von Neuroleptika zu chronischen Psychosen werden können.

In der Literatur finden sich viele Berichte über *geistig-zentralnervöse Entzugserscheinungen*, beispielsweise Kopfschmerzen, Schlaflosigkeit, Alpträume, Taubheitsgefühle und Geschmacksstörungen (Lehmann, 1996b, S. 415f.). Jan Posthumus (2005) von der Novartis Pharma Schweiz AG berichtet von Krampfanfällen nach Absetzen von Thioridazin, das notwendig wurde, nachdem das Produkt wegen tödlicher Herzprobleme vom Markt genommen werden musste. Wie man Entzugserscheinungen wie Schlaf- und Ruhelosigkeit von den ursprünglichen psychiatrischen Symptomen unterscheidet, erklärten Roy Lacoursiere vom Veterans Administration Hospital in Topeka, Kansas, und Kollegen. Optimistisch gingen sie davon aus, dass die Entzugserscheinungen bereits nach kurzer Zeit nachlassen; diese

»... (1) tendieren dazu, nach dem Medikamentenentzug früher als schizophrene Verschlechterung aufzutreten, (2) können mit anderen medizinischen Entzugssymptomen einhergehen und (3) klingen innerhalb weniger Tage von alleine oder mit unterstützender Behandlung ab.« (1976, S. 292)

Die *vegetativen Entzugserscheinungen* betreffen auch Organsysteme und -funktionen, die der vegetativen Steuerung unterliegen. In der Literatur finden sich viele Berichte über alle Arten solcher Entzugserscheinungen, unter anderem Hitzegefühl oder Schüttelfrost, malignes neuroleptisches Syndrom[1], Herzjagen, Schwindelgefühl oder Kollapsneigung, Schweißausbrüche, heftige Sekretabsonderung aus der Nase, verstärkte Talgdrüsenabsonderung, übermäßige Schleim- und Speichelabsonderung, Appetitlosigkeit, Heißhunger, Durchfall, Magenschleimhautentzündung, Bauchschmerzen, Koliken, Übelkeit und Erbrechen (Lehmann, 1996b, S. 416-418). Die Symptome können in Einzelfällen monatelang anhalten.

*Motorische Entzugserscheinungen.* Das Absetzen von Neuroleptika kann vielerlei Muskel- und Bewegungsstörungen auslösen, sogenannte Entzugsdyskinesien. Bekannt sind Bewegungsunfähigkeit, verstärktes oder erstmalig auftretendes Muskelzittern, Gliederschmerzen, innere Unruhe, Hyperkinesien und Dystonien wie zum Beispiel Mund-Zungen-Schlund-Syndrome. Teilweise treten die neuroleptikabedingten parkinsonoiden Störungen verstärkt zutage; Neuroleptika können nämlich nicht nur parkinsonoide Störungen – Symptome der bewirkten Hirnstörung – auslösen, sondern auch deren Entäußerung unterdrücken. Psychische Probleme, die als Reaktion auf die

---

1 Lebensbedrohlicher Symptomenkomplex mit Hyperthermie (Überwärmung des Organismus bei normaler bis erniedrigter Körpertemperatur), Muskelsteifheit und Bewusstseinstrübung

Muskelstörungen entstehen, werden oft als Rückfall angesehen. Thomas Gualtieri und Kollegen der Universitätsklinik Chapel Hill, North Carolina, rieten deshalb, sich von Entzugsdyskinesien nicht verunsichern zu lassen: »Das Problem einer neuroleptikabedingten Dopaminsupersensititivät mit einer Entsprechung im limbischen System oder einer Analogie auf der Verhaltensebene ist beunruhigend und ungeklärt. Die Tatsache, dass negative Verhaltensweisen unmittelbar nach dem Absetzen der Medikamente auftauchen und oft von Entzugssymptomen oder Dyskinesien begleitet werden, dass sie sich qualitativ vom Problemverhalten unterscheiden, das der Neuroleptikabehandlung vorausging, und dass sie in allen Fällen innerhalb von 16 Wochen nachließen, unterstützt diesen Gedanken stark. Praktiker, die entscheiden wollen, ob die Fortsetzung der Neuroleptikabehandlung wirklich notwendig ist, sollten sich durch dieses Ergebnis überzeugen lassen, den Versuch zu unternehmen, neuroleptikafreie Zeiträume auch angesichts verstärkter Verhaltensprobleme in die Länge zu ziehen.« (1984, S. 22)

*Über die Entzugserscheinungen.* In medizinischer und psychiatrischer Literatur finden sich die unterschiedlichsten Häufigkeitsangaben, was Entzugsprobleme beim Absetzen von Neuroleptika betrifft. Laut diversen Studien reagieren bis zu 84% der Betroffenen mit vegetativen und insbesondere Magen-Darm-Problemen, 22% mit Entzugsdyskinesien und 60% mit Muskelschmerzen (Lehmann, 1996b, S. 421-455). Zu Supersensitivitätspsychosen kommt es laut Tornatore und Kollegen »möglicherweise häufiger als bislang bekannt...« (1991, S. 53) Supersensitivitätspsychosen fanden Chouinard und Jones (1982) bei 30% von 300 untersuchten Insassen ihrer Klinik, ohne dass mit Absetzversuchen begonnen worden war.

Prinzipiell ist bei allen Neuroleptika mit Entzugsproblemen zu rechnen. Niederpotente Neuroleptika weisen tendenziell stärkere vegetative Wirkungen auf, deshalb ist hier am ehesten mit Entzugserscheinungen zu rechnen. Da potenziell alle Neuroleptika Rezeptorenveränderungen bewirken, besteht grundsätzlich die Möglichkeit (wenn auch nicht Notwendigkeit), dass Entzugserscheinungen auftreten.

Wenn diese auch bei allen Arten von Neuroleptika vorkommen können, zeigten sich die stärksten Entzugsprobleme beim Absetzen von Neuroleptika

mit sogenannter aliphatischer Seitenkette in der Molekülstruktur (Lacoursiere u.a., 1976). Hierzu zählen Chlorpromazin, Promazin[1], Promethazin[2] und
Triflupromazin[3]. Wie oben erwähnt, sind die übrigen niederpotenten und die
›atypischen‹ Neuroleptika wie Clozapin, Olanzapin oder Risperidon[4] dieser Ri-
sikogruppe hinzuzufügen. Die Firmen Janssen Pharmaceutica und SmithKline-
Beecham (1996) nannten in ihrer Information zu Risperda lein »Entzugssyndrom« als mögliche Störwirkung, allerdings ohne nähere Beschreibung.

In ihrer Absetzstudie stieß die Gruppe um Lacoursiere auf eine Dosisunab-
hängigkeit der Entzugserscheinungen (1976). Zum selben Ergebnis war
Brooks 1959 in seiner Studie gekommen: »Es gab offenbar keine Korrelation
zwischen Intensität der Reaktion und der Dosishöhe...« (S. 932)

Werden Neuroleptika zusammen mit Antiparkinsonmitteln abgesetzt, treten
verstärkt Entzugserscheinungen auf, beispielsweise Ruhe- und Schlaflosigkeit,
Depressionen, psychische Labilität, Angst- und Erregungszustände, schwere
Agitation, Halluzinationen, Delirium tremens, herabgesetzte Beweglichkeit der
Gelenke, Muskelzittern, Blicktrübung, maligne Hyperthermie (lebensbedrohlicher Temperaturanstieg mit Bewusstseinstrübung, Verstummen und verschiedenen Muskelstörungen) und Kollaps (Lehmann, 1996b, S. 425-432).

Die medizinische Einschätzung der fortgesetzten Verabreichung von Neuroleptika ist uneinheitlich. Wegen der Gefahr bleibender Schäden durch fortgesetzte Neuroleptikaverabreichung schlug George Simpson von der Psychiatrischen Klinik in Orangeburg, New York, 1977 vor, im Interesse der Gesundheit der Behandelten grundsätzlich Absetzversuche zu unternehmen:
»Die beste Behandlung ist momentan das schrittweise Absetzen der
Neuroleptika und ihr Ersatz durch Tranquilizer, um die Angst zu lindern. Das Potenzial der Neuroleptika, tardive Dyskinesien zu verursachen, ist eine ernstzunehmende Komplikation bei einer beträchtlichen
Zahl von Patienten und sollte bei allen Patienten einen Absetzversuch
nahelegen.« (S. 6)

---

1  Im Handel als Prazine
2  Im Handel als Atosil, Promethazin
3  In Deutschland, Österreich und der Schweiz derzeit nicht im Handel
4  Im Handel als Aleptan, Risperdal, Risperidon, Risperinorm

Ein Team um Patricia Gilbert von der psychiatrischen Abteilung der University of California in San Diego publizierte 1995 eine Metaanalyse, in welcher sie 66 Studien untersucht hatte, die man zwischen 1958 und 1993 an nahezu 5600 Betroffenen durchführte. Hier wurden die Probleme fortgesetzter Neuroleptikaverabreichung für die Behandler auf den Punkt gebracht:

»Das Thema ›Fortgesetzte neuroleptische Behandlung eines Patienten mit chronischer Schizophrenie‹ bringt den Behandler in eine Zwickmühle. Da die Neuroleptikabehandlung Schizophrenie nicht heilt, braucht die große Mehrzahl dieser Patienten eine Dauerbehandlung. Gleichzeitig beinhaltet der fortgesetzte Gebrauch dieser Medikamente ein hohes Risiko unerwünschter Wirkungen einschließlich tardiver Dyskinesie. Deshalb wird empfohlen, die dauerhafte Verordnung antipsychotischer Medikamente über einen langen Zeitraum nicht ohne angemessene Rechtfertigung vorzunehmen, sowohl aus klinischen als auch aus medizinisch-juristischen Überlegungen. Dies kann Versuche erfordern, die Neuroleptika abzusetzen. Das Absetzen der Medikamente ist jedoch mit dem Risiko eines psychotischen Rückfalls verbunden. Dass eine Anzahl von Patienten nach Beendigung der antipsychotischen Therapie – zumindest in einem kurzen Zeitraum – keinen Rückfall hat, macht alles noch komplizierter.« (S. 173)

Sowohl psychotherapeutisch als auch biologisch ausgerichtete Behandler gestehen intern ein, dass sie nicht wissen, ob Neuroleptika im Einzelfall eher helfen als schaden. William Carpenter und Carol Tamminga vom Maryland Psychiatric Research Center in Baltimore, die in ihrer Einrichtung einen kontrollierten Entzug ermöglichten, kamen zur Einschätzung:

»Obwohl man unerwünschte Vorkommnisse wie Suizid, enttäuschte Patienten oder Angehörige, Verlust der Arbeit, verschlechterten Verlauf und Hirnabnormalitäten allesamt während des Medikamentenentzugs beobachten kann: In aller Regel findet sich dies alles auch bei medikamentierten Patienten unter klinischer Aufsicht.« (1995, S. 193)

Hanfried Helmchen von der Universitätsklinik Berlin, ein Psychiater, der eher als harter Verfechter einer neuroleptischen Langzeitbehandlung anzusehen ist, äußerte sich schon in den 1980er-Jahren in einer internen Diskussion unter Kollegen auffallend skeptisch:

»Im Rückblick auf die 25 Jahre, seit denen uns Neuroleptika zur Verfügung stehen, ist festzustellen, dass Indikationsprädiktoren für eine neuroleptische Behandlung bislang nicht gefunden wurden, aber dringend nötig wären. Es gibt offensichtlich Patienten, die auch ohne Neuroleptika symptomfrei werden, und solche, die symptomatisch bleiben, aber von einer neuroleptischen Therapie keinen Nutzen ziehen, sondern eher zusätzlich behindert werden.« (1983)
Angesichts völlig unterschiedlicher Ergebnisse bei neueren Absetzstudien rätseln Ärzte inzwischen, ob es auch Prädiktoren geben könnte, die die Chancen für ein erfolgreiches Absetzen liefern; Lex Wunderink und Kollegen der Psychiatrischen Abteilung des University Medical Center Groningen, Niederlande, kamen zum Ergebnis, dass, wenn

»... das Rückfallrisiko durch vorsichtige und enge Überwachung bewältigt werden kann, sich bei einigen remittierten Patienten nach einer ersten Episode eine geleitete Absetzstrategie als zulässige Alternative zur Dauerbehandlung anbieten kann. Weitere Forschung ist nötig, um Prädiktoren für ein erfolgreiches Absetzen zu finden.« (2007, S. 654)
2013 publizierten Wunderink und Kollegen Ergebnisse einer siebenjährigen Verlaufsstudie; danach lag die Recoveryrate (bezogen auf Selbstfürsorge, Haushaltsführung, familiäre, partnerschaftliche und freundschaftliche Beziehungen, soziale Integration und Berufstätigkeit) nach Verminderung und Beendigung der Dosis bei »remittierten psychotischen Patienten mit erster Episode« doppelt so hoch wie bei dauerbehandelten mit gleicher Diagnose.
Karl Leonhard von der Charité der Berliner Humboldt-Universität wertete es als Kunstfehler, verordnete Neuroleptika nicht bald wieder abzusetzen:
»Ich sehe heute leider sehr viele zykloide Psychosen, die durch eine Dauermedikation in einem toxisch-krankhaften Zustand gehalten werden, während sie ohne diese Medikation völlig gesund wären. Wenn man mit der Dauermedikation das Auftreten weiterer Phasen verhüten könnte, wäre sie auch in solchen Fällen gerechtfertigt, aber das ist ja leider nicht der Fall. So hält man Patienten, die zwischendurch, oft für lange Zeit, manchmal auch für immer gesund wären, in einem toxischen Dauerzustand...« (1980, S. 3)
Nach seinen Langzeitstudien sah Manfred Bleuler schon 1972 keine Hinwei-

se auf einen besseren Verlauf und Ausgang bei neuroleptisch Langzeitbe-
handelten, es sei eher das Gegenteil der Fall:

>»Kein einziger Patient, der geheilt oder gebessert während Jahren
oder dauernd außerhalb der Klinik lebte, hat langfristig Medikamente
eingenommen. Die Annahme, die Mehrzahl der gebesserten Schizophrenen bleibe nur unter neuroleptischen Mitteln auf lange Sicht gebessert, ist ein Irrtum. Vor allem ist es ein Irrtum anzunehmen, dass
sich anzeigende akute Rückfälle nach Remissionen *(Nachlassen von
Krankheitssymptomen)* in den meisten Fällen durch neuroleptische Mittel verhindert werden könnten. Es gibt Dauerremissionen in großer Zahl
ohne Neuroleptika und es gibt Rückfälle in großer Zahl unter Neuroleptika.« (S. 366)

Später bestätigten unabhängige psychologisch orientierte Forscher Bleulers
Erfahrungen. Harrow und Jobe initiierten 1973 eine Langzeitstudie mit jungen sogenannten Erstschizophrenen sowie Menschen mit Stimmungsstörun-
gen, die bei ihrer Hospitalisierung beurteilt und in den folgenden 26 Jahren
auf psychotische Symptome sowie andere Variablen sechsmal nachunter-
sucht wurden. Bei Langzeitpatienten, denen man keine Neuroleptika verschrieben hatte, fand man weniger psychotische Symptome als bei Neurolep-
tikabehandelten. Ihr günstigeres Ergebnis ging unter anderem einher mit geringerer Verletzbarkeit und stärkerer Belastbarkeit (Harrow u.a., 2012, 2014).

Eine Vielzahl weiterer Faktoren sollte Anlass sein, ärztlichem Drängen auf
Zustimmung zur Langzeitverabreichung von Neuroleptika mit Skepsis zu
begegnen, insbesondere wenn nicht auf deren Risiken hingewiesen wird:

• Neuroleptika verhindern die ›Gesundung‹. Aufdeckende psychotherapeutische Verfahren werden von vornherein in ihrer Wirkung behindert,
Selbstheilungskräfte unterdrückt, psychotische Prozesse an der Rückbil-
dung gehindert. Zu dieser Erkenntnis kam Klaus Ernst von der Universitätsklinik Zürich, der zu Beginn der 1950er-Jahre systematische Selbstversuche mit dem Neuroleptikaprototyp Chlorpromazin (Largactil) durchführte. Nach Tests an sich selbst und seiner Ehefrau Cécile wies Ernst auf
den zweischneidigen Charakter der neuroleptischen Symptomdämpfung
hin. Seine ausführliche Schilderung lässt ahnen, weshalb die Chancen für
eine erfolgreiche konfliktaufdeckende (»entwickelnde«) Psychotherapie

unter psychiatrischen Psychopharmaka, insbesondere Neuroleptika, auch heute noch so kritisch zu beurteilen sind, hat sich doch die Funktionsweise des menschlichen Gehirns in den letzten Jahrzehnten nicht verändert: »Für uns liegt das Schwergewicht auf der Erzeugung eines – soweit wir bis heute wissen – reversiblen hirnlokalen Psychosyndroms[1]. Diese Auffassung bringt auch die Frage nach dem Verhältnis zur begleitenden Arbeitstherapie und zur Psychotherapie mit sich. In Bezug auf die erstere können wir uns kurz fassen. Die Largactilkur verträgt sich ausgezeichnet mit jeder routinemäßigen Arbeitstherapie. Die Kranken stehen schon nach wenigen Tagen auf und nehmen ohne erhebliche orthostatische *(bei aufrechter Körperhaltung auftretende)* Beschwerden an der Arbeit teil. Freilich handelt es sich um leichte Arbeit unter pflegerischer Aufsicht. Komplexer ist das Problem des Zusammenwirkens mit der Psychotherapie. In der Erinnerung an unsere Selbstversuche können wir uns zunächst eine gleichzeitige Psychotherapie an uns selber kaum vorstellen. (...) Außerdem müssen wir zwischen der führenden und der entwickelnden Psychotherapie unterscheiden. Für die erstere bildet die entspannende Wirkung des Medikamentes eine gute Voraussetzung. Wir sind uns aber klar darüber, dass das Mittel die gesamte und nicht nur die krankhafte Affektivität dämpft. Eine solch umfassende Dämpfung könnte vielleicht auch diejenigen Impulse erfassen, die Selbstheilungstendenzen entspringen. Einzelne freilich unkontrollierbare Eindrücke bei akut Erkrankten ließen uns sogar die Frage aufwerfen, ob nicht unter der medikamentösen Apathisierung eine Stagnation der psychotischen Entwicklung auftreten kann, die nicht bloß das Rezidivieren *(Wiederauftreten)*, sondern auch das Remittieren *(Rückbilden)* betrifft.« (1954, S. 588)

- Neuroleptika senken das Psychoserisiko (McGorry u.a., 2013) nicht, aber erschweren die Erholung von Psychosen (McGorry u.a., 2018). Sie tragen nichts zur Rehabilitation bei, führen oft zum sozialen Abstieg, stellen bloß

1 Von Leukotomien her bekannte Symptomatik, charakterisiert sowohl durch Enthemmung und ziellose Umtriebigkeit als auch durch Apathie, Initiativlosigkeit, Umständlichkeit, emotionales Gleichgültigwerden, affektive Verflachung, euphorisch getönte Kritikschwäche, Taktlosigkeit und Egozentrität

eine unspezifische Reizbehandlung dar, wirken nicht ursächlich auf die Psyche, verhindern in der Regel ein normales ›Funktionieren‹ im Alltag, vermögen Psychosen nicht zu heilen, sondern beeinflussen lediglich ihre Entäußerungen (vgl. Lehmann, 2012a). Neuroleptika greifen Hirnstrukturen an, verwandeln den seelisch Leidenden in einen hirnorganisch kranken Menschen, vermindern die Graue Substanz der Hirnrinde und dadurch Intelligenzwerte und tragen wesentlich bei zur um zwei bis drei Jahrzehnte verkürzten Lebenserwartung psychiatrischer Patientinnen und Patienten mit ernsten psychiatrischen Diagnosen (Newman & Bland, 1991; Colton & Manderscheid, 2006; Manderscheid, 2006, 2009; Aderhold, 2008, 2013; Chang u.a., 2011; Lehmann, 2012b, 2019, S. 252-256).

## Literatur

Abenson, M. H.: »Drug withdrawal in male and female chronic schizophrenics«, in: British Journal of Psychiatry, Vol. 115 (1969), S. 961-962

Aderhold, Volkmar: »Antwort auf die Stellungnahme der Arbeitsgruppe ›Biologische Psychiatrie‹ der Bundesdirektorenkonferenz (BDK)«, in: Soziale Psychiatrie, 32. Jg. (2008), Nr. 4, S. 28-32

Aderhold, Volkmar: »Neuroleptika zwischen Nutzen und Schaden. Ein Update zur Neuroleptika-Debatte«, in: Kerbe – Forum für Sozialpsychiatrie, 31. Jg. (2013), Nr. 2, S. 25-27

Aderhold, Volkmar: »Minimaldosierung und Monitoring bei Neuroleptika«, in: Peter Lehmann / Volkmar Aderhold / Marc Rufer / Josef Zehentbauer: »Neue Antidepressiva, atypische Neuroleptika – Risiken, Placebo-Effekte, Niedrigdosierung und Alternativen«, Berlin / Shrewsbury: Peter Lehmann Publishing 2017, S. 198-222 (E-Book 2018)

Amsterdam, Jay D. / Shults, Juliane: »Does tachyphylaxis occur after repeated antidepressant exposure in patients with bipolar II major depressive episode?«, in: Journal of Affective Disorders, Vol. 115 (2009), S. 234-240

Amsterdam, Jay D. / Williams, David / Michelson, David u.a.: »Tachyphylaxis after repeated antidepressant drug exposure in patients with recurrent major depressive disorder«, in: Neuropsychobiology, Vol. 59 (2009), S. 227-233

Andrews, P. / Hall, J. N. / Snaith, R. P.: »A controlled trial of phenothiazine withdrawal in chronic schizophrenic patients«, in: British Journal of Psychiatry, Vol. 128 (1976), S. 451-455

Andrews, Paul W. / Kornstein, Susan G. / Halberstadt, Lisa J. / Gardner, Charles O. / Neale, Michael C.: »Blue again: Perturbational effects of antidepressants suggest monoaminergic homeostasis in major depression«, in: Frontiers in Psychology, Vol. 2 (2011), Artikel 159; Online-Publikation frontiersin.org/articles/10.3389/fpsyg.2011.00159 vom 7.7.2011 (Zugriff am 9.3.2012)

Andrews, Paul W. / Thomson, J. Anderson / Amstadter, Ananda / Neale, Michael C.: »*Primum non nocere*: An evolutionary analysis of whether antidepressants do more harm than good«, in: Frontiers in Evolutionary Psychology, Vol. 3 (2012), Artikel 117; Online-Publikation frontiersin.org/articles/10.3389/fpsyg.2012.00117 vom 24.4.2012 (Zugriff am 14.7.2019)

Babyak, Michael A. / Blumenthal, James A. / Herman, Steve u.a.: »Exercise treatment for major depression: Maintenance of therapeutic benefit at 10 months«, in: Psychosomatic Medicine, Vol. 62 (2000), S. 633-638

Baldessarini, Ross J. / Ghaemi, S. Nassir / Viguera, Adele C.: »Tolerance in antidepressant treatment«, in: Psychotherapy and Psychosomatics, Vol. 71 (2002), S. 177-179

Battegay, Raymond: »Entziehungserscheinungen nach abruptem Absetzen von Neuroleptica als Kriterien zu ihrer Differenzierung«, in: Nervenarzt, 37. Jg. (1966), S. 552-556

Biesheuvel-Leliefeld, Karolien E. M. / Kok, Gemma D. / Bockting, Claudi L. H. u.a.: »Effectiveness of psychological interventions in preventing recurrence of depressive disorder: Meta-analysis and meta-regression«, in: Journal of Affective Disorders, Vol. 174 ( 2015), S. 400-410

Bleuler, Manfred: »Die schizophrenen Geistesstörungen im Lichte langjähriger Kranken- und Familiengeschichten«, Stuttgart: Thieme Verlag 1972

Bleuler, Eugen: »Lehrbuch der Psychiatrie«, 15., von Manfred Bleuler bearb. Aufl., Berlin / Heidelberg / New York: Springer Verlag 1983

»BNF – British National Formulary«, 56. Aufl., London: RPS Publishing 2008

»BNF – British National Formulary«, 63. Aufl., Basingstoke: Pharmaceutical Press 2012

Bockting, Claudi L. / ten Doesschate, Mascha C. / Spijker, Jan u.a.: »Continuation and maintenance use of antidepressants in recurrent depression«, in: Psychotherapy and Pychosomatics, Vol. 77 (2008), S. 17-26

Borison, Richard L. / Diamond, B. I. / Sinha, D. / Gupta, R. P. / Ajiboye, P. A.: »Clozapine withdrawal rebound psychosis«, in: Psychopharmacology Bulletin, Vol. 24 (1988), S. 260-263

Broglie, Maximilian / Jörgensen, G.: »Über die Anwendung von Phenothiazinkörpern in der Inneren Medizin«, in: Deutsche Medizinische Wochenschrift, 79. Jg. (1954), S. 1564-1567

Brooks, George W.: »Withdrawal from neuroleptic drugs«, in: American Journal of Psychiatry, Vol. 115 (1959), S. 931-932

Brugha, Traolach S. / Bebbington, Paul E. / MacCarthy, Brigid u.a.: »Antidepressants may not assist recovery in practice«, in: Acta Psychiatrica Scandinavica, Vol. 86 (1992), S. 5-11

Bundesverband der Pharmazeutischen Industrie e.V. (Hg.): »Rote Liste 1996«, Aulendorf: Editio Cantor 1996

Carpenter, William T. / Tamminga, Carol A.: »Why neuroleptic withdrawal in schizophrenia?«, in: Archives of General Psychiatry, Vol. 52 (1995), S. 192-193

Chang, Chin-Kuo / Hayes, Richard D. / Perera, Gayan u.a.: »Life expectancy at birth for people with serious mental illness and other major disorders from a secondary mental health care case register in London«, in: PLoS One, Vol. 6 (2011), e19590

Chouinard, Guy / Jones, Barry D.: »Neuroleptic-induced supersensitivity psychosis«, in: American Journal of Psychiatry, Vol. 137 (1980), S. 16-21

Chouinard, Guy / Jones, Barry D.: »Neuroleptic-induced supersensitivity psychosis, the ›Hump Course‹, and tardive dyskinesia«, in: Journal of Clinical Psychopharmacology, Vol. 2 (1982), S. 143-144

Cole, Jonathan O. / Lawrence, Janet: »Alternative explanations for withdrawal psychosis«, in: American Journal of Psychiatry, Vol. 141 (1984), S. 1129-1130

Colton, Craig W. / Manderscheid, Ronald W.: »Congruencies in increased mortality rates, years of potential life lost, and causes of death among public mental health clients in eight states«, in: Preventing Chronic Disease, Vol. 3 (2006), Nr. 2, S. 1-14

Cuijpers, Pim / Cristea, Ioana Alona: »What if a placebo effect explained all the activity of depression treatments?«, in: World Psychiatry, Vol. 14 (2015), S. 310-311

Davis, Kenneth L. / Rosenberg, Gordon S.: »Is there a limbic system equivalent of tardive dyskinesia?«, in: Biological Psychiatry, Vol. 14 (1979), S. 699-703

Degkwitz, Rudolf: »Zur Wirkungsweise von Psycholeptica anhand langfristiger Selbstversuche«, in: Nervenarzt, 35. Jg. (1964), S. 491-496

Degkwitz, Rudolf: »Leitfaden der Psychopharmakologie«, Stuttgart: Wissenschaftliche Verlagsgesellschaft 1967

Demyttenaere, Koen / Enzlin, Paul / Dewé, Walthère u.a.: »Compliance with antidepressants in a primary care setting, 1: Beyond lack of efficacy and adverse events«, in: Journal of Clinical Psychiatry, Vol. 62 (2001), Suppl. 22, S. 30-33

Dulcan, Mina K.: »Treatment of children and adolescents«, in: John A. Talbott / Robert E. Hales / Stuart C. Yudofsky (Hg.): »Textbook of psychiatry«, Washington: American Psychiatric Press 1988, S. 985-1020

Ekblom, Bengt / Eriksson, K. / Lindström, L. H.: »Supersensitivity psychosis in schizophrenic patients after sudden clozapine withdrawal«, in: Psychopharmacology (Berlin), Vol. 83 (1984), S. 293-294

El-Mallakh, Rif S. / Gao, Yonglin / Briscoe, Brian T. u.a.: »Antidepressant induced tardive dysphoria«, in: Psychotherapy and Psychosomatics, Vol. 80 (2011), S. 57-59

Ernst, Klaus: »Psychopathologische Wirkungen des Phenothiazinderivates ›Largactil‹ (= ›Megaphen‹) im Selbstversuch und bei Kranken«, in: Archiv für Psychiatrie und Nervenkrankheiten, Band 192 (1954), S. 573-590

Fava, Giovanni Andrea: »Rational use of antidepressant drugs«, in: Psychotherapy and Psychosomatics, Vol. 83 (2014), S. 197-204

Fava, Maurizio / Davidson, Katharina G.: »Definition and epidemiology of treatment-resistant depression«, in: Psychiatric Clinics of North America, Vol. 19 (1996), S. 179-200

Fava, Giovanni Andrea / Offidani, Emanuela: »The mechanisms of tolerance in antidepressant action«, in: Progress in Neuro-psychopharmacology & Biological Psychiatry, Vol. 35 (2011), S. 1593-1602

Fava, Maurizio / Rappe, S. Miriam / Pava, Joel A. u.a.: »Relapse in patients on long-term fluoxetine treatment«, in: Journal of Clinical Psychiatry, Vol. 56 (1995), S. 52-55

Fava, Maurizio / Schmidt Mark E. / Zhang, Shuyu u.a.: »Treatment approaches to major depressive disorder relapse. Part II. Reinitiation of antidepressant treatment«, in: Psychotherapy and Psychosomatics, Vol. 71 (2002), S. 195-199

Fava, Giovanni Andrea / Tomba, Elena / Grandi, Silvana: »The road to recovery from depression«, in: Psychotherapy and Psychosomatics, Vol. 76 (2007), S. 260-265

Fava, Giovanni Andrea / Gatti, Alessia / Belaise, Carlotta u.a.: »Withdrawal symptoms after selective serotonin reuptake inhibitor discontinuation«, in: Psychotherapy and Psychosomatics, Vol. 84 (2015), S. 72-81

Finzen, Asmus: »Medikamentenbehandlung bei psychischen Störungen«, 8. Aufl., Bonn: Psychiatrieverlag 1990

Fux, Mendel / Taub, Migdala / Zohar, Joseph: »Emergence of depressive symptoms during treatment for panic disorder with specific 5-hydroxytryptophan reuptake inhibitors«, in: Acta Psychiatrica Scandinavica, Vol. 88 (1993), S. 235-237

Gardarsdottir, Helga / van Geffen, Erica C. / Stolker, Joost Jan u.a.: »Does the length of the first antidepressant treatment episode influence risk and time to a second episode?«, in: Journal of Clinical Psychopharmacology, Vol. 29 (2009), S. 69-72

Gilbert, Patricia / Harris, Jackuelyn / McAdams, Lou Ann u.a.: »Neuroleptic withdrawal in schizophrenic patients: A review of the literature«, in: Archives of General Psychiatry, Vol. 52 (1995), S. 173-188

Glick, Burton / Margolis, Reuben: »A study of the influence of experimental design on clinical outcome in drug research«, in: American Journal of Psychiatry, Vol. 118 (1962), S. 1087-1096

Greenfield, Brian / Hechtman, Lily / Weiss, Gabrielle: »Two subgroups of hyperactives as adults«, in: Canadian Journal of Psychiatry, Vol. 33 (1988), S. 505-508

Gualtieri, Thomas C. / Quade, D. / Hicks, R. E. u.a.: »Tardive dyskinesia and other clinical consequences of neuroleptic treatment in children and adolescents«, in: American Journal of Psychiatry, Vol. 141 (1984), S. 20-23

Haase, Hans-Joachim: »Therapie mit Psychopharmaka und anderen seelisches Befinden beeinflussenden Medikamenten«, 5. Aufl., Stuttgart / New York: Schattauer Verlag 1982

Häfner, Heinz: »Komplikationen der Behandlung mit Neuroleptika in der Klinik«, in: Heinrich Kranz / Kurt Heinrich (Hg.): »Begleitwirkungen und Mißerfolge der psychiatrischen Pharmakotherapie«, Stuttgart: Thieme Verlag 1964, S. 83-105

Harrow, Martin / Jobe, Thomas H.: »Factors involved in outcome and recovery in schizophrenia patients not on antipsychotic medications: A 15-year multifollow-up study«, in: Journal of Nervous and Mental Disease, Vol. 195 (2007), S. 406-414

Harrow, Martin / Jobe, Thomas H. / Faull, Robert N.: »Do all schizophrenia patients need antipsychotic treatment continuously throughout their lifetime? A 20-year longitudinal study«, in: Psychological Medicine, Vol. 42 (2012), S. 2145-2155

Harrow, Martin / Jobe, Thomas H. / Faull, Robert N.: »Does treatment of schizophrenia with antipsychotic medications eliminate or reduce psychosis? A 20-year multi-follow-up study«, in: Psychological Medicine, Vol. 44 (2014), S. 3007-3016

Heinrich, Kurt: »Die Therapieresistenz schizophrener Defektzustände unter phylogenetischen Gesichtspunkten«, in: Heinrich Kranz / Kurt Heinrich (Hg.): »Begleitwirkungen und Mißerfolge der psychiatrischen Pharmakotherapie«, Stuttgart: Thieme 1964, S. 135-144

Helmchen, Hanfried: Diskussionsbemerkung, in: Hanns Hippius / Helmfried E. Klein (Hg.): »Therapie mit Neuroleptika«, Erlangen: Perimed Verlag 1983, S. 171

Hift, Stefan / Hoff, Hans: »Die organische Therapie der Psychosen«, in: Wiener Medizinische Wochenschrift, 108. Jg. (1958), S. 1043-1048

Hollister, Leo E. / Eikenberry, Donald T. / Raffel, Sidney: »Chlorpromazine in nonpsychotic patients with pulmonary tuberculosis«, in: American Review of Respiratory Diseases, Vol. 81 (1960), S. 562-566

Hunt, Neil / Bruce-Jones, William / Silverstone, Trevor: »Life events and relapse in bipolar affective disorder«, in: Journal of Affective Disorders, Vol. 25 (1992), S. 13-20

Ioannidis, John P.A.: »Effectiveness of antidepressants: An evidence myth constructed from a thousand randomized trials?«, in: Philosophy, Ethics, and Humanities in Medicine, Vol. 3 (2008), Article 14 (2008); Online-Publikation peh-med.biomedcentral.com/articles/10.1186 /1747-5341-3-14 vom 27.5.2008 (Zugriff am 1.8.2019)

Irle, Gerhard: »Depressionen – Menschen in seelischer Not«, Stuttgart: Kreuz Verlag 1974

Janssen Pharmaceutica Inc. / SmithKlineBeecham: Werbeanzeige, in: American Journal of Psychiatry, Vol. 153 (1996), Nr. 3, S. A15-A17

Johnston, Charlotte / Pelham, William E. / Hoza, Joann u.a.: »Psychostimulant rebound in attention deficit disordered boys«, in: Journal of the American Academy of Child and Adolescent Psychiatry, Vol. 27 (1988), S. 806-810

Kahn, René S. / Fleischhacker, Walter Wolfgang / Boter, Han u.a.: »Effectiveness of antipsychotic drugs in first-episode schizophrenia and schizophreniform disorder: An open randomised clinical trial«, in: Lancet, Vol. 371 (2008), S. 1085-1097

Karon, Bertram P.: »Psychotherapy versus medication for schizophrenia«, in: Seymour Fisher / Roger P. Greenberg (Hg.): »The limits of biological treatments for psychological distress«, Hillsdale / Hove / London: Routledge 1989, S. 105-150

Katz, Gregory: »Tachyphylaxis/tolerance to antidepressants in treatment of dysthymia: results of a retrospective naturalistic chart review study«, in: Psychiatry and Clinical Neurosciences, Vol. 65 (2011), S. 499-504

Kielholz, Paul: Diskussionsbemerkung, in: ders. (Hg.): »Zur Kritik der psychiatrischen Nosologie«, Stuttgart / New York: Schattauer Verlag 1975, S. 49

Klein, Ehud / Mairaz, R. / Pascal, M. u.a.: »Discontinuation of lithium treatment in remitted bipolar patients: Relationship between clinical outcome and changes in sleep-wake cycles«, in: Journal of Nervous and Mental Disease, Vol. 179 (1991), S. 499-501

Klein, Ehud / Colin, V. / Stolk, J. u.a.: »Alprazolam withdrawal in patients with panic disorder and generalized anxiety disorder«, in: American Journal of Psychiatry, Vol. 151 (1994), S. 1760-1766

Kramer, John C. / Klein, Donald F. / Fink, Max: »Withdrawal symptoms following discontinuation of imipramine therapy«, in: American Journal of Psychiatry, Vol. 118 (1961), S. 549-550

Lacoursiere, Roy B. / Spohn, Herbert E. / Thompson, Karen: »Medical effects of abrupt neuroleptic withdrawal«, in: Comprehensive Psychiatry, Vol. 17 (1976), S. 285-294

Laux, Gerd: »Aktueller Stand der Behandlung mit Benzodiazepinen«, in: Nervenarzt, 66. Jg. (1995), S. 311-322

Lehmann, Peter: »Schöne neue Psychiatrie«, Band 1: »Wie Chemie und Strom auf Geist und Psyche wirken«, Berlin: Antipsychiatrieverlag 1996(a) (bearbeitete E-Book-Ausgabe 2018)

Lehmann, Peter: »Schöne neue Psychiatrie«, Band 2: »Wie Psychopharmaka den Körper verändern«, Berlin: Antipsychiatrieverlag 1996(b) (bearbeitete E-Book-Ausgabe 2018)

Lehmann, Peter: »Probleme beim Absetzen von Neuroleptika als Folge von Rezeptorenveränderungen und Toleranzbildung«, unveröffentlichtes Manuskript vom Juli 2012(a); im Internet unter bit.do/rez-ver (Zugriff am 20.6.2019)

Lehmann, Peter: »Frühe Warnzeichen für chronische oder tödlich verlaufende neuroleptikabedingte Erkrankungen«, in: Allegro – Magazin psychisch beeinträchtigter Menschen (Zürich), 2012(b), Nr. 1, S. 34-38; im Internet unter bit.do/wz-allegro (Zugriff am 20.7.2019)

Lehmann, Peter: »Paradigm shift: Treatment alternatives to psychiatric drugs, with particular reference to low- and middle-income countries«, in: Laura Davidson (Hg.): »The Routledge handbook of international development, mental health and wellbeing«, London / New York: Routledge 2019, S. 251-269; im Internet unter bit.do/sdg3-psychiatry (Zugriff am 20.7.2019)

Leonhard, Karl: »Aufteilung der endogenen Psychosen«, 5. Aufl., Berlin: Akademie 1980

Lerer, Bernard / Moore, N. / Meyendorff, E. / Cho, S. R. / Gershon, S.: »Carbamazepine and lithium«, in: Psychopharmacology Bulletin, Vol. 21 (1985), S. 18-22

Lieberman, Jeffrey A. / Stroup, T. Scott / McEvoy, Joseph P. u.a..: »Effectiveness of antipsychotic drugs in patients with chronic schizophrenia«, in: New England Journal of Medicine, Vol. 353 (2005), S. 1209-1223

»Lithium«, in: Lancet, 1969, S. 709-710

Lusznat, R. M. / Murphy, D. P. / Nunn, C. M. H.: »Carbamazepine vs. lithium in the treatment and prophylaxis of mania«, in: British Journal of Psychiatry, Vol. 153 (1988), S. 198-204

Maina, Giuseppe / Albert, Umberto / Bogetto, Filippo: »Relapses after discontinuation of drug associated with increased resistance to treatment in obsessive-compulsive disorder«, in: International Clinical Psychopharmacology, Vol. 16 (2001), S. 33-38

Mander, A. J.: »Is there a lithium withdrawal syndrome?«, in: British Journal of Psychiatry, Vol. 149 (1986), S. 498-501

Manderscheid, Ronald W.: »The quiet tragedy of premature death among mental health consumers«, in: National Council News, September 2006, S. 1 und 10

Manderscheid, Ronald W.: »Premature death among state mental health agency consumers: Assessing progress in addressing a quiet tragedy«, in: International Journal of Public Health, Vol. 54 (2009), Suppl. 1, S. 7-8

Mannuzza, Salvatore / Klein, R. G. / Bessler, A. u.a.: »Adult outcome of hyperactive boys«, in: Archives of General Psychiatry, Vol. 50 (1993), S. 565-576

Martensson, Lars: »Sollen Neuroleptika verboten werden?«, in: Pro Mente Sana Aktuell, 1988, Nr. 3, S. 3-15

May, Philip R. A.: »Treatment of schizophrenia: A comparative study of five treatment methods«, New York: Science House 1968

McEvoy, Joseph P. / Lieberman, Jeffrey A. / Perkins, Diana O. u.a.: »Efficacy and tolerability of olanzapine, quetiapine, and risperidone in the treatment of early psychosis«, in: American Journal of Psychiatry, Vol. 164 (2007), S. 1050-1060

McGorry, Patrick D. / Nelson, Barnaby / Phillips, Lisa J. u.a.: »Randomized controlled trial of interventions for young people at ultra-high risk of psychosis: Twelve-month outcome«, in: Journal of Clinical Psychiatry, Vol. 74 (2013), S. 349-356

McGorry, Patrick D. / Francey, Shona M. / Nelson, Barnaby u.a.: »Can some young people recover from first-episode psychosis with integrated psychosocial treatment without antipsychotic medications?«, in: Schizophrenia Bulletin, Vol. 44 (2018), Suppl. 1, S. S162

McGrath, Patrick J. / Stewart, Jonathan W. / Quitkin, Frederic M. u.a.: »Predictors of relapse in a prospective study of fluoxetine treatment of major depression«, in: American Journal of Psychiatry, Vol. 163 (2006), S. 1542-1548

McMaster University: »Patients who use anti-depressants can be more likely to suffer relapse, researcher finds«, in: ScienceDaily; Online-Publikation sciencedaily.com/releases/2011/07 /110719121354.htm vom 19. Juli 2011 (Zugriff am 24.1.2012)

Meyer, Hans-Hermann: »Die Winterschlafbehandlung in der Psychiatrie und Neurologie«, in: Deutsche Medizinische Wochenschrift, 7. Jg. (1953), S. 1097-1100

Miller, Brian J.: »A review of second-generation antipsychotic discontinuation in first-episode psychosis«, in: Journal of Psychiatric Practice, Vol. 14 (2008), S. 289-300

Miller, Brian J. / Bodenheimer, Chelsea / Crittenden, Krystle: »Second-generation antipsychotic discontinuation in first episode psychosis: An updated review«, in: Clinical Psychopharmacology and Neuroscience, Vol. 9 (2011), S. 45-53

NAPA (Network Against Psychiatric Assault) (Hg.): »Dr. Caligari's psychiatric drugs«, Berkeley: NAPA 1984

Newman, Stephen C. / Bland, Roger C.: »Mortality in a cohort of patients with schizophrenia: A record linkage study«, in: Canadian Journal of Psychiatry, Vol. 36 (1991), S. 239-245

Petrilowitsch, Nikolaus: »Psychiatrische Krankheitslehre und psychiatrische Pharmakotherapie«, 2. Aufl., Basel / New York: Karger Verlag 1968

»Physicians' Desk Reference«, 48. Aufl., Montvale: Medical Economics Co. 1994

Pigott, H. Edmund / Leventhal, Allan M. / Alter, Gregory S. u.a.: »Efficacy and effectiveness of antidepressants: current status of research«, in: Psychotherapy and Psychosomatics, Vol. 79 (2010), S. 267-279

Posthumus, Jan: »Einstellung des Vertriebs von Melleril®/Melleretten®«, Schreiben der Novartis Pharma Schweiz AG an die Schweizer Ärzteschaft vom 10. Januar 2005

Prien, Robert F. / Kupfer, D. J. / Mansky, P. A. u.a.: »Drug therapy in the prevention of recurrences in unipolar and bipolar affective disorders«, in: Archives of General Psychiatry, Vol. 41 (1984), S. 1096-1104

Rancurello, Michael D. / Vallano, Gary / Waterman, G. Scott: »Psychotropic drug-induced dysfunction in children«, in: Matcheri S. Keshavan / John S. Kennedy (Hg.): »Drug-induced dysfunction in psychiatry«, New York: Hemisphere Publishing Co. 1992, S. 75-92

Reimer, Fritz: »Das ›Absetzungs‹-Delir«, in: Nervenarzt, 34. Jg. (1965), S. 446-447

Ronalds, Clare / Creed, Francis / Stone, Kit u.a.: »Outcome of anxiety and depressive disorders in primary care«, in: British Journal of Psychiatry, Vol. 171 (1997), S. 427-433

Rothschild, Anthony J.: »The Rothschild scale for antidepressant tachyphylaxis«, in: Comprehensive Psychiatry, Vol. 49 (2008), S. 508-513

Rufer, Marc: »Glückspillen: Ecstasy, Prozac und das Comeback der Psychopharmaka«, München: Knaur Verlag 1995

Sabaté, Eduardo: »Adherence to long-term therapies evidence for action«, Genf: World Health Organization 2003

Sashidharan, Sashi P. / McGuire, R. J.: »Recurrence of affective illness after withdrawal of long-term treatment«, in: Acta Psychiatrica Scandinavica, Vol. 68 (1983), S. 126-133

Schmidt, Mark E. / Fava, Maurizio / Zhang, Shuyu u.a.: »Treatment approaches to major depressive disorder relapse. Part I: dose increase«, in: Psychotherapy and Psychosomatics, Vol. 71 (2002), S. 190-194

Schou, Mogens: »Is there a lithium withdrawal syndrome? An examination of the evidence«, in: British Journal of Psychiatry, Vol. 163 (1993), S. 514-518

Schou, Mogens / Weeke, A.: »Did manic-depressive patients who committed suicide receive prophylactic or continuation treatment at the time?«, in: British Journal of Psychiatry, Vol. 153 (1988), S. 324-327

Sansone, Randy A. / Sansone, Lori A.: »Antidepressant adherence: Are patients taking their medications«, in: Innovations in Clinical Neuroscience, Vol. 9 (2012), Nr. 5-6, S. 41-46

Selbach, Helmut: »Über regulations-dynamische Wirkgrundlagen der Psychopharmaka«, in: Johann Daniel Achelis / Hoimar von Ditfurth (Hg.): »Starnberger Gespräche 2«, Stuttgart: Thieme Verlag 1963, S. 53-74

Shatan, Chaim F.: »Withdrawal symptoms after abrupt termination of imipramine«, in: Canadian Psychiatric Association Journal, Vol. 11 (1966), Suppl., S. 150-158

Simpson, George M.: »Neurotoxicity of major tranquilizers«, in: Leon Roizin / Hirotsugu Shiraki / Nenad Grcevic (Hg.): »Neurotoxicology«, Vol. 1, New York: Raven Press 1977, S. 1-7

Solomon, David A. / Leon, Andrew C. / Mueller, Timothy I. u.a.: »Tachyphylaxis in unipolar major depressive disorder«, in: Journal of Clinical Psychiatry, Vol. 66 (2005), S. 283-290

Sommer, Helma / Quandt, Jochen: »Langzeitbehandlung mit Chlorpromazin im Tierexperiment«, in: Fortschritte der Neurologie – Psychiatrie und ihrer Grenzgebiete, 38. Jg. (1970), S. 466-491

Tegeler, J. / Lehmann, E. / Stockschlaeder, M.: »Zur Wirksamkeit der langfristigen ambulanten Behandlung Schizophrener mit Depot- und Langzeit-Neuroleptika«, in: Nervenarzt, 51. Jg. (1980), S. 654-661

Thompson, Christopher / Peveler, Robert C. / Stephenson, Deborah u.a.: »Compliance with antidepressant medication in the treatment of major depressive disorder in primary care«, in: American Journal of Psychiatry, Vol. 157 (2000), S. 338-343

Tornatore, Frank L. / Sramek, John J. / Okeya, Bette L. u.a.: »Unerwünschte Wirkungen von Psychopharmaka«, Stuttgart / New York: Thieme Verlag 1991

Ungerstedt, Urban / Ljungberg, Tomas: »Behavioral patterns related to dopamine neurotransmission«, in: Advances in Biochemical Psychopharmacology, Vol. 16 (1977), S. 193-199

van Weel-Baumgarten, Evelyn M. / van den Bosch, Wil J. / Hekster, Y. A. u.a.: »Treatment of depression related to recurrence: 10-year follow-up in general practice«, in: Journal of Clinical Pharmacy and Therapeutics, Vol. 25 (2000), S. 61-66

Vergouven, A. C. / van Hout, Hein P. J. / Bakker, Abraham: »Methods to improve patient compliance in the use of antidepressants«, in: Nederlands Tijdschrift voor Geneeskunde, Vol. 146 (2002), S. 204-207

Warner, Christopher / Bobo, William / Warner, Carolynn u.a.: »Antidepressant discontinuation syndrome«, in: American Family Physician, Vol. 74 (2006), S. 449-456

Williams, Nolan / Simpson, Annie N. / Simpson, Kit u.a.: »Relapse rates with long-term antidepressant drug therapy«, in: Human Psychopharmacology, Vol. 24 (2009), S. 401-408

Witzke-Gross, Jutta: »Absetzen von Medikamenten bei älteren Patienten – aber wie?«, in: KV / KVH aktuell – Pharmakotherapie: Rationale Pharmakotherapie in der Praxis, 15. Jg. (2010), Nr. 4, S. 29-32

Woggon, Brigitte: »Neuroleptika-Absetzversuche bei chronisch schizophrenen Patienten. 1. Literaturzusammenfassung«, in: International Pharmacopsychiatry, Vol. 14 (1979), S. 34-56

Wunderink, Lex / Nienhuis, Fokko J. / Sytema, Sjoerd u.a.: »Guided discontinuation versus maintenance treatment in remitted first-episode psychosis«, in: Journal of Clinical Psychiatry, Vol. 68 (2007), S. 654-661

Wunderink, Lex / Nieboer, Roeline M. / Wiersma, Durk u.a.: »Recovery in remitted first-episode psychosis at 7 years of follow-up of an early dose reduction/discontinuation or maintenance treatment strategy«, in: Journal of the American Medical Association Psychiatry, Vol. 70 (2013), S. 913-920

Young, Alice M. / Goudie, Andrew J. (1995): »Adaptive processes regulating tolerance to behavioral effects of drugs«, in: Floyd E. Bloom / David J. Kupfer (Hg): »Psychopharmacology: The fourth generation of progress«, New York: Raven Press, S. 733-742

Zahn, Theodore P. / Rapoport, Judith L. / Thompson, Christine L.: »Autonomic and behavioral effects of dextroamphetamine and placebo in normal and hyperactive prepurbertal boys«, in: Journal of Abnormal Child Psychology, Vol. 8 (1980), S. 145-160

# Der Entschluss zum Absetzen

### Mary & Jim Maddock

## Langsames Erwachen zu zweit

*Neuroleptika: Largactil, Serenace, Sparine, Stelazine / Antidepressiva: Laroxyl, Parstelin, Surmontil / Stimmungsstabilisatoren: Camcolit / Tranquilizer: Mogadon, Valium / Antiparkinsonmittel: Cogentin*

## Mary

Als Kind hatte ich Angst vor Medikamenten, Spritzen, Ärzten, Krankenhäusern und allem, was mit Medizin zu tun hatte. Wegen des unangenehmen chemischen Geruchs und der speziellen Atmosphäre im Krankenhaus ging ich nur ungern dorthin. Wenn in der Grundschule Ärzte angekündigt wurden, uns gegen Tuberkulose zu impfen, lebte ich in Angst vor dem Tag, an dem ich meine Spritze erhalten sollte. Ich erinnere mich an meine Tante, die in der Schule unterrichtete, wie sie mich an der Hand hielt, als der Tag schließlich gekommen war und ich mich mit in die Reihe stellen musste. Ich fühlte mich wie ein Lamm auf dem Weg zur Schlachtbank.

Als mich 1962 mein Vater fragte, ob ich mit ihm Ferien in Amerika machen wolle, lehnte ich ab, da ich eine Zahnfüllung gebraucht hätte, was eine Spritze erfordert hätte. Eine solche Gelegenheit hätten viele Teenager begeistert angenommen, aber meine Furcht war derart stark, dass ich lieber verzichtete, als mich irgendeinem medizinischen Eingriff zu unterziehen. Ich ging zum ersten Mal zum Zahnarzt, bevor ich ins Kloster eintrat. Dazu mussten die Zähne in perfektem Zustand sein. Anlässlich der Qualen beim Zahnarzt fiel ich in Ohnmacht.

Nach sieben Jahren verließ ich das Kloster wieder. Bald lernte ich Jim kennen, und wir heirateten. Als ich schwanger wurde und als Erstgebärende mein Kind im Krankenhaus zur Welt bringen musste, war klar, dass die Geburt keine gewöhnliche sein würde. Nichtsdestotrotz wollte ich eine medikamentenfreie Geburt. Die Entbindung zog sich hin, war schwierig, schließlich gab man mir Lachgas. Ich wusste nicht, dass es ein Narkosemittel war. Ich reagierte schwer allergisch. Daraufhin erhielt ich weitere Medikamente und zum ersten Mal ein Neuroleptikum. Man verabreichte während der letzten Stunden der Entbindung zweimal Sparine *(Wirkstoff Promazin)*, zuletzt um neun Uhr morgens, drei Stunden vor Claires Geburt. Zu diesem Zeitpunkt wurde »allergisch auf Sparine« in meine Krankenakte eingetragen und ein Dr. O'Neill informiert. Nach Claires Geburt gab man mir weitere Medikamente und zwei Tage darauf die Diagnose ›Wochenbettpsychose‹.

Die Auswirkungen dieser Psychopharmakabehandlung ignorierte man vollständig. Am Tag darauf erhielt ich den ersten von 13 Elektroschocks, kombiniert mit ständig wechselnden Neuroleptikaverordnungen. Die ganze Zeit über ging es mir immer schlechter. Niemand konnte oder wollte sehen, dass die Psychopharmaka und Elektroschocks den Zustand verschlechterten. Schließlich wurde ich mit einer schweren Akathisie *(Sitzunruhe; nicht still stehen oder sitzen können)* entlassen, der quälendsten Beeinträchtigung, an die ich mich erinnern kann.

In der ersten Klinik verbrachte ich fast drei Monate. Man entließ mich mit einem Cocktail aus Redeptin[1], Stelazine[2], Cogentin[3], Serenace *(Wirkstoff Haloperidol)* und Mogadon[4], den ich auf Dauer nehmen sollte, was ich auch einige Wochen tat. Die Akathisie quälte mich weiterhin, ich konnte nicht stillhalten. Auf den Rat einer befreundeten Nonne hin ging ich ins St. Patrick Hospital in Dublin, wo mein Psychiater all diese Psychopharmaka

---

1 Neuroleptikum, Wirkstoff Fluspirilen; in Deutschland, Österreich und der Schweiz derzeit nicht im Handel

2 Neuroleptikum, Wirkstoff Trifluperazin; in Deutschland, Österreich und der Schweiz derzeit nicht im Handel

3 Antiparkinsonmittel, Wirkstoff Benzatropin; in Deutschland, Österreich und der Schweiz derzeit nicht im Handel

4 Benzodiazepin-Tranquilizer, Wirkstoff Nitrazepam; im Handel als Eatan, Mogadan, Mogadon, Novanox, Radedorm

abrupt absetzte und eine Narkosetherapie mit Valium[1] begann, gefolgt von
Largactil *(Wirkstoff Chlorpromazin)* und einem Antidepressivum. Nach
acht Wochen wurde ich auf die Antidepressiva Laroxyl[2] und Parstelin[3] um-
gestellt.

Fünf Monate lang war ich von meiner neugeborenen Tochter getrennt gewesen. Ich war so aufgeregt, endlich bei ihr zu sein, aber ich kämpfte noch
mit der Akathisie, auch wenn sie nicht mehr so schwer war. Ich erinnere
mich, dass es mir wie eine Ewigkeit vorkam, wenn ich Claire die Flasche gab.
Mithilfe eines ambulanten Psychiaters in Cork, der die Psychopharmaka aus-
schlich, wurde ich nach etwa einem Jahr medikamentenfrei. Dann geschah
ein Wunder. Ich wurde wieder ich selbst. Jetzt war ich die Mutter, die ich sein
wollte. Mein Ehemann Jim, Claire und ich hatten zusammen ein gutes Leben.
Ich gab Klavierunterricht und tat, was ich konnte, um Teil meiner neuen Gemeinschaft zu sein.

Wegen meiner schrecklichen Erfahrung bei der Geburt und der Angst, die
mir die Psychiatrie eingepflanzt hatte für den Fall, dass ich je wieder ein Kind
bekäme, sondierten wir die Möglichkeit einer Adoption. Als Claire vier Jahre
alt war, waren wir selig, die neugeborene adoptierte Sheena als zweite Tochter in unsere Familie aufnehmen zu können.

Wir waren nun komplett und während ihrer ersten zwei Lebensjahre glücklich. Doch einige Jahre später wurde mir wegen eines gynäkologischen Problems ein Medikament verschrieben. Jetzt erlebte ich Flashbacks meiner
traumatischen Geburtserfahrung, zusammen mit einer Sterbensangst. Weil
man diese traumatische Erfahrung nicht verstand, wurde ich wieder als psychotisch diagnostiziert und vier Monate lang in die Psychiatrie in Cork und
Dublin gebracht. Anschließend war ich kurze Zeit frei, wurde dann aber erneut untergebracht und nun erstmals auf Lithium eingestellt. Danach ging ich
zu einem Dr. Michael Kelleher, der mir für die nächsten 15 Jahre Largactil,

---

1 Benzodiazepin-Tranquilizer, Wirkstoff Diazepam; im Handel als Diazepam, Gewa-
   calm, Psychopax, Stesolid, Valium, Valocordin
2 Wirkstoff Amitriptylin; im Handel als Amitriptylin, Saroten, Syneudon; enthalten in
   Limbitrol
3 Wirkstoff Tranylcypromin; im Handel als Tranylcypromin

Surmontil[1] und Camcolit *(Wirkstoff Lithium)* verschrieb. (Später bekam ich meine Akten aus dieser Zeit. Die meisten seiner wenigen Kommentare waren unleserlich; die paar, die ich entziffern konnte, waren oberflächlich; die komplette Akte zu diesen 15 Jahren bestand aus gerade mal 15 Seiten. Meist ging es um erneute Verschreibungen von Largactil, Surmontil und Camcolit. In anderen Worten, es handelte sich um eine typische psychiatrische Akte.)

Die nächsten Jahre nahm ich diese Psychopharmakakombination ein. Die ganze Zeit über wachte ich immer wieder mitten in der Nacht in einem Zustand des Wahnsinns mit schrecklichen, furchterregenden rasenden Gedanken auf. Da meine Erkenntnisfähigkeit herabgesetzt war, sah ich nie die Verbindung zu den Psychopharmaka und war überzeugt, dass ich halt unter einem chemischen Ungleichgewicht litt, wie mir gesagt worden war. 1993 begann Dr. Kelleher, mein Surmontil abzusetzen. Leider überschnitt sich dies mit einer traumatischen Erfahrung in meinem Urlaub. So landete ich sehr gegen meinen Willen wieder in der psychiatrischen Klinik.

Schließlich setzte Dr. Kelleher das Surmontil abrupt ab. Die Entzugserscheinungen verschwanden mit der Zeit, und ich wachte nie wieder in Angst und Schrecken auf. Ohne das Surmontil konnte ich bis zu einem bestimmten Grad reflektieren und begann, zwei und zwei zusammenzuzählen: Die Medikamente waren mein Problem, nicht dessen Lösung.

Es dauerte noch viele Jahre, bis ich endlich frei von Psychopharmaka wurde. Ich war glücklich, auch wenn ich noch nicht so viel wusste wie heute. Ich war langsam an die Sache herangegangen und hatte begonnen, Nahrungsergänzungsmittel zu nehmen. Ich entdeckte Achtsamkeit und praktizierte diese täglich und so oft wie möglich und von entspannender Musik begleitet im Schwimmbad. Das mache ich noch heute. Die psychiatrischen Medikamente hatten mich derart geschädigt, dass viele 70-Jährige fitter und gesünder aussahen als ich mit meinen 50. Die Psychopharmaka hatten meine Kreativität unterdrückt und mich meiner inneren Welt beraubt.

Heute, 2013, bin ich 65 und seit mehr als zwölf Jahren frei von Psychopharmaka. Trotz des Missbrauchs, den mein Körper erdulden musste, bin ich

---

1 Antidepressivum, Wirkstoff Trimipramin; im Handel als Stangyl, Surmontil, Trimipramin, Trimipramine Zentiva

voller Energie und gesund. Vor allem ist meine Psyche frei und ich kann kreativ sein, verständnisvoll, mitfühlend, nachdenklich, begeisterungsfähig, freudig, traurig und mit all den wundervollen Möglichkeiten, die Körper, Geist und Psyche bieten.

## Jim

Im Januar 1976 wusste ich nicht mehr als jeder durchschnittliche Laie über die Psychiatrie, nämlich dass sie sich um Verrückte kümmert. Noch nie hatte ich etwas von dem Buch »Diagnostisches und statistisches Manual psychischer Störungen« (DSM) mit seinen vielen Diagnosen gehört, und einen elektrischen Schlag bekam man, wenn man ein blankes und unter Strom stehendes Kabel anfasste.

Dies alles änderte sich, nachdem meine Ehefrau Mary in jenem Januar unser erstes Kind zur Welt brachte. Nach drei Tagen sagte man mir, sie sei in einem Zustand, den man »Wochenbettpsychose« nenne. Ich war nachts hinten im Krankenwagen in die psychiatrische Klinik am Rande von Cork mitgefahren und hatte dort auf die Schnelle einige Aufnahmepapiere unterzeichnet. Als man mir am nächsten Morgen mitteilte, dass ihr der erste einer ganzen Serie von Elektroschocks verabreicht worden war, berührte mich dies in keiner Weise.

Zu jener Zeit war mein Vertrauen in Ärzte, ob Gynäkologen oder Psychiater, unerschüttert. Ärzte waren gute Menschen, die alles dran setzten, dass es einem wieder gut ging. Sie hatten das Wissen, und ich als gewöhnlicher Laie glaubte ihnen immer jedes Wort. Ich war ein Produkt des irischen religiös orientierten Erziehungssystems der 1950er- und 1960er-Jahre, dessen Wertvorstellungen man mir eingebläut hatte. Ebenso natürlich waren alle Priester per Definition gute Menschen. Ich war so naiv.

Also akzeptierte ich Marys Diagnose, die Elektroschocks und die Medikamentencocktails, die sie erhielt. Über die sogenannten Nebenwirkungen erhielt ich minimale Informationen. Einzig an die Überempfindlichkeit gegen Sonnenlicht wegen der hohen Largactildosis erinnere ich mich. Ich sah ihre extreme Ruhelosigkeit und ihr Unvermögen, still zu stehen, dachte aber, dies sei Teil ihrer Probleme. Ich war ein perfekt kooperierender Angehöriger, peinlich genau darauf bedacht, dass Mary jede verschriebene Pille in der richtigen Dosis und zur richtigen Zeit schluckte. Nach drei weiteren Klinikaufenthalten erhielt sie schließlich die Diagnose »manisch-depressiv« und wurde auf Lithium eingestellt; daneben gab man ihr weiterhin Largactil und ein drittes Medikament, Surmontil – das alles, so wurde mir gesagt, um ein chemisches Ungleichgewicht in ihrem Gehirn zu korrigieren, damit werde sie stabilisiert und könne so außerhalb der Klinik leben. Wir beide gaben uns damit zufrieden; was wir am allerwenigsten wollten, waren weitere dreimonatige qualvolle Aufenthalte in der Klinik mit all dem damit verbundenen Chaos in der Familie.

So kam es, dass wir die nächsten 18 Jahre mit dieser Erhaltungsmedikation lebten. Mary nahm an Gewicht zu; ihre Hand entwickelte einen Tremor; ihre Arme hielt sie steif an der Seite; ihre Haare begannen auszufallen; aus ihrem Mund sabberte eine weiße Flüssigkeit; ihr Geist wurde so umnebelt, dass einfache Aufgaben ihr schwer wurden; und sie kam nie vor dem Mittag aus dem Bett, nicht einmal in den Ferien. Am schlimmsten waren die schrecklichen, willkürlich auftretenden Halluzinationen, die sie manchmal mitten in der Nacht befielen und die wir noch nicht mit ihrem Surmontil in Verbindung brachten; erst später kamen wir darauf, dass dies die Ursache war. Wir schluckten die Erklärung ihres Psychiaters, wonach es sich um kleine Episoden handle, über die sie hinwegkommen würde, und dass am wichtigsten war, dass sie zuhause und nicht in der Klinik war und als Mutter und Klavierlehrerin funktionierte. In Wirklichkeit jedoch existierte sie, ohne zu leben.

Indem ich mich als vermutlich derjenige mit klarem Verstand mit der Situation abfand, wurde ich spielend übertölpelt. Tatsächlich war es Mary selbst, die ihre Psychopharmakabehandlung zu hinterfragen begann, nachdem eine Freundin ihr Peter Breggins Buch »Toxic Psychiatry« (1991; *»Giftige Psychiatrie«,* 1996/97) gezeigt hatte. Einer meiner Freunde hatte Erfahrungen mit der gefährlichen Lithiumtoxizität und erhöhte unsere Aufmerksamkeit. Zu diesem Zeitpunkt hatte man Marys Surmontil abgesetzt, und dies half ihr, über die Wirkungen der verbleibenden Psychopharmaka zu recherchieren. Ein zweites ausgesprochen hilfreiches Buch war »Beyond Prozac« (2001; *»Jenseits von Prozac«)* von Terry Lynch, denn es zeigte mir einen funktionierenden teilnahmsvollen alternativen Ansatz, bei dem es nicht um immer mehr Psychopharmaka ging. So langsam sah ich nun den Schaden, den die Medikamente verursachten, und unser Engagement innerhalb des Cork Advocacy Netzwerks und die Informationen, die die dortigen Vorträge brachten, klärten mich noch mehr auf.

Aber ich drängte Mary nicht, ihre Psychopharmaka abzusetzen. Das war eine Entscheidung, die sie selbst traf, und das war auch gut so. Wir waren uns beide über die Risiken klar, aber ich fühlte mich stark und konnte Mary, als sie mich fragte, zuversichtlich versprechen, sie nie wieder zurück in die Klinik zu bringen, egal was geschehen würde; niemals wieder würde ich das tun.

Es war nicht leicht für sie. Gemeinsam besuchten wir einen sympathischen Psychiater, der unsere Entscheidung unterstützte. Ganz langsam setzte sie ab – zuerst das Largactil und zuletzt das Lithium. Es forderte ihr physisch einiges ab; die Symptome reichten von Schlafstörungen über Übelkeit bis hin zu Ohnmachtsanfällen. Gleichzeitig begann sie ein Bewegungsprogramm, schwimmen und laufen, beides half großartig. Hilfreich waren auch Internetkontakte mit Leuten, die ähnliche Erfahrungen hatten.

Wir stießen auf David Oaks und MindFreedom International und wurden in der irischen Bewegung aktiv, die das medizinische Modell psychischer Krankheit in Frage zu stellen begann. 2004 waren wir auf der gemeinsamen Konferenz vom Weltnetzwerk sowie vom Europäischen Netzwerk von Psychiatriebetroffenen in Dänemark und trafen zum ersten Mal auf Peter Lehmann und sein Buch »Coming off Psychiatric Drugs« (2004), das gerade in englischer Übersetzung erschienen war. Seitdem betreiben wir Öffentlichkeitsarbeit und machen unsere Erfahrungen publik. Gemeinsam mit anderen gründeten wir MindFreedom Irland, sprachen mit Medien, machten Straßenaktionen. 2006 veröffentlichten wir unser Buch »Soul Survivor – A Personal Encounter with Psychiatry« (2006; *»Die Seele hat überlebt. Meine Begegnung mit der Psychiatrie«)*. über Marys Leidensgeschichte und ihre Gesundung. Es ist auch ein Buch über das typische Verhalten eines Angehörigen, der mit der psychiatrischen Behandlung konform geht, auch wenn der geliebte Mensch vor den eigenen Augen fast zugrunde geht. Ich war tatsächlich naiv, aber glücklicherweise gingen mir die Augen noch rechtzeitig auf.

## Literatur

Breggin, Peter R.: »Toxic psychiatry«, New York: Springer Publishing Co. 1991; deutsche Ausgabe: »Giftige Psychiatrie«, Band 1 & 2, Heidelberg: Auer Verlag 1996 & 1997

Lehmann, Peter (Hg.): »Coming off psychiatric drugs: Successful withdrawal from neuroleptics, antidepressants, lithium, carbamazepine and tranquilizers«, Berlin / Eugene / Shrewsbury: Peter Lehmann Publishing 2004 (ebook 2018)

Lynch, Terry: »Beyond Prozac: Healing mental suffering without drugs«, Dublin: Marino Books 2001

Maddock, Mary / Maddock, Jim: »Soul survivor: A personal encounter with psychiatry«, Stockport: Asylum 2006

*Aus dem Englischen von Peter Lehmann*

**Peter Lehmann**

# Rückfall ins Leben

*Neuroleptika: Haldol, Imap, Orap, Semap, Taxilan, Triperidol, Truxal /*
*Antiparkinsonmittel: Akineton*

Tag:          3 x 200 Tropfen Haldol
              Akineton retard 2 x 1 Dragee
Nacht:        40 Tropfen Haldol
              50 mg Truxal

So lautete beispielsweise am 24. Mai 1977 der Eintrag auf dem Verordnungsbogen der psychiatrischen Anstalt Winnenden bei Stuttgart, wo ich vom 6. April bis 1. Juni 1977 einsaß. Zu Beginn waren es die Neuroleptika Haldol, Truxal[1], Triperidol[2] und Orap[3], die meinem Körper unter den markt-

---

1  Wirkstoff Chlorprothixen; im Handel als Truxal
2  Wirkstoff Trifluperidol; in Deutschland, Österreich und der Schweiz derzeit nicht im Handel
3  Wirkstoff Pimozid; in Deutschland, Österreich und der Schweiz derzeit nicht im Handel

üblichen Diagnosen wie ›paranoide Psychose‹ und ›hebephrene Schizophrenie‹ gewaltsam per Infusion, Spritze oder Pillen verabreicht oder als ›Cocktail‹ eingeflößt wurden, dazu kam noch das Antiparkinsonmittel Akineton[1] zur Kaschierung der Muskelstörungen.

## Dahinvegetieren

Angesichts meines mit der Zeit nachlassenden Widerstands gegen die Psychodrogen »wandelte sich das Krankheitsbild zusehends, in den Vordergrund rückte ein stuporös-katatones Zustandsbild«, so die Anstaltsakte.

Zu Beginn, nachdem meine Eltern aus dem nahegelegenen Ort Fellbach (bei Stuttgart) in ihrer Not ihren Hausarzt gerufen hatten, der mich dann einweisen ließ, wehrte ich mich noch mit allen Kräften, in der Anstalt gefangengehalten, entkleidet, festgeschnallt und zwangsbehandelt zu werden. Unter der Wirkung der Psychopharmaka schwand der Widerstand. Parkinsonsche Krankheitssymptome, Willenlosigkeit, lähmungsartige Muskelstörungen, Zwangsbewegungen der Mundmuskulatur, Würgegefühle, verwaschene Sprache, Fettleibigkeit und Haarausfall gingen einher mit dem Glauben, ich sei psychisch krank »brauche meine Medikamente«, denn ohne sie käme der »Rückfall sofort« – Grundbaustein der Gespräche der Ärzte mit mir.

Fast 27 Jahre alt und in der Angst, Langzeitinsasse wie so viele andere zu werden, rief ich im Mai '77 meine drei Monate zuvor von mir geschiedene Ehefrau zu Hilfe. Sie reiste umgehend von Berlin, meinem eigentlichen Wohnort, nach Süddeutschland und vereinbarte mit mir, mich entweder bis Weihnachten aus der Anstalt herauszubekommen oder mir eine ausreichende Menge an Schlaftabletten zu besorgen, damit ich den psychiatrischen Quälereien ein Ende setzen konnte.

In Berlin nahm sie mit meiner langjährigen Freundin Ellen Kontakt auf. Diese besorgte mir ein ›Bett‹ in der Psychiatrischen Universitätsklinik Berlin-Charlottenburg, Nussbaumallee. Dorthin wurde ich am 1. Juni verlegt. Die Behandlung unterschied sich nur durch die Dosis, die Wirkungen der Psychopharmaka blieben auch bei der halben Haldol-Dosis und dem nun verabreichten Taxilan (Wirkstoff Perazin) erhalten. (Möglicherweise sagte man

---

1 Wirkstoff Biperiden; im Handel als Akineton

mir über die Dosis und die Neuroleptika die Unwahrheit; da man mir mit allen juristischen Mitteln den Einblick in meine eigene Anstaltsakte verweigerte, sind Spekulationen über sämtliche Arten von illegalen Maßnahmen
oder unwahren Aussagen Tür und Tor geöffnet.) Mehr und mehr verwahrlost
und nicht mehr in der Lage, einen Rasierapparat zu benutzen oder die Zähne
zu putzen, wurde ich schließlich vom Anstaltsleiter Hanfried Helmchen am
10. August entlassen, ungefragt und gegen den letzten Rest meines Willens,
denn ich glaubte, alleine nicht mehr lebensfähig zu sein.

Da ich die ›Medikamente brauchte‹, wie man mir immer wieder eingetrich-
tert hatte, ging ich folgsam zum wöchentlichen Imap-Spritztermin *(Neuroleptikum, Wirkstoff Fluspirilen)* zum Katamnesepsychiater Adolf Pietzcker.
Das Paar, bei dem ich anfangs wohnen konnte, komplimentierte mich bald
aus seiner Wohnung hinaus. Es brauchten den von mir belagerten Raum für
sein Baby, mit dessen Geburt täglich zu rechnen war, außerdem war ich mit
meinem Dauerschmatzen und meinem stumpfsinnigen Schweigen mit Sicherheit kein angenehmer Mitbewohner.

Eine Altbauwohnung war schnell gefunden. Freudig halfen die Mitglieder
der ehemaligen Wohngemeinschaft, meine noch bei ihnen gelagerten Habse-
ligkeiten in die neue Wohnung zu schaffen. Dann war ich mir mehr oder weniger selbst überlassen, abgesehen vom wöchentlichen Termin beim Psychiater – dem einzigen regelmäßig wiederkehrenden Fixpunkt in einer für
immer absolut inhalts-, hoffnungs- und freudlos gewordenen Welt.

## In gemeindenaher Freiheit

So lag ich von morgens bis abends trübselig im Bett. Nicht einmal den Fern-
sehapparat mochte ich einschalten. Zum Essenkochen fühlte ich mich auch
nicht in der Lage. Einmal täglich ging ich zum nächsten Laden und holte mir
zwei Tafeln Schokolade und einige Flaschen Bier. Dies war nun meine Ernährung für die nächsten Wochen. Als Ellen mich eines Tages besuchte, war
sie entsetzt, dass ich nicht einmal meine Bettdecke und die Matratzen mit
Bettwäsche überzogen hatte. Cornelia, eine meiner Freundinnen, der ich von
meiner miesen Situation erzählt hatte, kündigte an, mir bei der Wohnungs-
einrichtung zu helfen. Nachdem sie jedoch mit mir zusammen ein Plakat an
die Wand geheftet hatte, resignierte sie.

Wie ich über den Winter kommen sollte, war für mich unvorstellbar. Wie sollte ich an Kohlen kommen? Wer sollte heizen? Ich? Zwar hatte ich früher oft Wohnungen mit Kohleofen gehabt, doch nun schien es mir unmöglich, diese Arbeit jemals bewältigen zu können. Wäsche waschen? Wie sollten jemals meine seit Wochen immer schmutziger werdenden Kleidungsstücke wieder gewaschen werden? Noch schlimmer war es um meinen Papierkram bestellt. Bislang hatten, solange ich in der Anstalt war, irgendwelche Leute meine Krankenversicherung, die Miete und ähnliche Ausgaben bezahlt oder für mich die Rückmeldungsunterlagen an die Uni geschickt. Wie sollte ich das jetzt selbst schaffen, wo ich ankommende Briefe kaum öffnen konnte?

Wie schon zuvor in der Nussbaumallee überlegte ich mir, ob und wie ich meinem Dahinvegetieren ein Ende setzen könnte. In der Nussbaumallee hatte ich oft die Angst gehabt, irgendwann in eine Abschiebeanstalt verlegt zu werden. Von der dazu dienenden benachbarten Anstalt »Phönix« hatte ich gehört, dass sich dort einige Menschen aus Verzweiflung aus den oberen Stockwerken in den Tod gestürzt hatten. Jetzt war ich zwar in meine eigene Wohnung, also nicht in eine Abschiebeanstalt gekommen, dafür stand ich oft am Fenster und blickte auf die Straße hinab. Ich überlegte mir, ob ich mit Sicherheit tot wäre, wenn ich aus dem vierten Stock springe. Ich wollte nicht als lebenslänglicher Pflegefall dahinsiechen. Dass mein Leben verpfuscht war und nie wieder irgendein angenehmes Erlebnis, geschweige denn eine Änderung kommen würde, war mir klar. Ich hatte einzig Angst, mir nach dem Sprung aus dem Fenster das Rückgrat ›nur‹ anzubrechen und dann an einen Rollstuhl gefesselt zu sein. Diese Vorstellung und der Gedanke an meine Mutter und an meinen Freund Ricci, wie sie um meinen Tod trauern würden, hielten mich vorläufig vom letzten Schritt ab. An meine sonstigen Freunde dachte ich auch; aber für sie musste es sicher eine Erlösung sein, wenn ich, der geistige Krüppel, endlich vom Erdboden verschwunden wäre – ich war nur noch eine Belastung für sie.

Inzwischen hatte mir meine Mutter angeboten, wieder zurück nach Fellbach zu kommen. Das war eine Lösung. Meine Mutter konnte mir die Wäsche waschen, dort musste ich auch nicht heizen oder kochen, und meinen Schriftverkehr konnte sie auch erledigen.

Für Anfang Oktober 1977 kündigte sich mein Bruder zu einem Besuch an. Als Schlachtenbummler des VfB Stuttgart kam er zu einem Fußballspiel nach Berlin. Eigentlich wollte ich meine Wohnung etwas aufräumen, aber das schaffte ich nicht. Die einzige Leistung, die ich bewältigte, war, etwas Warmes zu kochen. Für den Abend erwartete mein Bruder, dass ich ihm nun das Berliner Nachtleben zeigte. Doch ich konnte nur eine Stunde mit in die nächste Kneipe gehen. Dann, um 20 Uhr, fühlte ich mich so abgekämpft und erschöpft, dass ich sofort nach Hause musste, um mich ins Bett zu legen. Mein Bruder machte mir noch das Angebot, dass ich bei ihm und seiner Frau Ingrid wohnen könne, dann musste er sich ohne mich ins Nachtleben stürzen.

Nachdem er wieder abgereist war, suchte ich noch schnell einen Untermieter, damit ich die Miete, 180 DM, nicht alleine über den ganzen Winter bezahlen musste. Angespornt durch die Möglichkeit, meine ungemütliche und kalte Rumpelkammer verlassen zu können, schaffte ich es, eine Annonce in die Zeitung zu setzen. Unter den Interessenten, einem jungen Mann und einer jungen Frau, hatte ich die Qual der Wahl. Ich entschied mich für Erwin, der im Gegensatz zur weiblichen Bewerberin ein Auto besaß, was eventuell den Lebensmitteleinkauf erleichtern konnte.

Kurz vor meiner Abreise traf ich zufällig in der U-Bahn meine ehemalige Freundin Brigitte R. wieder, auf deren Kontaktanzeige ich früher mal geantwortet hatte. Obwohl sie Interesse an mir zu haben schien, hatte ich Angst, mich auf sie einzulassen, denn wenn es – vielleicht – zu intimeren Kontakten kommen würde, dann hätte sich meine Schlaffheit auch auf sexuellem Gebiet bemerkbar machen müssen. Mit Sicherheit war ich impotent geworden. Darüber hinaus spürte ich bereits seit Beginn meines Anstaltsaufenthalts in Winnenden keinerlei sexuelle Regungen mehr. In der ganzen Zeit hatte ich weder eine Erektion noch einen nächtlichen Samenerguss. Ich erzählte ihr, dass ich in der ›Klinik‹ gewesen war und dass es mir immer noch sehr schlecht gehe. Für meine Zeit in Fellbach verabredeten wir, uns Briefe zu schreiben.

Als ich zum letzten Mal bei Adolf Pietzcker war, berichtete ich zwar nichts von meinen Sexualängsten – dieses Thema hatte während meiner ganzen Psychiatriezeit nie ein Arzt oder Therapeut angesprochen –, jedoch von meinem Entschluss, vorerst zurück zu meinen Eltern zu fahren. Er gab mir einen Informationsbrief für den Fellbacher Nervenarzt, zu dem ich gehen müsste. Adolf Pietzcker war besorgt, dass es mir bei unregelmäßiger ›medikamentöser Behandlung‹ wieder schlechter gehen könnte.

Mit meiner Schmutzwäsche und dem Informationsschreiben für einen Nervenarzt in Fellbach fuhr ich am 20. Oktober 1977 zu meinem in Rommelshausen (in der Nähe von Fellbach) wohnenden Bruder.

## Beim niedergelassenen Nervenarzt

Da ich zum Nervenarzt musste, war ich anscheinend nervenkrank. Ab und zu hatte ich in dieser Zeit einen Gedanken darüber zu fassen versucht, was eigentlich mit mir los war, dass ich so leidend geworden war. Doch das Denken fiel mir schwer. Dafür schien Dr. Becher, Nervenarzt und Psychiater, Bescheid zu wissen. Er las das Informationsschreiben Adolf Pietzckers, fragte mich kurz, was ich vor meinem Anstaltsaufenthalt gemacht hätte und wo ich nun wohne, dann hatte er offenbar alle nötigen Informationen. Sein Interesse an meiner Person schien nun erschöpft. In jeder ›Sprech‹-Stunde, jeweils wieder am Donnerstag, auf den ich bereits eingestellt war, spritzte er mir den Inhalt einer Ampulle Imap ins Hinterteil. Ob es beim wöchentlichen Abspritzen wirklich zu keinerlei Gespräch mehr kam, mag ich nicht beschwören. Es ist durchaus möglich, dass der Spritzprozedur jeweils ein »Herr Lehmann, wie geht es Ihnen?« – »Noch nicht besser.« vorherging.

Meine Eltern waren besorgt um mich und achteten streng darauf, dass ich regelmäßig zum Nervenarzt ging. In der Zeit, als ich bei meinem Bruder wohnte, arbeitete ich in der kleinen Druckerei meines Vaters, wo ich einfachere Hilfsarbeiten ausführte. Donnerstag mittags rief dann meist meine Mutter im Betrieb an und erinnerte mich an den Termin. Auch mein Vater war hilfsbereit und passte auf, dass ich den Termin nicht vergaß.

Die Arbeit, die ich verrichtete, war einfach und recht eintönig. Dennoch war ich froh, dass ich etwas zu tun hatte, das ich intellektuell und körperlich bewältigen konnte und das mich von meinen selbstquälerischen und depressiven Gedanken ablenkte. Als Sohn des Chefs, zudem in der (vermeintlichen) Rekonvaleszenzphase, waren alle Beschäftigten nett zu mir, insbesondere mein Vater selbst. Hilfsbereit las er mir jeden meiner wenigen Wünsche

von den Augen ab, brachte mir Brezeln, überließ mir sogar sein Auto. Nicht
ein einziges drängendes oder böses Wort musste ich in diesen Monaten hören. Selbst wenn ich öfters morgens nicht aus dem Bett kam und erst nach der
Mittagspause zur Arbeit auftauchte, fand ich Nachsicht.

Die ganze Zeit war ich teilnahmslos. Ununterbrochen spürte ich Würgegefühle im Hals, mir war schlecht, und die Vorstellung, wieder einen dieser –
von Ausnahmen abgesehen – stumpfsinnigen, sich wahrscheinlich ewig wie-
derholenden Tage durchstehen zu müssen, war auch nicht sehr anregend.

Abwechslung brachten die zwei Abende in der Woche, an denen das
Tischtennistraining in der Fellbacher Turnhalle stattfand. Ich litt zwar sehr
darunter, dass meine Hand nach wie vor wie gelähmt war und ich wie ein Anfänger spielte, doch an diesen Abenden traf ich meinen Freund Ricci. Er hatte
ansonsten kaum Zeit übrig, da er sich für sein Examen – er studierte inzwischen Elektrotechnik – vorbereiten musste. Ricci verhielt sich mir gegenüber
wie in alten Zeiten. Es dürfte ihm zwar wenig Spaß gemacht haben, mit mir
zu spielen, denn ich brachte kaum einen Ball auf die Platte zurück, aber er
machte mir Mut. Ich würde es wieder schaffen, davon sei er hundertprozentig
überzeugt. Er würde mich so gut kennen, ich könnte das Spielen nicht plötzlich verlernt haben; ich müsste es immer und immer wieder probieren und
dürfte niemals aufgeben.

Für Ingrid, meine hochschwangere Schwägerin, wurde meine Anwesenheit belastend. Ab Dezember 1977 wohnte ich bei meinen Eltern. Meine Situation hatte sich nicht geändert. Nach wie vor spritzte mir Dr. Becher Imap.
Ich fühlte mich nur dumpf und öde, hohl und leer, mit mir war absolut nichts
mehr los. Wenn ich mich durch den Arbeitstag gequält hatte, musste ich noch
den Abend hinter mich bringen. Meine Mutter gab sich große Mühe, mir zu
helfen. Sie machte Spiele mit mir, munterte mich auf, ging mit mir spazieren,
spornte mich an, mich um meinen Papierkram, das heißt Krankenversicherung, Rückmeldung und Wohngeld zu kümmern, der Freundin Brigitte R. zu
schreiben und vieles mehr. Mein Schmatzen und das Zittern der Hand waren
immer noch da. Ich traute mich nicht, unter Leute zu gehen, konnte kaum
schreiben. Nur sitzen konnte ich inzwischen etwas besser, und fernsehen. Ich
hielt es jetzt durch, Hans Rosenthals »Dalli dalli«, Erich Zimmermanns »XY
ungelöst« oder Wim Thoelkes »Großen Preis« anzuschauen. Ging es etwa

doch aufwärts mit mir? Ich zwang mich nun zu lesen. Nachdem ich jedoch auch beim zehnten Anlauf nicht über die erste Seite von Simmels »Es muss nicht immer Kaviar sein« hinausgekommen war, gab ich wieder auf. Ich brauchte mir keine falschen Hoffnungen machen. Da ich meiner Mutter nicht zumuten wollte, mich in ihrer Wohnung zu vergiften, würde ich wohl irgendwann wieder nach Berlin zurückfahren und meinem Dahinvegetieren in meiner Wohnung ungestört ein Ende setzen.

### Die Chance zum Absetzen

Irgendwann zur Jahreswende 1977/78 setzte mich Dr. Becher von Imap auf Semap[1] um. Diese Depot-Tablette sollte ich einmal wöchentlich schlucken. Der Psychiater fuhr nämlich für zwei oder drei Wochen in Urlaub und wollte vermeiden, dass ich zu einem Kollegen gehen müsse. Eine Erklärung, ob sich Semap in seiner Wirkung möglicherweise von Imap unterscheide, erhielt ich nicht, was mich aber nicht weiter wunderte, denn – soweit ich mich erinnere – nicht ein einziges Mal hatte ein Arzt auch nur ein Wort über ›seine Medikamente‹ verloren.

Da sich in meiner Teilnahmslosigkeit jedoch alle Tage glichen und meine Eltern durch das Weihnachtsfest abgelenkt waren, übersah ich den nächsten Donnerstagstermin schlichtweg. Erst am darauffolgenden Tag fiel mir ein, dass ich ja die Tablette hätte schlucken müssen. Ein Schreck durchzuckte mich. Jede Minute konnte der prophezeite Rückfall kommen, und dann? Ich stellte mir vor, was Schlimmes passieren konnte. Ich konnte wieder nach Winnenden geschafft werden, das kannte ich schon, irgendwann würde ich dann wieder zu meinen Eltern zurückgebracht werden. Andererseits, wenn nun schon der Rückfall nicht gekommen war, obwohl ich schon seit einem Tag ›meine Medikamente‹ nicht mehr nahm, wieso sollte ich es nicht riskieren, unter all den hilfsbereiten Menschen um mich herum? Wie sollte sich denn je etwas an meiner Situation ändern, wenn ich weiter unter Einfluss der Psychopharmaka stand? Wie sollte ich je meine Abschlussprüfungen angehen? Ich fasste den Entschluss, es ohne Psychopharmaka zu versuchen, rede-

---

1 Neuroleptikum, Wirkstoff Penfluridol; in Deutschland, Österreich und der Schweiz derzeit nicht im Handel

te jedoch mit niemandem darüber, denn für meinen scheinbar unverantwortlichen Schritt hätte bestimmt niemand Verständnis gehabt. Nun war ich gespannt, was passieren würde.

Zuerst nahm nach einigen Tagen die Schmatzhäufigkeit ab. Mit der Zeit verringerte sich meine Müdigkeit. Ich versuchte wieder, ein Buch zu lesen, dieses Mal ein anderes. Es ging. In drei Tagen las ich die mehrere hundert Seiten lange Lebensgeschichte von Maos Witwe. Zwei Wochen nach dem Absetzen war das Schmatzen vollständig verschwunden. Ich merkte, wie meine Stimmung besser wurde.

Auch meiner Mutter fiel auf, dass ich nicht mehr schmatzte. Sie meinte zu mir, dass es mir ja anscheinend endlich besser ginge. Jetzt war der Zeitpunkt gekommen, ihr anzuvertrauen, dass ich heimlich abgesetzt hatte. Sie geriet in Angst und Schrecken. Umgehend rief sie den Nervenarzt an, der inzwischen aus seinem Urlaub zurückgekehrt war. Dieser gab meiner Mutter einen sofortigen Termin für mich. Zuvorkommend, wie er war, versprach er ihr, dass ich nicht einmal im Wartezimmer sitzen müsste, sondern gleich drankäme. Wenigstens kommen solle ich, damit er mit mir reden könne. Doch ich weigerte mich, zu ihm zu gehen. Ich sagte meiner Mutter, dass sie mich eher totschlagen könne, als dass ich freiwillig jemals wieder zu einem Nervenarzt ginge. Sie war geschockt und verängstigt. Als mein Vater abends in die Wohnung kam, war auch er entsetzt – wie konnte ich nur so leichtsinnig sein und nicht auf einen Arzt hören? Spätabends kam mein Vater noch an mein Bett, meine Mutter könne vor lauter Angst nicht schlafen, ich solle doch wenigstens ihr zuliebe die ›Medikamente‹ nehmen. Wieder weigerte ich mich.

Je besser es mir nun ging, desto mehr gewöhnten sich meine Eltern an meine ablehnende Haltung, zumal sich nirgendwo der prophezeite Rückfall andeutete. Jetzt litt ich nur noch unter der lähmungsähnlichen Störung meiner Hand. Vier Wochen nach dem Absetzen war diese Behinderung noch nicht verschwunden. Vielleicht musste ich mich damit abfinden, ein Krüppel zu bleiben? Eines Abends – es war inzwischen Ende Januar 1978 – spielte ich wieder einmal mit Ricci Tischtennis, wie üblich mit halb gelähmter Hand. Plötzlich – mitten in einem Ballwechsel – war von einer Sekunde auf die andere das Gefühl in meine Hand zurückgekehrt. Ich konnte wieder spielen wie früher. Ich konnte meine Hand wieder natürlich bewegen. Andere Spieler, die mich von früher nicht kannten und mich nur mit kraftloser Hand hatten spielen sehen, konnten die plötzliche Veränderung nicht begreifen. Hatten sie die Woche zuvor noch haushoch gegen mich gewonnen, war das Verhältnis nun genau umgekehrt. Ich versuchte, dieses ›Wunder‹ zu erklären, und machte auf das Absetzen ›meiner Medikamente‹ aufmerksam, doch außer Ricci kapierte niemand, was ich meinte. Man schaute mich verständnislos an.

Nachdem ich jetzt wieder gesund war, beschloss ich, möglichst bald nach Berlin zurückzufahren und meine Prüfungen nachzuholen. Ich arbeitete noch einige Wochen bei meinem Vater, wo ich gut verdiente. Bald nach Ostern 1978 – fast genau ein Jahr, nachdem ich nach Winnenden geschafft worden war – fuhr ich mit dem eigenen Auto, das mir meine Eltern inzwischen zu Weihnachten geschenkt hatten, nach Berlin zurück.

*Nachtrag*

Im Frühjahr 1978, nach meiner Rückkehr, nahm ich Kontakt mit Sabrina auf, die mich in der Nussbaumallee aufzumuntern versucht hatte. Sie stand unter Neuroleptika. Aus Verzweiflung, dass sich an ihrer Situation nichts änderte – sie wurde zu dieser Zeit in der sogenannten Tagesklinik der Universität ›medikamentös‹ versorgt –, wollte sie sich im Sommer 1978 das Leben nehmen. Der Versuch misslang. Im Frühjahr 1979 besuchte sie mich in Begleitung Lauras, die ebenfalls noch Psychopharmaka bekam. Einige Wochen danach erfuhr ich, dass Laura tot war. Bei ihr war der Suizid gelungen. Laura war von Beruf Schauspielerin und von daher auf eine funktionierende, lebendige und ausdrucksfähige Mimik besonders angewiesen. Unter Neuroleptika-Einfluss wird die Mimik jedoch oftmals ausgelöscht.

Wie ich später von Ricci erfuhr, hatte mein Vater auch ihn überreden wollen: Er als mein bester Freund sollte mich dazu bringen, wieder die ›Medikamente‹ zu nehmen. Doch Ricci – wirklich mein bester Freund – widersprach meinem Vater: wenn ich es sei, der die Psychopharmaka nehmen müsse, so sei auch ich es, der am besten wisse, ob sie gut oder schlecht für mich seien.

Nach einigen Gesprächen mit meinen Eltern hat sich inzwischen deren Haltung gegenüber Psychopharmaka und Ärzten grundlegend geändert. Bei

den Aufnahmen zu einem – 1980 im Rahmen meines Prozesses um Akten-
einsicht gedrehten – Fernsehfilms bezeichneten sie es übereinstimmend als
ihre wesentlichste neu gewonnene Erkenntnis, wie absurd und arzthörig sie
sich verhalten hatten, mich genau in dem Moment, als ich nach Absetzen der
Neuroleptika vor ihren eigenen Augen wieder aufblühte, derart unter Druck
zu setzen. Ich war dabei, als meine Eltern die beiden Filmemacher eindringlich baten, diese selbstkritischen Aussagen zu senden. Als der Film dann lief,
fehlte genau diese Passage – zufällig.

# Absetzen ohne Entzugsprobleme

Gábor Gombos

## Ein psychiatrisches Familienerbe ausgeschlagen

*Antidepressiva: Amitriptylin, Maprotilin, Trimipramin /*
*Phasenprophylaktika: Carbamazepin / Tranquilizer: Chlordiazepoxid,*
*Clonazepam, Diazepam, Nitrazepam*

Zum ersten Mal mit trizyklischen Antidepressiva behandelt wurde ich im Alter von sechzehn Jahren. Aufgrund eines Verdachts auf Enzephalitis *(Hirnentzündung)* musste ich meine gesamten Schulferien im Krankenhaus verbringen, und dementsprechend war meine Stimmung ziemlich bedrückt. Da meine Mutter auf den psychiatrischen Stationen eine altbekannte ›manisch-depressive Patientin‹ war, hatten meine Ärzte Angst, dass meine schlechte Stimmung der Auftakt einer schweren Depression sein könnte, und sie gaben mir Trimipramin (100 mg täglich).

Ich nahm das Antidepressivum zwei Monate lang ein, ohne dass sich irgendeine Verbesserung meiner Stimmung einstellte. Also beendete ich die Einnahme (ich war immer noch im Krankenhaus), erholte mich aber erst davon, nachdem ich entlassen war.

Das nächste Mal kam ich 1980 in ein Krankenhaus. Nach einer Familienkrise, die auch zu einer persönlichen Krise wurde, landete ich dieses Mal auf einer psychiatrischen Station. Mein Stiefvater hatte einen Schlaganfall und überlebte, aber sein Gehirn war dauerhaft geschädigt. Er war jetzt gelähmt, konnte nicht mehr richtig sprechen und war meiner Mutter gegenüber, die seine einzige Pflegerin sein sollte, sehr aggressiv. Meine Mutter wurde mit dieser Aufgabe alleine nicht fertig. Sie brach zusammen und versuchte mehrmals, sich das Leben zu nehmen. (Ich hatte gerade erst mit meinem Studium an einer 200 Kilometer entfernten Universität begonnen.) Ich verließ die

Universität, um nach Hause zu fahren, und versuchte, meiner Mutter zu helfen – ohne Erfolg.

Zur gleichen Zeit erfuhr ich von den schweren Nebenwirkungen des Antidepressivums, das ich damals aufgrund der vermuteten Enzephalitis genommen hatte. Mir wurde mitgeteilt, ich solle mich auf hormonelle Funktionsstörungen einstellen, die auch meine Sexualität beeinträchtigen würden.

Das war zuviel auf einmal, um damit fertig zu werden; ich brach zusammen. Drei aus unserer Familie waren jetzt in drei verschiedenen Krankenhäusern, alle waren wir in der Psychiatrie. Meine Ärzte behandelten mich mit dem Antidepressivum Amitriptylin (150 mg täglich). Obwohl der leitende Professor der Station zugab, dass ich reale Probleme hatte, die gelöst werden müssten, und dass Medikamente sie nicht lösen würden, gab mir mein Arzt die Diagnose ›manisch-depressiv‹. Nach drei Monaten wurde ich entlassen, nahm aber immer noch ständig Amitriptylin ein, in einer niedrigeren Dosis von jetzt 100 mg täglich.

Das ging so weiter bis 1984, als ich begann, mich beim Arzt über meine schlaflosen Nächte zu beklagen. Man versorgte mich mit Nitrazepam[1] (25 mg), einem schlafanregenden Mittel. Nun konnte ich nachts schlafen, war aber tagsüber sehr müde – und fiel durch das Examen. Dieses erneute Scheitern meiner Pläne führte mich wieder in die Psychiatrie. Jetzt änderten sie mein Antidepressivum, ich bekam Maprotilin (100 mg täglich), und sie erhöhten meine Benzodiazepindosis (neben dem Nitrazepam ordneten sie Diazepam an, 20 mg täglich, sowie Chlordiazepoxid). Nach meiner Entlassung bestand die Langzeitbehandlung aus 45 mg Maprotilin, 25 mg Nitrazepam sowie Carbamazepin.

Mein letzter Klinikaufenthalt fand 1990 statt. Nach einem langen und erfolglosen Kampf mit den städtischen Behörden – ich lebte mit meiner Mutter in einem Appartement, das dringend instandgesetzt werden musste, hatte aber keinerlei Geld für die notwendigen Reparaturen – war ich völlig verzweifelt und erschöpft und dachte dauernd an Suizid. Als Wissenschaftler – ich hatte inzwischen mein Examen bestanden – konnte ich keinen ausreichenden Lebensunterhalt verdienen. Selbst die Heizkosten für unser Ap-

---

1 Benzodiazepin-Tranquilizer; im Handel als Eatan, Mogadon, Nitrazepam, Novanox

partement waren ein unlösbares Problem geworden. Im Krankenhaus wurde mir zwei Monate lang Maprotilin injiziert (die höchste Dosis waren 250 mg täglich). Danach schluckte ich »zur Stabilisierung« täglich 45 mg Maprotilin, 5 mg Clonazepam[1] und 25 mg Nitrazepam.

Im Frühjahr 1993 starb meine Mutter. Ich war so niedergeschmettert, dass ich keine Energie hatte, in ein Krankenhaus oder zu meinem Hausarzt zu gehen. Ich war total verrückt, konnte nicht schlafen, nicht arbeiten und auch nicht mehr meine Wohnung verlassen. Nachdem ich eine Woche gehungert hatte, besuchte mich zufällig ein Freund, der mit meinen emotionalen Zusammenbrüchen vertraut war. Zu der Zeit studierte er noch Theologie und glaubte nicht, dass mein erbarmungswürdiger Zustand irgend etwas mit einer Krankheit zu tun habe. Er fing an, mich zu füttern, räumte meine Wohnung auf und verbrachte jeden Tag viele Stunden mit mir.

Nach drei Wochen wurde mir plötzlich klar, dass ich überhaupt keine Psychopharmaka einnahm und trotzdem überlebte. Nach ungefähr einem Monat ging es mir besser, ich konnte mit meinem Freund und anderen Leuten in der Nachbarschaft sprechen und verbrachte mehrere Stunden in meinem Büro. In dieser Zeit entschied ich mich, keine psychiatrischen Medikamente mehr zu nehmen. Ein Arzt (der auch meine Mutter für kurze Zeit behandelt hatte) unterstützte mich bei dieser Entscheidung. Statt Psychopharmaka zu schlucken, verbrachte ich nun viel Zeit mit Freunden. Ich verstand allmählich, dass mir in meinem Leben Liebe fehlte, und ich fing an, nach ihr zu suchen. Einige Monate später fand ich sie auch wirklich: in der perfekten Form von Agape *(Nächstenliebe)* und erwiderter Liebe.

Nachdem ich die Psychopharmaka abgesetzt hatte, durchlebte ich verschiedene quälende Symptome. Fast ein Jahr lang konnte ich nicht richtig schlafen. In den ersten acht Wochen schlief ich nie länger als zwei Stunden pro Nacht. Dann nahmen die Schlafstunden ganz allmählich zu, und heute habe ich überhaupt keine Schlafprobleme mehr. Circa acht Wochen lang hatte ich schwere Grippesymptome mit recht hohem Fieber. Manchmal litt ich an heftigen Schwindelanfällen, ich konnte nicht einmal mehr auf einem Stuhl sitzen bleiben. Ich musste herumlaufen oder auf dem Boden sitzen.

---

1 Benzodiazepin-Tranquilizer; im Handel als Antelepsin, Clonazepam, Rivotril

Bis heute, wenn auch selten, habe ich manchmal ein überwältigendes, sehr intensives Angstgefühl (›Panik‹), aber ich habe gelernt, es zu kontrollieren. Meine Freunde, später meine Frau und vor allem das Beten, haben mir sehr geholfen, diese Zeiten ohne Psychopharmaka zu überleben.

Trotz all dieser unangenehmen Begleiterscheinungen fühlte ich mich viel besser als vorher. Mein Leben bekam eine völlig neue Perspektive. Zum allerersten Mal hatte ich eine echte Perspektive. Ich verstand, dass meine Stimmung ein sensibles Thermometer ist, das ich lernen kann zu nutzen. Mit Hilfe von Agape, der Liebe, war ich jetzt nicht mehr der Knecht meiner eigenen Emotionen. Die Emotionen sind hilfreiche Werkzeuge, die mir zeigen, ob es schwere, ungelöste Probleme in meinem Leben gibt.

*Aus dem Englischen von Gaby Sohl*

**Maths Jesperson**

## Zwischen Lobotomie und Antidepressiva

*Neuroleptika*

Meine Verrücktheit war ein fürchterliches Leiden, aber mitten im Unglück gab es einen glücklichen Umstand: den Zeitpunkt. Ich wurde nämlich 1980/81 verrückt, und die Psychiatrie hatte zu dieser Zeit keine medizinischen Methoden gegen ›Zwangsneurosen‹ zur Verfügung. Man wusste überhaupt nicht, was man mit uns ›Zwangsneurotikern‹ tun sollte.

Meine Verrücktheit wurde von der Psychiatrie als Zwangsneurose diagnostiziert, schwersten Grades, unheilbar. 15 Jahre früher hätte man mich lobotomisiert, das heißt meine Stirnhirn-Thalamus-Nervenbahnen operativ durchtrennt, aber diese Methode war jetzt verboten. Fünfzehn Jahre nachher hatte man entdeckt, dass Antidepressiva einige ›positive Wirkungen‹ gegen ›Zwangsneurosen‹ haben könnten, aber das wusste man zu diesem Zeitpunkt noch nicht. Was blieb damals also übrig, als mir Neuroleptika zu geben? So versuchte man zwei Jahre lang, mich mit Neuroleptika zu behandeln – Psychopharmaka, die nicht gegen ›Zwangsneurosen‹ wirken.

Natürlich konnten sie mich nicht mit Neuroleptika heilen, kein bisschen. Für mich war es wunderlich zu entdecken, dass es wirklich Menschen gibt, die die Vorstellung haben, dass man seelische Probleme mit chemischen Mitteln kurieren kann. Was für eine Torheit! Die Psychiater, die diese Wahnvorstellungen haben, müssen völlig verrückt sein.

Statt mich zu heilen oder zumindest mein Leiden zu lindern, bestand die einzige Wirkung der Neuroleptika in einer Verstärkung meines Leidens. Meine Not wurde lediglich verdoppelt: Zu den ursprünglichen Qualen kamen jetzt die unerträglichen Nebenwirkungen. Das war wirklich Terror. Als ich nach zwei Jahren das Irrenhaus verließ, war meine Verrücktheit schlimmer als je zuvor. Die Psychiatrie hatte mir nicht geholfen, sie hatte statt dessen meinen Zustand verschlimmert. Die Neuroleptika waren nur Foltermittel.

Bei der Entlassung aus dem Irrenhaus wurden mir vom Psychiater viele Neuroleptika gegeben und auch einige Rezepte für den nachfolgenden Neuroleptikakauf. Als ich wieder zu Hause war, warf ich all diese Dinge sofort in den Müllschlucker. Ich wusste damals nicht, dass man die Neuroleptikabehandlung nach einer relativ langen Einnahmezeit von zwei Jahren nicht plötzlich abbrechen darf, sondern schrittweise absetzen soll. Der abrupte Abbruch der Neuroleptikaeinnahme hatte jedoch für mich keine problematischen Folgen.

Für mich war es ein großes Glück, dass die Psychiatrie noch nicht die ›positiven Wirkungen‹ der Behandlung mit Antidepressiva gegen ›Zwangsneurosen‹ entdeckt hatte. Sonst hätte ich vermutlich diese Psychopharmaka akzeptiert, weil sie meine Qualen etwas gelindert hätten. Aber dann hätte ich nicht gesund werden können, sondern wäre heute ein chronisch Kranker, für immer abhängig von Antidepressiva. Wie ich mich von meiner ›Zwangsneurose‹ befreite, schilderte ich bereits an anderer Stelle (Jesperson 1993).

Verrücktheit ist keine Krankheit, die es zu kurieren gilt. Meine Verrücktheit trat ein, um von mir ein neues Leben einzufordern. Die Qualen waren einerseits Signale, dass der damalige Zustand meines Lebens nicht gut war, und andererseits die Triebkraft, die mich zwang, aus meiner unerträglichen bzw. sinnlosen Lebenssituation herauszugehen und den Weg zu einem authentischeren Leben zu suchen. Ohne diesen inneren Zwang der Verrücktheit wäre ich nicht von der Stelle gekommen. Psychopharmaka dagegen blockieren diese Triebkraft, unter ihrer Wirkung bliebe man für immer in Leiden und Verrücktheit stecken.

## Literatur

Jesperson, Maths: »Was hilft mir, wenn ich verrückt werde?«, in: Kerstin Kempker / Peter Lehmann (Hg.): »Statt Psychiatrie«, Berlin: Antipsychiatrieverlag 1993, S. 38-40; im Internet unter bit.do/jesperson (Zugriff am 8.8.2019)

# Stufenweises Absetzen

### Katharine Zurcher
## Die zweite Angst

*Neuroleptika / Antidepressiva / Tranquilizer: Valium*

Zwei Jahrzehnte war ich abhängig von Benzodiazepinen. Während dieser zwanzigjährigen Abhängigkeit ignorierte und verdrängte ich nicht nur, wer ich wirklich war, sondern auch, wieviel Unglück die Tranquilizer in mein Leben brachten. Ich glaubte ohne sie nicht auszukommen. Ich war mir sicher, verrückt zu werden, wenn ich sie nicht mehr einnehme. Und ich *wurde* verrückt. Während des Absetzprozesses wusste ich, dass ich nie zuvor solche Qualen und Verzweiflung erlebt hatte, außer vielleicht als Jugendliche während meiner ersten Erfahrungen mit der Psychiatrie.

1979 litt ich im Alter von siebzehn zum ersten Mal unter depressiven Angst- und Minderwertigkeitsgefühlen. Ich lebte damals schon als Amerikanerin in der Schweiz, was auch hieß, dass ich außer meinen Eltern keine Familie um mich hatte oder andere vertraute Erwachsene, an die ich mich mit meinen Schwierigkeiten hätte wenden können, denn meine Eltern hatten damals genug eigene Sorgen.

Aufgrund der Alkoholprobleme meines Vaters hatten sie gerade bei einem Psychiater eine Therapie begonnen, und eines Tages fragte ich, ob ich nicht auch zu diesem Psychiater gehen könnte. Sie waren einverstanden. Ich konnte damals noch nicht wissen, was für einen fürchterlichen und folgenreichen Fehler ich mit dieser Entscheidung machte.

Der Psychiater verschrieb mir zuerst Antidepressiva. Je öfter ich zu ihm ging, desto schlechter fühlte ich mich allerdings. Bald fürchtete ich mich sogar davor, meine Freunde zu sehen, und irgendwann wollte ich plötzlich mein Zimmer überhaupt nicht mehr verlassen. Daraufhin wies mich der Psychiater in die Psychiatrie ein. Ich dachte, die Klinik würde mir helfen, mich besser zu fühlen. Ich hatte immer geglaubt, dafür seien psychiatrische Einrichtungen da.

Rasch etikettierte man mich als Schizophrene und verabreichte mir Neuroleptika und Insulin. Mit der Zeit wurde ich immer ängstlicher, denn die Behandlung mit Neuroleptika schnitt mich ab von meinen Bedürfnissen und Gefühlen. Immer weniger wusste ich, wer ich war, welchen Wert ich hatte und welche Möglichkeiten mir offen standen. Die Medikamente erzeugten eine lodernde Angst im Zentrum meines Wesens – eine Qual, wie ich sie nie zuvor gefühlt hatte. Ich schob dies auf meine ›psychische Krankheit‹, denn die Psychiater hatten mich von ihr überzeugt.

Die Wirkungen der Psychopharmaka waren beängstigend und verwirrten mich. Eines Tages bemerkte ich, dass ich nicht mehr laufen konnte. Ich fiel ständig um und konnte nicht mehr aufstehen. Unversehens stand meine Zunge in einem schmerzhaften Krampf aus dem Mund. Es war unmöglich, sie zurückzubekommen. Diese Wirkungen erschreckten mich. Sie begannen immer recht plötzlich und ohne Vorwarnung, und sie verschwanden genauso schnell wieder. Einmal krabbelte ich auf Händen und Knien in mein Zimmer, um verzweifelt zu versuchen, mich ins Bett zu legen und zu verstecken. Ich wusste, dass ich mit der herausgestreckten Zunge nunmehr das Bild der Verrückten abgebe, das man sich von mir machte.

Ein anderes Mal bemerkte ich, dass eine weiße Flüssigkeit aus meiner Brust kam. Ich wusste nicht, was mit mir geschah. Tagelang versuchte ich, den Arzt zu erwischen, wenn er den Gang entlang eilte, um ihm von diesem ›weißen Zeug‹ aus meinen Brüsten zu erzählen. Schließlich beauftragte er eine Krankenschwester, mich zu einer Gynäkologin bringen zu lassen. Diese war grob und hatte es eilig, als sie meinen Körper untersuchte. Das kalte Spekulum war schon in mir drin, bevor ich ihr erklären konnte, dass ich gekommen war, um mich über die weiße Flüssigkeit aus meiner Brust zu erkundigen. Als ich ihr endlich davon erzählen konnte, meinte sie, es sei Milch, und tat es als Nebenwirkung des Medikaments ab. Der Psychiater hatte mich also durch diese entwürdigende und beängstigende Untersuchung geschickt, obwohl er mir dies genauso hätte sagen können. Ich fühlte mich betrogen und war sauer.

Ich beschloss, die Psychopharmaka nicht mehr zu nehmen, wenn sie solch bizarre Sachen auslösen. Täglich bekam ich mehrere Pillen. Deren Wirkstoffe kannte ich nicht, und ich war nicht sicher, welche die Nebenwirkungen hervorrief, aber ich verdächtigte eine lange, orangefarbene Pille und fing an, sie regelmäßig wegzuwerfen. Irgendwann erzählte ich dem Arzt davon. Er wusste nicht, welche Pille ich meinte, also nahm er mich mit in die Apotheke, schloss einen Schrank auf, nahm ungefähr ein Dutzend Pillenschachteln heraus, zeigte sie mir und fragte mich, welche der Pillen die schrecklichen Nebenwirkungen habe. Auf die orangefarbene Pille zeigte er nicht, aber seltsamerweise war sie anschließend aus meiner täglichen Ration verschwunden.

Eines Tages sagte man mir, ich solle mit einem Professor sprechen. Nach Meinung der Krankenschwestern war dies eine große Sache. Ich sollte zehn bis fünfzehn psychiatrischen Assistenzärzten vorgeführt werden, wobei mich der Professor befragen sollte. An diesem Tag kümmerte ich mich besonders um mein Make-up und meine Kleidung. Als dann aber der »wichtige Professor« Fragen stellte und die anderen zuhörten, wurde mir klar, dass es völlig egal war, wie gut ich angezogen war oder wie sauber meine Haare waren. Sie sahen mich alle als psychiatrischen Fall, und was ich auch sagte, interpretierte man einzig vor diesem Hintergrund.

Als ich gefragt wurde, was mir meiner Meinung nach fehle, erzählte ich dem Professor von meinem Familienleben und den Alkoholproblemen meines Vaters. Als ich diesen Teil meiner Geschichte schilderte und die anderen mich betrachteten, begann ich unkontrolliert zu weinen. Aber der Professor kam nicht etwa die Idee, dass dies an meinen Familienproblemen lag – nämlich dem Alkohol, dem Leugnen von Problemen und dem Verbot, meine Gefühle zu zeigen oder darüber zu reden, was mir fehlen könnte. Statt dessen verordnete er mir eine Insulinbehandlung.

Warum haben meine Eltern und ich eingewilligt? Weil wir wirklich glaubten, die Psychiatrie könne helfen. Weil es so viel einfacher ist, an psychiatrische Diagnosen und synthetische Psychopharmaka zu glauben, anstatt die Wahrheit und Gefühle aufzudecken, und ebenso viel einfacher, als sich mit den eigenen Familienproblemen auseinanderzusetzen und Mitgefühl und Akzeptanz zu finden. Und doch, hätten meine Familie und die psychiatrisch

Tätigen so etwas versucht, vielleicht hätte mir dies geholfen, ein Gefühl für meinen eigenen Wert zu entwickeln.

Die Insulinbehandlung bestand aus allmorgendlichen Spritzen in die Oberschenkel, die danach voller blauer Flecken waren. Nach ungefähr 45 Minuten, in denen ich im Bett lag und versuchte zu lesen oder zu schreiben, begann ich, unkontrolliert zu zittern. Als ich so schrecklich zitterte, dass ich die Seite, die ich las, nicht mehr sehen konnte, kam eine Krankenschwester mit einem Tablett voll sehr zuckrigem Essen. Nachdem ich dieses gegessen hatte, fiel ich in einen tiefen, mehrstündigen Schlaf. Daraufhin bekam ich nachts Schlafprobleme, und wenn diese akut auftraten, kam eine Nachtschwester mit noch zuckerhaltigerem Essen. Ich wurde ständig fetter. Sogar mir blieb nicht verborgen, dass diese Behandlung dazu führte, dass ich mich seltsam zu benehmen begann. Ich lachte viel über ziemlich dumme Sachen. Ich fand daran Gefallen, Streiche zu spielen. Jeden Morgen kam ein Psychiater und stellte mir Fragen. Ich lachte und weinte und brachte nur sinnloses Zeugs heraus. Einmal ging ihm die Rückenlehne seines Stuhls kaputt, und ich bekam solche Lachkrämpfe, dass er irgendwann aufgab und ging.

Die nächsten vier Jahre war ich mehr in der Klinik als draußen, außerdem nahm ich ununterbrochen diese hirnschädigenden Medikamente: Neuroleptika, Benzodiazepine und Antidepressiva. Ich war immer noch von meinen Eltern abhängig und lebte bei ihnen. Meine Persönlichkeit veränderte sich immer mehr. Ich versuchte mehrmals, mir die Pulsadern aufzuschneiden, ich hatte Wutausbrüche. Jetzt weiß ich, dass die Psychopharmaka – genau die, die mir eigentlich helfen sollten – mich dazu brachten, mich so zu verhalten.

Ich brauchte dringend Zuneigung und ein Gefühl für meine eigene Existenz. Die einzige Möglichkeit, dies zu bekommen, war, mit irgendeinem Mann ins Bett zu gehen, der Sex mit mir wollte. Ich trank davor immer Alkohol, ich wäre sonst zu schüchtern gewesen. Inzwischen weiß ich, wieviel Selbsthass mich bewog, mich auf diese Weise von Männern benutzen zu lassen, und manche von ihnen waren ziemlich grausam und hätten gefährlich sein können. Aber ich zwang mich weiterzumachen, obwohl ich wenig oder gar keinen Spaß am Sex hatte. Möglicherweise hoffte ich, jemanden zu finden, der mich liebt.

Ich habe enormes Glück gehabt, ausgerechnet in dieser Zeit einen Mann zu treffen, dem ich wirklich wichtig war und der eine langfristige Beziehung mit mir eingehen wollte. (Ich bin immer noch mit ihm verheiratet.) Ich verließ die Klinik und zog mit ihm zusammen. Er bat mich immer wieder, mit den Psychopharmaka aufzuhören, und schließlich tat ich das auch – zum ersten Mal. Einige Monate später fühlte ich eine unerträgliche Angst in mir, die immer stärker wurde; der Psychiater gab mir Benzodiazepine. Von da an nahm ich sie täglich, jahrelang.

Meine Situation verbesserte sich trotzdem. Ich schaffte es, normal zu leben, einen Job zu kriegen, obwohl ich immer noch Minderwertigkeitsgefühle hatte, die ich wie die Angst und den Stress mit Tranquilizern behandelte. Nach insgesamt zehn Jahren Abhängigkeit gelang es mir zum ersten Mal, die Tranquilizer abzusetzen. Zu diesem Zeitpunkt gingen mein Mann und ich für ein Jahr nach Kalifornien. Die Atmosphäre war so viel entspannter dort, und ich glaube, das hat sehr geholfen. Ich machte auch jeden Tag Yogaübungen, um die körperliche Anspannung zu lösen, die ich während des Entzugs spürte. Ich erlebte einiges an irrationaler Wut und Angst, aber nach ein paar Monaten fühlte ich mich viel besser.

Als mein Mann und ich aber ein Jahr später in die Schweiz zurückkehrten, bekam ich starke Angst- und Schwindelanfälle. Wieder einmal war ich nicht mehr in der Lage, mich zu entspannen. Ich hatte dies ja nie wirklich gelernt, das hatten die Tranquilizer immer für mich gemacht, und so hatte ich die Tendenz entwickelt (die man oft bei Menschen mit geringem Selbstwertgefühl findet), mich dauernd zu sehr anzutreiben, unentwegt zu versuchen, die perfekte Hausfrau zu sein, die perfekte Angestellte. Unfähig, mit den Schwindelanfällen und der Angst zu leben, ging ich zu einem Arzt, und der verschrieb mir wieder Benzodiazepine. Damit war ich besiegt. Es gab mir das Gefühl, nie wieder ein normales Leben führen zu können. Ich würde immer Beruhigungsmittel brauchen. Und so nahm ich sie also noch einmal zehn Jahre lang – Jahre, in denen ich immer stärker unter Schwindelgefühlen litt, an Agoraphobie, Angst, Alpträumen, ständiger innerlicher Anspannung, Müdigkeit.

Damals wusste ich nicht, was ich heute weiß: dass es die Tranquilizer waren, die das auslösten, was Rebound-Angst genannt wird. In den letzten Jahren habe ich viele Berichte von Leuten gelesen, die von Tranquilizern abhängig waren und unter diesen Symptomen litten. Interessanterweise ist Agoraphobie – die Angst, das Haus zu verlassen oder überhaupt draußen in der Öffentlichkeit zu sein – sehr verbreitet unter Menschen, die Benzodiazepine einnehmen. Eigentlich ist das nur logisch, wenn man berücksichtigt, dass diese Tranquilizer Symptome auslösen, die einem gerade an öffentlichen Orten sehr große Angst machen können. Psychiater neigen dazu, für die Agoraphobie obskure psychologische Gründe zu suchen. Ich weiß heute, dass sie durch eine sehr normale Reaktion des Gehirns auf etwas ausgelöst wird, was es in der Vergangenheit als gefährliche Situation wahrgenommen hat. Ich glaube, das gleiche gilt auch für Panikattacken.

Ich weigerte mich damals, die Dosis zu erhöhen, als der Arzt mir sagte, dies könnte helfen. Heute weiß ich allerdings, dass meine Abhängigkeit von Tranquilizern in der Tat eine höhere Dosis forderte. Mein Körper hatte versucht, die chemische Ruhigstellung mit einer gesteigerten Sensibilität auszugleichen, und so litt ich immer stärker. Ich fühlte mich oft, als wäre ich in einem ständig schaukelnden Boot, oder hatte das Gefühl, in den Boden einzusinken und manchmal auch, als ob ich etliche Zentimeter über ihm schwebte. Jede Bewegung meines Kopfs oder die eines Gegenstands in meiner Nähe erzeugte einen starken Schwindelanfall. Häufig sah ich eigentlich unbewegliche Gegenstände, die sich plötzlich bewegten. Es erübrigt sich zu sagen, dass dies mein Selbstvertrauen erheblich auslaugte, ich ständig noch angespannter und hektischer wurde. Das alles ermüdete mich so sehr, dass ich viel Zeit nur damit verbrachte, mich auszuruhen, und gleichzeitig machte ich mir ständig Sorgen und grübelte, woher diese ganze Müdigkeit kam. Auf der Suche nach Hilfe ging ich zu Dutzenden von Ärzten. Reihenweise Tests ließ ich machen. Die Ärzte zogen nicht ein einziges Mal in Betracht, dass das, was ich erlebte, von dem eingenommenen Psychopharmakon ausgelöst sein könnte. Es gab Zeiten, da hatte ich das Gefühl, das alles nicht mehr länger aushalten zu können und aufgeben zu müssen. Ich wollte mich nur noch hinlegen und sterben, einfach mit allem Schluss machen. Aber irgendein Selbsterhaltungstrieb befahl mir, dies um jeden Preis zu verhindern. Ich wusste, wenn ich aufgab, würden die Psychiater wahrscheinlich wieder das Kommando übernehmen, und ich könnte wieder in einer Klinik landen. Und so ar-

beitete ich den ganzen Tag, obwohl mir schwindelig war, obwohl ich angespannt war und mich jedem unterlegen fühlte, obwohl ich oft Angst hatte,
mein Büro zu verlassen, selbst den Flur zur Toilette runterzugehen, obwohl
ich vor Schreck bei dem Gedanken erstarrte, in einen Supermarkt zu gehen.
Ich ließ mir einfach keine andere Wahl, als mich zu zwingen. In vielen Situationen schluckte ich Tranquilizer, damit sie mich irgendwie über die Runden
brachten. Ich plante alle angstmachenden Aufgaben (und es gab so viele, die
mir Angst machten) in diesen kurzen Augenblicken, in denen die Tranquilizer einen beruhigenden Effekt hatten. Ich schämte mich aber auch sehr, dass
ich Tranquilizer nahm, und ich versteckte mich, wenn ich sie schluckte. Ich
fühlte mich voller Scham, wie eine Drogenabhängige. Und das war ich
schließlich ja auch.

Erst als ich Ende dreißig war, begann ich endgültig damit, meine Dosis von
Benzodiazepinen herabzusetzen. Ich fand einen Therapeuten, der weder Arzt
noch Psychiater war. Er benutzte Sophrologie *(Einwirkung der durch Sug-
gestion oder konzentrative Selbstentspannung herbeigeführten Bewusstseinszustände auf den Organismus)*, Entspannungsmethoden, Visualisierun-
gen, Neurolinguistisches Programmieren und noch einige andere Methoden.
Letztlich aber waren es sein Mitgefühl und sein Respekt, was mir am meisten
half. Er sagte mir etwas ganz Einfaches, und auf die Idee, mir das zu sagen,
war nie vorher jemand gekommen: dass meine Gefühle, meine Meinungen
und meine Werte die wichtigste, gültigste und die einzige Wahrheit für mich
seien. Es gab kein ›verrückt‹ oder ›normal‹ oder ›minderwertig‹ oder ›überlegen‹, es gab nur mich. Aber meine Therapie mit diesem Mann ließ auch
eine Menge alter Ängste, Wut und Widerwillen in mir aufsteigen, in meinem
Unterbewusstsein spielte sich ein fürchterlicher Kampf ab. Gleichzeitig verringerte ich meine Tranquilizer drastisch und litt unter dem Entzug, der meine Symptome verschlechterte und neue, angstmachende Wahrnehmungen
von Unwirklichkeit auslöste, die wie echter Wahnsinn aussahen.

Das Schlimmste war dieser Zweifel an meinem eigenen Verstand; wenn du
das Vertrauen in deine eigenen Gedanken verlierst, fühlst du dich, als hättest
du dich ganz verloren, restlos. Ich zweifelte ständig an meinem Geisteszu-
stand. Ein Allgemeinmediziner, den ich aufsuchte, sagte, ich wäre mitten in
einem Nervenzusammenbruch. Er wollte, dass ich Antidepressiva nehme.

Ich lehnte ab. Perverserweise ging ich auch noch zu einem Psychiater/Neuro-
logen. Es war, als würde ich mich in gewisser Weise selbst in die Psychiatrie
einweisen. Als ich ihm erzählte, dass ich praktisch ständig Schwindel- und
Schaukelgefühle hätte, als ich ihm von meinen Ängsten berichtete und dem
Gefühl, nachts über meinem Bett zu schweben und seltsame Geräusche in
meinen Ohren zu hören, schrieb er dies nicht dem Entzug von den Tranquilizern zu, sondern sagte, dies seien psychotische Anzeichen, Neuroleptika
könnten mir helfen. Ich hatte große Angst davor, wieder Neuroleptika zu
nehmen. Ich erinnerte mich immer noch an die negative Wirkung, die sie in
meiner Jugend hatten. Aber er sagte mir, dass sie mir helfen würden, die Benzodiazepine aufzugeben, und da es nichts gab, was ich mehr wollte als das,
stimmte ich zu, für zwei Wochen Neuroleptika auszuprobieren.

Obwohl er eine sehr niedrige Dosis verschrieb, brachten sie ein noch
schlimmeres Angstgefühl mit sich. Es war, als wüsste ich, dass die Wirklichkeit irgendwann einmal für mich existiert hatte, aber ich war unfähig, sie jetzt
zu erleben. Das war die erschreckendste Wahrnehmung, die ich überhaupt
jemals hatte, und diesmal war ich sicher, dass ich wirklich wahnsinnig geworden war. Ich hatte fürchterliche Angst, dass die Neurologen und die
Psychiater immer schon recht gehabt hatten. Ich war eine Psychotikerin, eine
Schizophrene, ein defektes Menschenwesen, das einfach unfähig war zur
psychischen Gesundheit, eine Maschine, deren Drähte kurzgeschlossen waren. Es gab keine Hoffnung und es gab keinen Weg, mich jemals besser zu
fühlen.

Mein mitfühlender Therapeut konnte mich aber dennoch beruhigen. Ich
glaube, er war irgendwie auch enttäuscht, dass ich Zuflucht bei einem Psy-
chiater/Neurologen gesucht hatte, aber er half mir verstehen, dass ich zu diesen Professionellen zurückgegangen war, weil ich aus meiner Erfahrung
noch etwas zu lernen hatte. Ich hatte alte Wunden, die heilen mussten, und
eine lang unterdrückte Wut, die ausgedrückt werden musste. Er half mir, etwas Wichtiges zu verstehen: den Schaden, den der Glaube an psychiatrische
Etiketten wie ›Schizophrenie‹ in mir angerichtet hatte. Und plötzlich war ich
mir einer lebenswichtigen Grundtatsache sicher: Es war ganz egal, wie die
Psychiater meine Probleme benannten, es war egal, was sie mit meinen Problemen glaubten tun zu müssen: Tatsache war, sie waren unfähig, mir zu hel-

fen, und sie hatten mir großen Schaden zugefügt. Es war diese Einsicht, die mich letzten Endes davon befreite, den Rat der Ärzte oder Psychiater anzunehmen, und die mir durch das letzte fürchterliche Entzugsstadium hindurchhalf.

## Entzug

Mir war natürlich klar, dass ich viele emotionale Probleme aus meiner Vergangenheit mitbrachte, an denen ich arbeiten musste, aber für den Moment musste ich mich erst einmal ganz darauf konzentrieren, jeden einzelnen Tag zu bewältigen, ohne dass die Spannung sich bis zu einem unerträglichen Grad steigerte. Ich ging durch eine Phase, an die ich heute als mein Na-und?-Stadium denke. Wenn irgendwas, irgendwer oder irgendein Gedanke dazu führte, dass ich mich schlecht oder minderwertig fühlte, dann sagte ich einfach: Na und?! Wenn die Dinge in meinem Leben hektisch oder stressig wurden, sagte ich mir selbst: Ich weigere mich, mich jetzt darüber aufzuregen.

Ich tat mein Möglichstes, um mich zu entspannen und alles zu akzeptieren, was mir passierte. Ich war dabei, von den Tranquilizern runterzukommen. Das war meine allerhöchste Priorität. Ich würde nicht zulassen, dass irgend etwas mich jetzt zur Verzweiflung brachte. Das konnte ich mir nicht leisten.

Meine Entzugssymptome waren ziemlich genau die gleichen Symptome, die ich immer hatte, wenn ich Tranquilizer nahm, aber sie waren noch extremer. Viel Hilfreiches fand ich in einem Buch, das ich schon vor Jahren in den USA gekauft hatte. Der Titel lautete »Peace from nervous suffering« *(»Ruhe vor Nervenleiden«)*, geschrieben hatte es Claire Weekes, eine Ärztin aus Australien. Ich hatte es schon einmal gelesen, aber ich war weiterhin abhängig von Tranquilizern geblieben, als ich versucht hatte, die Ratschläge dieses Buches zu befolgen. Dieses Mal war ich jedoch entschlossen, es allein zu schaffen.

Dr. Weekes hatte so viele Patienten mit Symptomen, die meinen ähnlich waren, dass ich mich fragte, wie es sein konnte, dass all den Ärzten, die ich in meinem Leben aufgesucht hatte, diese Symptome unbekannt zu sein schienen. Alle meine Symptome wurden hier, in diesem Buch, beschrieben. Mit Erleichterung las ich von der »Körperwahrnehmung des Schlurfens, des

Schaukelns oder des auf eine Seite Herübergezogenwerdens beim Gehen«
(1972, S. 2). Ich las von Leuten, die das Gefühl hatten, das Straßenpflaster
würde sich unter ihren Schritten nach oben wölben, und von Patienten, die so
voller Sorge waren über das, was mit ihnen geschah, dass sie fürchteten, einen Gehirntumor oder eine tödliche Krankheit zu haben oder wahnsinnig zu
werden. Beschrieben wurde die wachsende Angst und die ebenfalls steigende Intensität der Symptome im Wachzustand, die ich selbst oft erlebt hatte.
Wie erleichtert war ich, von Menschen zu lesen, die die gleichen seltsamen,
beängstigenden Wahrnehmungen hatten wie ich, und gleichzeitig zu lesen,
dass diese Gefühle völlig normale Reaktionen auf Stress und Angstzustände
sind. Laut Dr. Weekes gab es Millionen Menschen, die auf diese Art an einer
›Nervenkrankheit‹ litten, wie sie es nannte. Warum hatte ich nie einen Arzt
getroffen, der mir wenigstens so viel mitgeteilt hatte? Es hätte mir helfen
können, mich weniger einsam und verrückt zu fühlen. Dr. Weekes erklärte
den Ursprung aller nervösen Symptome, von dem Schwächegefühl in den
Beinen über die Schwierigkeiten beim Schlucken bis hin zur Agoraphobie.
Sie erklärte sogar die Gründe für Zwanghaftigkeit, Persönlichkeitsdesinte-
gration, Verlust des Selbstvertrauens, Agitiertheit, Gefühle von Unwirklichkeit, groteske Gedanken, Depression – alles auf eine Weise, die so vollständig logisch, verständlich und unterstützend war. Ihrer Meinung nach war die
Hauptursache für all diese Leiden ganz einfach eine Sensitivierung.

Dr. Weekes' Definition der Sensitivierung lautete: »ein Zustand, in dem
die Nerven darauf konditioniert sind, auf Stress in einer übertriebenen Art
und Weise zu reagieren« (ebd., S. 2). Sie erzählte von vielen Patienten, denen
ihre Nerven die verschiedensten Streiche spielten. Ihre Nerven waren, so erklärte sie, so ›gut geölt‹ und ›reizfreudig‹, dass sie jederzeit bereit waren, auf
die kleinste Stimulierung mit alarmierender Geschwindigkeit zu antworten.
Ihre Patienten waren nicht nur durch den tatsächlichen Stress in ihrem Leben
unglücklich geworden, sondern möglicherweise noch mehr durch die Stress-
symptome selbst. Darüber hinaus machten sie sich ständig Sorgen, dass diese
Symptome sich noch mehr verschlechtern könnten. Sie hatten Angst plus
noch mehr Angst addiert, Stress plus noch mehr Stress. Sie waren nervenkrank geworden. Diese Erklärungen waren für mich unglaublich aufbauend.
Ich wusste schon vorher, dass die Einnahme von Tranquilizern und Neuro-

leptika eine Person hypersensitiv macht, weil sich im Gehirn als Gegenregulation gegen die psychopharmakabedingte Rezeptorenblockade neue, zusätzliche Rezeptoren bilden. Jetzt erkannte ich, dass ich durch meine eigene Angst vor dem, was mir passierte, das Problem noch verschlimmert hatte.

Die Lösung war eine Akzeptanz, wie Dr. Weekes sie beschrieb:

»Es ist seltsam, wie wir unsere Fassung bewahren können, wenn wir bereit sind, diese Fassung loszulassen. Wir können nicht die richtige Art von ›Fassung‹ durch ein angespanntes Sich-Zusammenreißen aufrecht erhalten, wie so viele annehmen. Indem wir uns dem überlassen, was immer es ist, das unser Körper gerade tun will, lösen wir die Spannung, die die Kontrollfunktion der Nerven über die Muskeln und Blutgefäße ermüden lässt, so dass sie sich erholen und ihre Fähigkeit zur normalen Funktion wiedererlangen und die körperliche Kraft allmählich wieder zurückkehrt.« (ebd., S. 39)

Mir wurde klar, dass ich mich mittlerweile in fast jeder Situation zurückzog, aus Angst vor den körperlichen Empfindungen, die ich durchlebte, dass ich also das, was Claire Weekes »die zweite Angst« nannte, der Situation noch hinzufügte, dass ich aus Angst vor den Reaktionen meines eigenen Körpers auf Stress verstört wurde, und diese Reaktionen kamen sehr schnell zustande, weil meine Sinne schon so fein auf sie eingestimmt waren. Selbst wenn ich nur einen ganz leichten Schwindelanfall hatte, konnten die Enttäuschung und die Qual, die er mit sich brachte, mich überwältigen. Dies ging alles schon derart lange so, dass es zu einem Reflex geworden war. Kein Wunder, dass ich in einem so miserablen Zustand war, dachte ich, ich baute Stress auf Stress, Angst auf Angst, bis zu einem Punkt, wo selbst Entspannung angsteinflößend für mich geworden war, denn ich hatte ständig das Gefühl, als würde ich fallen. Dr. Weekes' wertvoller Rat ging noch weiter:

»Sie müssen bereit sein, das Schlimmste zu akzeptieren. Üben Sie das Annehmen all Ihrer Symptome so lange, bis selbst Panik keine Bedrohung mehr für Sie darstellt. Seien Sie bereit, das absolut Schlimmste durchzumachen, und nehmen Sie es an.« (ebd., S. 148)

Sie verglich dieses Annehmen mit der härtesten Lektion, die ein Pilot erlernen musste. Wenn das Flugzeug absackt, muss er der Versuchung widerstehen, die Flügel in die entgegengesetzte Richtung zu lenken. »So auszuwei-

chen ist fatal. Aber mit dem Fall zu gehen, glättet ihn und stellt das Gleichgewicht wieder her.« (ebd., S. 65) Dies anzuwenden auf meine Schwindelgefühle, war mit das Schwerste, was ich jemals gemacht hatte. Ich musste lernen, die Schwindelgefühle ohne inneren Widerstand kommen zu lassen,
›hineinzufallen‹ und durch sie hindurchzugehen. Für mich war das genauso
angsteinjagend wie das Fallen in einem Flugzeug. Dr. Weekes warnte auch
davor, sich von Rückschlägen in die völlige Verzweiflung werfen zu lassen,
und ich musste feststellen, dass ich das viele Male schon getan hatte. Rückschläge, erklärte sie, sind unvermeidlich und sollten akzeptiert und so gelassen wie möglich durchlebt werden.

»Sie verschwinden allmählich von der Bühne, wenn Sie keine Angst
mehr vor ihnen haben. Sie verlieren ihre Bedeutung und sind nicht
länger wirkliche Rückschläge, sondern Erinnerungsträger, wie sehr
Sie einmal gelitten haben und wie weit Sie schon gekommen sind.«
(ebd., S. 182)

Ich musste feststellen, dass ich die Schwindelgefühle noch sehr viel mehr annehmen lernen musste als bisher. Ich würde bereit sein müssen, notfalls während der Anfälle wirklich hinzufallen, auf den Boden zu fallen. Es war für
mich zu einer tief eingeschliffenen Gewohnheit geworden, angespannt
durchs Leben zu gehen, immer zu versuchen, die Fassung zu behalten und
mich bei allem zu beeilen, um das Schlimmste schnell hinter mich zu bringen. Es war unvermeidlich, dass ich viele Male in diese Art der Anspannung
zurückfallen würde, bevor ich das Akzeptieren wirklich meistern konnte.
Aber ich blieb am Ball. Ich musste auch lernen, das Scheitern zu akzeptieren
und nicht am Boden zerstört zu sein, wenn die Schwindelgefühle trotz all
meiner Beharrlichkeit zurückkehrten.

Wenn ich morgens wach wurde und fühlte, wie die Schaukelbewegung
meines Körpers schon wieder begann, tat ich mein Bestes, mich davon nicht
beeinflussen zu lassen. Wenn ich aus dem Bett aufstand und mich wie üblich
zur rechten Seite kippen fühlte, akzeptierte ich das voll und ganz, lehnte mich
in diese Bewegung hinein, holte tief Luft und ließ mich einfach schwindelig
sein. Bei jedem Schritt, den ich machte, entspannte ich meine Muskeln, ich
akzeptierte den sich unter mir wölbenden Fußboden, ich akzeptierte das
Klingeln in meinen Ohren, die Palpitationen *(Missempfindungen einer be-*

*schleunigten Herztätigkeit, Herzklopfen)* oder jedes andere Symptom, das mein adrenalingefüllter Körper in der Lage war zu produzieren. Wenn ich wiederkehrende seltsame oder ekelhafte Gedanken hatte, akzeptierte ich auch die, statt mich durch die Wiederholung verstören zu lassen. Mir wurde schließlich bewusst, dass viele Gedanken auf den gleichen Stimulus reagierten; es war nur eine Erinnerung, eine Gewohnheit, die mein müder, angstvoller Verstand nicht loslassen konnte.

Ging ich auf die Straße, zu meiner Arbeit oder in den Supermarkt, hörte ich auf damit, meine Angst kontrollieren zu wollen, ich akzeptierte die Tatsache, dass sie auftauchen würde, ich begrüßte sie sogar, weil dies bedeutete, dass ich eine Chance hatte zu üben, wie ich durch sie hindurchfließen könnte.

Ich machte regelmäßig Entspannungsübungen, und ich machte es mir zur Gewohnheit, in jeder Situation tief und ruhig zu atmen. Überraschend schnell nahmen meine Schwindelgefühle in der Intensität ab, und nach ein paar Wochen hatte ich keine Angst mehr, in den Supermarkt zu gehen oder irgendwo anders hin. Ich hatte nicht mehr diese Angst oben an der Treppe, bevor ich aus dem Haus ging, ich musste die Mahlzeiten nicht mehrere Tage vorher planen, weil ich mich jetzt frei fühlte, in den Laden zu gehen, egal zu welcher Tageszeit. Ich freute mich sogar darauf, dort hinzugehen! Es dauerte auch nur ein paar Wochen, bis ich nicht mehr das Gefühl hatte, dass der Stuhl, auf dem ich saß, auf und ab schaukelte, und nur noch selten hatte ich das Gefühl, dass sich die Straße unter mir wölbte, und wenn sie es doch wieder tat, dann war das für mich eine Warnung, dass ich zu angespannt war, und ich ließ meine Anspannung auf der Stelle los. Im Lauf der Zeit fühlte ich nur noch dann Schaukelbewegungen, wenn ich besonders ängstlich war oder wenn ich mich hinlegte. Ich fand allerdings heraus, dass, wenn ich mich weigerte, mir über diese Schaukelbewegungen Sorgen zu machen, und wenn ich mich auf mein Atmen und auf die Entspannung der Muskeln konzentrierte, sie mich normalerweise nach kurzer Zeit in Ruhe ließen.

Dieser Bericht darüber, wie ich es geschafft habe, durch den Entzug zu kommen, mag sich anhören, als wäre es ziemlich leicht zu schaffen. Das war es nicht. Wenn die körperlichen Symptome schon kaum erträglich waren, so waren die psychischen Symptome sogar noch schlimmer. Ich fühlte mich sehr verrückt, sehr verunsichert, und ich empfand sehr viel Selbsthass und

Scham. Ich war etliche Wochen lang nicht in der Lage, nachts länger als vier Stunden zu schlafen. Aber ich lernte dadurch eine wertvolle Lektion. Ich lernte, dass man selbst ohne viel Schlaf noch funktionieren kann und dass es manchmal sogar hilft, müde zu sein, weil man einfach gar nicht mehr die Energie hat, während des Tages Angst zu haben. Um mir beim Einschlafen zu helfen, benutzte ich eine Meditationstechnik, die daraus bestand, meine Gedanken in drei Kategorien ›abzulegen‹: Vergangenheit, Gegenwart, Zukunft. Es hilft enorm, den Verstand auf diese Weise abzuschalten. Ich benutzte auch die Technik der Tiefenatmung und konzentrierte mich darauf, jeden Muskel in meinem Körper zu entspannen.

Dann aber, nach ungefähr einem Monat ohne Tranquilizer, war ich über den Berg. Ich nahm keine Tranquilizer mehr, und ich hatte keine Agoraphobie und fast gar keine Schwindelanfälle mehr. Was hätten die Ärzte dazu wohl zu sagen? Ich spürte, dass ich gewonnen hatte. Ich wusste aber auch, dass ich ›einmal Hölle und zurück‹ hinter mir hatte.

Ich war erstaunt, wie viel besser ich mich fühlte. Ich hatte mehr Energie und war enthusiastisch. Körperlich fühlte ich mich viel jünger. Aber das Erstaunlichste war für mich, dass ich immer noch all meine Symptome hatte. Nur jetzt waren sie normal oder fast normal in ihrer Intensität. Genauso wie es mir Claire Weekes' Buch versichert hatte, waren sie allesamt ganz normale Reaktionen und Gefühle gewesen, übertrieben durch die Sensitivierung.

## Keine Ärzte mehr

Alles in allem habe ich ungefähr zwanzig Jahre lang Benzodiazepine eingenommen. In dieser langen Zeit bin ich bei vielen Ärzten gewesen. Einige der Ärzte hatten mich dafür verachtet, dass ich von Tranquilizern abhängig war, andere hatten sie mir freizügig verschrieben, wieder andere hatten sie mir in so geringer Anzahl gegeben, dass ich gezwungen war, ihre Praxis mehrere Male im Monat aufzusuchen. Dies war demütigend und beängstigend, weil ich die Tranquilizer so dringend brauchte und mir große Sorgen machte, dass der Arzt plötzlich entscheiden könnte, mich von der Versorgung abzuschneiden. Einmal hat mir ein Gynäkologe gesagt, ich verdiene es nicht, Kinder zu haben, da ich tranquilizerabhängig sei. So wie sich alles entwickelt hat, bin ich nie in der Lage gewesen, Kinder zu bekommen. Aber ich wollte auch gar keine Kinder. Für mich hieß Leben einfach ›zuviel leiden‹. Warum sollte ich eine Person, die ich sehr lieben würde, in ein solches Leben bringen wollen? Keiner der medizinischen Professionellen, bei denen ich Hilfe gesucht hatte, gab jemals zu, dass es Mitglieder ihres eigenen Berufsstands gewesen waren, die mich in diese Abhängigkeit hineingebracht hatten. Ich hörte schließlich erst ganz mit Tranquilizern auf, als ich so wütend auf all die Psychiater und Ärzte wurde, die ich jemals getroffen hatte, dass ich mir schwor, nie wieder von ihnen abhängig zu sein. Ich wäre eher gestorben als noch einmal einen Arzt aufzusuchen, und zwei oder drei Jahre lang ging ich auch tatsächlich zu gar keinem Arzt mehr, egal welcher Anlass bestanden hatte.

Aber ich wurde auch kein einziges Mal krank! Ich fühlte mich immer besser. Morgens beim Aufwachen hatte ich keine Ängste mehr. Ich war von der ›Rebound-Angst‹ befreit. Jetzt endlich war ich in der Lage, das Selbstbewusstsein zu erlangen, das ich nie vorher gehabt hatte. Ich lernte, mich zu entspannen und die Schwindelgefühle und die ständige Selbstbeobachtung zu überwinden. Ich lernte, mich zu akzeptieren, rauszugehen und Leute zu treffen, ohne mich zu verstellen. Ich lernte, damit aufzuhören, mir Sorgen darüber zu machen, was andere Leute dachten, wie ich sein und was ich tun sollte. Ich schaffte es sogar, 17 Kilo Gewicht loszuwerden! Langsam aber sicher wurde ich wieder ich selbst.

Wenn ich heute diese Geschichte erzähle, sind selbst Profis aus dem Gesundheitsdienst erstaunt darüber, dass ich jemals für schizophren gehalten wurde. Als Teenager war ich einfach nur sehr traurig, verängstigt und schüchtern. Vor kurzem sagte mir der Psychiater, der mich als Jugendliche kannte, dass er einen Fehler gemacht hätte damals, als er mich mit siebzehn als schizophren diagnostizierte. Soweit ich das beurteilen kann, schien die einzige Basis für seine neue Beurteilung, dass ich nie schizophren gewesen sei, einzig und allein die Tatsache, dass ich es geschafft hatte, eine Arbeit zu behalten und so lange verheiratet zu bleiben. Er schien zu denken, dass seine falsche Diagnose kein sonderlich wichtig zu nehmender Irrtum sei. Es wurde ihm nicht einmal jetzt bewusst, dass ich volle zwanzig Jahre in Scham, Heimlichtuerei und Einsamkeit gelebt hatte, die mich fast lebensunfähig gemacht hatten, mit extremen Zweifeln an der Integrität meines eigenen Verstands und mit einer Abhängigkeit, die mein Selbstwertgefühl jeden Tag von neuem auslaugte.

Obwohl ich viele meiner Probleme überwunden habe, werde ich wahrscheinlich niemals ganz den Zweifel auslöschen können, dass irgend etwas
nicht in Ordnung ist mit meinem Gehirn (und das könnte mittlerweile auch
wirklich so sein, nach all den Medikamenten, die ich genommen habe). Ich
habe immer noch Schwierigkeiten mit meinem Gedächtnis und meiner Konzentration; ich habe gelesen, dass dies eine Folge der Langzeiteinnahme von
Benzodiazepinen sein kann. Diese Schwierigkeiten behindern mich in einigen Bereichen meines Lebens. Obwohl ich gelernt habe, mich zu entspannen
und weniger angstvoll mit diesen Zuständen umzugehen, erlebe ich von Zeit
zu Zeit immer noch Übersensibilität, Anspannung und Schwindelgefühle.
Manchmal mache ich mir Sorgen, dass durch die Medikamente eine dauerhafte Hirnschädigung stattgefunden hat. Und es ist auch wahr, dass ich mich
niemals wirklich verbunden oder ganz wohl fühlen werde mit Menschen, die
die psychiatrische Behandlung nicht selbst erlebt haben, weil sie auch niemals dieses Leid verstehen können. Und weil es immer noch so viele Vorurteile über Menschen gibt, die ›geisteskrank‹ gewesen sind, behalte ich meine
Geschichte oft für mich, als Geheimnis.

Literatur

Weekes, Claire: »Peace from nervous suffering«, New York: The Book Service 1972

*Aus dem Amerikanischen von Gaby Sohl*

**Bert Gölden**

# Mit Geduld

*Neuroleptika: Melleril, Truxal / Antidepressiva: Anafranil, Equilibrin,*
*Ludiomil, Saroten, Sinquan, Tagonis, Tofranil / Tranquilizer: Tavor*

Seit meiner Kindheit – ich bin Jahrgang 1955 – leide ich unter Zwangshand-
lungen und Zwangsgedanken. Dabei steht ein chronischer Waschzwang im
Vordergrund. Im Alter von 18 Jahren wurde die Erkrankung erstmals bei mir
diagnostiziert.

Zu dieser Zeit war das Thema ›Zwang‹ in Fachkreisen noch relativ unbekannt und unerforscht – ich erlebte bei Fachärzten große Unsicherheiten bei der Diagnose. Es wurde daher nur eine Behandlung mit Psychopharmaka durchgeführt. Folgende Psychopharmaka habe ich mehr als 21 Jahre lang eingenommen: Tavor[1], Tofranil *(Antidepressivum, Wirkstoff Imipramin)* und Saroten *(Antidepressivum, Wirkstoff Amitriptylin)*. Viele andere wurden versuchsweise verordnet, aber die unangenehmen Wirkungen waren erheblich. Ich erinnere mich an die Aussage des behandelnden Arztes:»Die verordneten Medikamente verursachen keine schädigenden Nebenwirkungen und können auch ohne Risiken dauerhaft eingenommen werden.« In meinen damaligen jungen Jahren hatte ich dem Facharzt blindlings vertraut, was sich später als großer Fehler herausstellte. Es entstand die bekannte und durchaus ernstzunehmende ›Abhängigkeit und Sucht‹ durch die Einnahme von Tavor. Die jahrelange Einnahme bewirkte schließlich auch eine langsame Persönlichkeitsverflachung.

Benzodiazepine bezeichne ich seitdem gerne als Volksbetäubungsmittel. Durch die Einnahme dieser ›Glückspillen‹ wurde lediglich eine künstliche Harmonie geschaffen. Die Ursache meiner Probleme blieb aber weiterhin im Verborgenen und wurde bedauerlicherweise nie behandelt. Ich habe schließlich einen langen Weg im Alleingang hinter mich gebracht, um von der Tranquilizerabhängigkeit wieder wegzukommen. Die Ärzte wollten den Entzug nur stationär durchführen, um Entzugserscheinungen, insbesondere einen Schockzustand, auszuschließen. Nachdem ich die für mich nutzlosen Psychopharmaka nicht mehr einnehme, mache ich auf Mitmenschen einen selbstbewussteren Eindruck.

Doch bevor ich das erfolgreiche Absetzen der Psychopharmaka erläutere, zunächst noch etwas zu meinem Leiden, der Zwangserkrankung. Es gibt verschiedene Formen davon. Wie anfangs erwähnt, leide ich an einem chronischen Waschzwang, verbunden mit Kontrollzwang und Denkzwang. Eine Zwangserkrankung ist gekennzeichnet durch ständig wiederkehrende, sich aufdrängende, unerwünschte Gedanken. Oder es treten irrationale, rituali-

1 Benzodiazepin-Tranquilizer, Wirkstoff Lorazepam; im Handel als Lorazepam, Sedazin, Tavor, Temesta, Tolid; enthalten in Somnium

sierte und wiederholt ausgeführte Handlungen auf, die trotz inneren Widerstands nicht zu verhindern sind. Kennzeichnend für die Diagnose Zwang ist ebenso die Einsicht des Betroffenen in die Sinnlosigkeit der Gedanken und Handlungen. Zwänge sind sehr zeitraubende Leiden, die auch Begleiterscheinungen wie Ängste und Depressionen hervorrufen. Der Waschzwang wird ausgelöst durch Berührungsängste, die sich angesichts bestimmter Objekte oder Situationen aufdrängen. Statt Angst steht oftmals auch ein Ekelgefühl im Vordergrund, so zum Beispiel beim Berühren von Türklinken, wenn die Befürchtung besteht, sie könnten verschmutzt sein. In solchen Situationen habe ich immer wieder das Verlangen, die Hände ausgiebig zu waschen. Manchmal wird ein zwei- oder dreimaliges Einseifen und Abspülen gefordert. Türklinken oder Ähnliches werden zeitweise auch feucht abgewaschen. In diesem belastenden Moment treten dann gleichfalls Kontroll- und Denkzwang in Erscheinung. Nach jeder getanen Arbeit muss ich alles Mögliche kontrollieren und durchdenken. In einer bildhaften Vorstellung lasse ich die zuvor erledigte Angelegenheit wie in einem Traum nochmals ablaufen. Erst danach kann ich die Sache als erledigt betrachten und etwas Neues in Angriff nehmen. Der gesamte Tagesablauf wird stark eingeengt; die Krankheit wirkt sich belastend auf den Umgang mit anderen Menschen, auf Freizeitgestaltung und Berufstätigkeit aus.

Viele unserer klassischen Schulmediziner hinterlassen mit ihren vorschnell verschriebenen ›chemischen Zwangsjacken‹, besser bekannt als Psychopharmaka, beachtliche, oft dauerhafte organische Schäden. Ich leide auch an depressiven Verstimmungen und an einer existenziellen Angst. Tavor wurde eingesetzt, um eine innere Ruhe herzustellen und mir verschiedene Ängste zu nehmen. Tranquilizer wirken zwar angstlösend und beruhigend, aber die depressive Verstimmung wird dadurch nicht beeinflusst. Angst und Unruhe wurden mit der Einnahme erträglich gemacht und so indirekt festgeschrieben, die Ursache aber blieb in all den Jahren im Verborgenen. Heute, wo ich keine Psychopharmaka mehr einnehme, wird mein Dasein wieder von Angst begleitet, das heißt, ich habe 21 wertvolle Jahre meines Lebens verschenkt und vergeblich auf Besserung oder Heilung gehofft. Ich befinde mich wieder am Anfang und muss einen neuen Weg der Behandlung suchen, nur mit dem Unterschied, dass ich gegenwärtig Psychopharmaka ablehne und nur gezielt mit einer für mich geeigneten Therapie arbeiten möchte. Psychopharmaka haben in mir starke Seelenschmerzen verursacht und mich in die Isolation gedrängt. Als Lohn wurde ein soziales Chaos sowie eine Erwerbsunfähigkeit hinterlassen, was ich allein jetzt wieder ordnen muss, weil ich mich mit dieser Situation nicht zufrieden geben kann.

Durch Einnahme von Psychopharmaka wurde mein Leben von ständiger Abwesenheit und innerer Kälte begleitet. Das ›normale Verhalten‹ des Betroffenen nimmt in vielen Fällen eine andere Gestalt an. Gefühle, Blicke, Ausstrahlung, äußerliche Erscheinung, all das kann in erschreckender Weise beeinträchtigt werden. In all den Jahren konnten sich keine warmherzigen Gefühle entwickeln. Es fehlte die Liebe zu mir selbst und natürlich auch zu den Mitmenschen. Ich habe hier erste Änderungen geschaffen durch die Gründung einer Selbsthilfegruppe von Zwangserkrankten. Dies war für mich ein erster Schritt in einen neuen Lebensabschnitt; mein Weg ist aber dennoch steinig und weit. Die beste Medizin für die Seele und Psyche eines jeden Menschen ist meines Erachtens ein ausgeglichenes Leben voll Liebe, Harmonie, Geborgenheit und Anerkennung. Genau das Gegenteil wird durch das Einnehmen von Psychopharmaka erreicht, nämlich Einsamkeit, Isolation, Ablehnung. Es waren für mich Jahre der Bestätigung, ein Verlierer und Versager zu sein.

**Was damals geschah – Zerstörung nach System**

Schwere Schicksalsschläge in den Jahren 1990/91/92 waren für mich der Auslöser zum Absetzen. Nach langjähriger Arbeitslosigkeit wurde ich mit der Scheidung von meiner Frau konfrontiert, und gleichzeitig begann ein Kampf um den Erhalt meines geliebten Eigenheims. In dieser für mich sehr schweren Zeit geschah auch noch eine Zwangseinweisung in die Rheinischen Kliniken meiner Region, veranlasst durch meine damalige Fachärztin für Nervenheilkunde sowie das zuständige Ordnungsamt – und das alles, ohne dass ich Suizidabsichten geäußert hatte. Zudem geschah dies auch noch unter Hinzuziehen von Krankenwagen, Polizei und Handschellen. Die Zerstörung meiner Existenz durch rücksichtslose Eingriffe anderer nahm so ihren Lauf – eine Zerstörung nach System, und alles legal

Einer erfahrenen Nervenärztin hätte dieser Kunstfehler nicht passieren dürfen, denn ein Zwangskranker mit Waschzwang darf unter keinen Umständen
in eine geschlossene psychiatrische Station eingewiesen werden, weil die
dort meist anzutreffenden unhygienischen und katastrophalen Zustände zu
einer gewaltigen Verschlimmerung des Zwangsleidens führen. So ergab sich
zum Beispiel die Situation, eine Toilette benutzen zu müssen, wo neben dem
WC-Becken auf dem Boden ein frischer Kothaufen lag. Es gab nur die eine
Toilette und somit keine Ausweichmöglichkeit. Eine andere Situation war,
unter der Drohung »bei Petzen gibt es Schläge« das Waschbecken benutzen
zu müssen, in dem ein anderer sein Pinkelgeschäft erledigt hatte. Eine weitere Belastung erlebte ich als Nichtraucher und Allergiker dadurch, in der Station der nikotinbelasteten Luft nicht ausweichen zu können, zumal auch das
Rauchen für mein Krankheitsbild einen Schmutzfaktor darstellt. Dass die geschilderten Zustände für Zwangsuntergebrachte mit anderen Diagnosen
ebenso unzumutbar sind, soll hier nur am Rande erwähnt sein.

Nur 14 Tage Ausgeliefertsein auf dieser Aufnahmestation reichten, mich
in einen lähmungsähnlichen Zustand zu versetzen. Eine zwangsweise Verordnung verschiedener Psychopharmaka gab mir den Rest. Die letzten Kraft-
reserven wurden meinem Körper entzogen. Im Entlassungsbericht der Klinik
war zu lesen: »Der Krankheitszustand des Patienten hat sich gebessert, insbesondere der Waschzwang; der Patient zeigt nicht mehr den Drang, sich die
Hände ausgiebig waschen zu müssen.« Diese Äußerung zeigt das große
Nicht-Wissen vieler Fachärzte in der Psychiatrie, denn: Warum hätte ich mir
die Hände waschen oder auch sonst meinen Körper pflegen sollen, wo ich
doch dem Schmutz und Dreck Tag und Nacht ausgeliefert war. In der gesamten Station gab es keinen Quadratmeter Raum, der für mich in einem saube-
ren Zustand war. Somit hätte das zwanghafte Waschen keinen Sinne ergeben
– die Ärztin hat einfach nicht zugehört und mich nicht als denkfähigen Menschen betrachtet.

Der Waschzwang wurde durch die voreilig veranlasste Zwangseinweisung
verfestigt – das Leiden wurde schlimmer. In einer Therapie lässt sich der
Therapeut sanfte Übungen einfallen, die allmählich härter werden können,
aber nicht müssen. Mit Gewalt wurde noch nie ein psychologisches Problem
gelöst.

Nach der Entlassung war ich ein seelisches Wrack. Ich benötigte drei Jahre, das hinterlassene psychische Chaos in mir wieder einigermaßen zu ordnen. Dem Kampf gegen die starke Mafia der Gläubiger konnte ich nach diesen Erlebnissen nicht mehr standhalten, der Verlust des Hauses war nicht aufzuhalten, meine Kraft reichte nicht aus, die Psychopharmaka hatten mich energielos und entscheidungsschwach gemacht, sie waren stärker als mein Wille.

### Erkennen und Verstehen

Erst müssen Welten zusammenbrechen, bevor man sein Leiden erkennt. Die Fachmediziner haben bei mir versagt, und das Vertrauen zu diesen ist seitdem gebrochen. Mein Verstand sagte mir: Erkenne dein Leiden und sei dein eigener Therapeut – hilf dir selbst, sonst hilft dir keiner. So habe ich erkannt, dass Fachleute wie Psychotherapeuten und Ärzte mir nur Wegbegleiter und Lehrer, jedoch nie alleinige Heiler sein können. Auch Psychopharmaka sind für mich keine Heilmittel, sondern lediglich Hilfsmittel für eine kurze Einnahmedauer.

Die Aufgabe und Möglichkeit des Mediziners wird nicht selten von Patienten verkannt. Ich bin mein eigener Heiler, wobei ich mich auf dem Weg zur Besserung oder Heilung von einem Experten lediglich begleiten lassen kann, solange ich glaube, diese Hilfe zu benötigen. Die begleitende Hilfe kann mir auch nur als Stimulans dienen, um die Selbstheilungskräfte im Körper zu mobilisieren.

Diese Erkenntnis ist wichtig für mich, um Heilungsblockaden aufzulösen. Von nun an sammelte ich Informationen über meine Krankheit und die verordneten Psychopharmaka. Ich suchte Kontakte zu Leidensgefährten und las Berichte in Büchern und Zeitschriften und wurde so erfahrener und mit der Zeit mein eigener Experte auf dem Gebiet der Zwangsstörungen. Mein Entschluss stand nun fest: Psychopharmaka müssen unbedingt aus meinem Leben gestrichen werden.

Über einen Zeitraum von 21 Jahren habe ich Saroten retard Kapseln 25 mg eingenommen sowie Tofranil Dragees 25 mg und Tavor 2,5 mg bzw. Tavor Tabs 2 mg. Weiterhin setzte man versuchsweise ein: Truxal, Melleril, Ludiomil[1], Sinquan[2], Anafranil[3], Equilibrin[4] sowie Tagonis *(Antidepressivum, Wirkstoff Paroxetin)*. Eine Umstellung gelang aber mit keinem dieser Psychopharmaka. Sie zeigten entweder keinerlei Wirkungen oder verursachten starke Nebenwirkungen. Die gewohnte Psychopharmakaverordnung wurde daher bis zum Jahr 1992 beibehalten.

## Mein Weg der Befreiung

Und so reduzierte ich die Psychopharmaka: Das Absetzen der Saroten retard Kapseln gelang problemlos innerhalb vier Wochen. Die gewöhnliche Dosis lag bei täglich 3 x 1 Kapsel (morgens/mittags/abends).
  Absetzdosierung:

| | |
|---|---|
| 1./2. Woche | 2 Kapseln tägl. (morgens/abends) |
| 3./4. Woche | 1 Kapsel tägl. (morgens) |

Irgendwelche unangenehmen psychisch-körperlichen Absetzerscheinungen merkte ich nicht.

  Das Abbauen der Tofranil-Dragees geschah im Zeitraum von acht Wochen. Hier ging ich schrittweise bis auf eine Dosis von ¼ Dragee täglich zurück. Es war relativ einfach, die Dragees mit einem Messer in halbe und viertel Stücke zu zerlegen. Dabei das Dragee auf eine Küchenarbeitsplatte legen, das Schälmesser aufsetzen, die Schneide sowie das Dragee zwischen zwei Finger nehmen und gefühlvoll herunterdrücken; es ging wirklich mühelos. Die gewöhnliche Dosis lag bei täglich 3 x 1 Dragee (morgens/mittags/abends). Absetzdosierung:

| | |
|---|---|
| 1./2. Woche | tägl. 2 x 1 Dragee (morgens/abends) |
| 3./4. Woche | tägl. 2 x ½ Dragee (morgens/abends) |
| 5./6. Woche | tägl. 2 x ¼ Dragee (morgens/abends) |
| 7./8. Woche | tägl. 1 x ¼ Dragee (morgens) |

1 Antidepressivum, Wirkstoff Maprotilin, im Handel als Ludiomil, Maprotilin
2 Antidepressivum, Wirkstoff Doxepin; im Handel als Aponal, Doxepin, Mareen, Sinquan
3 Antidepressivum, Wirkstoff Clomipramin; im Handel als Anafranil, Clomicalm, Clomipramin
4 Antidepressivum, Wirkstoff Amitriptylinoxid; im Handel als Amioxid

Auch hierbei traten keine unangenehmen psychisch-körperlichen Absetzerscheinungen auf.

Bei Tavor war wegen der zu erwartenden Entzugserscheinungen Vorsicht geboten. In Zeiten, wo ich noch ohne Erfahrungen war, versuchte ich ein rasches Absetzen in nur wenigen Tagen. Das Ergebnis war erschreckend: Entzugserscheinungen traten auf in Form von Zittern an Händen und Mundwinkel, so stark, dass ich Löffel mit flüssigen Speisen sowie Gläser und Tassen mit Getränken nur mit beiden Händen dem Mund zuführen konnte. In fast unbeschreiblichem Ausmaß traten weiter auf: Angstzustände, innere Unruhe, Unsicherheiten beim gesellschaftlichen Umgang, Schweißausbrüche, Antriebslosigkeit, Kreislaufschwankungen, Sehstörungen usw.

Danach überlegte ich mir ein langsames Ausschleichen auf etwa eineinhalb Jahre. Die gewöhnliche Dosis lag bei täglich 3 x 1 Tablette bzw. 3 x 1 Tavor Tabs (morgens/mittags/abends). Mit der damals neuartigen Tablettenform Tavor Tabs wurde mir das Absetzen erleichtert, weil diese mit mehr Bruchkerben versehen ist.

Die Umstellung der täglichen Dosierung von 3 x 2,5 mg normale Tablettenform auf 3 x 2 mg Tavor Tabs war somit der erste Schritt und wurde zwei Monate beibehalten.

Weitere Absetzdosierung:

| | | |
|---|---|---|
| 3./4. Monat | tägl. 4,5 mg | (3 x ¾ Tavor Tab morgens/mittags/abends) |
| 5./6. Monat | tägl. 3 mg | (3 x ½ Tavor Tab morgens/mittags/abends) |
| 7./8. Monat | tägl. 1,5 mg | (3 x ¼ Tavor Tab morgens/mittags/abends) |
| 9./10. Monat | tägl. 1 mg | (2 x ¼ Tavor Tab morgens/abends) |
| 11./12. Monat | tägl. 0,75 mg | (1 x ¼ Tavor Tab morgens + 1 x ⅛ Tavor Tab abends) |
| 13./14. Monat | tägl. 0,5 mg | (2 x ⅛ Tavor Tab morgens/abends) |
| 15./16. Monat | tägl. 0,25 mg | (1 x ⅛ Tavor Tab morgens) |

Das Absetzen von Tofranil und Tavor begann ich parallel.

Es traten wegen der langsamen Vorgehensweise keinerlei Entzugserscheinungen auf. Auch andere psychisch-körperliche Absetzerscheinungen waren nicht zu verzeichnen. Was sind schon 16 Monate langsames Ausschleichen im Gegensatz zu 21 Jahren Psychopharmakaeinnahme. Diese 16 Monate nahm ich gerne in Kauf, und es hat sich schließlich gelohnt.

## Nichts ist unmöglich

Seit Mitte 1994 bin ich nun psychopharmakafrei und möchte dies auch beibehalten. Meine Lebensfreude und Lebensqualität haben sich seitdem gesteigert.

Ich sehe vieles aus einer anderen Perspektive, Ideen lassen sich wieder umsetzen, Entscheidungen sind einfacher zu treffen. Die Zwangserkrankung ist zwar nach wie vor vorhanden, ich bin aber zu der Einsicht gekommen, dass Psychopharmaka hier nur unzureichend helfen können. Eine frühzeitig eingeleitete Psychotherapie ist erfolgversprechender und zugleich noch ohne Nebenwirkungen. Ein guter Psychotherapeut berücksichtigt bei der Wahl der Behandlungsmethode stets den Einzelfall und ist nicht – wie viele Experten – auf einzelne Methoden fixiert. Und natürlich darf alles nur in Abstimmung und Einverständnis mit dem Patienten geschehen.

In der gegründeten Selbsthilfegruppe habe ich weitere positive Erkenntnisse aufgreifen können. Die chemischen Substanzen in den Psychopillen verursachen Persönlichkeitsveränderungen, auf die ich zuvor schon näher eingegangen bin. Ich kann daher nur jedem Betroffenen raten:

• Informationen sammeln über Psychopharmaka mit ihren Wirkungsweisen
• sich mit der vorhandenen Krankheit bzw. der möglichen Herkunft der vorhandenen Probleme beschäftigen
• danach sich zu überlegen, ob nicht die Zeit gekommen ist, mit dem Abbau der psychopharmakologischen Behandlung zu beginnen.

Erst dann kann man wieder positive Gefühle spüren, und das Leben nimmt einen etwas anderen Verlauf, nämlich ›zielorientiertes‹ Denken und Handeln kehren zurück.

Als Schlusswort zwei Zitate von Albert Einstein: »Inmitten der Schwierigkeit liegt die Möglichkeit.« – »Um ein tadelloses Mitglied einer Schafherde sein zu können, muss man vor allem ein Schaf sein.«

Für mich war es wichtig, aus dieser Herde auszusteigen. Ich habe den Schritt bis heute nicht bereut.

**Wilma Boevink**

# Ungeheuer aus der Vergangenheit

*Antidepressiva / Tranquilizer: Lexotanil, Librium, Seresta, Temesta, Valium*

Eine Geschichte darüber, wie man aufhört, Psychopharmaka zu schlucken, muss eigentlich damit beginnen, wie man damit angefangen hat. Aufzuhören damit, Medikamente zu nehmen, bedeutet nämlich nicht nur, dass man physisch und psychisch davon loskommen muss. Man muss zudem den Mut aufbringen, sich einzugestehen, wie es so weit hatte kommen können.

Vor ungefähr fünfzehn Jahren verschrieben mir Ärzte Antidepressiva, weil sie für meine körperlichen Beschwerden keine physischen Ursachen finden konnten. In der Zeit, in der ich mein Elternhaus verließ und versuchte, ein eigenes Leben aufzubauen, litt ich unter Schwerhörigkeit, Geräuschen im Kopf und Schwindel. Mit der Apparatemedizin war man nicht in der Lage, eine Abnormalität zu finden, die meine Beschwerden erklären konnte. Also, so wurde geschlossen, wird die Ursache wohl psychisch sein. Mit anderen Worten: Ich wurde für verrückt erklärt.

Was die Antidepressiva dagegen hätten bewirken sollen, habe ich bis heute nicht verstanden. Sie halfen auch nicht. Nicht gegen meine Beschwerden und auch nicht gegen meine zunehmende Niedergeschlagenheit und Mutlosigkeit infolge der Beschwerden. Tatsache war, dass ich mehr und mehr durch die Dinge beeinträchtigt wurde, die sich in meinem Kopf abspielten. Ich zog mich wegen der Schwerhörigkeit immer mehr zurück und begann, den Lärm in meinem Kopf zu interpretieren. Zum Beispiel war ich fest davon überzeugt, dass etwas in mir steckte, das mich verrückt machen, mich in den Untergang treiben wollte. Was es genau war, wusste ich nicht; was ich wohl wusste, war die Ursache. Ich war schuld am Elend der Welt. Ich war ein schlechter Mensch, und weil niemand anderes das begriff und etwas dagegen unternahm, wurde ich dafür innerlich bestraft.

Die Hoffnungslosigkeit und die Angst, die ich damals fühlte, hielt ich mit Alkohol unter Kontrolle. Ich erinnere mich noch, dass ich zu Anfang, als sich die Probleme noch nicht so angehäuft hatten, ›nur‹ abends trank. Mit der Zeit wurden die Mengen größer, die Getränke stärker, und der Zeitpunkt, an dem ich zu trinken begann, verschob sich auf immer frühere Tageszeiten. Schließlich frühstückte ich Alkohol. Ohne ihn konnte ich nicht funktionieren. Die Antidepressiva waren inzwischen durch allerlei Beruhigungsmittel ersetzt worden, Valium, Librium, Seresta[1], Lexotanil[2], Temesta. Auf die Schiene der Tranquilizer war ich gesetzt worden, als ich einmal im Delirium bei einem Arzt abgeliefert worden war. Der verschrieb mir Beruhigungsmittel, von denen ich dann auch abhängig wurde. Ich schluckte immer mehr Pillen und spülte sie mit Alkohol runter.

Gerade in der eigenen Bude und eine Ausbildung begonnen, versuchte ich, mein Leben am Laufen zu halten. Ich wollte funktionieren wie jeder andere auch und versuchte, mein Leben zu ertragen. Dazu brauchte ich den Rausch durch allerlei Mittel, Alkohol, Hasch und Pillen. Die Betäubung war – so paradox das klingt – gleichzeitig Überlebensstrategie und Untergang. Denn es war gerade der Rausch, der mich aus der Realität zog und es mir möglich machte, um so mehr in meiner eigenen wahnsinnigen Welt aufzugehen und mich von der Welt um mich herum zu isolieren.

Nach drei Jahren lief ich rum wie ein Zombie. Aber eigentlich lief ich nicht mehr, ich lag nur noch auf meinem Bett. Ich aß nicht mehr, sprach nicht mehr und schlief kaum. Was ich noch tat, war trinken, Pillen schlucken, Hasch rauchen und in meine Wahnwelt abtauchen. Aus dieser Zeit erinnere ich mich vor allem an meine Angst und den Geruch der Zerstörung, die mich umgaben. Ich hatte nichts mehr im Griff. Heute weiß ich, dass ich damals durch Ereignisse aus meiner Vergangenheit verfolgt wurde und dass meine kindlichen Ängste meine Wahrnehmung der Realität trübten. Aber damals war ich mir sicher, dass ich meinem Schicksal nicht entkommen konnte: Ich war es, die Probleme bereitete, deshalb musste ich ausgelöscht werden. Ich kannte

---

1 Benzodiazepin-Tranquilizer, Wirkstoff Oxazepam; im Handel als Adumbran, Anxiolit, Oxa, Oxazepam, Praxiten, Seresta
2 Benzodiazepin-Tranquilizer, Wirkstoff Bromazepam; im Handel als Bromazep, Bromazepam, Lexotanil, Normoc

mein Schicksal, aber konnte ihm nicht in die Augen sehen und suchte darum jede greifbare Betäubung. Meine einzige Triebfeder war, nichts fühlen zu müssen. So versuchte ich, den Kopf über Wasser zu halten.

Als ich schließlich unterging, schien die Aufnahme in eine psychiatrische Klinik der einzige Ausweg. Ob das wirklich so war, weiß ich nicht. Aber ich weiß, dass sie in meinem Fall beim Wegkommen von meinen Abhängigkeiten geholfen hat. Während meines Aufenthalts, der zweieinhalb Jahre dauerte, habe ich Schritt für Schritt mit den Medikamenten aufgehört. Bei der Ankunft in der Klinik musste ich meine Pillen beim Ärzteteam abgeben. Sie übernahmen ihre Verwaltung. Das war nicht leicht für mich, weil gerade die Tabletten mir das Gefühl gaben, noch eine Art Kontrolle zu besitzen. Mit ihrer Abgabe gab ich alles, inklusive mich selbst, aus den Händen.

Das erste, was meine Betreuer taten, war, meinen Medikamentenverbrauch zu regulieren. Ich konnte nicht mehr wie gewohnt Pillen schlucken, wann immer ich sie nötig hatte. Ich bekam sie jetzt zu festen Zeiten ausgehändigt, ungefähr fünfmal am Tag. Sie verschrieben mir eine viel größere Menge eines anderen betäubenden, aber viel weniger abhängig machenden Mittels.

Zuerst fühlte sich das an wie ein Schlag mit dem Hammer, ich schlief fast den ganzen Tag. Und dann wurde die hohe Dosis Stückchen für Stückchen verringert. Man begann damit zu dem Zeitpunkt, an dem ich mich am wenigsten schlecht fühlte (früh morgens), die Mengen zu den anderen Zeiten blieben vorerst unverändert. Als das gut ging, wurden auch die anderen Dosierungen verringert.

Auf diesen blieb ich, bis die Entzugserscheinungen verschwunden waren. Sobald ich einigermaßen stabil war, wurde die Dosis erneut verringert, wieder frühmorgens, wenn es mir am besten ging. So setzte ich ab, bis der Moment gekommen war, täglich statt fünfmal nur noch viermal Pillen zu schlucken. Danach schaffte ich es von viermal auf dreimal usw., bis ich ganz davon weg war. Insgesamt dauerte das ungefähr ein halbes Jahr. Das ist gar nicht so lang, wenn man bedenkt, dass meine Abhängigkeit ja ungefähr drei Jahre gedauert hat.

Es ging nicht von selber, das Entziehen. Bei jedem Schritt reagierte mein Körper mit Entzugserscheinungen, mit Zittern, Schwindel, großer Unruhe. Es gab einen Nachhall bei allem, was ich hörte, und Wellen in dem, was ich sah. Der schwierigste Moment war die Stunde vor dem folgenden ›Schuss‹. Dann hatte ich das Gefühl, dass ich von meinen in mir schlummernden negativen Gefühlen, den Ungeheuern aus meiner Vergangenheit, überschwemmt werde und völlig durchdrehe. Ein paarmal ist der Entzug schiefgegangen, und ich verlor den Kopf. Es gab keine Grenze mehr zwischen mir und meiner Umgebung. Ich wurde von den Bildern und Geräuschen um mich herum aufgesogen, verschwand darin. In diesen Augenblicken war zum Glück immer jemand da, der mich zurückholte. Ich wurde festgehalten, und jemand sprach zu mir. Und langsam nahm alles wieder erkennbare Proportionen an.

Auch von meiner Alkoholsucht bin ich während meiner Aufnahme losgekommen. Im Krankenhaus konnte ich nicht unbemerkt trinken und musste deshalb auf die großen Mengen verzichten. Anfangs genehmigte ich mir manchmal ein Gläschen in einer Kneipe in der Nähe des Krankenhauses, aber als ich die Medikamente absetzen musste, war das auch vorbei. Noch Jahre danach habe ich keinen Tropfen angefasst, aus Angst, unmerklich doch wieder in die Abhängigkeit zurückzufallen. Auch weiche Drogen habe ich in diesen Jahren nicht mehr genommen. Ich wollte keinen Rausch mehr. Ich wollte nicht riskieren, erneut den Halt zu verlieren. Ich wollte mit beiden Beinen auf der Erde stehen und die Kontrolle über mein Leben nicht wieder aus der Hand geben. Eine Abstinenzlerin bin ich übrigens nicht geworden. So wie ich langsam festen Grund unter den Füßen gewann, verschwand auch die Bedrohung durch eine erneute Abhängigkeit. Im Lauf der Jahre lernte ich den Unterschied zwischen ›gemütlich ein Gläschen mittrinken‹ und ›das Elend ertränken‹. Ich weiß nun genau, wann es gefährlich ist zu trinken und wann nicht.

Mich selbst von meinen Abhängigkeiten befreien, ist einhergegangen mit mehr Zugriff auf mein Leben. Das ist ein wechselseitiger Prozess. Ich hatte mein Leben besser im Griff, weil ich keine Drogen mehr nahm. Und ich konnte den Gebrauch von Drogen und Psychopharmaka reduzieren, weil ich mein Leben in den Griff bekam. Dieser Prozess der Wiederherstellung konnte beginnen, weil ich es wagte, auf mein Leben zurückzublicken, auf das, was mit mir passiert war. Im Lauf der Jahre habe ich den Mut gefunden, dem in die Augen zu sehen, was ich mit all den Abhängigkeiten hatte zudecken wollen. Ich habe die Ungeheuer aus meiner Vergangenheit bekämpft, und um das tun zu können, musste ich sie erst zulassen und ihnen in die Augen sehen.

Inzwischen bin ich Frau meines eigenen Lebens. Das bedeutet für mich unter anderem, dass ich keine Angst mehr haben muss. Keine losgelassenen Ungeheuer oder krank machenden Abhängigkeiten mehr. Seit meiner Entzugsperiode vor mehr als zehn Jahren habe ich kaum noch Psychopharmaka geschluckt. Das war nicht immer ganz leicht. Manchmal wollte ich halt gern betäubt sein, mal eben nichts mehr fühlen. In diesen Momenten führte ich mir selbst vor Augen, dass Medikamente schlucken immer auch bedeutet, dass man wieder damit aufhören muss. Psychopharmaka lösen nichts; sie lassen dich nur eine Zeitlang die Augen schließen, so dass du die Wirklichkeit nicht anschauen musst.

*Aus dem Holländischen von Henning Tiemeier*

## Susanne Cortez

# Und zuletzt atypisch vorsichtig

*Neuroleptika: Amisulprid, Aripiprazol, Chlorprothixen, Haloperidol, Melperon, Olanzapin, Paliperidon, Pipamperon, Promethazin, Quetiapin, Risperidon / Tranquilizer: Lorazepam*

Eine Geschichte darüber, wie man aufhört, Psychopharmaka zu schlucken, muss eigentlich damit beginnen, wie man damit angefangen hat. Aufzuhören damit, Medikamente zu nehmen, bedeutet nämlich nicht nur, dass man physisch und psychisch davon loskommen muss. Man muss zudem den Mut aufbringen, sich einzugestehen, wie es so weit hatte kommen können.

2005 war ich 42 Jahre alt und trat eine Stelle an einer Schule in einem anderen Bundesland an. Von Beginn an wurde ich von einer älteren Kollegin gemobbt, die den Posten selber haben wollte, ohne dass ich das wusste. Es ging vom Aufdecken vermeintlicher Fehler, Anschwärzen bei den Putzfrauen bis zum Aufhetzen ihrer Klasse gegen mich, die sich daraufhin abscheulich benahm. Nach drei Monaten war ich fertig mit den Nerven und fand keinen

Schlaf mehr. Eines Nachts bekam ich einen Weinkrampf, ich weinte und weinte und konnte einfach nicht mehr aufhören.

Mein Weg führte mich zur Hausärztin, die mich wegen Burnout krankschrieb. Als ich nach drei Wochen immer noch nicht arbeitsfähig war, überwies sie mich in eine Tagesklinik, dort sollte ich Hilfe bekommen. Diese Tagesklinik arbeitete ziemlich viel mit Psychopharmaka, das sollte ich bald merken. Ich bekam zunächst Antidepressiva, die wieder abgesetzt wurden, als ich leicht manisch wurde. Entlassen – nicht in die Arbeitsfähigkeit, sondern mit der Diagnose »schizoaffektive Psychose« – wurde ich schließlich mit 800 mg Amisulprid.

Von Anfang an war die Medikation bei mir Teil des Problems, nicht der Lösung. Ich wurde lethargisch, dick, hatte Denkstörungen, war stark verlangsamt, also all das, was man sich unter »psychisch behindert« vorstellt. Trotzdem hielt ich es zwei Jahre lang aus. Dann setzte ich ab. Viel zu schnell, niemand hatte mich über mögliche Entzugsprobleme aufgeklärt.

Was soll ich sagen? Dieser Entzug wart fürchterlich. Stundenlange Angst- und Panikattacken. Derealisationserleben *(gestörte Wahrnehmung der Umwelt)*. Optische Halluzinationen. Übelkeit und unentwegtes Erbrechen. Gewichtsverlust von 30 kg in zwei Monaten. Diesen Zustand ertrug ich fast vier Monate. Dann, ich war zwangsuntergebracht in der Psychiatrie gelandet, ließ ich mich zu einem neuen Neuroleptikum überreden.

Später versuchte ich noch ein paarmal abzusetzen. Vermutlich zu schnell, auf jeden Fall litt ich bei jedem Versuch unter psychotischen Symptomen, beispielsweise dachte ich, die Welt bestehe aus Theaterkulissen, oder ich hörte Stimmen. Dann wurden neue Psychopharmaka gegeben. Eines davon, Risperidon *(Neuroleptikum)*, verursachte bei mir starke Ängste.

Ich bekam eine Menge verschiedener niedrigpotenter Neuroleptika gegen die Ängste, doch nichts half. Besser wurde es erst, als ich darauf bestand, Risperidon gegen Paliperidon[1] auszutauschen.

Mit der Zeit ging es seelisch aber immer schlechter. Ich wurde so depressiv, dass ich zeitweise nicht mehr leben wollte. Bald war ich Drehtürpatientin in der Geschlossenen und auf Grund starker Ängste und Zwänge unfähig,

---

1  Im Handel als Invega, Trevicta, Xeplion

auch nur alleine vor die Tür zu gehen. Unter anderem nahm ich die Neuroleptika Haloperidol, Quetiapin[1], Olanzapin, Risperidon, Paliperidon, Aripiprazol[2], außerdem Promethazin, Chlorprothixen, Melperon[3], Pipamperon[4] sowie den Benzodiazepin-Tranquilizer Lorazepam, oft gleichzeitig und in hoher Dosierung.

Meine Diagnosen lauteten außer der schizoaffektiven Psychose: Psychotische Depression, bipolare Störung, dissoziative Identitätsstörung und 2012, nach der letzten Psychose, attestierte man mir Schizophrenie! Ich war suizidal und verzweifelt.

Mein letztes Psychopharmakon, das ich nahm, nachdem mir Haloperidol eine Akathisie *(Bewegungsunruhe)* beschert hatte, war dann Quetiapin retard (Seroquel prolong) in einer Dosis von 800 mg.

**Auf der Suche nach einem Ausweg**

Irgendetwas trieb mich an, nicht aufzugeben. Ich hatte mal ein Leben: Familie, Studium, einen interessanten Beruf, eine längere Zeit im Ausland. Jetzt hatte ich nur noch Psychopharmaka. Ich konnte mich nicht damit abfinden, dass das alles vorbei sein sollte. Zwar hatte ich schon mehrere Absetzversuche hinter mir, die gescheitert waren, aber Scheitern bedeutet auch Erfahrungen sammeln. So kannte ich beispielsweise meine Entzugssymptome. Auf Kommentare wie »Das ist ein neuer Krankheitsschub!« würde ich nichts mehr geben.

2012 begann ich eine Psychotherapie, um herauszufinden, weshalb ich auf Stress und Angst mit seelischen Krisen reagiere. Kindheit und Jugend, sich abgrenzen können, Nein sagen lernen, Recht auf Pausen, das waren meine Themen.

Ich suchte mir einen neuen Psychiater außerhalb der Tagesklinikambulanz. Dieser war zwar gegen völliges Absetzen, aber er war für ein Verringern der

1  Im Handel als Quentiax, Quetheorie, Quetialan, Quetiapin, Sequase, Seroquel
2  Im Handel als Abilify, Alcartis, Arileto, AripiHexal, Aripilif, Aripipan, Aripiprazol, Arpoya
3  Im Handel als Buronil, Melperon
4  Im Handel als Dipiperon, Pipamperon

Dosis und sofort damit einverstanden, die 800 mg auf 400 mg zu reduzieren. (Indem ich mehrere Ärzte – Hausarzt, Neurologe, Psychiater – aufgesucht hatte, hatte ich einen Vorrat von allen möglichen Tablettendosierungen angelegt: 400 mg, 300 mg, 200 mg. [Tabletten à 100 mg gibt es nicht bei Seroquel prolong], 50 mg.) Ich fing bei 800 mg an.

1.-6. Woche: 600 mg (Ging gut.)

6.-12. Woche: 400 mg (Hier wollte mein Psychiater, dass ich aufhöre. Aber ich wollte weitermachen. Allmählich fühlte ich mich besser und schlief nicht mehr 16-20 Stunden täglich.)

12.-18. Woche: 300 mg

18.-24. Woche: 200 mg (Jetzt bekam ich leichte Angstgefühle.)

Ich ging wieder auf 250 mg hoch und wartete sechs Wochen, bis ich wieder okay war.

30.-36. Woche: 200 mg

36.-42. Woche: 150 mg

42.-52. Woche: 100 mg

Ein Jahr war rum und ich war immer noch am Ausschleichen!

53.-60. Woche: 50 mg (Eigentlich ging es mir gut. Ich überlegte, ob ich es bei dieser Dosis belasse.)

Jetzt stand ich vor einem Problem, dass die kleinste im Handel befindliche Dosiseinheit von Quetiapin retard 50 mg. Tabletten à 25 mg gibt es nur in unretardierter Form, also als Zubereitung, die die Freisetzung des Wirkstoffs nicht verzögert, wie die Retardformen es tut und woran mein Körper inzwischen gewöhnt war, sondern den Wirkstoff sofort komplett freisetzt. Trotzdem wollte ich es mit diesen unretardierten Tabletten versuchen. Nur wie kam ich an Tabletten à 25 mg?

Beim nächsten Termin sagte ich meinem Psychiater, dass ich Einschlafschwierigkeiten hätte, und fragte, ob er mir unretardiertes Seroquel verschreiben könne. Das tat er bereitwillig. Normalerweise bin ich ehrlich und bin der Meinung, man sollte als erwachsener Mensch mit seinem Arzt verhandeln können. Ich hatte allerdings zu oft erlebt, dass mir als psychiatrisierter Patientin kognitive Fähigkeiten abgesprochen wurden, daher vertraute ich in diesem Moment meinem Psychiater nicht.

Die unretardierten Tabletten à 25 mg hatten den Vorteil, dass ich sie mit einem extra dafür angeschafften Tablettenschneider teilen konnte. Also habe ich erst mal geteilt:

61.-64. Woche: 12.5 mg – 0 – 25 mg (Der nächste Schritt durfte erst erfolgen, wenn ich mich stabil und sicher fühlte. Wenn komische Angstgefühle auftauchen, war mir klar: erst mal NICHT weiter runter, denn das war das sichere Zeichen, dass mein Gehirn gerade mit Entzugssymptomen kämpft.)
65.-68. Woche: 12.5 mg – 0 – 12.5 mg
69.-72. Woche: 8.3 mg (gedrittelt!) – 0 – 12.5 mg
73.-76. Woche: 8.3 mg – 0 – 8.3 mg
77.-80. Woche: 4.15 mg – 0 – 8.3 mg

Meine Regel war: Je näher zur Null, desto kleiner mussten die Schritte werden. Zwischen 800 mg und 400 mg Seroquel habe ich keinen Unterschied gespürt. Zwischen 25 mg und 12 mg, holla die Waldfee, da spürte ich die Entzugssymptome ganz massiv.

81.-84. Woche: 12.5 mg (Nach wie vor mit dem Tablettenschneider.)
85.-88. Woche: weiterhin 12.5 mg (Ich trau mich nicht, den nächsten Schritt zu tun.)

Ab der 91. Woche habe ich geviertelt, wieder mit dem Tablettenschneider. Also 6.25 mg Seroquel zur Nacht. So langsam kam ich an eine fast homöopathische Dosis.

Am meisten Sorgen machte mir der »Sprung auf Null«, nämlich der Punkt, an dem frühere Versuche gescheitert waren. Normalerweise war es so: Nach dem totalen Absetzen fühlte ich mich super. Jemand sprach mal von »Absetz-Flitterwochen«. Zwei bis drei Wochen später begannen dann die Entzugssymptome. Es dauert ja, bis sich die im Körper angesammelten Depots auflösen, die Entzugssymptome treten naturgemäß zeitversetzt auf.

Körperlich war der Entzug zunächst durch eine deutliche Gewichtsabnahme gekennzeichnet, 30 kg, insbesondere zu Beginn des Absetzens. Allerdings wiege ich immer noch 20 kg mehr als vor Beginn der Neuroleptikaeinnahme. Und das, obwohl ich nicht mehr esse als damals.

Was ich sehr begrüßte: Ich schlief viel weniger. Statt 16-20 Stunden plötzlich nur noch acht bis zehn Stunden. Ich hatte viel mehr Zeit am Tag. Und meine Denkfähigkeit verbesserte sich enorm. Ich hatte lange keine einzige Seite in einem Buch lesen, keine Filme sehen können – aus dem Grund, weil ich gleich wieder vergaß, was ich zuvor gelesen oder gesehen hatte. Mein Kurzzeitgedächtnis war wie weg.

Personen hatte ich mir auch nicht merken können. Bei Tests waren meine kognitiven Fähigkeiten ganz unten. Das war ein großer Schlag für mich gewesen, weil ich mich immer auf meinen Verstand verlassen konnte. Als ich beim Absetzen bei 100 mg Seroquel ankam, verbesserte sich meine kognitive Leistung schlagartig, ab da ging es kontinuierlich bergauf.

Meine Gefühle überrannten mich. Ich war lange Jahre lang apathisch gewesen, nichts hatte mich im Inneren berührt. Ungefähr ab 200 mg Seroquel kamen die Gefühle wieder zurück – aber hallo. Ich wurde zur Heulsuse, erlebte hautnah mit, was mir andere Menschen erzählten. Die Tagesnachrichten konnte ich nicht mehr gucken vor lauter Weinen. Ich fand die entstandene Dünnhäutigkeit so anstrengend, dass ich um ein Haar wieder Neuroleptika genommen hätte.

Gott sei Dank hatte ich eine kompetente und freundliche Psychotherapeutin, die mir beistand, auch was meine inneren Gefühlswallungen betraf. Sie übte mit mir Abgrenzen, Nein sagen, Pausen machen, kurzum all das, was man nicht gut kann, wenn man plötzlich überaus sensibel und offen ist (und was ich früher, nebenbei bemerkt, auch schon nicht konnte).

Zum Ende hin war die Pillenschneiderei eine ziemliche Krümelei... Aber es hat sich für mich gelohnt, ich konnte wirklich komplett absetzen. In der insgesamt 94. Woche gehe ich raus. 2005, vor neun Jahren, hatte ich das erste Mal ein Neuroleptikum bekommen. 2014 bin ich auf Null. Fast 20 Monate habe ich zum Absetzen gebraucht.

## Die Zeit danach bis heute, 2019

Es dauerte noch zwei Monate, bis ich meiner Psychotherapeutin gestand, abgesetzt zu haben. Obwohl ich sie als sehr zugewandt empfunden hatte, hatte ich mich nicht getraut, sie offen über mein Absetzen zu informieren. Jetzt sprach sie freundlicherweise mit meinem Psychiater, und dieser reagierte Gott sei Dank weder beleidigt noch gekränkt, sondern professionell: »Versprechen Sie mir, dass Sie zu mir kommen, wenn Sie eine Veränderung bemerken?«

Wenn ich meine heutige Situation reflektiere, kann ich sagen: Ich habe mich geändert. Ich bin mitfühlender, freundlicher, geduldiger geworden. Ich bin oft traurig, weil ich Teile der Entwicklung meiner Kinder nicht mitbekommen habe. Ich habe ja fast die ganze Zeit nur geschlafen.

Geblieben ist, dass ich nicht genau weiß, was ich mit meinem Leben anfangen soll. Einen Knacks habe ich davongetragen. Ich leide unter einer gewissen Ziellosigkeit und habe eine Ahnung von Dingen, die sich andere nicht vorstellen können, worüber ich mit ihnen auch nicht reden kann. Wenn die Sprache auf den Job, auf Urlaubsreisen usw. kommt, kann ich nicht mitreden. Ich tu so vieles nicht, was Erwachsene in meinem Alter normalerweise tun.

Auch körperlich hat mich die lange Einnahme von Neuroleptika geschädigt. Ich habe eine Migräne und eine Polyneuropathie entwickelt, das heißt Sensibilitätsstörungen mit Taubheitsgefühlen, Kribbeln und Brennen in den Beinen, beides neurologische Erkrankungen. Vielleicht handelt es sich um anhaltende Entzugssymptome, deshalb sollte ich die Hoffnung nicht aufgeben, dass sie irgendwann wieder abklingen.

Im Moment hat sich alles eingependelt. Ich freue mich darüber, dass ich wieder mitfühlen kann, dass ich denken kann, dass ich mich freuen und auch, dass ich traurig sein kann.

**Michael Chmela**

# Entkommen

*Neuroleptika: Cisordinol, Dapotum, Haldol, Leponex, Melleril*

1983 erkrankte ich, 25-jährig, in schwierigen Lebensumständen, aber doch plötzlich, an einer ›Psychose‹. Meine Befindlichkeit wurde als Wahn eingestuft, und ich kam in das Grazer psychiatrische Krankenhaus (LSKH Feldhof), in dem ich medikamentös ruhiggestellt wurde. Zehn Tage später wurde ich mit Melleril entlassen. Als mein – 700 km weit angereister – Vater dreißig bis vierzig Menschen in Anstaltskleidung in einer Schlange auf Psychopharmaka warten und mich ins Gitterbett eingesperrt sah, erlitt er in der folgenden Nacht einen Herzinfarkt; fünf Jahre später starb er an dessen Folgen.

Ich brach damals (1983) mein Medizinstudium ab, das ich sieben Jahre zuvor begonnen hatte. Kurze Zeit darauf erfolgte die nächste Einweisung in eine Klinik, und zwar in der Nähe von Konstanz in Deutschland. Von 1983 bis 1991 war ich über 20mal in Psychiatrien eingesperrt, im Durchschnitt jeweils für circa drei Wochen.

Jetzt bekam ich Melleril und Haldol, unter denen ich extrem litt. Nicht nur wegen der körperlichen Nebenwirkungen, sondern vor allem wegen der Antriebslähmung, verbunden mit innerer Unruhe. Auf unbeschreibliche Weise war ich durch Neuroleptika vom (sozialen) Leben, ja sogar vom Leben in mir getrennt, mir wurde dies leidvoll bewusst, ich konnte aber dagegen nichts tun.

So setzte ich die Psychopharmaka ab, und der qualvolle Zustand verschwand. Aber drei Monate später kam der nächste ›Schub‹. Jetzt begann der Kreislauf. Die Krisen wurden exzessiver, happeningmäßig, aber niemals wurde ich gewalttätig.

Wieder musste ich ein Studium abbrechen (Sozialpädagogik), wieder psychiatrische Behandlung, wieder Neuroleptika, dieses Mal Dapotum *(Wirkstoff Fluphenazin)* und Cisordinol *(Wirkstoff Zuclopenthixol)* – das übelste von allen, nicht nur nach meiner Meinung; so gut wie alle Betroffenen empfinden es so. Ich litt wieder erheblich unter der Behandlung, aber niemand konnte die seelischen Schmerzen und die Verzweiflung, die die Psychopharmaka verursachten, glauben oder gar verstehen. Wenn ich diesen Zustand beschrieb, wurde mir dies als Widerstand oder als Symptom eines Krankheitsbilds interpretiert. Meine Lebensqualität wurde durch sie vernichtet, meine Lebenslust sank weit unter Null.

Doch ich wusste ja: Setze ich die Neuroleptika ab, würde die pharmakologische Depression vorbeigehen. Als ich Jahre später (1990/91) ein anderes Neuroleptikum fand und darauf bestand, dass dieses ausprobiert werde, hatte ich keine ›Widerstände‹, da es bei mir nicht diese fertigmachenden seelischen Wirkungen hatte. Dieses Mittel war Leponex *(Wirkstoff Clozapin)*. Leponex nahm ich ab Ende 1991 durchgehend bis circa Ende '94. Seit dieser Zeit hat sich meine Lebensqualität verbessert. Mit Haldol, Cisordinol oder Dapotum würde ich noch immer in der Drehtürpsychiatrie stecken oder wäre mittlerweile physisch und/oder psychisch zugrunde gegangen. Leponex war für mich eine Treppe in die Freiheit. Die Minimaldosierung, circa 2-3 mg einmal pro Tag (abends), verschlechterte meine Lebensqualität nicht. Natürlich war es spürbar, aber nicht besonders unangenehm. Eigentlich wäre ich auch glücklich gewesen, wenn ich mit dieser Dosis weitergelebt hätte.

Seit 1992 hatte ich keine psychotische Krise mehr, und seither arbeitete ich durchgehend. Hierzulande sind Leponex-Tagesdosen von mehreren hundert Milligramm üblich – 600 mg sind keine Seltenheit – ich ›verschrieb‹ mir aber über zwei Jahre lediglich eine Abenddosis (= Tagesdosis) nur von 2 bis 3 mg, und sie war wirksam. Aber so weit war es noch lange nicht.

Von '84 bis '86 hatte ich meine krisengeschütteltste Zeit durchlebt. 1990/ 91 war meine ›Irak-Krise‹ gefolgt, und im Sommer '91 hatte ich einen ›Trip on the wild side‹ nach Mailand unternommen; dies war meine letzte psychotische Episode. Am schlimmsten in all diesen Jahren war das unlösbare Dilemma: Nehme ich Neuroleptika, bin ich innerlich am Krepieren und schmerzhaft gefesselt und qualvoll depressiv (Symptome wie bei einem hirnlokalen Psychosyndrom, das heißt einer negativen Wesensveränderung als Folge einer organischen Hirnerkrankung) und tatsächlich gelähmt und von den einfachsten Dingen des Lebens abgeschnitten, Verzweiflung und Schmerz wachsen ins Unerträgliche, andererseits bin ich mir bewusst, dass das Absetzen der Neuroleptika mich wieder in die Mühlen der Psychiatrie zurückwirft.

Im Räderwerk. Eingeordnet, abgestempelt und etikettiert, mit negativen Zukunftsprophetien, Vorwürfen und Verachtung bedacht. Aber was tun? Persönlich wusste ich ja auch keinen Ausweg. Circa dreißig Bekannte, darunter Freunde und Freundinnen, nahmen sich in einer solchen Situation das Leben: Sie erhängten sich, knieten sich vor den Zug, starben an einer Überdosis oder schnitten sich die Pulsadern auf. Von Freitod kann man hier allerdings nicht sprechen.

Mit weit über 100 Menschen in meinem Bekannten- und Freundeskreis, die noch Neuroleptika nehmen müssen, verknüpfen mich intensive Begegnungen und Erfahrungen, ja Freundschaften (aus Wohngemeinschaften, Selbsthilfegruppen, gemeinsamen Psychiatrieaufenthalten usw.). Eigentlich ist niemand darunter, der die Neuroleptika endgültig oder zumindest für mehrere Jahre absetzen konnte. Einige von uns wurden in dem Sinn gesund, dass sie einer befriedigenden Arbeit nachgehen oder eine Familie gründeten.

Nach der dritten Einlieferung bekam ich die Diagnose ›schizoaffektive Psychose‹. Heute würde man das in Richtung ›manisch-depressiv‹ korrigieren.

Wie gelang es mir, das Leponex loszuwerden? Es waren ein kontinuierlicher Zustand der Stabilisierung und der Aufbau einer belastbaren und positiver eingestellten Persönlichkeit. Und irgendwann einmal fasste ich den Entschluss, niemanden mehr, auch mich nicht, durch weitere Exaltationen zu schädigen. Schließlich entstand die Bereitschaft, mich eigenständig in Behandlung zu geben, wenn der Ausritt zu ungestüm wurde und die Kräfte, die Energien nicht mehr beherrschbar waren. Sogar die Bereitschaft zu unverträglichen Medikamenten wuchs. Es war insgesamt eine Art Kapitulation, das heißt ich sah meine Ohnmacht in vielen Bereichen ein, sei das nun gesundheitlich oder gesellschaftlich. Ich akzeptierte eine Macht, die stärker ist als ich, eben eine göttliche, und war (und bin weiterhin) überzeugt davon, dass diese höhere Macht eine liebende ist. Wahrscheinlich ist dies nicht verstehbar, sondern nur erfahrbar.

Wichtig war auch der circa fünfzehn Monate lange Aufenthalt in einer therapeutischen Wohngemeinschaft (Haus Weizenkorn, Allgäu), in der ich ansatzweise praktisch arbeiten lernte. Seit 1992 lebe ich in eigenen Wohnungen und habe Jobs, die mir gefallen und interessant sind (Bibliothek, Archiv, Gärtnerei, Buchbinderei, Post usw.). Arbeit ist ein wertvoller Faktor für die Gesundheit und deshalb auch fürs Absetzen der Psychopharmaka, denn: Das Umfeld muss stimmen!

Das Absetzen des Leponex machte mir kaum Schwierigkeiten, und zwar deshalb, weil ich ein paar Wochen lang 50 bzw. 25 mg einnahm und dann auf 1 bis 3 mg (!) reduzierte, also nur noch ein Bröselchen nahm. Trotzdem kam es zu einem kurzen, aber intensiven Rebound, der allerdings folgenlos blieb.

Die Entwicklung, dass ich das Rebounderlebnis durchstehen konnte, hatte ich in den zehn Jahren davor gemacht. Wie ein Stehaufmännchen gab ich in Therapien und Selbsthilfegruppen nie auf, sondern arbeitete kontinuierlich an mir. Kraft schöpfte ich aus dem Glauben an einen liebenden Gott. Aber ich hatte auch Glück, denn: Mag der Rebound nur kurz und intensiv gewesen sein, mein Schicksal stand doch auf des Messers Schneide.

Das Absetzen ist letztlich ein ganzheitlicher Vorgang: Es kommt nicht nur auf die Wochen davor und die Wochen danach an, und der Absetzvorgang ist nicht nur ein chemisches Geschehen. Es kommt auf viele Faktoren an, nämlich auf mein Umfeld, mein psychisches Befinden, meine Persönlichkeit, meine Einstellung und Haltung, meine Werte und meine Kraft. Und es kommt auf meine Motivation an, und ob mir die Welt lebenswert erscheint oder nicht, ob ich eine Möglichkeit sehe, ein befriedigendes Leben außerhalb der Psychiatrie zu leben, ob ich meine Grenzen (die eigenen und die aufoktroyierten) akzeptiere oder nicht.

Beim Rebound kam mir zudem zugute, dass ich stark genug war, bewusst über ›den Weg in die Psychose‹ zu entscheiden. (1992 im Frühling, als ich meine letzte Psychose hatte, entschied ich mich bewusst dafür, psychotisch zu werden, und fuhr nach Mailand, intensiv aber lebensgefährlich.) Im Winter 93/94, als ich Leponex absetzte, entschied ich mich bewusst gegen einen psychotischen Rückfall. Als ich die sich verändernde Stimmung (das sowohl manische als auch bewusstseinsmäßige ›Abheben‹) bemerkte, das heißt sich der Durchbruch in eine andere Welt abzeichnete, wog ich ab, was mir das bringt. Gleichfalls erinnerte ich mich daran, welche Aufgaben, die in unmittelbarer Zukunft lagen, ich beim Einbruch einer Psychose nicht mehr hätte durchführen können. Ich erinnerte mich an die repressive Gewalt in der Psychiatrie und an das allgemeine Unverständnis, das mir und meiner Situation jeweils entgegengebracht wurde. Ein wesentlicher Grund für meinen Entschluss, mich nicht in die Psychose treiben zu lassen, bestand außerdem darin, dass ich den mich Liebenden und den von mir Geliebten durch das mit dem ›Abheben‹ und der nachfolgenden Psychiatrisierung verbundene Theater keine Schmerzen mehr bereiten wollte. Und schließlich hatte ich mittlerweile einiges zu verlieren: einen Beruf und viele schöne Erlebnisse und Dinge in dieser ›normalen‹ Welt. Ich bilanzierte, und das half.

Für mich war es unbedingt notwendig, eine gestörte und störende Familie zu verlassen. Seit zehn Jahren trinke ich überhaupt keinen Alkohol mehr und nehme keine Drogen. Die Alkoholabstinenz ist sehr wichtig, da der Alkohol einen von der Labilität in die Katastrophe kicken kann. Außerdem gab mir der bewusste Verzicht Stärke. Jetzt fällt er mir gar nicht mehr auf, da ich mich in eine (im weitesten Sinn) drogenfreie Kultur hineinentwickelt habe. Wichtig war zudem das Kennenlernen von EA-Gruppen und dem Zwölf-Schritte-Programm. Ich beherzige es heute noch und entwickle mich dadurch immer stärker in eine positive geistige Grundhaltung hinein, die ich auch zurückgespiegelt bekomme.

Lapidar gesprochen, wenn man älter wird, wird man auch ruhiger. Nicht unbedingt müder, aber bewusster und reifer. Der Weg nach vorne führt jetzt eher nach innen und oben, ohne die Gesinnung und Bemühung aufgegeben zu haben. Man wird bescheidener und sogar weiser, indem man sieht, was sich nicht ändern lässt, und Freude an den Entwicklungen hat, die sich vollzogen haben. Schon fast ein Vierteljahrhundert politisch bewusst miterlebt zu haben, gibt mir die Möglichkeit zum Überblick. In einem taoistischen Sinn wurde ich losgelöster.

# Absetzen mit Problemen

Oryx Cohen

## Crashkurs in Psychiatrie

*Neuroleptika: Risperdal, Zyprexa / Tranquilizer: Klonopin /*
*Phasenprophylaktika: Depakote*

Im Herbst 1999 hatte ich die erste von zwei großen spirituell-emotionalen Krisen; manche sagen dazu auch Verrücktheit. Ich war 26 und hatte gerade mein gewohntes und recht gewöhnliches Leben in Oregon hinter mir gelassen, um 3000 Meilen entfernt in Massachusetts weiterzustudieren. Die Belastung dieser neuen Erfahrung war zu groß. Nach einer Woche mit wenig Schlaf und mehreren wundervollen, seltsamen oder beängstigenden Erlebnissen hatte ich den Bezug zur Realität völlig verloren. Schließlich war ich überzeugt, mein Auto könne fliegen, und als ich auf einer kleinen Landstraße auf 80 Meilen/Stunde *(ca. 130 km/h)* beschleunigte um abzuheben, prallte ich hinten auf einen Lastwagen. Ich war sofort bewusstlos.

*Hallo Psychiatrie!*
Wie durch ein Wunder überlebte ich. Aber als die Ärzte zwei Tage später durch meine Mutter von meinem Verhalten erfuhren, verlegte man mich sofort in die psychiatrische Abteilung der Universitätsklinik in Worcester, Massachusetts. Ich hatte schreckliche Angst. Mir schwirrten Bilder von Elektroschocks, Lobotomie und »Einer flog über das Kuckucksnest« durch den Kopf. Natürlich benutzt man heutzutage meist Neuroleptika. Auf der Station mussten sich alle in Reih und Glied aufstellen und man zwang mich, Pillen zu schlucken, die ich freiwillig nie genommen hätte.

   Man sagte mir, ich sei manisch-depressiv und müsse wahrscheinlich für den Rest meines Lebens ›Medikamente‹ nehmen. Kein Wort von Nebenwirkungen, und natürlich hatte ich nie eine informierte Zustimmung erteilt. Zuletzt hieß es, ich bräuchte diese Substanzen wie der Diabetiker sein Insulin. Am 28. September 1999 verließ ich das Krankenhaus mit einem Rezept für 2000 mg Depakote und 1,5 mg Risperdal *(Neuroleptikum, Wirkstoff Risperidon)* täglich und mit dem Entschluss zu beweisen, dass sie in keiner Weise recht hatten.

Nach meiner Entlassung wurde mir ungefähr dreimal pro Woche schlecht, ich musste mich unkontrolliert übergeben. Erst hielt ich dies für eine Reaktion auf verdorbenes Essen, schlechte Pizza oder so. Als ich das in einem Telefonat mit meiner Psychiaterin Dr. Attiullah erwähnte, meinte sie nur:»Oh, das ist eine Nebenwirkung der Medikamente.« Hm. Wäre es nicht gut gewesen, das etwas früher zu erfahren?

*Auf der Suche nach Unterstützung*
Innerhalb eines Monats war ich bei vier verschiedenen Psychiatern. Als ich schließlich das gemütliche Büro von Dr. Ascher an der Universität von Massachusetts betrat, merkte er, dass ich völlig ›übermedikamentiert‹ war. Er reduzierte meine Risperdaldosis sofort um 0,5 mg und jeweils weitere 0,5 mg pro Folgewoche. So half er mir, innerhalb von zwei Wochen völlig vom Risperdal wegzukommen, ohne ›Rückfall‹ oder irgendwelche Absetzschwierigkeiten. Insgesamt hatte ich Risperdal zehn Wochen lang genommen.

Allerdings hatte ich durch das Depakote[1] schnell zwölf Kilo Übergewicht. An sich habe ich einen athletischen Körper, doch jetzt empfand ich mich als lustlos, träge und unattraktiv. Irgendwie fühlte ich, dass mich das Depakote (›Depascheiße‹ würde besser passen) in einen chronischen Patienten verwandeln würde. Etwas musste geschehen.

Sogar im vollgedröhnten Zustand war mir noch klar, wie wichtig Unterstützung beim Absetzen sein würde. Obwohl ich unbedingt vom Depakote loskommen wollte, wusste ich, dass es ungemein schwer sein würde, das Depakote alleine abzusetzen. Zu diesem Zeitpunkt vertraute meine ganze Familie den Ärzten. Jetzt weiß ich, dass sie sich um mich sorgten und Angst hat-

---

1 Antiepileptikum, Wirkstoff Valproinsäure, eingesetzt als Phasenprophylaktikum bzw. Stimmungsstabilisator; im Handel als Convulex, Depakine, Orfiril, Valpro, Valproat, Valproate

ten, mich zu verlieren. Aber ich glaube auch, dass sie fürchteten, ich sei psychisch krank und müsse »medikamentös« behandelt werden.

*Steile Lernkurve, allmähliches Absetzen*
Für mein Studium brauchte ich ein Forschungsprojekt. Ich nahm dies zum Anlass, Leute zu treffen und zu interviewen, die größere emotionale Krisen überwunden hatten und jetzt frei von Neuroleptika lebten. Ich rief David Oaks an, den damaligen Geschäftsführer von Support Coalition (jetzt MindFreedom International), und erzählte ihm von meinen Erlebnissen. Er schickte mir eine Kopie von *Dendron* (jetzt *MindFreedom Journal*). Die Zeitschrift machte mir klar, dass es Leute gibt, die die biologische Psychiatrie völlig ablehnen, frei von Neuroleptika leben, ›symptomfrei‹ sind und sich gemeinsam für soziale Gerechtigkeit einsetzen.

Gegen Semesterende und nachdem ich stufenweise die Depakotedosis verringert hatte, fand ich das Selbstvertrauen, mir das völlige Absetzen des Psychopharmakons vorzustellen. Meine körperlichen Verletzungen waren endlich verheilt, es war Frühling und ich wollte frei von all meinen Einschränkungen sein. Zu meiner Bestürzung wollte mir der sonst so unterstützende Dr. Ascher ein komplettes Absetzen nicht empfehlen – aus haftungsrechtlichen Gründen oder so ähnlich. Er würde mich zwar weiter betreuen, wenn ich absetze, aber es wäre allein meine Entscheidung. Ich war nur noch auf 250 mg und fühlte mich bereit.

Im Juni ging ich für den Sommer zurück nach Portland, Oregon. Ich nahm meine Pillen mit für den Fall, dass ich meinte, sie zu brauchen. Ich brauchte sie nicht. Es hatte neun Monate gedauert, aber ich war endlich von Depakote losgekommen. Ich fühlte mich frei.

*Prädestiniert für ein zweites Rendezvous mit der Psychiatrie?*
Jahre später, als ich mit dem Studium fertig war, beschloss ich, im psychosozialen Bereich zu arbeiten, um zu sehen, ob er wirklich so schlimm war, wie mir alle erzählt hatten. Ich bekam einen Job als Leiter eines Wohnheims für »Menschen mit schweren chronischen psychischen Krankheiten«.

Völlig gestresst, blieb ich nächtelang auf und machte Pläne. Innerhalb einer Woche wurden meine Gedanken und Aufzeichnungen immer bizarrer und verzweifelter. Ich merkte, was mit mir passierte, und das Entsetzten packte mich. Die Furcht machte alles nur noch schlimmer. Ich wusste, dass ich am Ausrasten war, aber ich wollte lieber sterben als zurück in die Psychiatrie. Ich war so verzweifelt, dass ich sogar etwas Depakote und Risperdal probierte, das ich in meinem Medizinschrank aufbewahrt hatte. Nichts half.

Diesmal machte ich wesentlich bessere Erfahrungen – hauptsächlich wegen des unterstützenden Netzwerks, das ich über die letzten zweieinhalb Jahre aufgebaut hatte. Meine damalige Freundin Kristin war die ganze Zeit bei mir und kam mit meiner eigenen, frischgedruckten »Support Coalition Oral History«[1] bewaffnet auf die psychiatrische Station.

Ich hatte mehrere Tage nicht geschlafen. Die psychiatrisch Tätigen zwangen mir keine Psychopharmaka auf, wahrscheinlich wegen der Fürsprache von Kristin und meinem Bruder Abe, allerdings überredete mein Bruder mich irgendwann, Schlaftabletten zu nehmen, weil ich offensichtlich etwas Schlaf brauchte. Fünf Minuten später schlief ich tief und fest.

Das Personal behandelte mich jetzt sehr gut. Natürlich waren sie nach wie vor fest vom medizinischen Modell überzeugt und man verschrieb mir einen netten Cocktail mit Zyprexa, Depakote und Klonopin *(Benzodiazepin-Tranquilizer, Wirkstoff Clonazepam)*. Nach einer Woche, in der ich ihre Gruppen besuchte und ihre Pillen schluckte wie ein braver Junge, wurde ich entlassen.

*Absetzen: Zweiter Versuch*

Meine Nerven lagen blank. Für ein paar Wochen konnte mich jede Kleinigkeit um den Verstand bringen. Ein unterbrochenes Telefongespräch beispielsweise rief Flashbacks verrückter Erfahrungen hervor und führte zu schrecklichen Panikattacken.

Der schlimmste Anfall kam, als ich wieder zu Dr. Ascher ging. Ich schämte mich fürchterlich. Dies hätte nicht wieder passieren dürfen. Nicht mir. Nicht nach all dem, was ich durchgemacht hatte. Kristin fuhr mich zum Termin, und alles war auf einmal wieder da. Der Autounfall. Die Autofahrt zu Kristins Eltern ein paar Wochen vorher, bei der ich durchgedreht war. Mir fiel al-

---

1 Dokumentation von Betroffenengeschichten über Missbrauch, Widerstand im psychiatrischen System und Genesung

les wieder ein und ich glaubte, mein Herz würde zerspringen. Die Panik saß mir in jeder Körperzelle. Mir war, als sei ich wieder in die andere Welt gezogen.

Abgesehen von meinen schlimmen Schamgefühlen lief der Termin mit Dr. Ascher ganz gut ab. Wenigstens ließ er mich nicht wieder einsperren. Und er gab mir einfühlsame Ratschläge, wie wichtig Schlaf sei. Aber er war immer noch Psychiater, wenn auch ein verständnisvoller und relativ guter. Aus seiner Sicht gab ihm mein ›Rückfall‹ guten Grund, bei Neuroleptika zu bleiben. Diesmal würde ihn mein Wunsch, die Psychopharmaka abzusetzen, nicht mehr so sehr interessieren.

Ich beschloss, alleine abzusetzen. Ich hatte das Gefühl, dass das Absetzen schwieriger würde, je länger ich das Zyprexa, Depakote und Klonopin nahm. Ich war auf durchschnittlichen Dosen von Zyprexa und Depakote. Zyprexa und Depakote setzte ich abrupt und ohne größere Probleme ab. Mein Zustand war noch etwas instabil, also hob ich die Packungen für Notfälle auf. So sehr ich das Zyprexa auch hasste, war ich ein paar Tage später nach einer neuen Panikattacke so verzweifelt, dass ich es doch wieder nahm. Das war das letzte Mal, dass ich Zyprexa schluckte. Auch Depakote nahm ich nie wieder.

Eine Weile schluckte ich zwei- oder dreimal pro Woche Klonopin, um besser schlafen zu können. Nach meiner letzten Krise, die entstand, als ich glaubte, ich bräuchte keinen Schlaf mehr, entwickelte ich geradezu eine Paranoia, nicht genügend Schlaf zu bekommen. Der Zusammenhang zwischen Schlaf und geistiger Gesundheit war mir jetzt sehr klar. Ich hatte solche Schlafprobleme, dass ich fürchtete, nie ohne Klonopin leben zu können. Und etwa einmal pro Woche hatte ich beim Einschlafen kleine Panikattacken, die sich wie Herzattacken anfühlten. Ich musste meine Klonopinabhängigkeit unbedingt in den Griff bekommen. Diesen Benzodiazepin-Tranquilizer nahm ich nur, wenn nichts anderes geholfen hatte. So experimentierte ich mit Baldrian und das half, wenn ich nur leichte Schlaflosigkeit hatte. Ich hatte Angst, nicht mal eine Nacht mit Schlafdefiziten auszuhalten.

Als es mir körperlich und psychisch besser ging, konnte ich die Einnahme von Klonopin auf einmal pro Woche drosseln, dann auf einmal alle zehn Tage, schließlich auf einmal alle zwei Wochen. Als Kristin und ich im Mai 2002 ungefähr 100 km nach Osten in ihre Heimatstadt Worcester zogen, nahm ich es nur noch alle drei Wochen. Die drei Monate seit meinem Psychi-atrieaufenthalt im Februar fühlten sich an wie ein Jahr, ich wurde mit jedem Tag stärker.

Natürlich half es mir, dass ich meine Arbeit mochte. Mein Gefühl, ein Ziel zu haben, blieb. Ich war glücklich mit meiner neuen bezahlten Stelle beim Consortium, einem Verein, der Psychiatriebetroffenen hilft, sich selbstständig zu machen, und auch mit meiner ehrenamtlichen Tätigkeit beim Freedom Center, einer nutzergeleiteten Organisation von psychiatriekritischen Aktivisten. Dadurch, dass ich 100 km von beiden Stellen entfernt wohnte, hatte ich einen gesunden Abstand von der Arbeit, von der ich überzeugt war, dass sie meine Lebensaufgabe wird. Ich reservierte die Wochenenden nur für mich und Kristin, eine Vereinbarung, an die ich mich noch immer halte.

Ich schämte mich allerdings immer noch sehr für meinen ›Rückfall‹. Dieser war mir ständig vor Augen. Ich werde nie den Standpunkt einnehmen, dass so etwas nicht wieder passieren kann. Mir war jetzt klar, dass dieser Zustand wahrscheinlich wiederkommt, wenn ich sehr gestresst bin und wenig geschlafen habe. Mit diesem Wissen fühlte ich mich ziemlich verletzlich. Aber jetzt weiß ich, wo meine Verletzlichkeit ist, und kann mich schützen.

Ich fing an, regelmäßig zu den Treffen des Freedom Center zu gehen. Je häufiger ich hinging, desto mehr halfen sie mir. Das Modell der gegenseitigen Unterstützung fand ich viel hilfreicher als die kustodiale Arzt-Patient-Beziehung, wo unsereins von oben herab behandelt wird. Ich bin auch ein wenig stolz, dass ich diese Gruppe mitgegründet habe. Zu unserem wöchentlichen Treffen kommen immer zwischen acht und zwanzig Leuten. Die erfahreneren Mitglieder wechseln sich mit der Moderation der Treffen ab. Es ist erfrischend, über alles reden zu können und nie verurteilt zu werden.

Im September 2002 nahm ich zum letzten Mal Klonopin. Ich hatte die Unterstützung der Leute vom Freedom Center und diesmal auch von meiner Familie. Der Einzige, der diesen Schritt nicht unterstützte, war mein Psychiater Dr. Ascher.

*Leben trainieren*

Ein weiterer Grund für meine Lebensfreude ist, dass ich außer der Arbeit noch andere Interessen habe. Ich bin ein großer Fan von Sport und Wettkämpfen, spiele jedes Jahr in Basketball-Ligarunden mit. Wenn sich in mir Stress aufbaut und meine Schlafprobleme zunehmen, gehe ich Basketball spielen oder joggen. Ordentlich zum Schwitzen zu kommen löst Spannungen. Kurz nach dem Trainieren werde ich viel lockerer und der Schlafrhythmus pendelt sich wieder ein. Für mich ist Ausgleichssport eine tolle Alternative zu Neuroleptika.

*Eine echte Zukunft*

Der wichtigste Bestandteil meiner Wiederherstellung ist neben meiner Unverwüstlichkeit und persönlichen Stärke zweifelsfrei meine lebensbejahende Liebe zu Kristin. Auch als ich ihre Treue bezweifelte, war sie die ganze Zeit für mich da. Sie blieb an meiner Seite, als sie nicht wusste, ob ich je zu mir zurückfinden würde. Und Kristin vertraute mir bei meiner Beurteilung der Psychopharmaka, das tut sie auch heute noch. Am 12. Juni 2004 heirateten wir. Jetzt, wo die Psychiatrie aus meinem Leben verschwunden ist, und mit den anderen Freundinnen und Freunden, die ich auf dieser unglaublichen Reise gefunden habe, habe ich das Gefühl, eine echte Zukunft zu haben.

*Aus dem Amerikanischen von Pia Kempker*

**Hannelore Reetz**

# Sucht oder Suche

*Tranquilizer: Tranxilium*

Auf der Suche nach dem Ursprung meiner Sucht stoße ich immer wieder auf meine Kindheit. Die Atmosphäre in meinem Elternhaus empfand ich als bedrückend und beängstigend. Es wurde sehr viel Wert auf Leistung und verstandesmäßiges Denken gelegt. Dadurch verlernte ich frühzeitig den Zugang zu meinen Bedürfnissen und Gefühlen. Ich entwickelte mich zu einem gehemmten, allzu rücksichtsvollen Menschen. Mit 16 Jahren lernte ich meinen ersten Freund kennen, mit dem ich zwei Jahre später verheiratet war. Mein erstes Kind bekam ich mit 18 Jahren, das zweite war drei Jahre später unterwegs. Während dieser Schwangerschaft betrog mich mein Ehemann und verließ mich und unsere beiden Töchter wegen einer anderen Frau. Zu dem Gefühl der Wertlosigkeit gesellten sich Existenz- und Versagensängste, die mich auch nachts nicht mehr losließen.

Ich hatte nicht gelernt, über Gefühle oder Probleme zu sprechen, und ich besaß zu niemandem Vertrauen. Um wenigstens nachts Ruhe zu finden, ging ich in eine Apotheke und fragte nach einem Schlafmittel. Dies wurde mir ohne weiteres verkauft. Es waren bromhaltige Exemplare, die damals noch frei auf dem Markt zu kaufen waren. Nun konnte ich nachts wieder schlafen. Dadurch hatte ich Kraft für den nächsten Tag.

Nach etwa vier Wochen brauchte ich eine höhere Dosis, um die gewünschte Wirkung zu erzielen. Ich empfand tief innerlich Schuldgefühle und schämte mich, dass ich nun ohne Schlafmittel nicht mehr auskam. Reihum wurden von mir mehrere Apotheken abgeklappert. Es wäre ja aufgefallen, wenn ich meinen Konsum in nur einer Apotheke gedeckt hätte.

Als der Termin meiner Scheidung näher rückte, brauchte ich auch tagsüber Tabletten. Dass ich eventuell medikamentenabhängig war und Behandlung brauchte, kam mir nicht in den Sinn. Am Tag meiner Scheidung war ich so vollgepumpt mit Tabletten, dass es sogar meiner Familie auffiel. Nach der Androhung, dass man mir die Kinder wegnimmt, ging ich für sechs Wochen in ein psychiatrisches Krankenhaus. In diesem Jahr 1967 war ich 23 Jahre alt.

Im Krankenhaus wurde mir vermittelt, ich würde mein Leben und meine Gesundheit ruinieren. Ich wusste nicht, dass ich an einer Krankheit litt, und hoffte nur, wieder natürlichen Schlaf zu finden. Leider waren auch nach sechs Wochen meine Ängste und Befürchtungen nicht weg, im Gegenteil, ich empfand sie stärker als je zuvor. Nun hatte ich auch noch zusätzlich Angst, dass man mir meine Kinder wegnehmen würde, wenn ich darüber sprach. An dem Tag, als ich entlassen wurde, schlich ich nachts, als die Kinder schliefen, in die Notdienstapotheke und versorgte mich mit Schlaftabletten.

1976 wurden bromhaltige Tabletten vom Gesetzgeber unter Rezeptpflicht gestellt. Ich ging zu einem Psychiater, verschwieg wohlweislich meine vorangegangene Tablettenkarriere und bekam von ihm Tranxilium[1] verordnet, ein Benzodiazepin. Zuerst wirkten die Tabletten nicht. Ich war zwar ruhig, konnte aber nachts nicht schlafen. Nach etwa 14 Tagen waren jedoch meine Angstzustände verschwunden, ich fühlte mich so frei wie noch nie im Leben. So nach und nach schaute ich sogar auf die Menschen herab, die Gefühle hatten und auch zeigten. Ich fühlte mich irdisch nicht mehr richtig zugehörig, irgendwie abgehoben.

Ich funktionierte wie ein Roboter. Ich konnte acht Stunden am Tag arbeiten, den Haushalt und meine Kinder versorgen. Von nun an hatte ich keine Probleme mehr. Sogar im Fitnessstudio meldete ich mich an und vollbrachte Höchstleistungen an den Geräten. Zum erstenmal im Leben fühlte ich mich vollwertig. Ich war ohne Angst und leistungsfähig! Oft brauchte ich mir nur das Rezept in der Praxis abzuholen, ohne dass es zu einer Konsultation mit dem Arzt kam.

Ich lernte einen Arbeitskollegen kennen und lieben. Wir zogen zusammen und heirateten einige Monate später. So nebenbei erzählte ich ihm von meiner Tablettensucht, was für ihn jedoch ohne Bedeutung war. Während der ersten Zeit meiner Ehe konnte ich den Tablettenkonsum reduzieren, allerdings brauchte ich bei Auseinandersetzungen eine höhere Dosis. Hin und wieder bekam ich Gewissensbisse. Dann reduzierte ich einfach die Dosis und trank statt dessen Alkohol. Mein Mann wunderte sich, dass ich nichts vertrug. Diese Kombination zeigte eine verheerende Wirkung. Je nach Stimmungslage wurden die Hochs höher und die Tiefs tiefer. Ich kam nun in die Wechseljahre, damit schienen die Stimmungsschwankungen hinreichend erklärt.

Ein Gefühl der absoluten Leere und des Lebensüberdrusses machte sich immer mehr in mir breit. Eines Tages schluckte ich unkontrolliert viele Tabletten und trank dazu Alkohol. Ob ich damals wirklich die Absicht hatte, mir das Leben zu nehmen, kann ich heute nicht mehr sagen. Es waren die ersten verzweifelten Hilferufe. Ich wurde in die geschlossene Abteilung einer Psychiatrie eingewiesen. Noch immer brachte ich nicht den Mut auf, über

---

1 Benzodiazepin-Tranquilizer, Wirkstoff Dikaliumclorazepat; im Handel als Clorazepate Zentiva, Tranxilium

meinen Tablettenkonsum zu sprechen. Ich hatte Angst vor der Trennung von
meinem Mann und von den Tabletten.

Die Einweisungen ins Krankenhaus häuften sich mit der Zeit, ich fühlte
mich dort geborgen. Bei meinem letzten Aufenthalt in der Waldhaus-Klinik
nahm ich versteckt im Futter meiner Handtasche Tranxilium mit. Als der Vorrat entdeckt wurde, fühlte ich mich entsetzlich blamiert. Mir wurde angeboten,
auf der dortigen Suchtstation eine viermonatige Therapie zu machen. Ich fühlte mich furchtbar elend bei dem Gedanken daran. Seit 25 Jahren schluckte ich
mit kurzen Unterbrechungen Tabletten. Ich war jetzt 46 Jahre alt, hatte keine
Vorstellung, wie ich mein Leben ohne die Hilfsmittel bewältigen sollte.

Entscheidend für meinen Entschluss zur Therapie 1990 war die Aussicht,
Oma zu werden. Ich wollte für mein erstes Enkelkind clean sein. Erfüllt von
Panikattacken trat ich nun zum Entzug an.

Während der ersten Zeit kann ich mich nur an unsagbare Schmerzen im
Nacken erinnern, dort saß die Angst. Ich fühlte mich skalpiert, überhaupt
ohne schützende Haut. Es gab hier auch keine Schmerzmittel mehr. Nachts
fand ich keinen Schlaf. Einzig der Wunsch zu leben ließ mich aushalten.

Mir blieb nicht viel Zeit zum Nachdenken. Der Tag begann mit Frühsport.
Es folgte eine Aufklärung über die Krankheit der Medikamentenabhängigkeit aus medizinischer Sicht. Spaziergänge, Waldlauf und Beschäftigungs-
therapie halfen über die erste Zeit hinweg. Am wichtigsten waren jedoch für
mich die Gespräche in der Gruppe und einzeln mit der Therapeutin.

Mit den anderen Betroffenen lebte ich auf engstem Raum. Wir standen unter Suchtdruck. Die eigene Problematik und die der anderen zu ertragen, war
eine große Belastung. Es gab keine Möglichkeit, sich zurückzuziehen. Eines
Tages stand ich kurz vorm Durchdrehen. Ich wollte auf der Stelle nach Hause. Ich tat etwas, was ich noch nie getan hatte: Ich redete vor allen offen in der
Gruppe darüber und machte mich angreifbar. Als mir vom Therapeuten un-
terstellt wurde, dass ich wieder schlucken wolle, fühlte ich in mir Wut aufsteigen. Dies war das erste wahre Gefühl, was ich empfand. Die anschließende Trauer und das unendliche Selbstmitleid ließen mich hilflos erkennen,
dass ich süchtig bin und dies akzeptieren musste.

Ich litt unter ausgeprägten Stimmungsschwankungen und hatte große
Schwierigkeiten, meine Empfindsamkeit anzunehmen. Ich hatte Schuld- und

Minderwertigkeitsgefühle und konnte keine Kritik vertragen. Mir wurde bewusst, dass ich nicht nur von Pillen, sondern auch von der Meinung und dem Urteil anderer Menschen abhängig war. Ich brauchte so dringend das Gefühl, geliebt zu werden.

In der Klinik wurden Angehörigengruppen angeboten. Mein Mann nahm regelmäßig an diesen ›Elternabenden‹, wie ich sie nannte, teil. Von Anfang an redete ich mit ihm über all meine Gefühle, das war uns eine große Hilfe. Die Zeit im Krankenhaus verging schnell. Als ich entlassen wurde, konnte ich schon vier Stunden schlafen.

Seitens der Therapeuten wurde mir geraten, sofort nach Entlassung meine Arbeit wieder aufzunehmen. Ich fand keine Ruhe, weil ich Angst davor hatte. Klopfenden Herzens ging ich zu meiner Vorgesetzten und klärte sie über meine Suchtkrankheit auf. Dadurch verringerte sich die Angst vor dem Arbeitsanfang.

Draußen hatte ich eine Gruppe vom Kreuz-Bund gefunden, die ich regelmäßig aufsuchte. Hier wurde viel über Gefühle gesprochen. Die erste Zeit traute ich mich nicht, vor den anderen zu reden. Das Zuhören füllte mich zunächst aus. Immer wieder wurde ich aufgefordert, über mich zu reden, und nach einiger Zeit klopfte mein Herz nicht mehr bis zum Hals. In der Gruppe fühlte ich mich angenommen wie in einer Familie.

Mir wurde vermittelt, dass ich mein Leben ändern solle. Doch wie, galt es selbst herauszufinden. Ich kannte ja meine Bedürfnisse nicht. Stets hatte ich funktioniert und gelebt, wie andere es von mir erwarteten. Mein neues Leben wurde begleitet von überwiegend miesen Gefühlen. Manche Tage waren ausgefüllt mit Druck im Kopf. Ich fühlte mich eingezwängt und konnte nicht richtig durchatmen, bis ich spürte, dass da 100000 Männchen im Hinterkopf nach Stoff winselten. Es blieb mir nichts anderes übrig, als mir meine Sucht einzugestehen. Ich redete sogar mit diesen hinterhältigen Männchen, indem ich ihnen sagte: »Ihr bekommt nichts, auch wenn ihr noch so schreit.« Das half über den schlimmsten Suchtdruck hinweg.

Mein Mann und ich hatten herausgefunden, dass in solchen Situationen das Autofahren half. Durch den Wegfall der Mauer hatten wir die Möglichkeit, das Umland von Berlin kennenzulernen. Das Fahren im Auto und anschließende Spaziergänge in der Natur beruhigten mich.

Ich war Oma geworden. Einmal in der Woche war ich mit meinem Enkel zusammen, auf diese Tage freute ich mich besonders. Diese liebevollen Gefühle für den kleinen Menschen genoss ich. Wie anders wäre es doch gewesen, hätte ich noch Tabletten geschluckt.

Die jahrelange Übung im Unterdrücken von Gefühlen ließ mich im täglichen Leben schon bei Kleinigkeiten ausrasten. Es dauerte recht lange, bis ich Ärger, Wut, Trauer oder Freude als solche einordnen und mit ihnen leben lernte. Ich reagierte irritiert, fühlte mich oft schuldig und ärgerte mich, weil ich es nicht schaffte, unabhängig von vermeintlicher Bewertung zu leben.

Ich besuchte ein Wochenendseminar, das von der Volkshochschule angeboten wurde. Es hieß »Umgang mit Hemmungen«. Ein Stückchen kam ich mir hierbei näher, indem ich erkannte, dass ich als Folge meiner Erziehung ein Mensch geworden war, der aus Angst vor Bestrafung perfekt sein wollte. Auf Dauer war es anstrengend, sich keine Fehler zu gestatten. All diese Erkenntnisse machten mich nicht wirklich glücklich, weil ich sie noch nicht umsetzen konnte. Ich besuchte weitere Kurse, einer hieß »Konfliktfähigkeit erwerben«. Zumindest war ich stolz auf mich, dass ich allein ohne Schuldgefühle hingehen konnte, obwohl ich meinen Mann an manchen Wochenenden sich selbst überließ. Viel Freude machte mir auch Aquarellmalerei, die ich an der Volkshochschule lernte.

Nach drei Jahren Nüchternheit kam noch immer der Suchtdruck in regelmäßigen Abständen. Als wir in eine andere Wohnung zogen, ich aus meiner gewohnten Umgebung gerissen wurde, wollten mich die ›Mieslinge‹ im Kopf mit besonderem Nachdruck runterziehen. Durch einen glücklichen Zufall bekam ich die Adresse von einer Gruppe cleaner medikamentenabhängiger Frauen, die ich in der Beratungsstelle ›Schwindel-Frei‹ zu einem Vorgespräch aufsuchte.

Einmal in der Woche trafen sich die Frauen, und gleich beim ersten Gruppentreffen spürte ich, dass ich mich hier besser öffnen konnte. Die Gruppe wurde von einer Psychologin geleitet, die Erfahrung im Bereich des Tablettenentzugs hatte. Ich erfuhr, dass nach jahrelanger Tabletteneinnahme der Entzug bis zu fünf Jahren dauern kann. Auf der einen Seite fühlte ich Erleichterung über das neue Wissen, auf der anderen Seite fieberte ich nun den noch fehlenden zwei Jahren entgegen.

Noch immer war da ein Sehnen nach dem konfliktfreien Leben in mir. Wie oft wollte ich den Weg nicht sehen, den ich schon hinter mich gebracht hatte, ich wollte immer noch mehr und möglichst sofort. Hier lernte ich, dieses ›Suchtdenken‹ in kleinen Schritten abzubauen. Zunächst erkannte ich meine Unfähigkeit, mich abzugrenzen. Ich verhielt mich unsicher, wenn andere ihre Probleme auf mich verlagern wollten, und erkannte immer erst hinterher, was wirklich zu mir gehört. Auch kümmerte ich mich recht häufig um die Sorgen anderer, um nur nicht am Eigenen zu rühren.

Die Vermeidung von Auseinandersetzungen, der Zwang, es allen recht zu machen, möglichst nicht die Selbstbeherrschung zu verlieren, führten bei mir zu Druck. Manchmal glaube ich, dass ich mit diesem Thema bis an mein Lebensende beschäftigt sein werde. Das tief in mir verankerte Gefühl, keine Daseinsberechtigung zu haben, ist stark damit verbunden. Wahrscheinlich führten die Angst vor Verletzung und Enttäuschung zur Selbstzerstörung.

Zeitweise hatte ich das Gefühl, all meine Zellen wären negativ programmiert, und ich musste erstaunt feststellen, dass ich schöne, zufriedene Gefühle über einen längeren Zeitraum nicht aushalten konnte. Die miesen waren mir vertraut, damit konnte ich umgehen.

Geburtstage, Weihnachten, Feste aller Art, besonders im Familienkreis, wurden zur Qual. Schon immer hatte ich während dieser Zeiten vermehrt zu Alkohol und Tabletten gegriffen. Hier war ich rückfallgefährdet. Ich hatte mich geändert, aber die anderen nicht. Ich hatte gelernt, mit anderen Gruppenmitgliedern und meinem Mann, auch mit einigen wenigen Freunden über Gefühle zu reden, was ich als spannend und interessant empfand. Das Blabla in der normalen Gesellschaft langweilte mich. Oft fiel ich dabei in alte Verhaltensweisen zurück, indem ich den Pausenclown spielte. Auch verbarg ich die Gefühle vor meiner Familie, weil sie noch immer als Schwäche gewertet wurden und ich mir nicht mehr darin rumbohren lassen wollte. Lange Zeit war ich das schwarze Schaf, was meiner Familie wohl im Hinblick auf ihre eigenen Unzulänglichkeiten ganz gelegen kam.

In der Zeit nach dem Absetzen bereiteten mir häufig auftretende grippale Infekte starke körperliche Beschwerden. Mehrere von mir aufgesuchte Ärzte verordneten Schmerzmittel und Antibiotika, obwohl ich stets auf meine Tablettensucht aufmerksam machte. Ich habe die angebotenen Tabletten abge-

lehnt und dabei das Unverständnis der Ärzte in Kauf genommen. Die Arzt-
besuche stellte ich gänzlich ein, ich behandelte mich selbst. Alte Hausmittel
wie Inhalieren, Brust-Einreiben oder Kräutertee machten zwar mehr Umstände, die Erkältung dauerte länger, jedoch kamen die Infekte immer seltener.

Mein Beruf wurde mir im Lauf der Zeit immer mehr zur Last. Ich saß seit
etlichen Jahren an der Schreibmaschine und tippte. Nacken und Rücken
schmerzten ständig, nicht nur durch Angst, sondern auch durch Verschleiß.
Seitens des Arbeitsamts wurde mir eine Umschulung zur Buchhalterin angeboten. Ich ging ein Jahr zur Schule und war stolz auf das gute Zeugnis, welches ich bekam. Leider hatte ich ohne Berufserfahrung und in meinem Alter
keine Chance auf Einstellung. Enttäuscht spürte ich Bockigkeit und Trotz in
mir aufsteigen. Gedanken wie ›Dann hätte ich ja gleich weiterschlucken können‹ dachte ich einfach zu Ende mit dem Ergebnis der Einsicht, dass trotz
aller äußeren Umstände ein Leben ohne Tabletten doch dem schleichenden
Tod vorzuziehen sei. Ein von mir beantragter Schwerbehindertenausweis
wurde mit der Begründung abgelehnt, dass nach fünf Jahren die Suchterkran-
kung ausgeheilt sei. Lediglich für meinen kaputten Rücken stünden mir bis
ans Lebensende 20 % zu. Wut, Verbitterung und das Gefühl, ungerecht behandelt worden zu sein, ließen mir für einige Zeit keine Ruhe, bis ich erkannte, dass ich für meine sozial nicht anerkannte Krankheit ganz allein die Verantwortung zu tragen habe. Mit dieser Erkenntnis fühlte ich Dankbarkeit,
dass ich es bis jetzt geschafft hatte.

Viele Gruppenmitglieder der Anonymen Alkoholiker waren seit mehr als
zehn Jahren trocken oder clean und hatten einen großen Erfahrungsschatz im
Hinblick auf die Hinterlist der Sucht und die Technik, ihr ein Schnippchen zu
schlagen. Weiter halfen mir Yoga und Meditation, zu meiner Mitte zu finden.
Beim Meditieren lernte ich, mich auf einen einzigen Gedanken zu konzentrieren und abzuschalten.

Aus meiner heutigen Sicht stelle ich fest, dass der Weg zur Nüchternheit
nur mit Eigenverantwortung, einer gehörigen Portion Mut, Abgrenzung und
Suchen nach eigenen Bedürfnissen zu schaffen ist. Für mich persönlich war
dabei das Allerwichtigste, am Ball zu bleiben und zu reden. Der Weg ist dor-
nig, aber es lohnt sich zu leben.

# Gegengewichte

### Ulrich Lindner
### Ich laufe um mein Leben
### Wie ich die Heilung meiner Depressionen erreichte

*Neuroleptika: Taxilan, Truxal / Antidepressiva: Anafranil, Saroten /*
*Antidepressiva-Tranquilizer-Kombination: Limbatril /*
*Phasenprophylaktika: Lithium / Tranquilizer: Valium*

Die entscheidende Frage auf meinem vierjährigen Heilungsweg war, ob ich ohne Psychopharmaka leben kann. Denn aus dieser chemischen Keule entstanden die Gitterstäbe meiner Gefängniszelle, in die ich für 33 Jahre hineingeraten war. Erst nachdem ich sie zersägt hatte, konnte ich in die Freiheit gelangen.

Angefangen haben meine Probleme mit meiner Zeugung: Meine Mutter hatte mit vier Söhnen schon genug Arbeit am Hals, und nun kam mit mir noch ein fünfter. Wenn ich doch wenigstens ein Mädchen geworden wäre! Um so erstaunlicher ist es, wie liebevoll mich meine Mutter dennoch angenommen und erzogen hat. Für meine großen Brüder war ich das fünfte Rad am Wagen, völlig überflüssig. In der ganzen Kindheit saß meine Mutter jeden Abend an meinem Bett, betete und las mir biblische Geschichten vor. Am liebsten hatte ich den Band »Vom lieben Heiland«.

Mein Vater war stolz auf seine Söhne. Natürlich sollten sie so tüchtig werden wie er, der akademische Senkrechtstarter in seiner Familie. Als erfolgreicher praktischer Arzt und Geburtshelfer und engagierter Christ wollte er für dreierlei leben: in erster Linie für seine Familie, zweitens für seinen Beruf und drittens für seine Kirche. Im Nationalsozialismus leistete er passiven Widerstand. Er verweigerte den Hitlergruß und sagte statt dessen nur »Heil!« Zur Erklärung hieß es im Familienkreis: »Das Heil kommt von unserem Heiland Jesus.«

Wie an meinen Brüdern setzte mein Vater auch an mir die damals neuesten ›wissenschaftlichen‹ Erkenntnisse in die Praxis um. So durfte mich meine Mutter nicht stillen, da man so praktische Säuglingsnahrung erfunden hatte. Die meiste Zeit verbrachte ich in meinem Kinderwagen auf dem Balkon und schrie mich in die Verzweiflung hinein. Ärgerliche Nachbarn erhielten die Auskunft, dies sei notwendig, damit ich eine kräftige Lunge bekomme. Mein anhaltendes Bettnässen bekämpfte mein Vater damit, dass er meine Genitalien mit Äther besprühte und dazu »Kälte, Kälte« rief.

Ich war fünf Jahre alt, als mein Vater sich das Leben nahm. Nach langen Wochen wurde seine Leiche in einem Hamburger Fleet aufgefunden. Ich sehe meine Mutter noch mit dem Kopf gegen die Schlafzimmerwand gelehnt und weinen: »Dass er uns das hat antun können!« Ein Jahr später sank meine Vaterstadt bei einem Angriff der alliierten Luftwaffe in Schutt und Asche.

In den Nachkriegsjahren erlebte ich Erfreuliches, aber auch Kritisches. Unter anderem ging ich eine Ehe ein, die sowohl mich als auch meine Ehefrau wenig glücklich machte. Unser Sohn, den ich 15 Jahre als Hausmann begleitete, hat sich sehr gut entwickelt.

**So macht man eine Krise chronisch**

Meine geistlich-religiöse Entwicklung verdanke ich meinen großzügigen pietistischen Eltern, viel aber auch meiner Kirche. In meinem Taufspruch findet sich Gottes Zusage: »Und ich habe dich lieb.« Mein Konfirmationsspruch ist das dreifache Liebesgebot nach Matthäus 22, 37-39: »Du sollst lieben Gott, deinen Herrn, von ganzem Herzen, von ganzer Seele und von ganzem Gemüte«. Dies ist das vornehmste und größte Gebot. Das andere aber ist ihm gleich: »Du sollst deinen Nächsten lieben wie dich selbst.«

Damit ist mir der Schlüssel zu meinem Leben anvertraut worden. Mein Verhängnis war, es nur als doppeltes Liebesgebot zu verstehen: Ich habe dazusein für Gott und für den Nächsten. Dass ich beide nur lieben kann, wenn ich mich selber liebevoll angenommen habe, das erkannte ich erst auf meinem Heilungsweg. Vorher wusste ich mit mir selbst eigentlich nichts anzufangen, vor allem war mir unbekannt, dass ich mich für meine eigenen vitalen Interessen ganz einsetzen muss. Selbstfindung und Selbstverwirklichung waren für mich Fremdwörter, die ich auch gar nicht mit meiner christlichen

Existenz hätte vereinbaren können. So erfuhr ich im christlichen Bereich neben all dem Hilfreichen auch viel Krankmachendes.

Die Depressionen hatten mich seit dem Herbst 1959 immer wieder schlimm gepackt. In meiner Verzweiflung wandte ich mich als Student über längere Zeit in Hamburg an vier hilfsbereite Theologieprofessoren. Der bekannteste war Helmut Thielicke. Seine mehrbändige Ethik und Dogmatik sind beachtlich. Ich lernte ihn vor allem als großen Prediger und Seelsorger schätzen. Wie oft lauschte ich seinen Predigten in der überfüllten Hauptkirche St. Michaelis! Der Arbeit zu meinem zweiten Examen legte ich seine Vaterunser-Predigten zugrunde. Seine praxisbezogene Grundregel lautete: »Man muss die Menschen da abholen, wo sie stehen.« Er nahm sich viel Zeit für mich. Wurde ich mittags von Müdigkeit übermannt, so durfte ich im Theologischen Seminar auf dem Feldbett seines Sprechzimmers schlafen.

Prof. Thielicke besuchte mich gleich bei meinem ersten Klinikaufenthalt und machte einen großen Spaziergang mit mir. Als nämlich meine Hochschullehrer von meiner familiären Belastung gehört hatten, rieten sie alle in falscher Wissenschaftsgläubigkeit: »Es sind so gute Medikamente erfunden worden. Gehen Sie zum Psychiater! Im psychiatrischen Krankenhaus wird alles richtig eingestellt.« Als ich bei Prof. Thielicke über meine Suizidgedanken klagte, tröstete er mich mit dem Los von König Saul: »Denken Sie doch auch an den Apostel Paulus, an Martin Luther, an Kierkegaard und Jochen Klepper! Sie sind in guter Gesellschaft!«

Bei Prof. Leonhard Goppelt leistete ich wissenschaftliche Hilfsdienste. Er stellte heraus, dass man Jesus nicht verstehen könne ohne seine Wunder, ohne seine Krankenheilungen. Das faszinierte mich. Könnte das nicht mir gelten? Weit gefehlt! Denn, so lehrte der große Neutestamentler: »Die Wunder Jesu bleiben beschränkt auf sein irdisches Leben und die frühapostolische Zeit.« Ich fragte meinen Chef, was er denn von Pfarrer Johann Christoph Blumhardt (1805-1880) und seinem heilenden Wirken in Möttlingen und Bad Boll halte. Das sei etwas ganz anderes, klärte er mich auf.

Mir ging es bis dahin ja gut, und eigentlich fehlte mir nichts. Aber im Wintersemester 1959/60 fiel mir plötzlich alles so schwer. Alles dauerte bei mir so lange. Die Energie war weg. Der Antrieb wurde immer schwächer, Gedankenarmut und Konzentrationsstörungen griffen um sich. Ich schaffte die

schriftliche Ausarbeitung meines Referats nur schlecht und wurde mit der
Probepredigt nicht rechtzeitig fertig. Bibellesen und Gebet ließen mich leer.
Mein ganzer Glaube kam mir abhanden. Das Verhältnis zu meiner Verlobten
wurde schwer belastet.

Ein dritter Theologieprofessor riet mir:
»Alsterdorf ist doch ein evangelisches Krankenhaus, und Ochsenzoll
hat einen evangelischen ärztlichen Direktor, dessen Frau selber de-
pressiv ist. Da sind Sie in besten Händen.«
Ja, diese freundlichen Hände verschrieben mir immer neue Neuroleptika,
Antidepressiva, Tranquilizer und Schlafmittel. Welch Wunder, dass mich
Valium nicht süchtig gemacht hat! Limbatril[1], Anafranil, Saroten, Taxilan,
Truxal – es half alles nichts, machte mich nur müder und einfallsloser. Von
möglichen Folgeschäden sagte mir kein Arzt etwas. Was auf den Beipackzet-
teln stand, war mühsam zu entziffern und hat mich einfach nicht gekümmert.

Da ich die Psychopharmaka einnahm, hatte sich doch alles geklärt: Ich war
ohne jeden Zweifel krank, psychisch krank! »Gott sei Dank!«, sagte ich. Jetzt
brauche ich wirklich kein schlechtes Gewissen mehr zu haben. »Sie können
nichts für Ihre Krankheit und Sie können nichts dagegen machen. Sie können
nur regelmäßig Ihre Medikamente einnehmen«, erklärten die Ärzte. Während zweier sogenannter Phasen war ich drei Semester lang an der Hamburger Uni beurlaubt.

Als ich dann ein gutes erstes Examen machte, hörte ich zum ersten Mal die
Diagnose: ich sei jetzt manisch. Damit passte ich jedenfalls in die Schublade,
in die man mich ja schon früher hatte stecken wollen. Zuerst war von vegetativer Dystonie die Rede. Dann stand in der Klinik auf meiner Karteikarte
»MDI«, und ich erfuhr, das heiße »manisch-depressives Irresein«. Weshalb
sollte ich manisch oder irre sein? Das sei halt die Bezeichnung, klärte mich
die Stationsärztin auf.

Tatsächlich war der periodische Verlauf beeindruckend. Länger als ein
Jahr blieb ich kaum beschwerdefrei. Ich rechnete jeweils nicht damit, dass
ich noch einmal krank werden könnte – ein typisches Symptom meines

---

1 Kombinationspräparat aus dem Antidepressivum Amitriptylin und dem Benzodiazepin-
  Tranquilizer Chlordiazepoxid; im Handel als Limbitrol

Krankheitsbilds, so hieß es, mangelnde Krankheitseinsicht in der manischen Phase. Hatten da die Schulpsychiater nicht recht? Auch im Sommer 1963, als ich mein Vikariat beginnen sollte, machte mich ganz unerwartet eine neue starke Depression arbeitsunfähig. Was blieb mir anderes übrig, als mich erneut in die psychiatrische Mühle zu stürzen? Meine Kirchenleitung zeigte sich weiterhin außerordentlich verständnisvoll.

Wir hatten es miteinander geschafft: die Theologen, die Psychiater und der labile junge Erwachsene. Der chronisch kranke Psychiatriepatient war zur Welt gekommen, aber leider hatte ich nicht zu mir selbst gefunden.

**Wege zur Heilung**

Zwei Psychoanalysen gaben mir viel. Jedoch habe ich beide während des Sommerurlaubs der Therapeuten mit einem Suizidversuch abgebrochen, 1965 und 1969. Beide Male wäre ich meinen Vergiftungen mit starken Schlafmitteln fast erlegen. Durch entsetzliche Höllen musste ich im Anschluss gehen mit grauenhaften Wahnvorstellungen und körperlichen Schmerzen. Ich konnte es nicht fassen, dass ich beide Male nicht sterben durfte...

Von 1969 bis 1989 ›stabilisierte‹ mich eine Lithiummedikation einigermaßen. Nach meiner Ordination studierte ich für den Unterricht am Gymnasium Romanische Sprachen und Geschichte. Dabei stellten sich aber schlimme Kopf- und Rückenschmerzen ein. Die wurden mit Schmerzmitteln bekämpft. Schließlich traten beim Wasserlassen urologische Beschwerden auf. Auch dagegen erhielt ich Medikamente. Ebenso gegen Kropfansätze.

Heute weiß ich, dass ich damals noch nicht zu mir selber gefunden hatte. Meine fromme Ausrede: »Mit Gottes Hilfe geht das schon«, erwies sich als unhaltbar. Auch da konnte ich nicht über meine Grenzen leben. Ohne es zu wissen, befand ich mich auf der Flucht vor mir selber. Aber diese Einsichten waren mir von meinem christlichen Glauben her nicht möglich. Gerade Kirche und Theologie hatten mich ein ganzes Stück weit hilflos gemacht. Luthers »allein« war mir zur Falle geworden: »allein aus Gnaden, allein durch den Glauben, allein die Heilige Schrift, insgesamt: allein Jesus Christus«. Das bedeutet: Du, Ulrich, bist und kannst letztlich nichts. Der Luther-Text »Es ist doch unser Tun umsonst, auch in dem besten Leben« hatte bei mir eine verhängnisvolle Wirkung gehabt.

Als ich 1990 meiner damaligen Ehefrau erzählte, ich sei auf meinem Heilungsweg und lasse die Psychopharmaka weg, war Schluss für sie. Sie machte mir eine große Szene, so dass ich keine andere Chance für mich sah, als aus der gemeinsamen Wohnung auszuziehen und sie und unseren Sohn zurückzulassen. Wir waren 32 Jahre lang beieinander gewesen. Was sollte ich jetzt tun? Mir blieb nichts anderes übrig, als gesund zu werden. Lange genug hatte ich mir einreden lassen, dass meine Krankheit unheilbar sei.

## Meine geistliche Heilung

Ich hatte bisher von zwei befähigten Menschen seelsorgerische Begleitung erhalten. Diese hörte freilich auf, als ich die Psychopharmaka abgesetzt hatte und jetzt katholisch werden wollte. »Denk doch an deine Familie und nimm die Medikamente wieder«, schrieb mir mein Seelsorger, bevor er den Kontakt mit mir abbrach.

Vom ersten Besuch im Jahre 1986 im evangelischen Einkehrhaus Kirchberg an ahnte ich, dass sich von hier aus mein Leben wenden wird, dass ich geheilt werde. Und dieser Heilungsweg begann dann wirklich durch die Meditation.

Es war am Donnerstag, 19. Januar 1989, als ich nach dem Nachtgebet in der Kapelle des Klosters allein auf meiner Meditationsbank zurückgeblieben war. Ort und Zeit waren versunken. Auf einmal leuchtete im Dunkel das Angesicht Christi in goldenen Umrissen auf. ER erscheint mir in unaussprechlicher Liebe. Ich sehe IHN fasziniert an, schaue und schaue und liege dann verwandelt mit meinem Gesicht auf dem Boden. Felsenfest weiß ich nun, dass ich auf dem richtigen Weg bin. Ich beginne, ein neuer Mensch zu werden.

An diesem Tag habe ich zahlreiche wunderbare andere Führungen erlebt. Ich nahm gerade an einem Meditationskurs des Benediktinerpaters Beda von Neresheim teil. Er lud mich auch gleich in sein Kloster ein. Schließlich entschloss ich mich zu einem Meditationskurs bei Pater Beda. Vorher hatte ich entscheidende mystische Erlebnisse in Kirchberg. Ich nenne nur die Audition *(inneres Hören)*, die meine Gewissheit besonders stärkte: In einer Meditation hörte ich, wie Jesus zu mir sagte: »Ich werde dich heilen.« Immer wieder fragte ich: »Wie wirst du das denn tun?«

Meinen Depressionen fühlte ich mich doch immer wieder hilflos ausgeliefert. Psychologisch hatte ich erkannt, dass ich mir durch meine depressiven,

selbstvernichtenden Verhaltensweisen sozusagen einen Dämon selbst ge-
strickt hatte, der nun über mich herrschte. Bedrückt machte ich mich auf die
Reise. Sobald ich das Kloster betreten hatte, konnte ich aufatmen. Das Stun-
dengebet der Mönche beeindruckte mich immer mehr. Die Abteikirche fing
an, mich zu faszinieren. Die Meditationsübungen schenkten mir einen unglaublichen Frieden. Nur die depressive Schwerfälligkeit machte mir immer
noch zu schaffen. Wie sollte ich diesen ›Unhold‹ nur loswerden? Ich hielt
Jesus sein Versprechen vor. »Du hast es mir gesagt: ›Ich werde dich heilen.‹
Aber wie denn?« Seit längerem waren mir die Abendmahlsfeiern besonders
wichtig geworden, weil ich da die Nähe und Liebe meines Heilands intensiv
erlebte. Aber ich fühlte mich immer so unwürdig. Mit jeder Faser meines
Herzens wollte ich mich IHM hingeben. Aber ER kann mich doch mit meinem selbstzerstörerischen Verhalten nicht annehmen, so sagte ich mir.

Für den Samstag hatte Pater Beda eine Messe im Meditationsraum vorge-
sehen. Auch die evangelischen Kursteilnehmer waren eingeladen. Bei der
Gabenbereitung erlebte ich dann in meiner Heilungsvision das, was für mich
als Pazifisten gänzlich unvorstellbar war. Plötzlich stand der ›Unhold‹ in be-
drohlicher Gestalt vor mir. Ich hatte einen Dolch in der Hand und tötete ihn
mit drei Stichen. Er sank in sich zusammen und verschwand. Ich hatte ihn
also umgebracht! Ein unsagbares Glücksgefühl, eine Ekstase ergriff mich,
wie ich es noch nie erlebt hatte. Der Gipfel war erreicht, als ich dann »Leib«
und »Blut« des Herrn empfing und so eins wurde mit Jesus Christus.

So erlebte ich am Abend des 10. Juni 1989 das entscheidende Geheimnis
meines Lebens in einzigartiger Dichte: mystisches Einswerden, die unio
mystica. Erst nach und nach wurde mir bewusst, dass mir dabei das geschehen war, was im Neuen Testament als Wiedergeburt bezeichnet wird. Für
lange Tage waren und blieben alle leiblichen und seelischen Schmerzen verschwunden. Wie bei meiner ersten Vision vom 19. Januar 1989 stellten sich
wunderbare Führungen und Fügungen ein. Alle Sinneswahrnehmungen erlebte ich viel intensiver und zutiefst beglückend. Endlich wusste ich mich
ganz und gar geliebt und versöhnt mit allen: mit Gott, mit der Welt und mit
mir selber. Ich war ein neuer Mensch geworden, so kam es mir vor. Ein Jahr
lang lebte ich in der Überzeugung, römisch-katholischer Christ zu sein. Ich
betätigte mich intensiv in einer katholischen Kirchengemeinde meiner Hei-

matstadt. Kurz vor meiner öffentlichen Aufnahme teilte mir der Priester mit, dass man mich als »psychisch kranken Protestanten« nicht brauchen könne. Gott sei Dank gelang es mir, meine evangelische Kirche neu zu entdecken.

Tatsächlich war die Basis zu einem neuen Leben noch nicht tragfähig genug. Zu meinem Entsetzen brachen am neuen Wohnort noch zweimal für mehrere Monate schwere Depressionen aus: im September 1990 und im Mai 1992. Die Leute, die zu mir gestanden hatten, zeigten sich ratlos. Ich fühlte mich von allen verlassen. Auch die Telefonseelsorge konnte mir nicht helfen. Ein Lebensrettungsdienst des Diakonischen Werks war wenigstens eine Anlaufstelle für mich. Erneut suchte ich einen Psychiater auf und ließ mir Psychopharmaka verschreiben. Sie nützten mir gar nichts, wie mir auch all das Teufelszeug, das ich mir 33 Jahre lang hatte verordnen lassen, nicht geholfen hatte. Die tiefen Glaubenserfahrungen bezweifelte ich nicht, aber sie halfen mir nicht mehr. Beten und Meditieren führten mich jetzt in ausweglose Verzweiflung. Ich hätte ein drittes Mal versucht, mir das Leben zu nehmen, wenn nicht Unvorhersehbares eingetreten wäre.

**Der neue Horizont: Selbsthilfe und Ganzheitlichkeit**

In einer Novembernacht des Jahres 1990 hatte ich alle Vorbereitungen getroffen, mich umzubringen. Plötzlich läutete es. Mein Bruder Thomas, mit dem ich schon einige Zeit keinen Kontakt mehr gehabt hatte, stand vor der Tür: »Dir geht es schlecht. Ich muss dich für ein paar Tage zu mir nehmen.« »Aber Thomas, das kannst du doch gar nicht wissen.« Er hatte es offenbar telepathisch wahrgenommen.

Thomas ist zehn Jahre älter als ich und zehn Jahre vor mir aus der psychiatrischen Behandlung ausgestiegen. Er wohnte 30 Kilometer von mir entfernt. Noch zweimal kam er mir so zu Hilfe. Seine Ratschläge kamen mir grausam und absurd vor, eröffneten mir aber einen neuen Horizont: »Niemand kann dir helfen, auch ich nicht. Du musst dich am eigenen Schopf aus dem Sumpf deiner Selbstzerstörung ziehen – wie Münchhausen.« Und: »Außerdem kann ich dir nur sagen: Ein psychisch Kranker muss zu allen Hilfsmaßnahmen greifen, die ihm zur Verfügung stehen, wenn es ihm besser gehen soll.«

Im Glauben erhielt ich eine ähnliche Antwort. Ich fragte Christus immer wieder, warum er sich mir denn entziehe. Als Antwort stellte sich ein: »Was du selbst tun kannst, kann ich dir nicht abnehmen.« Ich begriff, dass meine Frömmigkeit oft Flucht vor der Selbstständigkeit gewesen war. Und außerdem verstand ich allmählich, dass der religiöse Bereich nicht das ganze Leben ist. Mein Konfirmationsspruch fiel mir ein. Das dreifache Liebesgebot läuft auf Ganzheitlichkeit hinaus. Nachdem sich alle Menschen meinem seelischen Leid gegenüber als hilflos erwiesen hatten, sah ich ein, dass ich mir selber helfen musste. Zur Ganzheitlichkeit gesellte sich das Wort Selbsthilfe. Es war mühsam für mich, diesen Horizont zu erkennen und erst recht, ihn mit Leben zu füllen.

### Meine leibliche Heilung

Ich bin von Hause aus ein unsportlicher Typ. Trotzdem hatte ich mich bereits in der Schulzeit zu sportlichen Übungen gezwungen, fing beispielsweise vor Jahrzehnten schon an zu laufen. Dieses Joggen nahm ich 1990 am neuen Wohnort wieder auf. Es war gerade bei meiner depressiven Antriebsarmut äußerst schwierig. Der Zuspruch meines Bruders Thomas unterstützte mich. Trotzdem musste ich mich morgens immer regelrecht aus dem Bett prügeln. Ich sprach mir dabei vor, dass es jetzt nur auf den nächsten kleinen Schritt ankomme. Von Anfang an verordnete ich mir bei jedem Wetter den täglichen Waldlauf. Immer wieder wollten mich Muskelkrämpfe und Muskelzerrungen abhalten. Auch Rückenschmerzen stellten sich ein. Arzt und Masseur meinten, es sei doch abwegig, was ich da treibe.

Im Lauf der Jahre erlebte ich, wie meine körperliche Fitness ständig zunahm. Ich steigerte meine Kapazität recht schnell. Wie für mich angelegt, beginnt vor meiner Haustür der Weg, auf dem ich jeden Morgen über eine Stunde dem langsamen Laufen widmete. Jedenfalls ist mein Selbstwertgefühl durch meine leibliche Heilung gewaltig gestiegen. Ganz unbezweifelbar ist es das Glückserleben, das sich durch die Ausschüttung der Endorphin-Hormone vollzieht. Dieses Erlebnis hatte ich früher gelegentlich. Aber Euphorie galt ja als krankhaft. So hörte ich es von den Psychiatern, von meiner früheren Frau und gelegentlich auch von frommen Leuten. Dabei lässt die Fachliteratur keinen Zweifel daran, dass Joggen das beste Antidepressivum ist.

Anfänglich hatte ich große Angst gehabt, von anderen im Trainingsanzug gesehen zu werden. Was denken die bloß von mir? Lange Zeit graute mir zudem, am frühen Morgen in den stockdunklen Wald zu laufen.

Es half mir sehr, dass ich auf die Losung kam: »Ich laufe um mein Leben.«
Was andere denken, geht mich nichts an. Sie helfen mir nicht in meinem Elend.
Sie schaden mir eher. Wahrscheinlich bin ich ihnen sowieso gleichgültig.

## Nach vier Jahren hatte ich es geschafft

Zur umfassenden Heilung gehörte der seelisch-psychologische, geistig-ver-
standesmäßige, künstlerisch-kreative, sozial-mitmenschliche und religiös-
spirituelle Bereich. Endlich begriff auch ich den Sinn und die Aufgabe meines Lebens. Diesen Heilungsweg konnte nur ich für mich selbst finden. Und
wie es insbesondere Psychiatrie-Erfahrenen möglich ist, kann ich anderen
Menschen in seelischer Krise und Krankheit nun Mut machen, ihren eigenen
Weg heraus aus der Hoffnungslosigkeit zu suchen. Die Begegnung mit Literatur, mit Musik, vor allem dem Singen und Malen eröffnete mir ebenfalls
heilende Quellen. Dazu kamen Entspannungsübungen, die ich täglich mache
und in Selbsthilfegruppen vermittelte, angefangen bei der Atem- und Mus-
kelentspannung. Die Grundlage für mein Selbsthilfeprogramm fand ich später in den Büchern von zwei Professoren, bei denen ich viel für meine Arbeit
gelernt hatte: Reinhard Tausch, »Hilfen bei Stress und Belastung« (1996),
und Michael Dieterich, »Wir brauchen Entspannung« (1997).

Nach vier Jahren sagte mein Psychiater, als ich ihn Anfang 1993 zum letzten
Mal besuchte: »Ich kann mir vorstellen, dass Sie lebenslänglich keine psychiatrische Hilfe mehr brauchen.« Das ist nun viele Jahre her. Diese letzte Prognose, die mir ein Psychiater stellte, ist voll und ganz in Erfüllung gegangen.

Mein Ausstieg ans der Psychiatrie und mein »Psychopharmaka absetzen« ist
endgültig gelungen. Gott sei Dank! Wenn ich nun sage, dass ich gesund und
glücklich, geheilt und heil bin, muss ich hinzufügen: Einerseits hält dieser Zustand nur an, weil ich ihn mit meinem Selbsthilfeprogramm täglich neu ver-
wirkliche. Und andererseits habe ich gelernt, mich selbst auch mit meinen
Grenzen und Defiziten anzunehmen. Es kommt immer wieder vor, dass ich mich
für einige Zeit nicht in der Lage fühle, ein Referat oder eine Predigt zu verfas-
sen – eine ähnliche Situation wie damals 1959, als mir dann nichts anderes
übrig blieb, als mich den Depressionen hinzugeben und mich krankschreiben
zu lassen. Jetzt vertage ich solche Aufgaben oder verzichte darauf. Zum Glück
muss ich kein Geld verdienen. Jedenfalls sehe ich deutlich, dass unsere Gesell-

schaft mit ihren unerbittlichen Leistungsforderungen viele Menschen in Krise und Krankheit treibt. Vor allem dann, wenn sie auf ihren Perfektionismus nicht verzichten. Aber es kann grauenhaft werden, wenn ich funktionieren muss.

In meiner umfangreichen Selbsthilfearbeit stellte sich häufig die Frage: Wie können wir es vermeiden, Opfer von Stress und Belastung zu werden? Das Leben wird immer mit Schwierigkeiten verbunden sein. Ich erfuhr in meiner ehrenamtlichen Helfertätigkeit oft Dank, aber auch Scheitern und Ablehnung. Das nahm ich möglichst gelassen hin und ließ mich weder kränken noch krank machen. Aus der Selbsthilfearbeit entstand ein eingetragener Verein. Es ging uns grundsätzlich um die Verwirklichung von Gesundheit und Glück. Im Laufe vieler Jahre hielt ich ehrenamtlich zahlreiche Gottesdienste, auch Abendmahlsfeiern, Taufen und Trauungen sowie Bibelgesprächskreise. Besonders wichtig sind mir Vorträge. Dankbar bin ich dafür, dass mir seit langem eine großartige Lebensbegleiterin geschenkt wurde. Sie wirkte entscheidend in der Selbsthilfearbeit mit.

Dem Dichter Hermann Hesse (1877-1962), der sich auch aus schwerem seelischen Leid befreit hatte, stimme ich in seinen »Stufen« zu:

»Des Lebens Ruf an uns wird niemals enden...

Wohlan denn, Herz, nimm Abschied und gesunde!«

## Literatur

Dieterich, Michael: »Wir brauchen Entspannung«, 6. Aufl., Gießen: Brunnen-Verlag 1997
Tausch, Reinhard: »Hilfen bei Stress und Belastung«, Reinbek: Rowohlt Verlag 1996

**Katalin Gombos**

# Vom Elektroschock zur Stimme der Seele

*Neuroleptika: Fluanxol, Haloperidol, Imap, Piportil*

Meine ›paranoide Schizophrenie‹ begann 1984. Schon seit einem halben Jahr hatte ich mich selbst viel zu sehr angetrieben, tagsüber gelernt, nachts gearbeitet, zum Schlafen kam ich kaum mehr. Ich kollabierte mehrmals, ein Krankenwagen brachte mich schließlich in ein Krankenhaus. Dort befand man, dass meine erschöpfte Redeweise keinen vernünftigen Sinn ergab, und startete eine Elektroschockserie. Zweieinhalb Monate lang bekam ich wöchentlich drei Schocks. Dann wurde ich mit einer neuroleptischen Dauerverordnung entlassen. Ich nahm Haloperidol in verschiedenen Dosierungen. Drei bis vier Monate lang fühlte ich mich sehr müde, ich schlief den ganzen Tag. Ich konnte gerade noch einige Einkäufe erledigen, sonst nichts mehr. Die richtigen Probleme fingen aber erst an, als ich wieder zu arbeiten begann. Nachdem ich nun als Schizophrene diagnostiziert worden war, mich gleichzeitig so fürchterlich müde fühlte, wagte ich es nicht, weiter in meinem Beruf als EDV-Spezialistin zu arbeiten, und meine Chefs wollten dies auch nicht wagen. Sie ›vergaßen‹ meine Qualifikation und Ausbildung und stellten mich als Hilfsarbeiterin ein. Mit den unterschiedlichsten Firmenpapieren musste ich als Kurierin durch die Stadt rennen. Dann, Monate nach meinem ersten Krankenhausaufenthalt und der massiven Behandlung, hatte ich 1985 mein allererstes, kurzes ›paranoides‹ Erlebnis. Da ich davon schockiert war und da keine andere Hilfe verfügbar war, ging ich ins Krankenhaus. Ich verbrachte dort einen halben Tag, dann schickten sie mich zum ambulanten Dienst.

Die Antwort der Professionellen dort auf meine Not war ein Chemoschock, eine Kombination verschiedener Neuroleptika einschließlich sehr hoher Haloperidoldosierungen und einer Fluanxol[1]-Depotspritze. Postwendend stellten sich Parkinsonsymptome ein, an denen ich sehr litt. Nach ein paar Monaten wurde meine Menstruation unregelmäßig. Mit Hilfe eines Arztes setzte ich schließlich das Haloperidol ab, erhielt aber immer noch alle drei Wochen die Fluanxol-Depotspritze. Trotzdem fühlte ich mich immerhin viel besser als während der Haloperidolbehandlung 1984.

Ich fing wieder an zu studieren und war auch ziemlich erfolgreich, aber die Psychopharmakawirkung erschwerte das Lernen sehr. Dann wurde alle vierzehn Tage eine Imap-Depotspritze verabreicht (weil das importierte Fluanxol aus finanziellen Gründen durch dieses ungarische Pharmaprodukt ersetzt worden war). Um meine Lernfähigkeit zu verbessern, versuchte ich, ganz mit den Psychopharmaka aufzuhören.

---

1 Neuroleptikum, Wirkstoff Flupentixol; im Handel als Fluanxol; enthalten in Deanxit

Ein paar Monate nach dem Entzug erlebte ich sehr erschreckende Symptome – ich konnte nicht schlafen, konnte mich nicht auf meine Diplomarbeit konzentrieren und hatte endlose Assoziationsketten symbolischer Ideen, die ich nicht kontrollieren konnte. Ich versuchte, diese Assoziationen aufzuschreiben. Tagelang irrte ich durch die Stadt, voll mit paranoiden Ängsten. Ich wurde wieder ins Krankenhaus eingeliefert, wieder bekam ich einen Chemoschock. Wieder erlebte ich ein Scheitern in meinem Leben. Ich hatte das Gefühl, ich würde trotz meiner guten Zensuren nie mein Studium der angewandten Mathematik zu Ende bringen. Zu diesem Zeitpunkt wusste ich noch nichts über Entzugssymptome und über medikamentenbedingte Psychosen. Statt dessen begann ich zu glauben, dass ich nun wirklich krank sei. Nach meiner Entlassung setzte mein Arzt die Tabletten ab und führte ein Piportil[1]-Depot (25 mg) in meine Behandlung ein. Ich erhielt alle sechs Wochen eine 25-mg-Spritze.

Mein zweiter Versuch, die Neuroleptika abzusetzen, fand 1995 statt, nach elf Jahren fast permanenter Behandlung mit Neuroleptika, meist in Form von Depotspritzen. Ich lernte meinen späteren Ehemann kennen, und er unterstützte meinen Absetzversuch. Unsere Hauptmotivation war, dass wir Kinder wollten und ihre zukünftige Gesundheit nicht aufs Spiel setzen wollten. Ein halbes Jahr lang entwickelte sich alles wunderbar. Ich zog mit ihm zusammen, stand aber am Anfang unseres gemeinsamen Lebens einigen neuen Schwierigkeiten gegenüber. Dann stellte sich meine Schlaflosigkeit wieder ein. Nach ein paar Wochen mit zu wenig Schlaf hatte ich unkontrollierbare Lachanfälle. Wir wussten immer noch nichts über psychopharmakabedingte Reboundphänomene oder eventuell verzögert auftretende Entzugserscheinungen und bekamen große Angst. Statt zur schon festgesetzten Hochzeit zu gehen, ging ich in die Psychiatrie und verschob die Heirat.

Während meines Krankenhausaufenthalts verbrachte mein Mann seine Zeit damit, die Biochemie der Neuroleptika zu studieren (an der Universität hatte er schon vorher zwei Jahre lang Biochemie studiert), und wir erfuhren, dass es solche absetzbedingten Reboundeffekte gibt.

---

1 Neuroleptikum, Wirkstoff Pipotiazin; in Deutschland, Österreich und der Schweiz derzeit nicht im Handel

Nach der Klinikentlassung nahm ich keine Psychopharmaka mehr. Inzwischen hatten wir eine Menge dazugelernt, wie wir am besten auf meine ›paranoiden‹ Erlebnisse und mein unkontrollierbares Lachen eingehen konnten.

Ich wurde Ehefrau und engagierte mich in einer gemischten Organisation von Menschen mit psychischen Problemen sowie Nichtbetroffenen. Wir hatten sehr ernste Konflikte mit der aus Familienangehörigen und Professionellen bestehenden Mehrheit; Betroffene waren in der Minderzahl. Aufgrund einer akuten Krise im Vorstand dieser Organisation wurde mein Mann sehr depressiv, und meine Schlaflosigkeit trat wieder auf. Unglücklicherweise wussten wir uns dabei nicht mehr zu helfen, und nach zwei Wochen mit viel zu wenig Schlaf war ich so erschöpft, dass ich langsam zusammenbrach, meine paranoiden Erlebnisse kamen zurück. Ich ging in ein anderes Krankenhaus, wo ich hoffte, für meine Schlafschwierigkeiten und Zusammenbrüche ohne Neuroleptika Hilfe zu finden. Das war ein schwerer Fehler! Ihre Antwort war ein weiterer Chemoschock mit zwei Monaten Klinikaufenthalt. Schließlich wurde ich auf eigene Verantwortung entlassen. Dies war ein wichtiger, entscheidender Schritt für mich, denn seit dieser Zeit habe ich meine letzten übrig gebliebenen Illusionen über die psychiatrische Hilfe verloren.

Dann kamen einige für mein Leben sehr wichtige Monate. Ich engagierte mich mehr in der Selbsthilfearbeit und gründete zusammen mit meinem Mann Voice of Soul *(Stimme der Seele)*, eine reine Selbsthilfevereinigung von Betroffenen. In unserem Leben fand ein Bewusstwerdungsprozess statt. Durch das gemeinsame Überleben mehrerer emotionaler und spiritueller Krisen waren wir uns sehr nah gekommen. Wir erfanden verschiedene Techniken, mit ›Paranoia‹ umzugehen. Wir machten Bekanntschaft mit einem Botaniker, der Schlafschwierigkeiten pflanzlich behandelt. Wir fanden einige Freunde, deren Unterstützung unerlässlich ist, um schwierige Perioden von Rückschlägen zu überleben.

Heute bin ich mir der Schwierigkeiten viel bewusster und sehe sie sehr klar. Dies ist wichtig, weil man immer nur dann die notwendige Unterstützung organisieren kann, wenn man um die Schwierigkeiten weiß. Und ich hoffe, dass dies ein Erfolg auf Dauer sein wird.

*Aus dem Englischen von Gaby Sohl*

Una M. Parker
# Reden, weinen, lachen

*Neuroleptika: Haloperidol, Modecate, Stelazine / Antidepressiva: Protiaden*

1972 brachte man mich im Alter von 37 Jahren in eine psychiatrische Klinik, weil ich mich auf eine Art und Weise benahm, die meine Familie schwer tolerieren und verstehen konnte und die auch meinen Hausarzt verwirrte.

Ich war von einem fünftägigen Workshop über Gruppendynamik mit der festen Überzeugung zurückgekommen, dass ich sterben würde, und damit hatte ich meinen Mann S. die ganze Nacht wachgehalten. Ich bestand darauf, dass sehr früh am nächsten Morgen ein Arzt kam. Falls ich wirklich sterben sollte, wollte ich sicherstellen, dass sich meine Familie keine Vorwürfe machen müsste, nicht alles versucht zu haben, was in ihrer Macht stand. Während des restlichen Wochenendes fühlte ich mich zwischendurch superenergiegeladen, ich verspürte immer wieder den Drang, die Treppen rauf- und runterzulaufen, und das tat ich dann auch. Ich schrieb alles über diese Erfahrung in einem Tagebuch auf, auch was während des Workshops passiert war, in dem ich von einer Gruppe sehr schmerzhaft ausgeschlossen worden war. Als ich zu verstehen versuchte, was mit mir passierte, notierte ich in meinen Aufzeichnungen mehrmals »Schizophrenie«. Ich habe mich dann irgendwann hingelegt, aber nicht geschlafen.

Am Montag Nachmittag sprach man in der psychiatrischen Klinik zehn Minuten mit mir und meinem Mann. (Ich lag währenddessen auf dem Fußboden, die Füße an der Wand aufgestellt, denn ich fühlte mich so müde.) Dann unterhielt man sich mit meinem Mann allein und sagte ihm, dass ich schizophren sei und dass sie sein Einverständnis bräuchten, um mir Elektroschocks zu verabreichen, falls ich nicht auf die psychopharmakologische Behandlung ansprechen sollte.

Ich bekam Haloperidol und sieben Elektroschockserien. Ungefähr einen Monat später verließ ich das Krankenhaus mit dem Gefühl, nur noch eine leere Hülle zu ein. Ich fuhr mit meiner Familie in einen Kurzurlaub, wurde aber sehr depressiv und ging innerhalb von vier Wochen wieder zurück ins Krankenhaus. Dort behandelte man mich erneut mit Elektroschocks (acht Behandlungseinheiten), obwohl ich bei meiner Wiederaufnahme gesagt hatte, dass ich das nicht wollte; der Psychiater redete mir meinen Widerstand aus, als er mich drei Wochen nach der Aufnahme weinend vorfand. (Mir hatte das Weinen Erleichterung gebracht – ich fühlte wieder, nachdem ich emotional erstarrt gewesen war; der Psychiater interpretierte das Weinen als Symptom, das Elektroschocks indizierte. Noch einmal drei Wochen später, im Oktober 1972, wurde ich mit einem Rezept für Stelazine *(Wirkstoff Trifluperazin)* und Protiaden[1] entlassen.

Schon bald darauf fing ich an, meinen Hausarzt zu fragen, wann ich mit dem Tablettennehmen wieder aufhören könne, aber mir wurde gesagt: »Wir wissen nicht, was alles passieren könnte, wenn Sie aufhören, die Medikamente zu nehmen.« Das machte mich vorsichtiger, aber ich fragte trotzdem bei meinen regulären Terminen immer wieder nach und setzte, als mein Hausarzt schließlich doch seine Einwilligung gab, als erstes das Protiaden ab. Über mögliche schädigende Auswirkungen der Psychopharmaka war mir nichts mitgeteilt worden, ich wollte sie einfach auf keinen Fall länger einnehmen, als es unbedingt sein musste. Der Psychiater in der Klinik hatte mir erzählt, meine Biochemie wäre nicht im Gleichgewicht, ich selbst wusste allerdings ziemlich genau, was meine Verstörung ausgelöst hatte und dass es sehr unwahrscheinlich war, dass so etwas noch einmal passieren würde. Ich war mir auch sicher, dass ein psychischer Schmerz sehr wohl einiges an biochemischem Ungleichgewicht verursachen konnte.

Ungefähr sechs Monate nach meiner Entlassung aus der Klinik erfuhr ich, wie die Diagnose gelautet hatte. Kurze Zeit später stimmte mein Arzt dann einem Versuch zu, die Stelazinedosis zu reduzieren. Ich nahm damals 3 mg täglich und reduzierte in 1-mg-Schritten über den Zeitraum eines ganzen Jahres, bis ich Mitte 1974 bei Null angekommen war. Ich kann mich an keine Entzugserscheinungen erinnern, aber ich weiß, dass ich mich lebendiger

---

1 Antidepressivum, Wirkstoff Dosulepin; in Deutschland, Österreich und der Schweiz derzeit nicht im Handel

fühlte. Inzwischen hatte ich verschiedene Bücher von Ronald D. Laing, Mary Barnes' Geschichte (1971) und »I Never Promised You a Rose Garden« *(»Ich hab dir nie einen Rosengarten versprochen«)* von Hannah Green (1964) gelesen. Sie haben mir alle sehr geholfen bei meinem Wunsch, von diesen Medikamenten wegzukommen.

Weitere Unterstützung erhielten wir im Oktober 1973 von einem christlichen Psychiater namens Frank Lake, der Bioenergetik und Gestalttherapie in der Beratung einsetzte; und als mein Mann im Januar 1974 von der Methode der wechselseitigen und speziell der wiederholten Beratung von Betroffenen erfuhr, ermutigte uns Lake, Kurse über diese Methode zu besuchen. Die Methode der wechselseitigen und speziell der wiederholten Beratung von Betroffenen ist ein Weg, auf dem Menschen lernen können, sich gegenseitig wirkungsvolle Hilfe anzubieten mit der Übereinkunft, sich abwechselnd zuzuhören und durch gemeinsames Erzählen, Weinen, Lachen, Gähnen, Zittern oder Zornigsein die natürlichen Kräfte zur Überwindung früherer Verletzungen zu stärken. Das Verhältnis untereinander ist das von Gleichen, und deshalb ist es so ermutigend und unterstützend, aber auch, weil der ganze Gruppenprozess dazu beiträgt, wieder klarer denken zu können.

Lake gab uns auch Aufgaben, die wir zwischen unseren monatlichen Besuchen in seiner Praxis zusammen bearbeiten mussten. Wir gingen vier Mal zu ihm, vielleicht auch sechs Mal. Als S. im März 1974 begann, zu den Kursen zu gehen, brachte er mir Co-Beratung bei, und ich verbrachte viele Stunden damit, über meine Erfahrungen in der Psychiatrie (speziell Elektroschocks) zu reden und andererseits ihm zuzuhören. Im Oktober 1974 reiste ich selbst zu einem Grundkurs, und seit dieser Zeit bin ich Co-Beraterin. Dies hat mich stark verändert, und ich bin überzeugt, dass die Unterstützung, die ich bei den regelmäßigen Sitzungen der Co-Beratung erhielt, mich nicht nur vor erneuten Erfahrungen mit dem psychiatrischen System bewahrt hat, sondern auch in meinem Leben tatkräftiger werden ließ.

Im August 1974 trafen wir Jerome Liss, der mit Ronald Laing gearbeitet hatte, und bei ihm machten wir eine Psychodramatherapie über meine Erfahrungen in der Klinik. Psychodrama als Therapietechnik erlaubt es der jeweiligen Person im Mittelpunkt der Gruppe, bestimmte Aspekte ihres Lebens genauer zu untersuchen, und zwar durch die Umsetzung von Erlebnissen in einem gemeinsamen Rollenspiel, in dem verschiedene Rollen eingenommen und erlebt werden können. Für diesen sehr dynamischen Gruppenprozess ist allerdings immer ein erfahrener Psychodramaleiter erforderlich.

Im Januar 1975 hatte ich in einer Selbsterfahrungsgruppe ein weiteres verstörendes Erlebnis, das eine zweite Episode auslöste, in der ich seltsame Vorstellungen entwickelte und in einer Art Wachtraum, der sicher das Etikett ›Psychose‹ erhalten haben würde, alle möglichen Abenteuer erlebte. Das dauerte insgesamt zehn Tage. Als wir Frank Lake am vierten Tag aufsuchten, verschrieb er Stelazine und Modecate *(Neuroleptikum, Wirkstoff Fluphenazin)*. Ich nahm eine einzige Stelazine-Tablette und weigerte mich, mehr zu nehmen. Am nächsten Tag wurde ich zu K. gebracht, einem Laienhelfer. Ich blieb drei Tage bei ihm und seiner Familie, damit mein Mann S. eine Pause hatte von mir; unsere Töchter waren vorübergehend zu Freunden gezogen. K. und die anderen taten, was sie konnten, um mich aus diesem Wachtraum-Alptraum herauszuholen. Ich hatte dort nur sehr wenig geschlafen, aber als S. mit einem Freund kam, um mich nach Hause zurückzuholen, schlief ich auf der zweistündigen Rückfahrt ein, ging zuhause sofort ins Bett und schlief weiter, so dass der Arzt, der uns anrief, die Entscheidung traf, mir keine Modecate-Spritze zu geben.

Am Tag darauf rief S. einen Meditationskundigen an, den wir im August kennengelernt hatten; dieser sprach mit mir am Telefon und empfahl, einen großen Stein oder Ball zu suchen und die Innenseiten meiner Füße darüber zu reiben und damit zu massieren. Er meditierte auch für mich, dachte dabei intensiv an mich und meine Probleme. Zwei Tage später war ich frei von allen Wahngedanken. Ich habe keine Ahnung, ob diese Meditation dabei direkt geholfen hat. Das genau zu wissen ist unmöglich, aber ich war mir sehr wohl bewusst, dass ich jemandem wichtig war, und ich glaube, das hat geholfen.

Fünf Wochen später, im März 1975, bekam ich einen 20-Stunden-Job an einer Schule im Ort (obwohl ich seit 1961, der Geburt meines ersten Kindes, keinen Unterricht mehr gegeben hatte). Bald arbeitete ich Vollzeit, wenn andere Lehrer ausfielen.

Im August 1978 starb meine Mutter genau in der Zeit, als ich an einem Beratungsworkshop teilnahm. In der Folge kam ich wieder in einen Zustand, in dem ich nicht mehr richtig in Kontakt war mit der Realität, so wie andere sie erfahren. Trotzdem lud ich meinen Vater und meinen Bruder zum Essen zu uns ein, ich half meinem Vater auch am nächsten Tag mit den Beerdigungsvorbereitungen, und ich ging mit meinem Bruder sogar noch zum Bestattungsunternehmer, um am offenen Sarg Abschied von meiner Mutter zu nehmen. An diesem Abend kam mein Mann nach Hause, um bei der Beerdigung bei uns zu sein, und als er erkannte, dass ich nicht wirklich da war, innerlich, sprach er so scharf mit mir, dass ich in Tränen ausbrach und aus meinem Wachtraumzustand herausfand. Man hatte keinen Arzt gerufen, ich konnte auch schlafen in dieser Nacht, und am nächsten Tag gingen wir zur Beerdigung. Das alles passierte während der Schulferien. Ich fing im September wieder an zu arbeiten und unterrichtete weiterhin Vollzeit an der gleichen Schule, bis zu meiner Frühberentung 1991.

Heute leite ich Workshops zum Thema ›Psychische Gesundheit‹ und halte Vorträge über die Auswirkungen von Elektroschocks, denn ich habe festgestellt, dass die meisten Leute denken, diese Behandlung würde heute nicht mehr angewendet. Sie kann aber auch heute noch gerichtlich Untergebrachten zwangsweise verabreicht werden. Immer noch werden Kinder und Jugendliche unter 18 Jahren elektrogeschockt, und es gibt viele Schwierigkeiten im Zusammenhang mit der Frage, was als informierte Zustimmung zur Behandlung gilt. Einige Betroffene halten den Elektroschock anscheinend für hilfreich. Diese stellen aber nur ungefähr ein Drittel der Elektrogeschockten, während ein weiteres Drittel der Meinung ist, dass die Behandlung in keiner Weise geholfen hat, und das letzte Drittel macht diese Behandlung für die unterschiedlichsten Schäden verantwortlich. Die meisten Menschen erleiden Gedächtnisverluste (selbst diejenigen, die diese Behandlung für hilfreich halten, erleben Gedächtniseinbußen, tun sie aber als »nicht so wichtig« ab), manche verlieren die Erinnerung an ganze Jahresspannen, andere ›nur‹ an einige Wochen ihres Lebens. Viele haben auch langfristig Gedächtnisschwierigkeiten, insbesondere wenn etwas Neues gelernt werden muss. Etliche Menschen verlieren bestimmte Fähigkeiten, zum Beispiel können sie plötzlich das Alphabet nicht mehr oder wissen nicht mehr, wie man Wörterbücher, Register oder Telefonbücher benutzt. Andere wiederum verlieren die Fähigkeit, sich an dem Ort, an dem sie leben, räumlich zurechtzufinden (ein Taxifahrer zum Beispiel konnte aufgrund dieser neuen Behinderung seine

Arbeit nicht mehr ausüben). Wieder andere leiden an einer Persönlichkeitsveränderung, die großes Leid über sie selbst und ihre Familie bringt. Eine weitere wichtige Folge der Elektroschocks ist der katastrophale Verlust an Selbstvertrauen, den viele nach dieser Behandlung erleben.

Gelegentlich werde ich gebeten, Seminare für Sozialarbeiter zu leiten, und ich arbeite ehrenamtlich für MIND, die Organisation für Psychiatriereform in England und Wales. Aus dem, was ich hier berichtet habe, geht – so hoffe ich jedenfalls – klar hervor, dass ich seit 1974 mit Ausnahme einer einzigen Stelazine-Tablette im Jahr 1975 keinerlei psychiatrische Psychopharmaka mehr eingenommen habe.

## Literatur

Barnes, Mary: »Two accounts of a journey through madness«, London: MacGibbon & Kee 1971; deutsche Ausgabe: »Meine Reise durch den Wahnsinn«, München: Kindler Verlag 1979
Green, Hannah: »I never promised you a rose garden«, New York: Holt, Rinehart & Winston 1964; deutsche Ausgabe: »Ich hab dir nie einen Rosengarten versprochen«, Reinbek: Rowohlt Verlag 1978

*Aus dem Englischen von Gaby Sohl*

**Harald Müller**
# Zwanzig Jahre danach

*Antidepressiva / Phasenprophylaktika: Lithium / Tranquilizer: Valium*

Heute ist der 2. Januar 1998, einer der wichtigsten Tage in meinem Leben, den ich als eine Art von Geburtstag feiere. Morgen werde ich von Freunden besucht werden, die mich in den letzten zwanzig Jahren begleitet haben.

Heute vor zwanzig Jahren habe ich alle Psychopharmaka abgesetzt und seitdem keine Medikamente mit bewusstseins- oder stimmungsverändernder Wirkung oder Nebenwirkung mehr eingenommen. Davor lag eine ›Karriere‹ von dreißig Jahren Medikamentengebrauch (oder besser -missbrauch), die ich am besten als iatrogene, das heißt durch ärztliches Handeln eingeleitete Sucht beschreibe.

Angefangen hatte es mit Migräne- und Schmerzmitteln. Durch nächtliche Panikattacken traten dann massive Schlafstörungen auf, so dass ich fünfzehn Jahre lang jeden Abend immer größere Mengen Schlaftabletten nehmen ›musste‹. Dazu kamen das damals neu aufgekommene Valium und später die ganze Latte der Benzodiazepine sowie Antidepressiva einschließlich Lithium. Ich hatte stets gut informierte Ärzte, die mich reichlich mit dem Nötigen und dem Allerneuesten versorgten. Alle Versuche, die Medikamente zu reduzieren, scheiterten in diesen dreißig Jahren. Mit der Zeit brauchte ich immer mehr und ›stärkere‹ Pillen.

Zum Schluss hatte ich eine Fettleber wie ein Alkoholiker, Nierenfunktions- und Resorptionsstörungen. Im Brustbein befand sich kein Eisen mehr, und die Medikamente wurden immer schlechter vom Darmtrakt aufgenommen, so dass sie zum Schluss gespritzt werden mussten. Wegen Migräne, Depressionen und Schlafstörungen (letztlich wegen des Medikamentenmissbrauchs) war ich bereits mit vierzig Jahren arbeitsunfähig geworden. Jetzt war ein Punkt erreicht, wo ich nur noch eine Wahl hatte: entweder an den Medikamenten zu krepieren oder einen Entzug zu wagen – und dies gegen den Rat all meiner Ärzte, die mich vor einer massiven Suizidgefährdung warnten, wenn ich mit dem Entzug anfangen würde.

Kurz nach Weihnachten kam ich in eine BfA-Klinik, die mir als progressiv empfohlen war. Der Chefarzt riet mir, mit der Medikamenteneinnahme am 1. Januar aufzuhören. Als ich wenige Tage später am Schwesternzimmer der Station vorbeikam, lag im Fach für mein Zimmer ein Schälchen mit meiner alten Dosis. Ich wies die Schwester darauf hin, dass ich nichts mehr nehmen würde, worauf sie sich bei mir wegen des Versehens entschuldigte. Einige Tage später kam ich wieder an der Medikamentenausgabe vorbei, und wieder war mein Fach gefüllt. Ich wurde wütend und beschwerte mich über die ›Schlamperei‹. Später fand ich heraus, dass dies so bei allen Patienten im Entzug gehandhabt wurde: Der Patient konnte jederzeit seinen Entzug stillschweigend abbrechen. Denn wer es in dem beschützten Rahmen einer Klinik nicht ›freiwillig‹ durchsteht, würde mit Sicherheit rasch zuhause rückfällig werden. Dann wäre es besser, einen Entzug gar nicht erst richtig zu beginnen!

In den ersten vier Wochen schlief ich insgesamt höchstens zwei Stunden. Nachts lief ich durch die sieben Stockwerke und fünf Treppenhäuser der

Klinik, weil ich es nicht in meinem Zimmer aushielt. Tags wanderte ich viel, ging schwimmen usw., in der Hoffnung, dadurch körperlich müde zu werden. In dieser Klinik wurde mir klar, dass der Entzug erst der Anfang war. Denn nun wurden meine psychischen Probleme deutlicher, die zu den Symptomen Migräne, Schlaflosigkeit und Depression geführt hatten. Ich bewarb mich von der BfA-Klinik aus bei einer renommierten psychosomatischen Klinik. Ich wurde rasch aufgenommen und war dort zehn Monate in Therapie. Der Erfolg war jedoch gering.

In den dreißig Jahren des Medikamentenmissbrauchs hatte ich mich nicht weiterentwickelt. Ich brauchte mindestens zehn Jahre intensive Auseinandersetzung mit mir selbst, um diese dreißig Jahre nachzuholen. Insbesondere galt es, die Ursachen für meine Symptome herauszufinden.

Wenn ich heute auf die letzten zwanzig Jahre zurückblicke, so steht an erster Stelle ein Gefühl der Dankbarkeit. Denn ein Leben ohne Psychopharmaka ist für mich unermesslich reich und wertvoll. Die Depressionen sind seit acht Jahren völlig verschwunden. Migräne habe ich nur noch etwa dreimal im Jahr, und dann gibt es hierfür auch recht massive Gründe. Ich habe immer längere Zeiten der völligen Angstfreiheit und damit eines normalen Schlafes. Der Preis war jedoch hoch! Mehrfach bin ich an einem Suizid vorbeigeschrammt. In den ersten Jahren war mein Leben nur Quälerei und Hölle ohne jeden Lichtblick. Wenn ich gewusst hätte, was durch den Entzug auf mich zukommt, hätte ich es wohl gar nicht erst versucht. Deswegen kann ich auch niemandem uneingeschränkt zum Medikamentenentzug raten. Es gehört sehr viel Mut, Durchstehvermögen, Härte und Konsequenz dazu. Die meisten Medikamentenabhängigen, die ich in den letzten zwanzig Jahren kennengelernt habe, sind rückfällig geworden, weil sie ihre alten Symptome dazu ›gezwungen‹ haben. Ich hatte leider keine Vorbilder, von denen ich hätte lernen können oder die mich hätten ermutigen können, auf meinem Weg weiterzugehen.

Sehr wichtig waren für mich Selbsthilfegruppen. Nicht hilfreich waren EA (Emotions Anonymous). Dort nehmen etwa die Hälfte ärztlich verordnete Psychopharmaka. Deswegen erlebte ich häufig Unverständnis bis zu Aggressionen für meinen Weg der Abstinenz. Bedingt hilfreich waren für mich NA (Narcotics Anonymous); dort fand ich jedoch nur selten Abhängige. Viel gelernt habe ich bei den AA (Alcoholics Anonymous); dort erlebe ich Nüchternheit und Genesung. Das spirituelle Zwölf-Schritte-Programm der AA ist (immer noch) eine der tragfähigsten Grundlagen für meine Genesung. Dabei geht es darum, dass ich eine Macht größer als ich selbst (höhere Macht, Gott) anerkenne und von ihrer Hilfe Genesung erwarte.

Einzelheiten meines Weges aus der Medikamentensucht würden den Rahmen dieses Beitrags sprengen; ich müsste hierzu ein ganzes Buch schreiben. Hilfreich war für mich ein unbeschreibbarer Leidensdruck am Ende meiner Medikamentenkarriere, der mich gezwungen hatte, den Entzug zu wagen. In den ersten Jahren meiner Cleanzeit war wichtig, Medikamentensüchtige bei ihrem klinischen Entzug zu begleiten: So etwas wollte ich auf keinen Fall noch einmal durchmachen müssen!

Die Erinnerung an meinen eigenen Entzug blieb dadurch lebendig. Die fünfzig Jahre meiner Erfahrungen mit und ohne Psychopharmaka kann ich in einem Satz zusammenfassen: Es gibt einen Weg!

P.S. Heute, 2008, nach dreißig Jahren, bin ich immer noch clean. Für mich ist dies nicht selbstverständlich, sondern ein ganz großes Geschenk!

**Nada Rath**
## Kloster statt Klinik

*Neuroleptika: Impromen, Sigaperidol, Taxilan / Antidepressiva: Saroten / Phasenprophylaktika: Lithium, Tegretal*

Meine eigene Psychiatrieerfahrung begann Ende 1990, als es meinem psychiatrisierten Sohn M. endlich besser ging. Nach jahrelangem Kampf mit der Psychiatrie und Mobbing am Arbeitsplatz litt ich an einer »paranoiden Verarbeitung«, wie mir der Psychiater sagte. Im Rückblick würde ich meinen Zustand als Ohnmacht plus Angst und Schrecken vor einem übermächtigen Versorgungsapparat und vor Arbeitsplatzverlust bezeichnen. Ich war fünfzig Jahre alt geworden und nicht mehr so leistungsfähig wie zuvor. Die Belastung durch Krankheiten und Todesfälle in der Familie musste ich ganz alleine tragen. Mein Mann wurde an einem Blasentumor operiert, meine Mutter und meine Schwester starben in der Zeit, als M. in der Psychiatrie hin- und hergeschoben wurde. In der Dienststelle interessierte es niemanden, was ich privat zu bewältigen hatte. Als meine Leistungsfähigkeit nachließ, wurde der Druck nur noch größer.

Der Arzt verschrieb mir Impromen[1], damit konnte ich noch sechs Monate arbeiten. Eine schwere Depression brachte mich dann in die geschlossene Psychiatrie, und mir wurde Saroten verordnet. Nach vier Wochen kam ich in die neu eröffnete Tagesklinik, wo ich einige Psychopharmaka ausprobieren durfte. Tegretal verursachte bei mir eine Hautallergie, Taxilan machte mich müde und schläfrig, von Sigaperidol *(Wirkstoff Haloperidol)* bekam ich große Unruhe- und Angstzustände. Schließlich wurde ich auf Lithium eingestellt und konnte noch ein Jahr arbeiten.

Das Gefühl, in Watte gepackt und mir selbst fremd geworden zu sein, wurde immer unerträglicher. Ich setzte von einem Tag auf den anderen alle Medikamente (Lithium, das Schilddrüsenmittel L-Thyroxin und das Hormonpräparat Oestrofeminal) ab. Entscheidend war, dass ich mich in der Zeit der Medikamenteneinnahme keinesfalls wohl gefühlt hatte. Ich hatte eher wie ein Roboter gelebt, der programmiert war, bestimmte Handlungen auszuführen. Außer im Büro mein Tagespensum zu erledigen, hatte ich keinerlei Lust oder Bedürfnis mehr, irgend etwas zu unternehmen. Meine Freizeit verschlief ich zum größten Teil. Die Erkenntnis, eine Maschine geworden zu sein, die täglich abgenutzter und unbrauchbarer wurde, gab dann den Ausschlag für meine weitere Entwicklung. Ich hatte keinerlei Angst, vielmehr fühlte ich mich befreit und erleichtert. Mein Leben lang hatte ich Medikamente ungern eingenommen. Ich glitt in eine gehobene religiöse Stimmung, fühlte mich von Gottes Hand geführt und beschützt.

Die Hochstimmung wurde zeitweise durch Angstzustände unterbrochen, die ich jedoch durch Meditationen und Gebete gut überstand. Die Erfahrungen mit meinem Sohn, aber auch die Kenntnisse über die Psychose, die mir mein Psychotherapeut vermittelt hatte, kamen mir jetzt zugute. Ich akzeptierte meine Zustände als verändertes Bewusstsein. Es störte mich kaum, dass

---

1 Neuroleptikum, Wirkstoff Bromperidol; in Deutschland, Österreich und der Schweiz derzeit nicht im Handel

der Arzt, den ich für das Krankschreiben aufsuchte, meinen Zustand als ›schizoaffektive Psychose‹ diagnostizierte und mir eine Überweisung in die psychiatrische Klinik schrieb. Ich verzichtete darauf und ging statt dessen in ein Kloster – auf Empfehlung einer Ärztin, zu der ich Vertrauen hatte. Sie sagte, der Kollege würde sich irren, ich gehörte nicht in die Psychiatrie, und gab mir Bach-Blüten-Tropfen.

Während ich bei den Behandlungen in der Psychiatrie – zweimal war ich stationär in der geschlossenen und halboffenen psychiatrischen Abteilung eines Allgemeinkrankenhauses und zweimal in der Tagesklinik behandelt worden – meine Gefühle und Gedanken als von den Behandlern verursacht erlebte, weil diese ständig auf mich in irgendeiner Art einwirkten, geschah in diesem Kloster etwas Eigenartiges: Es war gerade eine Exerzitien-Woche, alle Anwesenden schwiegen, es war eine eigenartige Stille. Die Mahlzeiten wurden gemeinsam eingenommen, hier war eine angenehme Meditations-musik zu hören. Ich war als Gast dabei. An dem Programm nahm ich nicht teil, ich konnte mich völlig frei bewegen und mit meinem Inneren befassen. Die große Gruppe der Exerzitien-TeilnehmerInnen hörte ich einmal gemein-sam beten, draußen unter meinem Fenster, im Kreis um eine brennende Ker-ze stehend. Ich erlebte dieses Gebet als mir persönlich gewidmet und fing selbst an zu beten. Am Tag darauf ging ich in die Bibliothek und entdeckte Hildegard von Bingen als meine Heilerin. Von nun an war ich nicht mehr al-lein und erkannte meine Gedanken und Gefühle als von innen kommend und nicht, wie es bis dahin der Fall war, von außen eingegeben. Ich wandte mich mit einem Schreiben an eine Schwester und teilte ihr meine Verwandlung mit. Sie sprach mit mir und gab mir die Gewissheit, dass mein Bedürfnis, in den damals tobenden Krieg in meiner Heimat Jugoslawien einzugreifen, einen realen Hintergrund hat. Sie ermutigte mich, einen Weg zu suchen, wie ich dies realisieren kann. Von nun an richtete ich alle meine Gedanken in Rich-tung Himmel und bat Gott, mir den Weg zu zeigen und mich zu begleiten.

Hildegard von Bingen wurde nun meine Schwester, die mich ständig und überall begleitete. Ich fühlte mich von ihr berührt und geheilt. Es dauerte zwei Jahre, bis ich das Innen und Außen sicher unterscheiden konnte. Heute vermischen sich meine Außen- und Innenwelt überhaupt nicht mehr. Gebete und Meditation sind feste Bestandteile meines Lebens geworden. Damit kann ich den Angriffskrieg meiner neuen Heimat gegen meine alte Heimat, den ich 1990 bereits als Vision in meiner Seele erlebt habe, aus der Distanz betrachten, ohne krank zu werden. Nun bin ich imstande zu helfen, wo immer sich eine Notwendigkeit zeigt, ich hebe nicht mehr ab, suche nicht mehr ›die Geheimdienste‹ auf, um auf sie Einfluss zu nehmen, sondern engagiere mich tatkräftig in verschiedenen Friedensorganisationen. Indem ich Kontakte zur deutschen und zur serbischen Volksgruppe aufrecht erhalte, gelingt es mir immer besser, meine beiden Anteile zu verbinden. Statt den Weltfrieden zu suchen, finde ich meinen eigenen inneren Frieden immer wieder bei Gott.

Ich glaube an seine Wahrheit und Gerechtigkeit, nur so kann ich aushalten, was Menschen bzw. Politiker aus dieser Welt gemacht haben. Wenn überhaupt jemand, gehören die meisten von ihnen in geschlossene Anstalten – und nicht die Menschen, die an dieser verkorksten Politik zu zerbrechen drohen. Kirchen und Klöster waren schon immer Zufluchtstätten, heute sollten sie es mehr denn je für seelisch belastete Menschen werden. Nachdem die Welt ständig vom Größenwahn der Politiker bedroht wurde und wird, hätte ich die Psychiatrie allenfalls als Behandlungsstätte für größenwahnsinnige Politiker gesehen – selbst wenn diese nach demokratischen Regeln gewählt werden. Nur, wie erwirkt man die Zwangseinweisung für sie, wir regelt man dies gesetzlich, wo diese auch noch die Unterbringungsgesetze bestimmen?

Mit dieser Einstellung habe ich zwangsläufig meinen Arbeitsplatz in einer Behörde verloren. Dafür gewann ich jedoch ein ganz neues Gefühl von Freiheit und Unabhängigkeit. Ich suchte mir Hilfe in Gesprächen mit Menschen, die sich mit geistig-seelischen Themen befassten. Darunter waren Geistliche, Ärzte und Sozialarbeiter.

Am meisten brachten mir jedoch die Gespräche mit den Erfahrenen, die vergleichbare Erlebnisse und eine ähnliche Weltanschauung hatten. Dies half mir, das Gefühl der Einsamkeit zu überwinden. Wie beschrieben, lernte ich auch die wunderbare Wirkung der Meditation, Gebete und Selbstgespräche kennen. Schreiben wurde zu meinem besten Medikament. Die ehrenamtliche Aktivität in der Psychiatrieerfahrenen-Bewegung und danach in der humanitären Hilfe für die Kriegsopfer in meiner Heimat macht die Psychiatrie samt ihrer entmündigenden Medikation für mich überflüssig. Das Netzwerk von Psychiatrieerfahrenen wurde mein soziales Netz, hier fühle ich mich wohl.

Die Kontakte mit früheren KollegInnen und ehemaligen Freunden vermisse ich nicht, es war offensichtlich für mich das Beste, die Veränderungen in mein Leben zu integrieren. Nachdem ich durch die erlebte Psychose nochmals Kind und Jugendliche sein durfte, bin ich reifer und somit gelassener geworden. Seit 1995 hatte ich keine Psychose mehr, mein Leben ist sinnvoll und erfüllt geworden. Die sinnentleerte Arbeit von früher zeigt jetzt immerhin eine gute Seite: Ich habe eine gesicherte Rente und kann mich den Aufgaben zuwenden, die mir wichtig erscheinen. Vor allen Dingen kann ich mein Leben selbst gestalten, brauche keine Institutionen und keine Medikamente, die meine Tagesstruktur bestimmen.

**Olga Besati**

# Widrigkeiten

*Tranquilizer: Tranxilium*

Lange Jahre jagte ich dem Bild hinterher, das sich meine Umgebung von mir gemacht hatte. Ich entsprach, war der Aktivling, nimmermüd und mit offenen Armen flog ich den Menschen entgegen, nahm an, nahm auf, strahlend, tragend, bekochend.

Der Herbst begann in meine Glieder zu kriechen, jedes Jahr mehr, und Dunkelheit, Trauer, Heimweh nach einem Ort in mir selbst, Todesängste, Todeswünsche nahmen mir den Atem. Die Nächte saßen wie Zentnerlasten auf meiner Brust, Herzinfarktphantasien schüttelten mich, und ich fürchtete mich vor einer self-fulfilling prophecy (sich selbst erfüllenden Prophezeiung). Es wurde schwer, die Tage locker zu überstehen. Meine Riesenfamilie (dazu das Büro meines Mannes im Haus) sollte nicht auch noch gestraft werden für meine Schwäche, meine Unfähigkeiten: Ein schlechtes Gewissen begann einen Kreislauf anzukurbeln, aus dem der Ausstieg nicht möglich schien.

Ein Nachzügler kündigte sich an. Ich bot meine Schwangerschaft, meinen schwellenden Bauch, meine (hiermit bewiesene) Jugendlichkeit, meine Leichtfüßigkeit (bei aller Leibesfülle) der Welt zum Trotz. Ich war ganz Opposition gegen Gejammer und Leidgeschichten aller Schwangeren – ich gegen den Rest der Welt! Auch hier lebte ich von einer self-fulfilling prophecy, in positiver Umkehr. Tag-Leben und Nacht-Leben.

Kleine Widrigkeiten hatten sich schon Jahre zuvor immer wieder eingestellt, wie Darmkrämpfe, Magengeschichten, Speiseröhrenentzündungen usw., von mir selbst nicht besonders ernst genommen. Meine entsprechenden Anfragen an Ärzte wurden immer mit Beruhigungsmitteln beantwortet. Eigentlich freute ich mich, denn ich bekam das Gefühl, von Medikamenten unterstützt zu werden, nicht mehr allein kämpfen zu müssen, und die Schlaferei des Nachts sollte mir endlich kein Thema mehr sein. Über viele Jahre lebte ich mit wechselnden Mitteln, wechselndem Erfolg.

Mein Kindchen war geboren, entwickelte sich prächtig. Den Besserwissern und Ratgebern, in jeder Hinsicht, setzte ich unendliche Kräfte entgegen und stellte eine Tüchtigkeit dar, die alle und alles verstummen lassen sollte. Geradezu dankbar für nächtliche ›Ruhestörung‹ überzog ich mein Kleines mit meiner Nähe und Fürsorge, versuchte krampfhaft, meine Großen nicht eifersüchtig werden zu lassen.

Natürlich fühlte ich mich allenthalben schuldig, und ich verstärkte meine Bemühungen, durch Küchenzauber und Nestgestaltung meine Familie zu beglücken. Mein Mann war ein ›Mensch unterwegs‹. Vor der Geburt hatten wir die wunderbare Klarheit entwickelt, wahrhaft partnerschaftlich, rollenübergreifend, modern usw. unser neues Elterndasein zu gestalten. Wir waren immer gute Theoretiker gewesen! Dummerweise nahm die berufliche Entwicklung meines Mannes aushäusische Formen an, die die Zeit davor in den Schatten stellte. Ich verstärkte also meine Bemühungen, den ›Mangel‹ auszugleichen; mein Mann zog sich weiter zurück, fühlte sich ausgebootet, der Frust hielt Einzug. Ein bekannter Frust allerdings, der sich nur neu manifestierte; mit unseren großen Kindern (zwei zusammengewürfelte Zweitehenfamilien!) hatte es immer ähnliche Alltagsbilder gegeben.

Mein Mann kam für drei Monate in eine psychosomatische Klinik. Es hatte sich lange schon angekündigt. Es gab die bekannten, grauenhaften Verzweiflungen, Ausbrüche, Tobereien usw. Höllische, finstere Monate, die tief und lang vorher angelegt waren. Ich wurde eine Co-Depressive. Meine ›Stärke‹ war ihm nur noch Affront, es gab aber gar keine andere Chance, als ruhig und tatkräftig zu begleiten, durchzustehen und den großen ›Laden‹ daheim aufrecht zu erhalten. Mein Mann bekam Saroten, nimmt es immer noch, seit Jahren in hoher Dosis.

Meine Herzgeschichten, vor allem bei Nacht, verstärkten sich wieder. Ein EKG nach dem anderen wurde gemacht, gute und mäßige. Letzteren glaubte ich sofort; die Angst vor jeder Nacht war ein Graus, Tranxilium ein treuer Begleiter. Anfängliche Nachtruhe tröstete mich über die steigende Dosis hinweg. Ich war ›sicher‹ geworden; das Tablettchen in jeder Tasche, hielt ich manchmal nur die Hand darauf, schon war ich beruhigt. Hatte ich bei irgendeiner Fahrt (und sei es nur zum Einkaufen) das Medikament vergessen, drehte ich in Panik um und holte den Lebensspender und -retter. Lange Zeit saß ich fest in dieser Gewissheit, nicht *ohne* sein zu können. Ich bewältigte mein Leben, hielt stand all dem Theater. Ich versuchte, liebevolle Mama zu sein, die ihre Kinder zur Angstfreiheit (!) führen wollte, sollte, musste! Mit meinem Innenbild kam ich zurecht, hatte mich gemütlich eingerichtet.

Meine ›eigene‹ Arbeit, das Erstellen von Texten, blieb eine peinliche Heimlichkeit, die nicht ruchbar werden sollte. Ich kämpfte um verborgene Stunden, ein heimliches Schreibecklein im großen Haus. Ein schwieriges Unterfangen. Mein Leben lang hat mich diese Gier begleitet, nie durfte ich mir eingestehen, dass Bleistift und Papier mein wirklicher Lebensinhalt sind.

Als Raucherin (Sucht), Weinfreundin (Sucht), Tranquilizerbenutzerin (Sucht), Schreiberin (Sucht), autoritäre Strukturen Bekämpfende (Sucht), Individualistin (Sucht) sah ich mich bald als unendliche Belastung für meine Umgebung; meine nächtlichen Zentnerlasten wuchsen ins fast nicht mehr Beatembare. EKGs fast wöchentlich, Rezept für Tranxilium monatlich. Schaukelleben zwischen hoch und tief, dunkel und hell – bis zum Ende aller Tage?

Vor eineinhalb Jahren bekam ich »Schöne neue Psychiatrie« in die Hand. Es lag bei meinem Bruder, der der beste Freund des Autors ist. »Peter Lehmann«, das hat mich doch interessiert.

Ich habe mich festgelesen, eine ganze Nacht. Ich habe gezittert, habe gebebt und eine Erkenntnis ist in mich eingedrungen wie selten etwas. *Du bist abhängig. Du bist abhängig.*

Das tat weh, das revoltierte, das bekämpfte mich. *Ich bin abhängig.*

Das Gefühl, in Abhängigkeiten zu stecken, brauchte einen Anstoß, um zum Bewusstwerden zu führen, zum Selbsteingeständnis. Mir war klar geworden: Ich vergifte mich, die Chemie verändert Körper, Geist, Seele, alle Lebensäußerungen. Erst jetzt konnte ich eine Änderung einleiten. Tranxilium habe ich weggestellt und nie mehr benutzt. Eigentlich soll man Benzodiazepine nicht abrupt absetzen, doch ich habe sie schlagartig weggelassen. Absetzprobleme hatte ich keine.

Meine Abhängigkeiten sind nicht verschwunden; sie sind anders geworden. Ich kann sie in aller Ruhe betrachten und damit bereits ein Stück weit Herrin werden über sie. Mit gewisser Euphorie, auch mit gewissem Stolz auf meine Willensstärke konnte ich mich einige Wochen lang über die erste tranxiliumfreie Zeit hinübermogeln. Die alten Ängste, die altbekannten Nächte hatten mich dann doch bald wieder beim Wickel, wenn auch abgeschwächt. Autogenes Training, Nachdenken, Veröffentlichungen und Naturpillen halfen über Schwieriges hinweg. Manches Johanniskrautfeld mag ich bislang abgeerntet haben. Meine Ängste, meine Einsamkeiten und mancher Verdruss sind nicht vom Tisch, aber ich weiß: Schwere und Leichtigkeit, Leidensdruck und Lebensfreude, alles gehört zusammen, alles ist Teil meiner Existenz. Und die Abgründe? Natürlich könnte ich sie auch benennen: Beziehungen, Ehe, sie könnten »Wurzellosigkeit« heißen, »Heimweh«, »Sprachlosigkeit«, »Unfreiheit«. Doch wozu wieder die alten Fragen stellen? Wir sind auf uns selbst Gestellte, aufgerufen, verantwortlich zu leben. Wir sind nicht nur von anderen Verurteilte, von anderen Geknebelte. Wir haben immer mehr Kräfte (auch Selbstheilungskräfte) zur Verfügung, als wir an dunklen Tagen glauben mögen.

*Ein* Leben haben wir, unser Tod ist Teil davon, ich sage *Ja* zu mir, meiner Bestimmung, der Herbst hat seine Dunkelheit eingebüßt. Ich schreibe, veröffentliche, habe den Kopf oben, die Füße auf dem Boden. Ich träume, arbeite, *lebe*.

Alle, alle Probleme sind noch da, aber sie haben mich nicht mehr im Griff. Ich sehe sie an: *Ich lebe*.

## Literatur

Lehmann, Peter: »Schöne neue Psychiatrie«, Band 1: »Wie Chemie und Strom auf Geist und Psyche wirken« & Band 2: »Wie Psychopharmaka den Körper verändern«, Berlin: Antipsychiatrieverlag 1996 (bearbeitete E-Book-Ausgaben 2018)

# Absetzen mit professioneller Hilfe

## David Webb
## »Bitte tun Sie sich nichts an«

*Neuroleptika: Zyprexa / Antidepressiva: Aropax, Aurorix, Efexor /*
*Hypnotika: Heroin, Methadon*

Zur Zeit, in der ich dies schreibe, im September 2001, bin ich 46 Jahre alt,
lebe in Melbourne, Australien, und arbeite seit fast zwei Jahren wieder an der
Universität auf Teilzeitbasis als Dozent für Informatik. Ich bin weiß, männ-
lich und heterosexuell und in einer im Wesentlichen angenehmen Mittel-
schichtfamilie mit drei älteren Schwestern und einem Zwillingsbruder aufgewachsen. Bildung hatte in unserer Familie einen sehr hohen Stellenwert. Ich
ging auf eine Schule, die von vielen als eine der besten Australiens angesehen wurde (ich selbst habe sie allerdings gehasst). Meine Kindheit kann man
als behütet und wohlhabend charakterisieren.

## Hintergrund

1995 kam ich in einen Verzweiflungszustand, von dem ich mich erst Mitte
1999 erholte. Ausgelöst wurde er vom Ende einer Beziehung, aber auch meine
gleichzeitige Arbeits- und Obdachlosigkeit spielte eine Rolle, obwohl ich mir
beides selbst ausgesucht hatte. Das Scheitern dieser Beziehung hatte mein
Herz gebrochen. Unfähig, meine Trauer und meinen Schmerz abzuschütteln,
suchte ich Zuflucht in Heroin. In meinen frühen Zwanzigern hatte ich Heroin
für einige Jahre gelegentlich als Freizeitdroge konsumiert, aber ich hatte mehr
als 15 Jahre lang nichts mehr damit zu tun gehabt, als ich es mir 1995 zur Linderung erneut spritzte. Das Heroin verringerte tatsächlich den momentanen
Schmerz, aber es brachte zwangsläufig mehr Probleme mit sich, als es lösen
konnte. Noch realisierte ich nicht, dass ich suizidal war. Wieder einmal.

1979 hatte ich bereits eine ›suizidale Episode‹ gehabt, die ebenfalls vom Ende einer für mich sehr wichtigen Beziehung ausgelöst war. Damals hatte ich mich auch schon, allerdings mehr spaßeshalber, dem Heroin zugewandt, aber jetzt ging es darum, es dazu zu benutzen, meinem Leben ein Ende zu setzen. Mein erster Suizidversuch war eher ein Witz gewesen, das Ergebnis war ein grässlicher Heroinkater. Mein nächster Versuch hätte erfolgreich sein können, wenn ich nicht irgendwie einen Brand im Haus entfacht hätte, was die Nachbarn alarmierte. Ein paar Tage später wachte ich mit schweren Verbrennungen im Krankenhaus auf. Ungefähr ein Jahr lang drehte sich mein Leben nur noch darum, die Verbrennungen auszuheilen. In dieser Zeit machte ich noch einen weiteren Suizidversuch, diesmal mit allen Medikamenten, die ich von den Ärzten hatte, aber ich wurde von meiner Mutter gerettet, als sie merkte, dass ich nicht wirklich schlief, und den Krankenwagen holte.

Nach einer weiteren Periode im Krankenhaus einschließlich einiger Zeit auf der geschlossenen psychiatrischen Station fiel ich mehr oder weniger aus meinem Krankenhausbett in den Hörsaal der Universität, um Informatik zu studieren. Irgendwie machte ich mein Diplom und startete eine recht erfolgreiche Karriere in der Softwareindustrie. 1989 kam ich zu derselben Universität zurück, um dort als Dozent zu lehren. Ein ziemlich gutes Leben. Bis 1995.

Wie schon gesagt, anfangs merkte ich nicht, dass ich erneut suizidal war. Aber mein Schmerz und meine Verzweiflung wurden vom Heroin immer nur kurz gemildert. Jetzt hatte ich zusätzlich Probleme mit der Heroinabhängigkeit und dem Entzug. Ich kam immer weniger zurecht und wurde von Zeit zu Zeit von einer Hoffnungs- und Hilflosigkeit überwältigt, die einen so oft an Suizid denken lässt. Jetzt begann ich, meinen Tod zu planen. Aus irgendeinem Grund, wahrscheinlich weil ich seit 1979 etwas reifer geworden war, entschied ich mich, Hilfe zu suchen, und rief meine Schwester an. Dies war der Anfang eines vierjährigen Kampfes gegen meine Traurigkeit.

Obwohl ich meine Verzweiflung anfangs eine »spirituelle Krise« nannte, bestand die Antwort auf meinen Hilfeschrei aus der Therapie meiner Drogenabhängigkeit. Meine spirituelle Krise war die Krise meines tiefsten Inneren und meines innersten Gefühls dafür, wer und was ich bin. Es war die Frage: Was bedeutet es mir, dass ich existiere? Ich hatte einen Punkt erreicht, wo diese Frage einfach auf eine bedeutende und befriedigende Weise beantwortet werden musste, oder ich würde sterben.

Ich nahm an verschiedenen Entgiftungs- und Rehabilitationsprogrammen teil, ging zu Treffen der Narcotics Anonymous (NA), lebte in einem Yoga-Ashram und später mit einem Freund und dessen Freundin in der schönen australischen Natur. Einiges davon half zwar sehr, aber es gab keine ›Heilung‹ für meine Traurigkeit. Jedesmal, wenn ich in die Stadt kam, spritzte ich mir wieder Heroin. Einige Male dachte ich, ich wäre darüber hinweg – nur um erneut einzubrechen. Die Verzweiflung lauerte ständig in meiner Nähe.

**Psychopharmaka**

Am Anfang dieser vierjährigen Reise hatte ich kurz das Antidepressivum Aurorix[1] genommen, aber es hatte keine sichtbare Wirkung, weder eine gute noch eine schlechte. Später, als ich mit dem Freund und seiner Freundin auf dem Land lebte, nahm ich circa zwölf Monate lang Aropax *(Antidepressivum, Wirkstoff Paroxetin)*. Außerdem ging ich in dieser Zeit meist wöchentlich zur psychologischen Beratung. Die am stärksten erkennbare Wirkung des Psychopharmakons war für mich ein gestörtes Sexualleben. Andererseits war es eine sehr stabile Zeit für mich. Ich spritze mir weder Heroin, noch wollte ich mir aktiv das Leben nehmen, also waren die meisten Leute – einschließlich ich selbst – mit mir zufrieden. Ich bin sicher, der Psychiater glaubte, dies sei auf das Psychopharmakon zurückzuführen, aber ich habe das Gefühl, dass es am gesunden Leben lag und daran, dass ich mich selbst erzog zu akzeptieren, dass das Leben ziemlich anstrengend ist. Zur selben Zeit, als ich in meine Heimatstadt Melbourne zurückkehren wollte, beschloss ich, Aropax wegzulassen. Damals hatte ich jegliches Vertrauen in meinen Psychiater verloren (seine Standardtermine waren 15 Minuten lang, und er war arrogant, sexistisch und rücksichtslos), und deshalb redete ich nicht mit ihm über das Absetzen des Psychopharmakons. Man hatte mir unentwegt erzählt, diese Substanzen machten nicht abhängig. Und da ich nicht den Eindruck hatte, sie würden etwas Positives bewirken – im Gegenteil, sie legten

---

1  Wirkstoff Moclobemid; im Handel als Aurorix, Moclo A, Moclobemid

meine Sexualität lahm –, konnte ich also ebenso gut die Einnahme beenden. Sofort landete ich wieder bei Heroin, aber ich mache nicht das Absetzen von Aropax für den Rückfall verantwortlich, obwohl es vielleicht dazu beitrug, sondern die Tatsache, dass meine Suizidgedanken zurückkamen.

Nach einer weiteren Entgiftung stimmte ich zu, ein neues Antidepressivum auszuprobieren, diesmal Efexor *(Wirkstoff Venlafaxin)*. Wegen meiner Vorgeschichte fing man gleich mit dem an, was ich für eine volle Erwachsenendosis hielt, anstatt es, wie normalerweise üblich, als Einstieg mit der halben Dosis zu versuchen. Nach ein paar Wochen gab es keine erkennbaren Wirkungen – wie zuvor, weder gute noch schlechte –, und so beschlossen mein Psychiater und ich, die Dosis auf zweimal täglich zwei 75-mg-Tabletten zu verdoppeln. Innerhalb kurzer Zeit konnte ich nicht mehr schlafen. Nach einer komplett schlaflosen Woche bestand ich darauf, den Psychiater zu sehen. Wir dachten darüber nach, zu einem anderen Antidepressivum zu wechseln, aber da ich immer noch sehr ›deprimiert‹, das heißt suizidal war, wurde dies als sehr riskant angesehen, denn es hätte einige Wochen gedauert, das Efexor abzubauen, und dann noch einmal ein paar Wochen, bis das neue Mittel (vielleicht) gewirkt hätte. Statt dessen riet mir der Psychiater zu einem zusätzlichen Psychopharmakon. Dieses war Zyprexa, eines der neuen ›atypischen‹ Neuroleptika, das man in erster Linie zur Behandlung von ›Schizophrenie‹ verabreicht. Mein Arzt sagte, dieses Psychopharmakon würde die Wirkung des Antidepressivums verbessern, und außerdem hätte es eine ruhigstellende Wirkung, die bei meinen Schlafproblemen helfen könnte.

Das alles war eine schockierende Lüge. Jetzt weiß ich, dass Zyprexa ein wirkungsstarkes Neuroleptikum ist, das auf bisher kaum nachvollzogene Weise den Hirnstoffwechsel vermindert – gewöhnlich mit Nebenwirkungen, die man noch ebensowenig versteht. Jetzt weiß ich auch, dass es in der Psychiatrie üblich ist, einfach die Dosis und/oder die Potenz der sogenannten Behandlungsmittel zu erhöhen, um die unangenehmen Verzweiflungssymptome zu dämpfen. Und jetzt weiß ich auch, dass alle diese Psychopharmaka – im besten Fall – Symptome unterdrücken, aber sie beseitigen nicht die Ursachen und die wirkliche Quelle der Verzweiflung und des Leidens.

Die einzige sogenannte Nebenwirkung von Zyprexa, die der Psychiater erwähnte, war die »Entwicklung von ein bisschen Appetit auf Süßes«. Dies stellte sich als Untertreibung heraus. Während des nächsten Jahres, in dem ich dieses Psychopharmakon nahm, entwickelte ich eine suchtähnliche Leidenschaft für Cadburys Schokoladeneiscreme mit Sahne und Vanillesoße, ich nahm etwa 20 kg zu. Aber die ›wahre‹ Wirkung des Psychopharmakons, die ich jetzt als die eigentliche, erwünschte Hauptwirkung kenne, war die, dass ich zu einem Zombie wurde, der den ganzen Tag zu Hause herum hing, Eis essend vor dem Fernseher.

Ich bin mir nicht sicher, wann genau das alles war, aber ich glaube, ich hatte den Psychopharmaka-Cocktail ungefähr vier Monate lang genommen, als ich schließlich zusammenbrach und nach drei Jahren Kampf den ersten ernsthaften Suizidversuch unternahm. Einige halbherzige und manchmal dumme Versuche hatte ich schon hinter mir, aber dieser war ernst gemeint. Mit einem großen Heroinvorrat und einer Flasche Whiskey nahm ich ein Zimmer in einem Motel, und nachdem ich den Whiskey getrunken hatte, gab ich mir das, was ich für den tödlichen Schuss hielt. Ein, zwei Tage später wachte ich im Krankenhaus auf – die Motelangestellten hatten mich bewusstlos aufgefunden und einen Krankenwagen geholt. Einen kurzen, aber schrecklichen Zeitraum wusste meine Familie nicht, ob ich je wieder aufwachen würde. Sehr viel später fand ich heraus, dass die Ärzte sich Sorgen um mögliche Hirnschäden machten, nicht wegen des Heroins, sondern wegen der ganzen anderen Medikamente, speziell Zyprexa.

Nach dieser Sache ließ ich mich davon überzeugen, auf Methadon umzusteigen. Es war mir schon vorher angeboten worden, aber ich hatte es immer mit der Begründung abgelehnt, es würde noch abhängiger machen als Heroin und mich zwingen, jeden Tag zum Apotheker zu gehen. Jetzt bekam ich eine doppelte Dosis Efexor, eine ansehnliche Dosis Zyprexa und eine sogenannte Blockadendosis *(die individuell erprobte, Opiatverlangen unterdrückende Dosis)* Methadon. Diese tägliche Ladung wirkungsstarker Chemikalien in meinem Gehirn brachte mich ziemlich durcheinander, ich taumelte umher, betäubt, verwirrt und an nichts mehr wirklich interessiert.

Mein großes Glück zu jener Zeit war, dass ich ein Haus mit einer ehemaligen Freundin teilte und meine Lebensumstände dadurch angenehm und sicher waren. Ich gewöhnte mich an das tägliche Methadon, Efexor, Zyprexa, an Cadburys Eiscreme mit Sahne (und Vanillesoße) und die Freuden des TV-

Tagesprogramms. Sexuell war ich träge, ich hatte ernsthafte Verstopfung, aber ansonsten war ich ›stabil‹, ich spritzte mir kein Heroin und war nicht akut suizidal. Erneut schien es, als würden sich die meisten Leute darüber als eine Art von Genesung freuen, dabei wusste ich, dass ich noch zutiefst unglücklich war ... aber es war mir egal. Während dieser acht Monate hatte ich gelegentlich Beratungsgespräche, allerdings nicht oft, da ich daran genauso wenig interessiert war wie an allem anderen. Wie ein Zombie saß ich da, stumpfsinnig, lethargisch, ich wartete auf etwas, ohne darüber nachzudenken, was es sein und wie es geschehen könnte.

Das Nächste war, dass die Besitzer des Hauses, in dem ich wohnte, nach einem sechsmonatigen Auslandsaufenthalt wie geplant zurückkehrten. Auf eine recht ziellose Art und Weise hatte ich wieder mit dem gelegentlichen Schuss Heroin angefangen. Es brachte einen kleinen Nervenkitzel in mein sonst so taubes und totes Leben. Es war sehr teuer (und wahrscheinlich auch sehr gefährlich), so viel zu bekommen, dass ich den Kitzel durch den Schleier des Methadons noch fühlen konnte. Mit meiner Familie und meinen Freunden verhandelte ich darüber, wo ich jetzt bleiben könnte, was mich erneut mit der Hoffnungslosigkeit meiner Situation konfrontierte. Wiederholt versuchte ich, meinem Leben ein Ende zu setzen, diesmal mit einer Überdosis Methadon, das ich während der letzten Monate angesammelt hatte. Ich hatte gehört, dass eine dreifache Dosis tödlich sei, also dachte ich, das Zwölf- bis Fünfzehnfache meiner normalen Dosis wäre eine sichere Sache. Leider nicht, diesmal wachte ich einfach in meinem Motelzimmer auf, als jemand vom Personal gegen die Tür hämmerte.

Ich wusste nicht, was ich tun sollte. Nach einem Suizidversuch aufzuwachen ist ein ziemlich seltsames Gefühl. Ich rief meine Ärzte an. Sie wollten den Schaden möglichst gering halten und bestanden darauf, dass ich sofort zu ihnen komme. Sie stellten fest, dass ich körperlich in Ordnung war. Schlussendlich, bevor der Tag vorbei war, hatte man mich unter Bewachung in eine psychiatrische Klinik gebracht. Dies war aber eine stark übertriebene Maßnahme, denn nach dem Wochenende wurde ich vom Krankenhauspsychiater befragt, der lediglich eine »existenzielle Depression« feststellte und keinen Grund sah, mich dort zu behalten. Also wurde meine sofortige Entlassung eingeleitet.

## Entzug

Nachdem ich ein paar Tage bei Freunden und der Familie auf dem Boden geschlafen hatte, brachte mich mein wieder einmal sehr großes Glück in ein öffentliches Heim für sozial Benachteiligte, wo ich heute noch wohne. Ich war
völlig durcheinander, aber sehr dankbar für diese paar Quadratmeter, die ich
»Zuhause« nennen durfte. Nach wenigen Wochen beschloss ich, all die Psychopharmaka einschließlich Methadon loszuwerden. Es ist schwer zu sagen,
wo ich die Kraft zu dieser Entscheidung hernahm. Ohne die Medikamente
war ich stumpf, aber mit ihnen war ich nur noch stumpfer. Ich wollte einfach
aufhören, all das Gift zu nehmen, und wenn ich dabei sterben würde, dann
wäre es halt so, es war mir egal. Ich rief meine Ärzte an, um einen Termin zu
bekommen und ihnen meine Entscheidung mitzuteilen.

Als ich dort war, erzählte mir der leitende Arzt (nicht der Psychiater, sondern derjenige, der mein Methadon überwachte – ein wunderbarer Mensch)
witzigerweise, man hätte meine Akte nochmals durchgesehen und sei zu dem
Schluss gekommen, dass der momentane Behandlungsplan nicht funktionierte. Lachend erzählte ich ihm von meiner Entscheidung, alle Medikamente abzusetzen. Die Wahrheit war, dass ich fast vier Jahre lang mit Suizidgedanken gekämpft hatte und die zwei ernsthaften Versuche beide in eine Zeit
fielen, in der ich diese Masse von Psycho-Medikamenten nahm. Trotz dieser
Tatsache und trotz meines Hasses sehe ich in diesen abscheulichen ›Medikamenten‹ nicht die Ursache für meine Selbsttötungsversuche. Suizidgefährdet
war ich schon vorher gewesen, und ich glaube, es war am ehesten meine
nachlassende Kampfkraft, die mir letztendlich den Rest gab. Für meine Sui-
zidversuche mache ich die Psychopharmaka nicht verantwortlich, obwohl
ich jetzt erfahren habe, dass ihre Eigenwirkung Suizidgefühle auslösen kann.
Es ist eindeutig, dass sie nicht geholfen haben und die Situation dadurch nur
erschwert haben, dass ich durch sie zu einem Zombie wurde und keine Chance hatte, jemals zu den wahren Ursachen meiner Suizidgedanken zu kommen. Ein guter Freund von den NA sagte einmal: »Was du nicht fühlen
kannst, kannst du nicht heilen.«

Ich wollte einfach alles sofort weglassen. Die Ärzte sagten, dies sei dumm
und gefährlich und ich solle eine Substanz nach der anderen langsam und

vorsichtig absetzen. Das klang sinnvoll, und so planten wir, dass ich erst das Methadon absetzen sollte und dann alles andere. Zu jener Zeit verabscheute ich das Zyprexa am meisten und wollte es als erstes absetzen, aber man überzeugte mich davon, ich müsse erst vom Methadon wegkommen. Methadon macht sehr abhängig. Mehrere Male war ich auf Heroinentzug gewesen, es war eine ausgesprochen unangenehme Erfahrung, aber nichts im Vergleich zum Methadonentzug. Man hatte mich davor, wie auch vor den anderen Nebenwirkungen, rechtzeitig gewarnt, und ich verspüre überhaupt keine Bitterkeit denen gegenüber, die mir zur Einnahme von Methadon geraten hatten. Man hatte mich gut informiert, auch darüber, dass es ein Experiment ist, das bei mir nicht funktionieren muss, und ich hatte genug Probleme mit Heroin, so dass ich diese Chance wahrnahm. Die Methadonsubstitution hatte nicht funktioniert, aber ich mache die Ärzte nicht dafür verantwortlich.

Der Plan für den Methadonentzug war, die Dosis über einen Zeitraum von drei Monaten schrittweise zu verringern. Später erfuhr ich, dass dies ein sehr schnelles Verfahren war – sechs Monate waren für die Dosis von 80 mg pro Tag, die ich bekam, schon eher typisch – aber ich bin meinem Methadon-Arzt dankbar für diesen zügigen Absetzplan. Bei NA und auch woanders hatte ich gehört, dass niemand Methadon absetzt, ohne erneut Heroin zu spritzen – man braucht Heroin, um die Härten des Methadonentzugs abzudämpfen. Ich war keine Ausnahme. In den ersten paar Monaten ging es gut. Von Zeit zu Zeit fragte mich der Arzt, ob ich schon »gegen die Wand gerannt« sei. Ich sagte immer nein, es gehe mir gut. Bis zur letzten Woche der Entgiftung. Ich war schon bei 2 mg und sollte im Laufe der Woche erst 1 mg und dann gar nichts mehr bekommen. Ich fing an, mich krank zu fühlen, als hätte ich eine schwere Grippe: typische Symptome beim Absetzen von Opiaten. Wenn das passiert (und in irgendeinem Stadium passiert es fast immer), wird man normalerweise bei dieser oder einer etwas höheren Dosis restabilisiert, bis es weitergehen kann. Ich war schon fast fertig und beschloss daher, es hinter mich zu bringen und so zu tun, als hätte ich für eine Woche oder so eine schwere Grippe. Obwohl ich immer noch glücklich mit dieser Entscheidung bin, dauerte es sechs Wochen, bis ich diese Entzugserscheinungen los war.

Die Symptome eines Opiatentzugs sind wohlbekannt. Gelenkschmerzen, Schlaflosigkeit, Durchfall, laufende Nase, heißkalter Schweiß, Jucken unter der Haut usw. Ich kannte das alles und versuchte einfach, so gut wie möglich damit fertig zu werden. Das Schwierige beim Absetzen von Methadon ist, dass diese Erscheinungen so lange anhalten. Wenn man denkt, man hat das Schlimmste überstanden, bricht einem plötzlich ein kalter, sehr nasser Schweiß aus. Das war besonders unangenehm, wenn es urplötzlich passierte, zum Beispiel während man im vollen Bus saß.

Eine lustige Nebensache in dieser Zeit war, dass ich mich in meinem Übermut, die verschriebenen Psychopharmaka einschließlich Methadon loszuwerden und zu einer gewissen Normalität zurückzukehren, für einen ziemlich guten Job als Computerfachmann zu 400 Australischen Dollar *(im April 2002 ungefähr 233 € / 200 US-Dollar)* pro Tag beworben hatte und eine Zusage erhielt. Heute scheint es lächerlich, dass ich wirklich wegen des zu geringen Geldes ablehnte. Es wird noch lustiger, wenn man sich vorstellt, was für ein Desaster es geworden wäre, hätte ich eingewilligt. Die volle Wucht des Methadonentzugs hätte mich eine Woche, nachdem ich mit der Arbeit angefangen hätte, mit Sicherheit erschlagen. Puh!!!

Während dieser Zeit nahm ich immer noch Zyprexa und Efexor. Ich fing an zu vergessen, sie einzunehmen, besonders die zweite Dosis Zyprexa. Ich erinnere mich an einen Tag, an dem ich merkte, dass ich einige Tage im Rückstand war, und deshalb eine Tablette Zyprexa nehmen wollte. Ich brach sie aus der Verpackung und nahm sie in den Mund. Ich konnte mich einfach nicht überwinden, sie herunterzuschlucken. Seitdem habe ich keine mehr genommen. Ich war immer noch mitten im Methadonentzug und erzählte meinen Ärzten nicht, dass ich aufgehört hatte, dieses widerliche Zyprexa zu schlucken. Ich glaube, ich hörte auch mit Efexor auf, aber es kann auch sein, dass ich diese Substanz noch ein bisschen länger nahm.

Wie auch immer die Entzugserscheinungen der Psychopharmaka ausgesehen haben mochten, sie gingen wahrscheinlich im Alptraum des Methadonentzugs unter. Mit den neuroleptischen und antidepressiven Psychopharmaka hörte ich früher auf, als ich laut ärztlichem Rat sollte, aber ich konnte sie einfach nicht mehr nehmen. Dies kann die Probleme, die ich mit dem Methadon hatte, noch verstärkt haben, und wie ich schon sagte, ich spritzte mir während dieser schweren Zeit manchmal Heroin. Meine Suizidalität kehrte auch zurück, aber glücklicherweise nur kurz, und meine letzte intensive suizidale Anwandlung war, als ich auf der Westgatebrücke versuchte, mich zum Sprung in den Tod zu überwinden. Es ist unmöglich, alle Faktoren zusammenzubekommen, die dazu führten.

Die ganze Entgiftung und der Entzug wurden von einem anderen Arzt überwacht, einem praktischen Arzt mit Zulassung zur Methadonsubstitution. Er sorgte sich, mein Absetzplan könnte etwas zu zügig sein, und versuchte, ihn etwas zu strecken, aber ich bestand darauf, ihn beizubehalten. Gegen Ende bat er mich, für eine Weile die Stadt zu verlassen – er sagte, er kenne nur sehr wenige Fälle, in denen ein Methadonentzug erfolgreich war, ohne dass die Menschen ihre gewohnte Umgebung und ihren einfachen Zugang zu Heroin vorübergehend verlassen hätten.

Damals hatte ich Schlafprobleme, und er verschrieb mir dafür ein paar Benzodiazepine, aber das waren die einzigen anderen Medikamente, die ich in dieser schweren Zeit nahm. Als ich den Methadonentzug hinter mir hatte, hatte ich Zyprexa und Efexor auch schon abgesetzt, und diesmal erzählte ich dem Arzt davon. Er konnte nur die Stirn über mich runzeln ... und dankbar sein, dass es nicht zur totalen Katastrophe gekommen war.

Obwohl ich schlechter ›Medizin‹, besonders der psychiatrischen, heute sehr kritisch gegenüberstehe, muss ich hier anfügen, dass mir ein paar wunderbare Ärzte wirklich geholfen haben. Dieser Kerl ist einer von ihnen. Er war erreichbar (wenn auch nicht immer pünktlich) und offen und immer ehrlich zu mir. Ich erinnere mich daran, wie er zu mir sagte: »Bitte tun Sie sich nichts an« – einer der hilfreichsten Sätze, die ein Arzt jemals zu mir gesagt hat. Er versprach mir nie irgendwelche Wunderheilungen, wollte mir aber mit allen verfügbaren Möglichkeiten helfen. Diese Aufrichtigkeit war absolut lebenswichtig für jemanden wie mich.

## Genesung

Ich denke, in einer Geschichte wie dieser ist es wichtig zu sagen, dass ich heute – seit 1999, also seit mehr als zwei Jahren – nicht mehr suizidal bin und nicht mehr ›depressiv‹ (ein für mich heute bedeutungsloses diagnostisches Etikett) und mir kein Heroin mehr spritze. Total drogenfrei bin ich nicht. Ich rauche immer noch gerne gelegentlich Zigaretten, ich liebe Wein zum Abendessen (mag jedoch nicht betrunken sein) und habe ein starkes Verlangen nach Tee.

Nach zwei Jahren ohne psychiatrische Psychopharmaka im Körper kann ich sagen, dass ich immer noch einige Probleme mit meiner Sexualfunktion habe und gelegentlich mit dem Schlafen, was vor diesem schrecklichen Abenteuer nie vorkam. Manchmal neige ich dazu, das auf diese Psychopharmaka zu schieben, aber eine letzte Sicherheit darüber kann ich natürlich nicht besitzen. Manche Probleme kamen wahrscheinlich mit dem Alter – manche nennen meine Krise die »männlichen Wechseljahre«, was ich für ein sinnvolles Argument halte. Sie könnten aber auch an meinem Heroinmissbrauch liegen.

In den letzten zwei Jahren konnte ich zu einer Teilzeitarbeit zurückkehren, und ich recherchiere über das Verhältnis von Suizid und Spiritualität. Außerdem engagiere ich mich für die Rechte von Psychiatriebetroffenen, wobei ich viele nette Menschen kennenlerne, bei denen ich mich wohl fühle, die mich unterstützen und mit denen ich die Sorge um den Missbrauch der Psychiatrie teile. Aber vor allem habe ich jetzt eine besondere und feste Beziehung mit der wundervollen Elaine. Das Leben ist schön.

Eine der nervigsten Sachen während meines Kampfes waren all die Leute, die glauben, dass das, was ihnen geholfen hat, mir auch helfen könnte. Der Weg zur Freiheit ist einzigartig und höchst persönlich, glaube ich, und obwohl ich der ganzen Welt die Geschichte meiner Befreiung ins Gesicht schreien will, nehme ich nicht an, dass notwendigerweise irgendeine andere Person den gleichen Weg gehen kann. Einen solchen Kampf betrachte ich inzwischen sogar als wesentlich für jedes intensiv gelebte Leben. Das Problem ist nicht, wie wir diese ›Krankheiten‹ psychischer, emotionaler und spiritueller Not heilen, sondern wie wir sie in unser einzigartiges Leben integrieren und wie wir uns gegenseitig darin unterstützen, all die Erfahrung zu akzeptieren, die uns das Leben so bringt. Jemand hat mir erzählt, er habe die Geschichte von einem Menschen gehört, der einen Gruppenältesten der Aborigines, der australischen Ureinwohner, gefragt hatte, was man in seiner Kultur macht, wenn einem Menschen das widerfährt, was man bei uns »Psychose« nennt. Die Antwort sei wunderbar einfach gewesen. Der Aborigine habe erklärt: »Zuallererst – wir erlauben ihm, sie (das heißt die Psychose) zu haben, und wir stellen sicher, dass immer jemand bei ihm ist.«

*Aus dem Englischen von Pia Kempker*

Manuela Kälin

## Hausbesuch vom Homöopathen

*Neuroleptika: Fluanxol / Antidepressiva / Phasenprophylaktika: Lithium / Tranquilizer: Rohypnol, Valium*

Im Jahre 1981, nach jahrelanger Einnahme von Neuroleptika, Antidepressiva, Tranquilizern und Lithium mit all ihren Nebenwirkungen, fand ich mit viel Glück wieder eine Arbeitsstelle, die mir gut gefiel. Dies war für mich der richtige Zeitpunkt, die Psychopharmaka abzusetzen.

Die Tatsache, dass es mir nie wirklich gut ging und dass als Nebenwirkung ein starkes, behinderndes Zittern sowie Gewichtszunahme aufgetreten waren, bewog mich endlich zu handeln. Ich war einigermaßen schockiert, als mir mein damaliger Arzt erklärte, es handle sich um eine Langzeittherapie, und diese müsse noch mindestens zwei Jahre weitergeführt werden. Er war anderer Meinung als ich und bot mir überhaupt keine Hilfe an. Seine Ansicht war klar, und so beschloss ich, in eigener Verantwortung aktiv zu werden.

Eine Freundin gab mir die Adresse eines guten und erfahrenen Homöopathen, der einverstanden war, mich zu behandeln. Zu diesem Zeitpunkt nahm ich Lithium, Fluanxol, Valium (bei Bedarf) und zum Schlafen Rohypnol[1]. Gegen den Rat des Homöopathen, der mir riet, langsam abzusetzen, nahm ich von einem Tag auf den anderen nichts mehr, ich hatte einfach genug von den Medikamenten.

Zuerst merkte ich nicht viel, aber relativ schnell wurde ich sehr unruhig und nervös und konnte nicht mehr schlafen. Es kamen starke Angstzustände dazu, die sich von Tag zu Tag steigerten und zu einer akuten Psychose wurden. Bei einem Hausbesuch des Homöopathen bekam ich zusätzliche homöopathische Mittel, und da ich nicht mehr allein sein konnte, wohnte ich für die nächste Zeit bei Freunden. Insgesamt war es eine intensive und individuell auf meine Bedürfnisse ausgerichtete Behandlung seitens des erfahrenen Homöopathen.

---

1 Benzodiazapin-Tranquilizer, Wirkstoff Flunitrazepam; im Handel als Rohypnol, Somnubene

Für mich war es wichtig, jederzeit den Homöopathen anrufen zu können und zu wissen, wo ich ihn erreichen kann. Davon machte ich in der ersten Woche viel Gebrauch, auch nachts. Da ich in der Dauerkrise war, brachte mich das immer wieder auf den Boden. Der Homöopath engagierte sich insbesondere menschlich in beachtlicher Weise, außerdem unterstützte er mich, indem er mir einiges zutraute und immer präsent war, wenn ein Problem auftauchte. Vor allem geriet er durch meine Zustände nicht in Panik, andererseits war es ihm sicher nicht egal, wie es mir ging.

Eine ganze Woche konnte ich nicht mehr schlafen. Ich musste ununterbrochen wach bleiben, da ich überzeugt war, dass ich sterben würde, sobald ich einschlief. Tagsüber malte ich in verzweifelter Verfassung, ging mit dem Hund spazieren und versuchte, mit meiner Unruhe fertig zu werden. Obwohl es mir schlecht ging und ich nahe daran war, in eine Klinik zu gehen, hatte ich immer das Gefühl, es irgendwie doch noch zu schaffen. Neben meinem bedrohlichen inneren Zustand bemerkte ich, wie ich die äußere Welt plötzlich anders wahrnahm. Ich sah die Farben des Herbstes, den Fluss und die Reiher, die schönen Bäume und Blumen und fühlte mich manchmal richtig stark und glücklich. Nach einer Woche konnte ich mich nicht mehr wachhalten. In meinem Kopf waren Blitze, ich hatte das Gefühl, die Welt gehe unter und ich mit ihr. Doch ich erwachte wieder und hatte eine Angst weniger. Fast täglich war ich im Kontakt mit dem Homöopathen, und natürlich war die Unterstützung meiner Freunde enorm wichtig. Wäre ich allein gewesen, wären meine Ängste sicher explodiert.

Nach circa zwei Wochen begann ich, stundenweise zu arbeiten. Anfangs war es schwierig, allein schon der Weg zur Arbeit. Ich konnte mich kaum konzentrieren, war verlangsamt und hatte teilweise ein gestörtes Körpergefühl. Alles musste sich wieder einpendeln: der Schlaf, die Arbeit, was ich konnte und was noch nicht. Wieder in meiner Wohnung, bestand meine Therapie darin, zu kochen und den Tag möglichst stressfrei zu gestalten.

Die ganze Zeit – seit 1981 – hatte ich nie mehr einen Rückfall und brauchte nie mehr Psychopharmaka. Im Gegenteil, ich wurde immer gesünder. Dies auch dank einer guten Psychotherapie, die sicher erfolgreicher verläuft, wenn man nicht mit Medikamenten zugemauert ist und somit Zugang zu seinen Gefühlen hat. Als besonderen Aspekt möchte ich hervorheben, dass man sich mit Psychopharmaka, die gefährliche Nebenwirkungen haben, nie wirk-

lich gut fühlt. Oft dienen sie mehr der Beruhigung der Ärzte und des Pflege-
personals, die seelische Krisen und Ausnahmesituationen nicht verstehen
und daher nicht damit umzugehen wissen. In der Therapie habe ich später oft
die Erfahrung gemacht, dass man aus äußerst bedrohlichen Zuständen in kurzer Zeit auch ohne Medikamente wieder herauskommen kann. Es gibt Alternativen, und es wäre dringend nötig, diese zu fördern.

**Fiona Milne**

# Mein Fels in der Brandung[1]

*Antidepressiva: Aropax / Phasenprophylaktika: Epilim /
Benzodiazepin-Tranquilizer: Lorazepam*

Es war Juli 2006, ich war 49 Jahre alt, glücklich verheiratet, hatte drei erwachsene Kinder und kam mit meinem Mann gerade von einer wundervollen drei-
monatigen Überseereise. Ich war zu einer Arbeit zurückgekehrt, die ich liebte,
und das Leben war gerade dabei, wieder in ruhige Bahnen zu kommen. Abgesehen von gelegentlichem Muskelzittern, das sich in meinem rechten Arm bemerkbar machte, war ich gesund. Ich wartete auf einen Termin beim Neurologen, doch es sollte nie dazu kommen. Am 1. September 2006 änderte sich mein
Leben schlagartig. Früh um 4 Uhr wachte ich auf. Ich fühlte mich unwohl und
wusste sofort, dass etwas mit mir nicht stimmte. Mein Körper fühlte sich son-
derbar an, wie die Ruhe vor einem Sturm. Dann geschah es. Ich hatte keine
Kontrolle über das, was sich in mir auszubreiten begann, und mir war, als ob
ich jetzt gerade sterbe. Meine Beine bogen sich, wurden steif, hoben sich aus
dem Bett und erstarrten in dieser Position. Mein linker Arm ebenso. Mein
rechter Arm zitterte und flatterte auf und ab. Meine Lippen pressten sich zusammen, ich konnte nicht mehr sprechen, und mein Körper stieß die eigenar-
tigsten Geräusche aus. Regelrechte Krämpfe schleuderten mich in die Höhe.

---

1 Der (hier überarbeitete) Artikel wurde original veröffentlicht unter dem Titel »Fiona's
Story« in: Healthy Options (Neuseeland), Oktober 2007, S. 34-35. Abdruck mit freundlicher Genehmigung von *Healthy Options* – healthyoptions.co.nz

Ich hatte Angst, riesige Angst. Ich hörte, was um mich herum geschah, konnte aber nicht reagieren. Der Rettungssanitäter sagte zu meinem Mann: »Es sieht aus wie ein Schlaganfall, könnte aber auch eine Hirnblutung sein.«

Ich war voll Angst und Panik. Es folgte eine schnelle Fahrt ins Hospital im Krankenwagen, wo die Anfälle weitergingen. Mir wurde intravenös Diazepam verabreicht. Nach der Aufnahme im Krankenhaus, wo ich insgesamt zehn Tage verbrachte, begannen die Tests: Blutproben, Rückenmarkspunktion, Computertomographie und ein Flug mit der Luftambulanz nach Christchurch für eine Kernspintomographie. Alle Ergebnisse brachten normale Werte. Man gab mir das Antiepileptikum Epilim (Wirkstoff Valproinsäure), da die Ärzte dachten, dass ich partielle komplexe Anfälle gehabt hätte. Daneben erhielt ich Lorazepam. Zusammen mit Epilim machte mich das so müde, dass ich nicht mehr allein laufen konnte und nur noch schlafen wollte. Als die Ärzte begriffen, dass das Epilim die Symptome nicht zum Verschwinden brachte, setzten sie es ab. Ich blieb dann noch ungefähr vier Wochen auf Lorazepam.

Ich durfte nicht mehr Auto fahren und kam auf eine Warteliste für ein EEG am Christchurch Krankenhaus, um Epilepsie auszuschließen. Erneut war das Resultat negativ. Während der halbjährigen Wartezeit gingen die Anfälle weiter, nur die Symptome änderten sich. Sie waren nicht mehr so stark wie beim ersten Anfall, aber zweifellos vorhanden und äußerst quälend: Verziehen des Gesichts, Hervorstrecken der Zunge, Flattern des rechten Armes, Rumpfspasmen und unfreiwillige Kopfbewegungen. Manchmal dauerten die Anfälle bis zu einer Stunde; sie machten mich müde, schwächten und lähmten mich. Ich musste meine Arbeit aufgeben, was das Trauma perfekt machte. Und Migräne hatte ich auch.

Schließlich wurde bei mir eine Dyskinesie, das heißt eine Fehlfunktion von Bewegungsabläufen, diagnostiziert. Mit der Suche nach möglichen Ursachen und der Prognose begann eine Odyssee. Gleich zu Beginn dieser Untersuchungen stolperte ich im Internet über die Website von Anna de Jonge[1], einer Patientenfürsprecherin von Patients' Rights Advocacy in Hamilton. Es war eine Art Wunder, dass ich Anna »fand«. Ihr Rat, ihre Unterstützung und

---

1 Informationen über Anna de Jonge siehe patientsrights.org.nz/anna-de-jonge

ihr Einsatz waren überwältigend und unschätzbar. Als ich niemanden hatte, an den ich mich wenden konnte, und mein Mann ich und am Ende unserer Weisheit waren, war Anna da mit ihrem Wissen und ihrem Verständnis.

Ich war entsetzt, als ich erfuhr, dass das Antidepressivum Aropax, ein SRI *(Serotonin-Wiederaufnahmehemmer)*, den ich seit zwölf Jahren gegen meine Depressionen und Ängste nahm, Bewegungsstörungen verursachen kann. Der Grund, warum ich SRI nahm, lag in den Depressionen und Ängsten, unter denen ich seit meinem dreizehnten Lebensjahr litt. Obwohl der Zusammenhang zwischen SRI und Bewegungsstörungen nachgewiesen ist, mussten wir einen regelrechten Kampf führen, um die Ärzte von ihm zu überzeugen. Ich war auf einer Tagesdosis von 20 mg gewesen, aber die Dosis hatte über die Jahre hinweg geschwankt.

Man hatte mich vor diesen seltenen Nebenwirkungen nie gewarnt, daher setzte ich meine Internetrecherche fort. Ich wusste, dass ich von diesem Medikament wie auch von Lorazepam wegkommen musste. Lorazepam, ein Benzodiazepin, soll nicht länger als 14 Tage verschrieben werden. Ich wollte nicht von zwei Medikamenten abhängig werden. Ich musste eine weitere Schlacht um das Absetzen von Aropax führen. Ich habe es über die Jahre hinweg immer wieder versucht und bin gescheitert; meine letzten Erfahrungen waren ein Alptraum. Ich spürte elektrische Schläge in meinem Kopf und hinter den Augen, litt unter Übelkeit, Hautkribbeln, Schlaflosigkeit, intensiven Alpträumen, innerlich anschwellender Wut und Raserei, wollte mich oder andere umbringen; dazu hatte ich Angst, Depressionen und unkontrollierbare Weinanfälle. Wenn ich versuchte, meine Abhängigkeit von Aropax zu bekämpfen, wurde mir von den Ärzte nur immer wieder gesagt, dass ich die Medikamente weiter nehmen solle und ich sie für den Rest meines Lebens brauche. Man erklärte mir, dass es die alten Symptome der Depression seien, die zurückkehrten; aber ich weiß jetzt, dass dies nicht stimmte. Es war das Absetzen des Medikaments, es war heftig, es war schwierig und lähmend. Ich weiß das, weil ich es erlebt habe.

Wegen meines früheren Scheiterns beim Absetzen und wegen der Empfehlung meines Arztes nahm ich das Medikament weiter und glaubte, ich sei für immer darauf angewiesen. Nach wie vor litt ich unter unerwünschten Wirkungen: nächtlichem Schwitzen, Schlaflosigkeit, Übelkeit, Gewichtszunahme, Kopfschmerzen, erhöhtem Prolaktinspiegel, abgestumpften Gefühlen,

Konzentrationsstörungen, Alpträumen, Muskelzittern und Verstopfung. Letztere führte schließlich zu einer Dickdarmoperation. Ich wusste, dass ich von dem Aropax herunterkommen musste, und war äußerst besorgt. Meine letzten Erfahrungen waren eine grausame Warnung. Ich erinnere mich, wie ich meinem Arzt erklärte, dass ich mich zurückziehen müsse, um aus dem Teufelskreis herauszukommen und diese Zerreißprobe zu überleben.

Mit Annas konstanter Unterstützung kam ich sehr langsam davon herunter. Es dauerte neun Wochen, bis zum 7. Januar 2007, als ich meine letzte Dosis Aropax nahm. Die Entzugssymptome traten noch ein Jahr lang nach dieser letzten Dosis auf. Es war hart und ich wusste, dass es nicht gut war, zu den Ärzten zurückzukehren, denn sie würden versuchen, mir neue Medikamente zu verabreichen. Im Wesentlichen bestanden die Entzugssymptome aus Depressionen, Angstzuständen, Verwirrtheit, Wutanfällen, Schlaflosigkeit und Alpträumen. Ich war massiv auf Hilfe angewiesen. Mein Mann, die Familie und Anna waren und sind mein Fels in der Brandung. Sie waren da, um mich aufzufangen, mir die Tränen abzuwischen, die Last zu schultern und mir die Kraft zu geben, die ich brauchte, um den Entzug zu überstehen. Sie gaben mir den Willen zu leben zurück. Anna wies mich an, Kalzium-Magnesium-Getränke zu trinken, bestimmte Vitamine und Mineralien zu nehmen, viel frisches Obst und Gemüse zu essen und jeden Tag frisch gepressten Karotten- und Selleriesaft zu trinken. Auch die Homöopathie hat dabei geholfen, die Schwere und Häufigkeit der Anfälle zu vermindern. Ich habe daneben mit Kraniosakraltherapie[1] angefangen, die Resultate waren erstaunlich. Sie half meinem Körper, mit dem anfallsbedingten Trauma klarzukommen.

Seit dem Absetzen von Aropax ist das Muskelzittern in meinem Arm zurückgegangen, und mein Verstand fühlt sich trotz der andauernden Symptome schärfer an. Meine Dyskinesie ist ein grausamer und lähmender Krankheitszustand. Er wächst und nimmt ab, zieht sich zurück. Wenn du denkst, du bist damit durch, kehrt er plötzlich wieder zurück und macht dich fertig.

---

1 Die Kraniosakraltherapie ist eine Behandlungsform, bei der Störungen und Beschwerden des Körpers mit sanftem Druck und Massagen behoben werden. Zum kraniosakralen System zählen Wirbelsäule und Kreuzbein, alle Schädelknochen, die Hirnhäute und die Gehirn- und Rückenmarksflüssigkeit.

Täglich habe ich Mund- und Rumpfkrämpfe. Die linke Seite meines Körpers ist mehr davon betroffen als die rechte. Ich kann meine Zunge nicht zur linken Mundseite bewegen, habe manchmal Probleme mit der Aussprache. Mein linker Arm ist schwach, die Hand greift Dinge völlig unbeholfen und kann sie kaum fassen, und es ist eine Anstrengung für mich, mein linkes Bein zu heben, besonders wenn ich eine Treppe hochgehe, was Rumpfkrämpfe auslösen kann. Daneben habe ich Probleme mit dem Kurzzeitgedächtnis und mit der Konzentration. Zwei meiner Fachärzte sagen, dass sie dies alles noch nie bei jemandem gesehen hätten, der SRI genommen hat; es sei höchst selten. Sie finden meinen Zustand »interessant« und möchten meine Entwicklung beobachten, um zu lernen. Ich habe dem Zentrum für unerwünschte Medikamentenwirkungen in Dunedin über meine negativen Erfahrungen mit Aropax berichtet, und interessanterweise informierten sie mich, dass in Bezug auf Dyskinesien und Dystonien *(anfallsweise, krampfartige Muskel- und Bewegungsstörungen)* bereits andere Berichte über Aropax vorliegen. Es ist nicht üblich bei der neuseeländischen Ärzteschaft, dem Centre for Adverse Reactions Monitoring (CARM) über Medikamentennebenwirkungen zu berichten.

Ich kann nur hoffen und beten, dass mein Zustand sich mit der Zeit verbessert, so wie ich selbst wieder in Richtung Gesundheit nach vorne schaue. Ich hoffe auch, dass ich durch das Aufschreiben meiner persönlichen Geschichte öffentliches Bewusstsein für die unerwünschten Wirkungen der SRI-Antidepressiva schaffen kann. Die Menschen haben ein Recht darauf, informiert zu werden und zu wissen, dass sie Wahlmöglichkeiten haben.

Ich möchte ein herzliches Dankeschön an Anna richten – ich weiß wirklich nicht, wo ich ohne ihre Einfühlung und Unterstützung heute stehen würde. Je weiter ich von dem Medikament entfernt bin, desto mehr klingen meine Symptome ab, was ein weiterer Beweis dafür ist, dass es die Ursache für meinen Zustand war. Ich nehme jetzt das natürliche Ergänzungsmittel Amoryn[1]. Was meine Depressionen angeht, hat es bis heute sehr gut geholfen.

*Aus dem Englischen von Jonas-Philipp Dallmann*

---

1 Hauptbestandteil von Amoryn ist Hyperforin, ein Inhaltsstoff des Johanniskrauts. Er sorgt für verbesserte Stimmung, emotionale Balance, Entspannung und Angstabnahme. Weitere Informationen siehe amoryn.com

# Lieber manchmal Psychopharmaka als immer

**Mary Nettle**

## Die Kontrolle zurück

*Neuroleptika: Largactil, Modecate, Olanzapin / Phasenprophylaktika: Pridal / Tranquilizer: Zopiclon*

Zum erstenmal in Kontakt mit dem psychiatrischen System kam ich 1978, da war ich 25. Ich hatte einen guten Job als leitende Angestellte, zuständig für den Marktforschungsbereich im Auftrag eines großen Fabrikanten von Tierfutter und Frühstückscerealien *(Müsli, Getreide- und Brotfrüchte)*.

Ich glaube heute, dass es drei auslösende Faktoren gab, die schließlich zu meiner Aufnahme in ein psychiatrisches Krankenhaus führten: die emotionale Anspannung, die mit meiner Hochzeit verbunden war; die tägliche Anfahrt zu meinem Arbeitsplatz, die sehr schwierig und umständlich war; vor allem aber war meine Arbeitsbelastung enorm gewachsen, da man viele meiner Kollegen schlichtweg für überflüssig erklärt und wegrationalisiert hatte.

Ich verließ das Krankenhaus mit der Diagnose ›manische Depression‹ und einem Rezept für Lithium. Einige Monate später hatte ich das große Glück, wieder einen Job bei der Marktforschungsagentur zu erhalten, für die ich vorher schon gearbeitet hatte. Und es gelang mir, vom Lithium wegzukommen, da mein Psychiater zu diesem Zeitpunkt den Eindruck hatte, ich sei wieder stabil und würde kaum eine weitere Episode erleben.

Das traf auch zu, mehrere Jahre lang jedenfalls, bis ich einen neuen Job bekam, der mich völlig fertigmachte, diesmal als Verwaltungsangestellte eines Stützpunkts der US-amerikanischen Luftwaffe, die in der Nähe meines Wohnorts stationiert war.

1982 kam es zu einem weiteren Aufenthalt im Krankenhaus, und meine Diagnose, das heißt mein Etikett, wurde nachdrücklich bestätigt. Diesmal verließ ich das Krankenhaus mit Lithium und mit Modecate, einer Neuroleptika-Depotspritze. Nach ein paar Jahren hörte ich auf, mir die Depotspritzen verpassen zu lassen, schluckte aber weiterhin das Lithiumpräparat Pridal, 1000 mg täglich. Mein Hausarzt, ein Allgemeinmediziner, machte alle drei Monate Bluttests.

Man sagte mir, dass – genauso wie ein Diabetiker sein Insulin – ein Manisch-Depressiver eben Lithium braucht, um seine Stimmungsumschwünge zu kontrollieren. Ich nahm an Gewicht zu, mir wurde aber nur mitgeteilt, dies wäre schon gut so, weil ich jetzt zufrieden sei, weil meine Stimmungen im Gleichgewicht seien, ich würde einfach zu viel essen und sollte besser in einen Diätclub eintreten.

Das tat ich auch, ohne Erfolg natürlich, weil gerade die Gewichtszunahme eine sogar sehr gut dokumentierte Nebenwirkung des Lithiums ist. Die schwerwiegendste Nebenwirkung war allerdings, dass ich nicht mehr fähig war, überhaupt noch irgendein Gefühl zu empfinden – Glück oder Traurigkeit, Wut oder Freude; ich konnte nicht lachen, ich konnte nicht weinen. Außerdem war meine Ehe eine Katastrophe, denn mein Mann entwickelte sich zu einem chronischen Alkoholiker. Ich nahm Lithium zehn Jahre lang, von 1982 bis 1992, und arrangierte mich mit seinem ziemlich unakzeptablen Verhalten, weil ich wegen der Medikation nicht mehr in der Lage war, meine eigenen Gefühle auszudrücken.

1984 teilte mir mein Hausarzt mit, dass er nicht daran glaube, Leute auf ewig unter Medikamente zu setzen, und ob ich nicht versuchen wolle, davon herunterzukommen. Ich antwortete ihm, dass mir gesagt worden sei, ich würde Lithium für den Rest meines Lebens brauchen, und er solle doch mit meiner Psychiaterin reden. Er schrieb ihr einen Brief und sie antwortete, dass er kein Recht habe, sich in meine Behandlung einzumischen, und falls ich tatsächlich absetzen würde und dann eine Krankenhauseinweisung bräuchte, wolle sie damit überhaupt nichts zu tun haben, und mein Hausarzt solle dann gefälligst sehen, wie er mit den Konsequenzen fertig werde. Es erübrigt sich wohl zu erwähnen, dass ich bei meinem Lithium blieb.

Irgendwann 1988 traf ich einige Leute, die Mitglieder von Survivors Speak Out waren, einer Gruppe von Menschen, die die Psychiatrie am eigenen Leib erlebt haben und dieses System verändern wollen. Zum ersten Mal in meinem Leben redete ich mit Leuten, die dieses System herausgefordert und überlebt hatten. Das veränderte mein Leben schlagartig! Dank dieser Betroffenenbewegung wuchsen mein Selbstvertrauen und meine Kraft, und ich versuchte, mir die Kontrolle über mein eigenes Leben zurückzuholen. Mein Hausarzt war sehr erstaunt, als ich ihm nun mitteilte, dass ich aufhören wolle, Lithium zu nehmen.

Nachdem er sich von dem Schock erholt hatte, diskutierten wir die Pros und Contras. Er sagte, angenommen, ich wäre eine Asthmatikerin und wolle ohne meinen Inhalierapparat einen Marathonlauf machen, dann würde er auf dem Apparat bestehen, weil ich sterben könnte, wenn ich einen Asthmaanfall bekäme und ohne meinen Inhalierer dastünde. Jetzt allerdings, in meinem konkreten Fall, wäre das Schlimmste, was passieren könnte, wenn ich das Lithium absetzte, dass ich ein Weilchen im Krankenhaus verbringen müsste. Und da er nicht das Gefühl hatte, ich wäre in Lebensgefahr, wenn ich mit dem Lithium aufhörte, sagte er: »Versuchen Sie's!«, und dass er für mich da sei, wenn ich ihn brauchen sollte.

Also setzte ich 1992 ab, nach zehn Jahren Lithium. Es brauchte eine Weile, aber dann fühlte ich mich wieder lebendig und wusste wieder, wie das eigentlich war: zu ›fühlen‹. Ich war wieder in Kontakt mit meinen Gefühlen, und das fühlte sich wunderbar an!

Für meinen Mann allerdings war es ein Desaster, weil ich jetzt nicht mehr das passive Weib war, das ohne Murren hinter ihm herräumte und putzte und dem es nichts ausmachte, in einer emotionalen Wüste von Ehe zu leben. Nach zwei Jahren ohne Lithium verließ ich an einem Samstag, dem 11. Juni 1994, um 22 Uhr unser gemeinsames Haus, um bei meiner 40 Meilen entfernt lebenden Mutter zu wohnen. Sie und ich hatten beide das Gefühl, dass ich so nicht mehr weitermachen konnte. Ich konnte nicht mehr schlafen und hatte viele Stunden mit der Telefonseelsorge am Telefon verbracht. Mein Hausarzt war so unterstützend gewesen, wie er nur irgendwie sein konnte, und ich hatte Valium und Mogadon für den Notfall, falls ich es brauchen würde. Meine Mutter gab mir jetzt den sicheren Hafen, den ich wirklich nötig hatte.

Nachdem ich 1992 mit dem Lithium aufgehört hatte, gab mein Mann zum ersten Mal zu, dass er Alkoholiker war. In diesem Jahr wurde er in unserem örtlichen psychiatrischen Krankenhaus zweimal stationär aufgenommen, 25

Meilen entfernt von unserem Wohnort (einem kleinen Dorf in den Cotswolds
– einem landschaftlich sehr schönen Teil Englands, ungefähr 100 Meilen
westlich von London). Er unterzog sich einer Alkoholentgiftung und wurde
›trocken‹, jedes Mal auf der gleichen Station, auf der ich 1982 meine zweite
und letzte (hoffe ich!) stationäre Aufnahme wegen manischer Depression
hinter mich gebracht hatte. Dieses Krankenhaus war ein riesiges, aus roten
Ziegelsteinen gebautes viktorianisches Irrenasyl, das Patienten aus kilome-
terweitem Umkreis aufnahm (und 1995 geschlossen wurde). Das Entgif-
tungsprogramm funktionierte nicht, und mein Mann sprach weiter dem Alkohol zu.

Er wurde aus seinem Job wegrationalisiert und war nicht in der Lage, sich
einen neuen zu suchen. Aufgrund seines sich alkoholbedingt weiter ver-
schlechternden körperlichen und geistigen Zustands erhielt er vom Staat
eine Arbeitsunfähigkeitsrente. Ich bewältigte die Belastungen, die damit
zusammenhingen, weil er jetzt wenigstens zugegeben hatte, dass er alko-
holabhängig war, weil ich von meinen Psychiatrie-Mitbetroffenen Unterstützung bekam und mein Selbstbewusstsein durch den Respekt und die
Wertschätzung in der stärker werdenden Betroffenenbewegung weiterentwickeln konnte.

Im Januar 1993 feierte ich meinen vierzigsten Geburtstag mit einer großen
Party und hoffte immer noch, dass mein Mann in seiner eigenen Selbsthilfegruppe von seinen alkoholabhängigen Leidensgefährten Hilfe und Unterstützung annehmen würde. Dann kam es aber zu einer Flut von unerwarteten
Stressauslösern. Im März 1993 starb plötzlich mein Vater an einem Herzinfarkt, kurz nach Mitternacht, während er und meine Mutter vor dem Fernseher saßen. Als sie mit dieser fürchterlichen Nachricht anrief, war mein Mann
in seinem üblichen Alkoholstupor, völlig unfähig, mich zu unterstützen. Im
Mai des gleichen Jahres bekam meine Mutter ernsthafte Herzprobleme, die
sie völlig bewegungsunfähig machten, und im September hatte sie dann eine
große Operation; die Mitralklappe *(aus zwei Segelklappen bestehendes Ven-
tilsystem zwischen linkem Herzvorhof und Herzkammer)* wurde ersetzt, meine Mutter musste bis Weihnachten im Krankenhaus bleiben. Im Oktober
wurde mein Mann in London in seinem Auto über dem Lenkrad zusammen-
gebrochen von der Polizei aufgefunden. Er wurde ins Krankenhaus gebracht,

wo er eine Art epileptischen Anfall hatte, und er verlor aus medizinischen Gründen seinen Führerschein.

Ich glaube, es war erst im Juni 1994, dass ich meinerseits nun das Gefühl hatte, zusammenbrechen zu dürfen. Das geschah erst, als ich sicher war, dass meine Mutter sich sehr gut von ihrem Herzleiden erholt hatte und in der Lage war, sich um mich zu kümmern statt umgekehrt. Zu diesem Zeitpunkt war ich allerdings schon so sehr gestresst, dass ich eine große psychotische Episode erlebte und – obwohl sich meine Mutter um mich kümmerte, weil sie wusste, dass ich nicht ins Krankenhaus gehen wollte – zur psychiatrischen Hilfe mein Einverständnis gab und eine Medikation akzeptierte.

1996 zog ich in ein eigenes Haus in einer kleinen Stadt, acht Meilen vom Haus meiner Mutter entfernt. Ich habe heute einen anderen Hausarzt und Psychiater; beide wollen, dass ich weiterhin Lithium nehme: nur für den Fall, dass ich einen neuen Stressauslöser (sprich: neue Katastrophen oder Schicksalsschläge) erlebe. In Großbritannien haben wir ein System, das ›Care Programme Approach‹ *(ein spezielles, auf das Individuum bezogenes Fürsorge- und Überwachungsprogramm nach der Anstaltsentlassung)* genannt wird. Wenn man als schwer krank betrachtet wird (das heißt die Diagnose ›manisch-depressives Irresein‹ oder ›Schizophrenie‹ hat), erhält man eine Bezugsperson, die auf einen aufpasst und dafür sorgt, dass man in Kontakt mit den psychiatrischen Diensten bleibt. Gegenwärtig ist mein Psychiater diese Bezugsperson. Ich habe regelmäßige Termine in seiner Praxis und kann zudem jederzeit Kontakt mit ihm aufnehmen (auch wenn ich das nie in Anspruch genommen habe). Wie auch immer, jedenfalls werde ich nach wie vor von Mitgliedern der Betroffenenbewegung unterstützt, und ich habe die Ärzte davon überzeugt, dass ich mich selber am besten kenne. Im Moment nehme ich kein Lithium und habe auch nicht vor, es wieder zu nehmen. Die Ärzte respektieren meine Entscheidung, und ich habe jetzt eine Beschäftigungstherapeutin als Hauptbezugsperson, die ich jederzeit anrufen kann, und meine Behandlung wird alle sechs Monate überprüft.

Es war wie ein Kampf, das psychiatrische System davon zu überzeugen, dass es für mich in Ordnung ist, die sogenannte Selbstmanagement-Technik zu benutzen, das heißt während der wenigen Situationen, in denen Stress bei mir einen Mangel an Schlaf auslöst, dosiere ich mich mit dem fürchterlichen, aber wirkungsvollen Neuroleptikum Largactil *(Wirkstoff Chlorpromazin)* selbst. Largactil wirkt auf mich so, dass es mein Gehirn vorübergehend und teilweise lähmt und betäubt, so dass es wirklich sehr schwierig ist, mich überhaupt noch zu bewegen, selbst wenn ich das will. Deshalb wird dieser Stoff auch »chemische Keule« genannt.

Dies ist für mich viel besser, als meine Emotionen die ganze Zeit blockiert zu haben – nur für den Fall, dass ich einem Stressauslöser über den Weg laufe. Bisher funktioniert's, hinzu kommt die Hilfe durch Aromatherapie, Massage und gegenseitige Beratung. Möge diese Lage der Dinge bitte lang anhalten, dann werde ich tatsächlich beginnen, das Leben zu lieben und zu lernen, mich zu amüsieren!

**Nachtrag**

Einige Zeit, nachdem ich meinen Beitrag geschrieben habe, entschied ich mich, bis auf Weiteres Lithium zu nehmen. Dies war in einer Episode, in der die Ambulanz und Polizei sowie meine Mutter ins Spiel gekommen waren. Am meisten entsetzte mich jedoch die Auflösung meiner eigenen Persönlichkeit. Ich kenne den Auslöser und möchte so etwas nie mehr erleben. Deshalb traf ich eine informierte Entscheidung, dauerhaft Lithium zu nehmen. Lieber würde ich ohne es auskommen, aber ich fürchte, keine Wahl mehr zu haben. Weitere Psychopharmaka nehme ich nicht, und ich habe das auch nicht vor.

Mein Leben hat sich allerdings geändert, denn man teilte mir mit, dass meine Nieren durch das Lithium angegriffen sind. Über viele Jahre hinweg war meine Dosis zu hoch gewesen; als ich absetzen wollte, hatte ich eine neue Episode. Jetzt bin ich auf einer geringeren Dosis und meine Nierenfunktion hat sich normalisiert. 2014 hatte ich einen Autounfall, dabei brach ich mir das Genick. Ich habe mich davon erholt, aber ich lasse mein Leben ab jetzt ruhiger angehen (Januar 2015).

*Aus dem Englischen von Gaby Sohl*

Lynne Setter

# Rückkehr zu mir selbst

*Neuroleptika: Risperdal / Antidepressiva: Effexor, Ludiomil, Paxil,*
*Prozac, Wellbutrin / Phasenprophylaktika: Depakote, Lithium, Tegretol /*
*Tranquilizer: Ativan, Halcion, Mogadon, Valium*

Erste Anzeichen einer psychischen Krankheit hätte man bei mir feststellen
können, als ich noch ein Baby war. Denn ich fing schon im Kinderbett an,
mich selbst zu verletzen. Eine Diagnose wurde mir aber erst 31 Jahre später
gestellt. Mein Lebenswandel mit ›Selbstmedikation‹ und Drogenmissbrauch
begann, als ich neun Jahre alt war und anfing, Zigaretten zu rauchen und die
Tranquilizer meiner Mutter zu klauen. Mit zwölf Jahren trank ich Alkohol
und rauchte Marihuana, und man verschrieb mir Mogadon für die Nacht und
5 mg Valium dreimal täglich. Ich war rebellisch, und man diagnostizierte
mich als ›hyperaktiv‹.

Die Medikation wechselte bald zu Halcion[1], das ich mehr als zehn Jahre
lang in großem Umfang missbräuchlich einnahm. Ich kann mich kaum an ein
Leben ohne Benzodiazepine erinnern. Antidepressiva habe ich seit meinen
Teenagerjahren regelmäßig genommen, 1995 kamen Antiepileptika und
Neuroleptika ins Spiel. Heute bin ich praktisch drogen- und medikamentenfrei, konzentriere mich als gutes Mittel, mit meiner Situation klarzukommen,
hauptsächlich auf eine gesunde Ernährung und auf möglichst viel Stressab-
bau. Endlich ist Stabilität als Dauerzustand nun auch für mich in greifbare
Nähe gerückt.

### Zurückdenken...

In meinem ersten Schuljahr wurde ich in eine Klasse mit Kindern eingestuft,
die alle zwei Jahre älter waren als ich. Meinen Eltern wurde mitgeteilt, dies

---

1 Benzodiazepin-Tranquilizer, Wirkstoff Triazolam; im Handel als Halcion

müsse so sein, da ich »sehr intelligent« sei. Drei Jahre später wurde ich von dieser Schule verwiesen, weil ich gewalttätige Wutanfälle bekam, und so begann eine turbulente Schulkarriere, in der ich sieben verschiedene Schulen besuchte und von den meisten wieder hinausgeworfen wurde. Mit elf fing ich an, Gedichte zu schreiben, und wenn ich diese heute lese, dann stoße ich auf eine sehr unglückliche Kindheit (meine Erinnerungen sind begrenzt). Offenbar weinte ich mich während der Schulzeit oft in den Schlaf, und im Alter von 14 Jahren sah mich die Schule überhaupt nicht mehr. Die Psychologen der Schulbehörde bestanden auf ihren ewigen Versuchen, mich dazu zu bringen, runde Blöcke in rechteckige Löcher zu pfropfen, oder veranstalteten andere ähnlich dümmliche Tests mit mir. Man verschrieb mir neue, stärkere Tranquilizer und Antidepressiva. Ich erinnere mich nicht mehr, wie die Medikamente alle hießen oder wie lange ich sie nehmen sollte. Aber ich weiß, dass ich mehr und mehr aus dem Gleichgewicht geriet und mich immer weiter vom Leben und von der Realität zurückzog. Suizidgedanken hatte ich fast täglich, und ich habe auch oft versucht, mich umzubringen. Ich habe meinen überaktiven Verstand mit legalen und illegalen Drogen betäubt, mein ganzes Denken konzentrierte sich darauf, den Schmerz abzutöten und irgendwie zu versuchen, normal zu sein.

Als ich 19 war, hatte ich einen ein Grand-mal-Anfall *(›großen‹ epileptischen Anfall)*, den ich auf den Medikamenten- und Drogenmissbrauch der vorangegangenen zehn Jahre zurückführe. Als Teenager experimentierte ich auch mit LSD, Amphetaminen und vielen ›legalen‹ Drogen, die es auf der Straße zu kaufen gab. Ich versuchte sehr oft, die Benzodiazepine abzusetzen, jedoch mit wenig Erfolg. Der körperliche und psychische Schmerz des Entzugs war eine Tortur. Im schlimmsten Entzug, an den ich mich erinnere, habe ich mir ganze Haarbüschel ausgerissen, um den ansonsten unerträglich werdenden Schmerz zu verlagern. Bei zahlreichen Entzugsversuchen rauchte ich mehr Marihuana als sonst, und das schien einige der Entzugssymptome zu mildern.

Marihuana ist mein Kamerad und Freund seit 22 Jahren, und ich glaube, es ist das geringste aller Übel, die ich im Lauf der Zeit konsumiert habe. Es beruhigte mich ohne Nebenwirkungen und milderte die Wirkung vieler Entzugszeiten. Es beunruhigt mich, dass mich ausgerechnet der Gebrauch dieser relativ harmlosen Droge zur Kriminellen stempelt.

Mit Mitte 20 verließ ich Neuseeland und schiffte mich sozusagen in ein ganzes Jahrzehnt von Lebenszuständen ein, die man diagnostizieren würde als ›hypomanisch *(leicht gehobener Stimmung)* und verwirrt – mit schnellem Wechsel‹. Nach meiner Erfahrung hieß das ›ständige Manie mit unentwegt in der Ecke lauernder Depression‹, und oft übernahm diese dann das Kommando. Ich arbeitete ohne Ende, der unvermeidliche Zusammenbruch kam, und der ganze Kreislauf begann von vorn. Diese Zyklen spielten sich innerhalb weniger Stunden ab, innerhalb einiger Wochen, manchmal auch über Monate hinweg. 1994 gelang es mir schließlich, einen hochdotierten Job in Washington, D.C., zu ergattern, und sechs Monate später wurde ich als »manisch-depressiv« diagnostiziert. Innerhalb eines Jahres wurde ich nach einem fast tödlich endenden Suizidversuch, durch den ich lange im Koma lag, zu einer stationären Psychiatriepatientin. Meiner Familie wurde mitgeteilt, es sei unwahrscheinlich, dass ich überlebe, und selbst wenn ich es schaffe, sei die Möglichkeit eines bleibenden Hirnschadens sehr wahrscheinlich. In diesem Psychiatriejahr wurden mir Lithium, Tegretol *(Antiepileptikum, Wirkstoff Carbamazepin)*, Depakote *(Antiepileptikum, Wirkstoff Valproinsäure)*, Prozac *(Antidepressivum, Wirkstoff Fluoxetin)*, Paxil *(Antidepressivum, Wirkstoff Paroxetin)*, Effexor *(Antidepressivum, Wirkstoff Venlafaxin)*, Ludiomil *(Antidepressivum, Wirkstoff Maprotilin)* und Risperdal *(Neuroleptikum, Wirkstoff Risperidon)* verschrieben. Die körperlichen und psychischen Nebenwirkungen dieser Psychopharmaka waren unerträglich, aber immer wenn ich sie absetzen wollte, wurde ich so instabil, dass ich sie aus lauter Verzweiflung doch wieder einnahm.

Noch vor der Koma-Geschichte zwang man mich, meinen Job aufzugeben, und kurz nach der Kündigung wurde ich im ›Blizzard des Jahrhunderts‹ eingeschneit. Das setzte dem Ganzen sozusagen die Krone auf. Ich kann mich nicht an die zwei Wochen vor meiner Krankenhauseinlieferung erinnern, aber offenbar schien ich besser beieinander als die ganze letzte Zeit zuvor. Ich hatte mich minutiös um meine Alltagsaufgaben gekümmert und gründlich meine Schubladen durchsucht, die voller Medikamente waren. Meine Wahl fiel auf Lithium und Tegretol, was auch fast funktionierte. Ich glaube heute, dass die Medikamentencocktails besonders im vorangegangen Jahr mich völlig von der Realität weggebracht haben, und wenn ich heute an diese Zeit zurückdenke, fühle ich eine große Angst, diesen Ort, diese Zeit wieder zu besuchen, selbst in Gedanken. Als es mir damals schließlich wieder gut genug ging, um von der Intensivstation auf die psychiatrische Station überwiesen zu werden, verschrieb man mir wieder Prozac und Lithium. Ich tat so, als würde es mir gutgehen, damit ich aus dem Krankenhaus herauskam, und dann verbrachte ich die nächsten sechs Monate zuhause; wegen der Nebenwirkungen der Psychopharmaka und schwerer Depressionen war ich kaum in der Lage, aus dem Bett herauszukommen. Ich versuchte, das Prozac abzusetzen – und innerhalb von drei Wochen war ich nach einem weiteren Suizidversuch wieder im Krankenhaus. Jetzt verschrieb man mir Depakote und Wellbutrin[1], und kurz danach beschloss ich, es sei nun wirklich an der Zeit, nach Neuseeland heimzukehren. Ich war zu krank, um zu arbeiten, ich konnte nicht mehr selbst für meinen Lebensunterhalt sorgen, und in den USA hatte ich auch kein Anrecht auf irgendeine Sozialunterstützung.

Ich habe viel Glück gehabt, dass ich von meiner Familie und von Freunden Unterstützung bekam; ohne sie hätte ich es vermutlich nicht so weit geschafft. Mit ihrer Hilfe fing ich langsam wieder an, mein Leben neu aufzubauen und Alternativen zur Schulpsychiatrie zu entdecken. Bis Anfang 1997 nahm ich weiterhin das Wellbutrin und Depakote, dann verringerte ich die Dosis über einen Zeitraum von drei Monaten sehr langsam. Dieser Entzug war der problemloseste, den ich jemals erlebt habe, und ich glaube, das ist auf die Kombination folgender Bedingungen zurückzuführen:

1. Ich reduzierte die Dosis langsam.
2. Ich nahm pflanzliche Mittel: Johanniskraut und Baldrian sowie Ernährungsergänzungen.
3. Ich stellte meine Ernährung um.
4. Ich reduzierte den Stress, vor allem vermied ich Schlafmangel, wo immer das möglich war.
5. Ich behielt meine Alltagsgewohnheiten bei.

1 Antidepressivum, Wirkstoff Bupropion; im Handel als Bupropion, Carmubine, Elontril, Wellbutrin, Zyban; enthalten in Mysimba

Bevor ich ausführlich auf die einzelnen Gründe eingehe, möchte ich betonen, dass nach meiner Erfahrung all diese Faktoren bei der Bewältigung psychiatrischer Zustände lebenswichtig sind, aber in der sehr verletzlichen Phase des Entzugs werden sie besonders bedeutsam.

*Bedingung 1: Langsamer Entzug*
Es ist allgemein bekannt, dass bei jeder Droge der langsamste Entzug die wenigsten Entzugsprobleme schafft. Ein ›kalter Entzug‹ ohne medizinische Unterstützung kann extrem gefährlich werden, und manchmal endet er tödlich. Eines meiner Erlebnisse beim Entzug von Prozac brachte mich nach einem Suizidversuch in die Klinik, und ich habe von einigen Fällen mit mörderischem oder suizidalem Verhalten gehört, das durch einen Entzug, speziell einen Entzug von Prozac, ausgelöst wurde.

*Bedingung 2: Pflanzliche Mittel*
Das auf pflanzlicher Basis hergestellte Johanniskraut wirkt antidepressiv, also kompensierte ich mit der entsprechenden Steigerung seiner Dosis die Reduzierung des Wellbutrin. Baldrian wiederum dient als Sedativum, also erhöhte ich dieses pflanzliche Mittel während der Zeit, in der ich auf die Entzugssymptome besonders empfindsam reagierte. Beim endgültigen Absetzen aller Psychopharmaka habe ich eine ziemlich große Dosis dieser beiden pflanzlichen Mittel eingenommen, die ich im Lauf der Zeit dann allmählich reduzierte.

Ich habe mich ausführlich über Ernährungsfragen informiert und eine individuelle Ergänzungsdiät gefunden, die ich strikt einhalte. Diese Diät beinhaltet zum Beispiel Multivitamine (außer Choline, Inosital und Lecithin – diese Stoffe sind bei einer manischen Depression nicht zu empfehlen), zusätzliche Vitamine aus dem C- und B-Komplex ($B_6$ und $B_{12}$), Lebertran, Antioxidanzien *(Zusätze von Lebensmitteln, um die Oxidation zu verhindern)*, Kalzium, Magnesium und viel Knoblauch – frischer Knoblauch, wenn's geht! Einige Monate nach der Absetzzeit habe ich langsam und Stück für Stück die Vitaminpillen reduziert und versucht, diesen Bedarf durch die normale tägliche Ernährung zu decken.

*Bedingung 3: Ernährungsumstellung*

Ich bin überzeugt, dass die Ernährung sehr wichtig ist. Die Chinesen sprechen seit Jahrhunderten von der Kopf-Bauch-Verbindung. Wenn jemand zum Beispiel eine Nahrungsmittelallergie hat, dann werden die Magen- und Darmwände in Mitleidenschaft gezogen, und Giftstoffe dringen durch die Darmwand nach außen direkt in den Blutkreislauf. Ich habe erst vor kurzem entdeckt, dass ich die sogenannte Celiac-Krankheit *(Unverträglichkeit gegenüber speziellen Eiweißstoffen von Getreidekörnern)* habe, und durch die Umstellung meiner Ernährung bin ich insgesamt gefühlsmäßig viel stabiler geworden. Ich bin in einem besseren Allgemeinzustand (sowohl körperlich als auch psychisch) und dem Entzug der Psychopharmaka und der normalen Alltagsbewältigung gewachsen, welche ja schließlich während eines Entzugs weitergeht.

Zusätzlich gab es bei mir die Komplikation einer Candida *(Pilzerkrankung)* im Darm, die vermutlich durch die Nahrungsmittelallergie ausgelöst wurde, die unverdaute Stoffe im Darm zurückließ, ein wunderbarer Nährboden für Hefepilze. Die gesamte Literatur, die ich zum Thema ›Nahrungsmittelallergie und Candida‹ gelesen habe, spricht (neben vielen anderen Folgeerscheinungen) von Depressionen und emotionaler Instabilität als häufigen Begleitsymptomen.

Meine ursprüngliche Diagnose vor vielen Jahren lautete ›nervöses Reizdarmsyndrom‹. Viele Konsumenten der psychiatrischen ›Industrie‹ haben ein sogenanntes nervöses Reizdarmsyndrom. Diese Diagnose ist sehr vage, weil nicht klar ist, was genau letzten Endes den Darm ›gereizt‹ hat. Diese Frage wird selten gestellt. Nach meiner Erfahrung werden diese Fragen deshalb nicht gestellt, weil eine gründliche Diagnose nur durch Diätumstellung und langfristige Beobachtung gefunden werden kann und dafür der normale 15-Minuten-Termin nicht mehr ausreichen würde. Auch könnten Pharmafirmen daraus keinerlei Profit ziehen, da der wichtigste Heilungsweg in diesen Fällen die entsprechende Ernährung ist.

Ich habe mittlerweile auch fast alle tierischen Fette aus meiner Diät verbannt. Ich esse selten minderwertige Kost und bemühe mich, möglichst viel Wasser zu trinken. Dies sind alles sehr einfache Umstellungen, die aber – davon bin ich überzeugt – meine körperliche und psychische Gesundheit beeinflussen. Ich kann gar nicht genug betonen, wie wichtig diese Ernährungsfragen sind, egal wie lang der Weg letztlich ist, bis man sein persönliches Gleichgewicht wirklich gefunden hat.

*Bedingung 4: Stress abbauen*

Als ich die schwierigsten Phasen meines Lebens noch einmal analysierte, wurde mir schnell klar, dass Stress für mich der größte Dämon gewesen ist. Während meines letzten, erfolgreichen Entzugs eliminierte ich viele Stressfaktoren, mit denen ich vorher ständig gelebt hatte. Ich zog zu meiner Familie, was – auch wenn sie ihren ganz eigenen Stress verbreitete – jedenfalls den finanziellen Druck von mir nahm, da ich in dieser Zeit nicht in der Lage war zu arbeiten; außerdem wurden für mich so die wichtigsten Grundbedürfnisse nach Nahrung und einem Dach über dem Kopf befriedigt. Ich brauchte mir keine Sorgen mehr um die Miete zu machen oder ob ich es schaffen würde, etwas zu essen einzukaufen.

Diese elementarsten Existenzsorgen trägt jeder mit sich herum, und sie wiegen noch schwerer, wenn die eigene Stresstoleranz und die Gesundheit durch den Medikamentenentzug geschwächt sind.

Kay Jamison Redfield schreibt 1995 in ihrem Buch »An unquiet mind« *(»Meine ruhelose Seele«)*, dass Schlafmangel sowohl eine Ursache als auch ein Symptom der manisch-depressiven Krankheit ist. Das glaube ich auch. Das pflanzliche Mittel Baldrian kann nachts beim Einschlafen helfen, manchmal nehme ich aber auch noch Ativan *(Wirkstoff Lorazepam)*, um einen guten Schlaf sicherzustellen. Gesunde Schlafgewohnheiten sind lebenswichtig.

*Bedingung 5: Alltagsroutine aufrecht erhalten*

Die Ergebnisse neuester Forschungsstudien (vorgestellt 1997 auf der 2. Internationalen Konferenz über bipolare Störungen in Pittsburgh, Pennsylvania) legten die Schlussfolgerung nahe, dass Störungen im sozialen Rhythmus eine Rolle beim Auftreten von depressiven und manischen Episoden spielen. Es wurde gesagt, dass Menschen mit einer bipolaren Störung aus Gründen, die wir heute noch nicht kennen, feiner eingestimmte Mechanismen ihrer inneren Uhr zu haben scheinen. Ich halte diesen Aspekt für wichtig. Während eines Entzugs, aber auch im normalen Alltag ohne Psychopharmaka habe ich immer wieder festgestellt, dass ich anfälliger dafür werde, aus dem Gleichgewicht zu geraten, wenn selbst ganz einfache, kleine Routinesachen sich verändern.

Vielleicht bin ich mir heute auch nur dieser früher für mich unsichtbaren Lebensaspekte stärker bewusst geworden, da sie offenbar eine ziemlich substanzielle Auswirkung auf meine Fähigkeit zu funktionieren haben. Mit meiner Familie und mit Freunden Grenzen abzuklären, mich besser zu behaupten, das Neinsagen lernen – dies alles sind Verhaltensstrategien, die ich bis heute lerne und übe, die ich mir selbst beibringe. Und es gibt keinen Zweifel, die Verbesserung meiner Fertigkeiten auf diesen Gebieten hat mir sehr geholfen!

## Resümee

Mein Herz und mein Magen sagen mir beide, dass es ein sehr einsamer Ort ist, an dem man sich wiederfindet, wenn man als psychisch krank diagnostiziert wird. Ich fühle mich heute noch desillusionierter, da ich mein Vertrauen in die medizinische Profession, insbesondere die psychiatrische, vollständig verloren habe. Ich schätze mich trotzdem aber auch glücklich, da ich die Fähigkeiten und Möglichkeiten habe, genug über meinen Körper, meine Psyche und die Mittel und Behandlungen zu lernen, die angewandt werden können, um meine Schmerzen zu ›behandeln‹. Für mich persönlich ist es jedenfalls sehr schmerzhaft deutlich geworden, dass Psychopharmaka schädlich sind und dass die medizinische Profession mir nicht helfen kann. Es gibt so viele verschiedene Aspekte unseres körperlichen und psychischen Wohlbefindens, dass ich mich manchmal von der Weite dieses Bilds überwältigt fühle, aber ich bin fest davon überzeugt, dass das ganze, vollständige Bild in Betracht gezogen werden muss. Das Beste, was ich für mich selbst tun kann, ist, so viel über mich selbst zu lernen, wie mir mein einfacher Verstand erlaubt. Ich bin Frau meines eigenen Schicksals und mit dieser Verantwortung stehe ich nicht allein da.

Bis auf Ativan, das ich bei Bedarf einnehme, bin ich heute frei von allen Psychopharmaka. Eines Tages möchte ich in der Lage sein, auch ohne dieses

Medikament klarzukommen. Im Moment stellt sich die Frage, was gefährlicher ist für mich: die Manie, die unweigerlich zum ›burnout‹ führt, zu schweren Depressionen und der Gefahr eines Suizids, oder die Verwirrung, Verzweiflung und die Gefahr des Missbrauchs, die Benzodiazepine mit sich zu bringen scheinen. Es ist immer unmöglich, alles auf einmal zu machen, und ich vertraue darauf, dass ich in der Lage sein werde, auch dieses letzte Absetzen anzugehen, wenn die Zeit dafür reif ist. Die Benzodiazepine zu besiegen war für mich immer der schwierigste von den vielen Kämpfen mit verschreibungspflichtigen Substanzen, aber heute kenne ich mich mit den Suchtsymptomen besser aus, mein Verstand ist klarer, und dadurch kann ich meinen eigenen Verbrauch sorgfältiger überwachen, damit der Suchtkreislauf gar nicht erst wieder beginnt. Das Leben wird immer hart bleiben, aber bis jetzt hat die Suche nach einer Ausgewogenheit der verschiedenen Lebensaspekte und das Aufrechterhalten dieses Gleichgewichts mir wirklich gut getan, sowohl in den schwierigen Zeiten des Entzugs als auch heute in einer Zeit, in der ich endlich ein bisschen Lebensqualität erreicht habe.

Literatur

Jamison Redfield, Kay: »An unquiet mind«, New York: Knopf / Toronto: Random House 1995; deutsche Ausgabe: »Meine ruhelose Seele – Die Geschichte einer bipolaren Störung«, 3. Aufl., München: mvg Verlag 2019

*Aus dem Englischen von Gaby Sohl*

**Wolfgang Voelzke**

# Gemeinsam mit meiner Psychiaterin

*Neuroleptika: Haldol, Melleril / Phasenprophylaktika: Lithium*

Seit 1991, als ich in der Selbsthilfebewegung Psychiatrieerfahrener aktiv wurde, ist mir eine Grunderfahrung immer deutlicher geworden: Es ist normal, verschieden zu sein. Dies gilt für den Umgang mit Psychopharmaka ebenso. Bevor ich von meinem Weg im Umgang mit Neuroleptika und Lithium berichte, will ich einige grundsätzliche Erfahrungen mit Psychopharmaka im Freundeskreis und in der Selbsthilfegruppe wiedergeben.

In der Selbsthilfegruppe in Bielefeld habe ich etliche Psychiatriebetroffene kennengelernt, die noch vor wenigen Jahren häufig in der stationären Psychiatrie waren. Sie hatten nach der Entlassung aus dem psychiatrischen Krankenhaus, sobald es ihnen etwas besser ging, relativ kurzfristig ihre Psychopharmaka abgesetzt, und die psychische Krise – zum Teil sogar mit Zwangseinweisung – folgte nach einer gewissen Zeit. Ob es sich jeweils um einen klassischen Rückfall in die ursprüngliche Problematik handelte oder um Entzugsprobleme (zum Beispiel Entzugspsychosen oder verrücktmachende Rezeptorenveränderungen), wurde nicht untersucht. Jedenfalls haben dabei einige ihre Wohnung oder Arbeitsstelle verloren. Heute nehmen diese Psychiatriebetroffenen eine sehr geringe Dosis eines Neuroleptikums, setzen sich intensiv mit ihrer Biographie und ihrer Lebenssituation auseinander und versuchen, bewusst mit ihrem Leben, mit ihren Grenzen und Möglichkeiten umzugehen. Dadurch sind ihnen bisher weitere Psychiatrieaufenthalte erspart geblieben. Natürlich ist es schwer zu beurteilen, ob es im Wesentlichen die Neuroleptikadosis war, die zu dieser positiven Entwicklung geführt hat, oder eher die Tatsache, dass sie zu einer bewussteren Lebensführung und insbesondere einer Auseinandersetzung mit ihren Problemen übergegangen sind.

Ich selbst habe nach meinen psychischen Krisen und Krankenhausaufenthalten mittelfristig immer wieder erfolgreich meine Neuroleptika absetzen können. Aber dies scheint nicht der Weg für alle zu sein. Deshalb schildere ich zu Beginn andere Erfahrungen. Am deutlichsten ist mir dies bei einem guten Bekannten vor Augen (wir kennen uns seit 1986 aus der Psychiatrie). Er wollte seine Situation grundsätzlich verändern. Daraufhin begann er eine Psychotherapie, arbeitete intensiv an seiner Lebensgeschichte und versuchte, sein Leben bewusster zu gestalten.

In diesem Zusammenhang setzte er alle Neuroleptika schrittweise und schließlich vollständig ab. Dies bekam ihm erst sehr gut. Er fühlte viel intensiver, bekam ungeahnte Energien und setzte sich mit seiner Familiensituation intensiver als sonst auseinander. Allerdings nahmen die Energien, die Anspannungen und Aufregungen ständig zu. Zuletzt geriet er so unter

Druck, Ängste und Spannung, daß er im Straßenverkehr einen erheblichen Fehler machte, den Führerschein verlor und im psychiatrischen Krankenhaus landete. Mit viel Mühe hat er die schwere medizinisch-psychologische Untersuchung beim TÜV bestanden und seinen Führerschein zurückbekommen. Dies ist für ihn besonders wichtig, da er auf das Auto angewiesen ist.

Die Psychotherapie hat ihm geholfen, jetzt klarer und selbstbewusster seinen Lebensweg zu gehen. Er hat sich nach diesen Erfahrungen entschieden, eine geringe Menge Neuroleptika zu nehmen, die er nach Bedarf selbstständig dosiert. In Abständen spricht er mit einem Psychiater oder mit einer Sozialarbeiterin des Gesundheitsamts. Er hat seinen Weg gefunden, selbstbewusst mit seinen Grenzen und Möglichkeiten umzugehen. Dabei ist ihm klar, dass alle schädlichen Auswirkungen, die von Neuroleptika bekannt sind, auch bei kleinen Dosierungen – dort allerdings mit geringerer Häufigkeit – vorkommen können.

Mir war es möglich, meine Neuroleptika sowie Lithium langfristig abzusetzen. Seit 1975 (mit dem Übergang von der Schule in den Beruf) habe ich mit der Psychiatrie zu tun. Nach den Aufenthalten in psychiatrischen Krankenhäusern von Dezember 1975 bis Februar 1976 und von März bis August 1976 habe ich über mehrere Jahre Depotneuroleptika bekommen, die nach 1979 langsam ausgeschlichen und abgesetzt wurden. Dann ging es mir zehn Jahre lang trotz einer starken persönlichen Krise gesundheitlich und psychisch recht gut.

Erst als ich 1986 in großen Stress geriet (wichtige und umfangreiche Arbeiten in meinem Beruf, Beginn einer Weiterbildung und Bewerbung um eine andere Stelle), brach meine psychische Erkrankung durch. Mein Verrücktsein, die Verfolgungsängste und die Angst, dass ich umgebracht werden soll, nenne ich Psychose. Unter ihr habe ich so stark gelitten, dass ich nicht noch einmal ›barfuß durch die Hölle‹ geh'n will.

Deshalb habe ich die Neuroleptika auch nach dem dreieinhalbmonatigen Krankenhausaufenthalt 1986 weiter eingenommen. Nach circa einem Jahr ›rutschte‹ ich erneut in eine ›Psychose‹ und musste wiederum für dreieinhalb Monate in die stationäre Psychiatrie. Diesmal trennte sich meine damalige Freundin von mir. Ohne meine Eltern wäre ich in dieser schweren Zeit untergegangen, weil ich damals nicht alleine wohnen und das alles ohne Hilfe nicht hätte durchstehen können.

Um weiteren ›Psychosen‹ vorzubeugen, bekam ich zusätzlich ein Lithiumpräparat, das – obwohl die Wirkmechanismen bis heute nicht bekannt sind – im statistischen Durchschnitt dazu führen soll, dass die psychischen Krisen abnehmen oder nicht mehr so schlimm ausfallen. Mein Psychiater hat mich genau über die Folgen (mögliche Beeinträchtigungen von Schilddrüse, Niere, eventuell lebensgefährliche Gesundheitsschäden bei Anstieg des Lithium-Spiegels im Blut) persönlich und mit Literatur informiert. Daraufhin bin ich mit allen Unterlagen zu meinem Internisten gegangen, der auch mein Hausarzt ist, und wir haben regelmäßige umfassende Untersuchungen von Blut-, Leber- Nieren- und Herzwerten (Belastungs-EKG) vereinbart. Die Schilddrüse wurde überprüft und hatte sich in jener Zeit vergrößert, so dass ich zusätzlich noch ein Schilddrüsenpräparat nehmen musste.

Da ich seit 1987 sieben Jahre lang nicht mehr in der psychiatrischen Klinik war und meine psychischen Krisen ambulant überstanden und bewältigt hatte, konnte ich 1994 das Lithiumpräparat innerhalb eines dreiviertel Jahres nach Absprache mit meinem Psychiater langsam ausschleichen. Anschließend konnte ich auch das Schilddrüsenpräparat absetzen.

Seit 1987 hat mein Psychiater – mit meiner Zustimmung – die psychischen Krisen psychopharmakologisch immer so behandelt, dass ich zu Beginn eine hohe Dosis Haldol und Melleril bekam, die je nach Stabilisierung und Müdigkeit langsam reduziert wurde. Zuerst wurde das Haldol herunterdosiert und das Melleril beibehalten, zuletzt wurde das Melleril ausgeschlichen. Reduziert wurde immer nur ein Neuroleptikum, da man dadurch die Auswirkungen klarer feststellen kann. In der ersten Zeit nach der psychischen Krise, wenn ich nicht mehr krank geschrieben war und wieder arbeiten musste, war ich ständig sehr müde und verlangsamt. Es kam für mich darauf an, auf der einen Seite nur soviel Neuroleptika zu nehmen, dass sich meine Gedanken und Gefühle nicht verselbstständigten und keine großen inneren Spannungen auftraten, und auf der anderen Seite, dass ich möglichst wenig Neuroleptika nahm, damit ich wieder besser in der Arbeit zurechtkam.

So habe ich bei fast jedem Besuch meinen Psychiater gefragt, ob wir denn nicht noch etwas reduzieren könnten. Anhaltspunkt für das jeweils erneute Nachfragen war bei mir immer, dass nach einer gewissen Zeit die Müdigkeit anstieg und die Neuroleptika mehr dämpften, als zum Ausgleich für meine innere Unruhe und meine Spannungen nötig gewesen wären.

Da meine letzten drei ›Psychosen‹ schrecklich waren, habe ich für mich entschieden, bei Beginn einer erneuten psychischen Krise wieder Neuroleptika zu nehmen. Diese Entscheidung kann jede/r nach umfassender Aufklärung sowie Abwägung von Risiken und Nutzen nur für sich selbst treffen. Und die persönlichen Lebensbedingungen und Wertmaßstäbe können individuell ganz unterschiedlich sein.

Im Dezember 1996 bin ich aus dem inneren Gleichgewicht geraten, weil ich gefragt wurde, ob ich mich um eine besonders verantwortungsvolle Stelle bewerben wolle. Ich habe drei Monate mit mir gerungen und danach entschieden, mich nicht zu bewerben, weil mich die Summe der Anforderungen dieser Stelle mit hoher Wahrscheinlichkeit überfordert hätten. In dieser Zeit stand nachts das Problem mit Macht vor mir: Ich wachte um 0.30 oder 1.30 Uhr mit Panik vor der neuen Aufgabe auf und konnte nicht mehr schlafen. Dies brachte mich gewaltig aus dem Gleichgewicht. Ich nahm in Absprache mit meiner Ärztin eine hohe Dosis Melleril, die wir anschließend bis Februar 1997 langsam reduzierten.

Auch nach langsamem Absetzen von Neuroleptika bin ich in den ersten Wochen danach meistens sehr empfindsam und muss dafür sorgen, dass ich mehr Ruhe und weniger Stress habe als sonst, um die Eindrücke des Tages zu verarbeiten.

Von 1994 bis Anfang 1998 machte ich eine Psychotherapie, in der es um die Bewältigung meiner inneren Konflikte und die Bearbeitung und Lösung aktueller Probleme und darum ging, meine Grenzen – besonders meine psychischen – bewusst wahrzunehmen und schneller als früher mitzubekommen, wann ich mir zuviel zumute, aufbürde und zu wenig Ruhe gönne. Da ich von meiner Persönlichkeit her – bei allem guten Willen – schrecklich ehrgeizig, fleißig und genau bin, neige ich dazu, zu viel zu tun und mich sowohl im Beruf als auch ehrenamtlich zu überfordern. Ich versuche in den letzten Jahren, mein Leben immer bewusster und – soweit möglich – zufriedener zu

gestalten und mir selbst gegenüber ehrlicher zu sein. Dazu tragen auch die
therapeutischen Gespräche mit meiner Ärztin bei, die ich in größeren regelmäßigen Abständen führe.

Zum Beispiel habe ich ein für mich sicheres und schnell zu erkennendes
Frühwarnzeichen entdeckt: Wenn ich meine seelische Belastungsgrenze erreicht habe, gerate ich unter Druck und werde unter anderem überaus geräuschempfindlich. Dann wird ein Flüstern in mein Ohr oder etwas lautere
Musik, was mich sonst nicht stört, schon fast zur Qual. Dies ist für mich –
aber auch für meine Lebensgefährtin, die mir das Erreichen meiner Grenzen
bereits im Gesicht und speziell in den Augen ansieht – ein wichtiges Zeichen.
Dann ist es an der Zeit, die ›Notleine zu ziehen‹, mir Ruhe zu verordnen und
mich gegebenenfalls für kurze Zeit krank schreiben zu lassen, um schnell
wieder zu Ruhe und Gelassenheit zu kommen.

Auf diesem Wege habe ich es häufiger erreicht, ohne Neuroleptika mein
seelisches Gleichgewicht zurückzuerlangen. Allerdings habe ich immer ein
Neuroleptikum (Melleril) in flüssiger From zu Hause. Wenn ich feststelle,
dass die Belastungen zu groß sind, ich nachts nicht schlafen kann und die anderen Maßnahmen nicht ausreichend wirken, nehme ich dieses in niedriger
Dosis (als gut zu dosierende Tropfen) ein. Dies war in den letzten Jahren jedoch nur selten und bei großen Belastungen nötig. Und ich arbeite weiter daran, eine innere Zufriedenheit, annehmbare Lebensbedingungen (ein für
mich positives Lebensumfeld und eine möglichst gesunde Lebensführung)
und in meiner Umgebung positiv denkende Menschen zu finden sowie einen
Sinn und meine Aufgaben im Leben zu erkennen und umzusetzen. Dies alles
hilft mir, mein Leben mit mehr Freude und Gelassenheit zu gestalten und
schwierigere Lebenssituationen leichter zu bewältigen – möglichst ohne
Psychopharmaka.

# Professionell unterstützen

Josef Zehentbauer
### Wer hat Angst vor dem Absetzen?
Ärztliche Beratung und psychotherapeutische Gespräche beim
Absetzen von Dämpfungs- und Beruhigungsmitteln

*Neuroleptika / Antidepressiva / Phasenprophylaktika: Carbamazepin,
Lithium / Tranquilizer*

Nie zuvor standen den Menschen so viele Psychoarzneien zur Verfügung
wie heute. Mittel, die seelische Beschwerden beruhigen (Tranquilizer vom
Typ Valium usw.), oder Mittel, die die Persönlichkeit dämpfen oder gar zerstören können (zum Beispiel hochpotente Neuroleptika bei Langzeitan-
wendung), oder Mittel, die Depressionen erleichtern sollen (zum Beispiel Antidepressiva) oder heftige Stimmungsschwankungen zwischen Euphorie und
Schwermut in eine graue Durchschnittlichkeit nivellieren (z.B. Lithium), u.v.m.
    Werden Psychopharmaka über lange Zeit genommen, können in der Mik-
rostruktur des Gehirns allmähliche Veränderungen entstehen. Ein besonders
drastisches Beispiel für Psychopharmaka, die im Lauf der Zeit zu solchen
Veränderungen führen können, sind Neuroleptika, zum Beispiel Haloperidol. Diese Psychopharmaka blockieren an den Hirnzellen die Rezeptoren
(Empfangsorte) für den Botenstoff Dopamin; dieser ist zuständig unter anderem für feinmotorische Bewegungen, für Phantasie und gute Laune. Das Gehirn reagiert jedoch auf die neuroleptische Blockade der Rezeptoren, indem
es mehr Dopaminmoleküle produziert. Werden die Neuroleptika von einem
Tag zum andern abgesetzt, so überfluten die zuviel erzeugten Dopaminmoleküle die freigewordenen Rezeptoren, und es entsteht Chaos im Gehirn, Chaos in Gedanken, Chaos in Gefühlen. Es können unklare Ängste aufsteigen,
Paranoia, depressive Verzweiflung, hoffnungsloses Durcheinander der Ge-

fühle. Wer Neuroleptika schlagartig absetzt (manchmal sogar auf fatales An-
raten der Psychiater), geht das Risiko ein, dass sein Gehirn in panisches
Durcheinander gerät.

Lässt man Dämpfungs- und Beruhigungspillen – ob Haldol (Neuroleptikum), Saroten (chemisches Antidepressivum), Valium (Tranquilizer), Lithium oder Carbamazepin – nach einer wochen- oder gar monatelangen Dauermedikation plötzlich weg, können sich unter anderem folgende Absetz- bzw.
Entzugserscheinungen zeigen: Erbrechen, Magen-Darm-Probleme, Übelkeit, Schweißausbrüche, Pulsrasen und Kreislaufstörungen, Zittrigkeit, innere Unruhe, Schlaflosigkeit, Depressionen, Angst- und Verwirrtheitszustände
bis zur Paranoia. Wer langzeitig und womöglich hochdosiert Psycho-Pillen
geschluckt hat und diese absetzen will, soll dieses Absetzmanöver behutsam
angehen und eine Reihe von Regeln beherzigen. Während der Zeit des Absetzens kann vor allem nach Langzeitmedikation oder hoher Dosierung die
Begleitung durch einen Arzt seines Vertrauens sehr dienlich sein.

Psychopharmaka sind keine Heilmittel, sondern bestenfalls Hilfsmittel bei
seelischen Auffälligkeiten, psychischen Störungen und Krisen. Doch können
Psychopharmaka auch – vor allem aus den Händen der meisten Psychiater –
Anpassungsmittel sein: Anpassung an die herrschende Normalität. Wer diesem verordneten Sog in die graue Durchschnittlichkeit widersteht und Mut hat,
psychische Besonderheit zu zeigen, der hat nicht ›Halluzinationen‹, sondern
ungewöhnliche Wahrnehmungsfähigkeiten; der leidet nicht unter ›Paranoia‹,
sondern lebt visionär sein eigenes Selbst; der versinkt nicht in ›endogene Depression‹, sondern erlebt sich in tiefgründiger, beschaulicher Melancholie oder
in existenzieller Grenzerfahrung... Und: Nicht jedes Leiden ist Krankheit.

**Allgemeine Gesichtspunkte beim Absetzen**

Im Folgenden einige allgemeine Gesichtspunkte: Psychopharmaka absetzen
bedeutet unter anderem Bereitschaft zu mehr Selbstverantwortung. Die Behandlung von psychischen Leiden und akuten Konflikten wird nicht mehr
primär in die Hände von psychopharmakaverschreibenden Ärzten gelegt:
Man erklärt die eigene Zuständigkeit für seine Persönlichkeit.

Außer der Schulpsychiatrie gibt es noch andere, durchaus kontrovers-al-
ternative Richtungen im Bereich der psychosozialen Versorgung, ähnlich

wie es außer Vertretern der Atomlobby auch Experten für Solarenergie gibt. Eine sachliche Gegeninformation zu den Konzepten der Schulpsychiatrie ist nötig. So ist zum Beispiel weder die sogenannte Psychoseprophylaxe durch Neuroleptika noch die angeblich depressionsprophylaktische Wirkung der chemischen Antidepressiva überzeugend statistisch gesichert. Und zeigen Neuroleptika bei manchen Menschen positive Wirkungen, sind diese gegen die gravierenden Risiken zum Beispiel bei Langzeitbehandlung abzuwägen.

Für den Beginn des Absetzens soll ein guter Zeitpunkt gewählt werden, also nicht eine Periode mit besonders hoher Belastung.

Die Krise, die zur Langzeitmedikation führte, bedarf einer gründlichen Betrachtung und Aufarbeitung, zum Beispiel mit Hilfe eines Psychotherapeuten. Wünschenswert wäre die Bereitschaft, durch Absetzen von Psychopharmaka wieder die natürliche Wahrnehmung zu erreichen und sich nicht weiter mit chemisch modifizierten Sinneseindrücken zufriedenzugeben.

Praktische Erfahrungen von anderen mit einzubeziehen kann dienlich sein, zum Beispiel achtsame, schrittweise Dosisreduktion, eventuelle Ersatzmedikation oder alternative und flankierende Behandlungsmöglichkeiten.

Ein grundsätzliches Umdenken ist hilfreich: Aufkommende Stimmungen sollten ausagiert werden, soweit sie nicht schädlich für sich und andere sind, und Toleranz sollte geübt werden für Mitmenschen, die sich ebenfalls ›ausagierend‹ zeigen. Der römische Psychiater Tommaso Losavio hat dies einmal sinngemäß so formuliert: Die Ver-rückten sollten ein bisschen normaler werden und die Normalen ein bisschen ver-rückter.

Wie bereits erwähnt: Wer lange Zeit Psychopharmaka genommen hat und sie nunmehr absetzen will, sollte dies behutsam tun und eine Reihe von praktischen Hinweisen berücksichtigen.

**Meilensteine beim Absetzen**

Die Angst vor dem Absetzen, vor allem von Neuroleptika, aber auch die Angst vor dem Absetzen bei Tranquilizerabhängigkeit kann bei Betroffenen immens sein:

- Angst, entgegen dem Ratschlag des behandelnden Psychiaters zu handeln, der zum Beispiel eine Neuroleptika-Langzeitbehandlung zur psychoseverhindernden Prophylaxe erklärt hat (eine ›Prophylaxe‹, die unsicher ist)

- Angst vor der Reaktion der Angehörigen
- Angst vor dem Wiederauftreten einer psychischen Störung – nach Weglassen der angeblich heilenden Medikamente
- Angst, durch eine wiederkehrende Krise erneut in eine psychiatrische Klinik zu geraten.

Bei so viel Ängsten kann es sinnvoll sein, vorerst kein völliges Absetzen, sondern – als vorläufiges Ziel – nur eine deutliche Dosisreduktion anzustreben und die verminderte Dosis dann eine Weile beizubehalten. Gerade bei Neuroleptika ist es für angstbeladene Menschen hilfreich, beim schrittweisen Absetzen einen anderen ›chemischen Krückstock‹ angeboten zu bekommen, zum Beispiel statt Neuroleptika vorübergehend (!) Tranquilizer in Betracht zu ziehen. Angestrebt wird jedoch, auch die letzte Krücke, in diesem Fall den Tranquilizer, überflüssig zu machen oder ihn nur in Notfällen zu nehmen. Jeder sollte für sich entscheiden, ob er bzw. sie als Ziel ein grundsätzlich psychopharmakafreies Leben anstrebt.

Beim Neuroleptikaentzug können zwischendurch stärkere (auch chemische) Beruhigungsmittel nötig und sinnvoll sein, zum Beispiel die eben erwähnten Tranquilizer; hier ist die regelmäßige Konsultation eines Arztes unabdingbar. Abhängigkeit von Tranquilizern lässt sich vermeiden, wenn man bestimmte Regeln beachtet: Tranquilizermedikation nur vorübergehend, Dosis nicht selbständig erhöhen, über das Abhängigkeitspotenzial informiert sein, bei Besserung des psychischen Befindens auch den Tranquilizer absetzen usw. Insgesamt bestehen bei Tranquilizern – trotz des Abhängigkeitsrisikos – deutlich weniger Nebenwirkungen als bei Neuroleptika. Zur Behandlung von Neuroleptika-Entzugssymptomen können auch Opiumtinktur oder Morphium als natürliche Arzneien – kurzfristig! – eingesetzt werden (hinsichtlich des Abhängigkeitsrisikos gilt, was zu Tranquilizern gesagt wurde).

Was ist zu tun bei einer sich erneut anbahnenden psychischen Krise während des Entzugs oder danach? Die Maßnahmen sind vielfältig und zum Teil auch bereits erwähnt; sie sollten nicht nur in therapeutischen Einzelgesprächen erörtert werden, sondern auch mit dem Lebenspartner oder wohlgesinnten Familienangehörigen und Freunden. In einer stützenden und haltgewährenden psychotherapeutischen Behandlung ist die Problematik einer rezidivierenden Krise mit dem Betroffenen zu erarbeiten, um die diffusen Ängste zu vermindern und um die Selbstsicherheit zu mehren. Überdies kann es dienlich sein, schon vorher für den Notfall eine halbwegs akzeptable, psychotherapeutisch orientierte Klinik auszuwählen (Krankenkassen, Hausarzt und vor allem Selbsthilfegruppen befragen!).

Die skizzierten Ängste können über den konkreten Rahmen hinaus innerhalb psychotherapeutischer Gespräche durchaus Ansatz bieten, eigene Angststrukturen zu erkennen und zu bearbeiten.

## Sich gründlich informieren

Von der Vielzahl der ratsuchenden Psychopharmakakonsumenten kann ich aus terminlichen Gründen nur sehr wenigen eine Beratung in meiner Praxis anbieten. Die Mehrzahl ermuntere ich, mit ihrem behandelnden Psychiater zu verhandeln (wenn dieser nicht gerade ein hoffnungsloser Fall ist) oder einen konstruktiven Dialog mit dem Hausarzt zu suchen. Zuerst jedoch sollten sich die Betroffenen in psychopharmakakritischen Büchern und Videofilmen informieren (zum Beispiel Breggin, 1996, 1997; Lehmann, 1996; Rufer, 1995, 2009; Zehentbauer, 1989, 2019), sich ihrer Zielsetzung klar sein und dann vehement und charmant (›fortiter in re, suaviter in modo‹; ›entschieden in der Sache, freundlich im Ton‹) ihr Wollen vortragen: zum Beispiel schrittweises Reduzieren eines Neuroleptikums ... oder ... Wechsel von einem chemischen zu einem pflanzlichen Antidepressivum (Typ Johanniskraut) ... oder vorsichtiges Ausschleichen aus einer Carbamazepin- oder Lithium-Langzeitmedikation und statt dessen homöopathische Behandlung (bei einem Spezialisten) und/oder psychotherapeutische Behandlung ... oder ... ambulanter Entzug von Tranquilizerabhängigkeit...

Überrascht bin ich immer wieder, dass ein forderndes Zugehen auf die rezeptierenden Ärzte gerade bei Hausärzten häufig weitreichende Erfolge hat. Dann kommen nicht nur die Betroffenen ihrem Ziel näher. Es ist auch Aufklärungsarbeit beim Arzt geleistet, gewissermaßen ist somit beiden geholfen.

## Vorsorgemaßnahmen treffen

Die begreifliche Angst vor Wiedereinweisung in eine psychiatrische Klinik lässt sich vermindern, wenn man sich für Notfälle eine wenigstens halbwegs

akzeptable Klinik sucht, die außerhalb des rigiden Rahmens der Schulpsychiatrie arbeitet. Manche (aber keineswegs alle) sogenannten psychosomatischen Kliniken sind überwiegend psychotherapeutisch orientiert und gegenüber Psychopharmaka eher zurückhaltend eingestellt. Eine Auswahl von
›psychosomatischen Kliniken‹ erhalten Sie von Ihrer Krankenkasse oder von
Ihrem Hausarzt. Meist ist es sinnlos, einen Psychiater zu befragen, denn dieser reagiert üblicherweise dogmatisch-simpel: ›Psychotiker‹, ›Schwerst-De-
pressive‹, ›Schizophrene‹ sollen in die psychiatrischen Landeskrankenhäu-
ser oder Psychiatrischen Universitätskliniken, die ›leichten neurotischen
Fälle‹ dürfen in die psychosomatischen Kliniken. Psychosomatische Kliniken sind meist Privatkliniken; die gesetzlichen Krankenkassen übernehmen
jedoch oft die Kosten eines stationären Aufenthalts. Ist jemand in einer akuten Krise, wird es schwer sein, eine stationäre Aufnahme in einer psychosomatischen Klinik zu finden. Doch in seelisch ruhigeren Zeiten kann ein Aufenthalt in einer solchen Klinik helfen, die Psychodynamik und die biographischen Wurzeln der Krisen näher zu beleuchten und eine bestehende Psycho-
pharmakamedikation zu reduzieren oder abzusetzen. Obwohl sich viele psychosomatische Kliniken durchaus von psychiatrischen Anstalten (ob Landeskrankenhaus oder Universität) abheben, wird es für Psychiatriebetroffene
nicht immer einfach sein, ihre Vorstellungen zum Beispiel bezüglich eines
Neuroleptikaentzugs durchzusetzen.

**Nichts überstürzen, bei Bedarf langsam absetzen**

Es gibt Betroffene, die bedenkenlos schlagartig auch höchste Dauerdosen
von Psychopharmaka absetzen. Das kann mal gutgehen, jedoch muss man –
insbesondere beim abrupten Absetzen von Neuroleptika – durchaus mit einer
Entzugspsychose rechnen: Halluzinationen, Paranoia, Angst- und Panikattacken, Schlaflosigkeit, Verwirrtheit, Depressionen... Der Schulpsychiater interpretiert eine solche Entzugspsychose willkürlich: Der Patient war nicht
brav, hat seine Medikamente nicht genommen, und schon ist die Psychose
wieder ausgebrochen. (Die meisten Schulpsychiater bestreiten überhaupt,
dass beim plötzlichen Absetzen von Neuroleptika Entzugspsychosen entstehen können, obwohl sie dies an ›ungehorsamen‹ Patienten erleben und obwohl in der internationalen Fachpresse darüber berichtet wird.)

Eine Entzugspsychose lässt sich vermeiden, wenn vorsichtiges, schrittweises Absetzen gewählt wird. Nach einer Langzeitmedikation kann der allmähliche, stufenweise Entzug zum Beispiel nach der 10%-Formel geschehen: Die ursprüngliche Tagesdosis (zum Beispiel 100 mg eines Psychopharmakons) wird um 10 % reduziert (in unserem Beispiel also auf 90 mg). Dies ist leicht zu handhaben bei Arzneitropfen, bei Tabletten muss die ›10%-Formel‹ oft modifiziert werden. Wenn nach ein bis zwei Wochen keinerlei Entzugserscheinungen wie zum Beispiel Schlafstörungen, innere Unruhe, Depressionen auftreten, kann die Dosis um weitere 10 % (dann auf 80 mg) verringert werden. Auch der nachfolgende Dosisabbau geschieht in Schritten von ein bis zwei Wochen, bis schließlich die Dosis Null erreicht ist.

Nun noch einige Hinweise zu den einzelnen Medikamenten-Gruppen:
- Neuroleptika (zum Beispiel Haldol, Neurocil[1]): Zeigen sich bei Dauermedikation bereits ernsthafte psychisch-körperliche Schäden und Störungen (hochgradige Dämpfung, Depressionen, Dyskinesien, Parkinsonsyndrom, hormonelle Störungen, andere internistische und neurologische Syndrome), kann ein etwas rascheres Reduzieren der Medikation angezeigt sein, eventuell unter Zuhilfenahme einer verträglicheren Ersatzmedikation. Auch ein Wechsel von klassischen Neuroleptika (wie Haldol) zu atypischen Neuroleptika (wie Leponex, Risperdal, Solian[2] oder Zyprexa) kann sinnvoll sein, selbst wenn längerfristig ein gänzliches Absetzen geplant ist. (Einige Nebenwirkungen, zum Beispiel Muskelstörungen, zeigen sich bei atypischen Neuroleptika offenbar seltener.)
- Synthetische Antidepressiva wie Saroten und Anafranil oder die neueren sogenannten Selektiven Serotonin-Wiederaufnahmehemmer (SSRI) wie Fluctine, Trevilor usw.: Will sich der versprochene antidepressive Effekt nicht oder nur ungenügend einstellen, kann die Langzeitmedikation nach obigem Schema – aber auch schneller – reduziert werden. Zeigen sich bedrängende Nebenwirkungen (die vor allem bei den klassischen Antidepressiva vielfältig sein können, von Harnverhaltung bis paradoxerweise

---

1 Im Handel als Levcomepromazin, Neurocil, Nozinan
2 Neuroleptikum, Wirkstoff Amisulprid; im Handel als Amisulprid, Amisulpride, Solian

depressive Verstimmtheit), kann rascheres, eventuell auch sofortiges Absetzen in Betracht kommen.

- Lithium: Dies wird gewöhnlich über Jahre genommen. Ein Absetzen sollte hier über Monate, also besonders behutsam vorgenommen werden. (Ohnehin sollte Lithium wegen ernstzunehmender Risiken und hoher Vergiftungsgefahr nur von Menschen genommen werden, die mehrmals unter schweren depressiven oder manischen Krisen zu leiden hatten und dadurch existenziell gefährdet waren. Doch müssen die Betroffenen nach Aufklärung über Behandlungsrisiken selbst entscheiden, ob sie sich einer Lithium-Langzeitmedikation unterziehen wollen. Während einer Lithium-Dauermedikation werden die extremen Höhen und Tiefen menschlicher Gefühle abgeschnitten, so dass sowohl große Freude wie auch tiefe Trauer nur abgedämpft empfunden wird. Manche Betroffene erleben diese Einengung ihres emotionalen Spektrums als sehr unangenehme chemische Manipulation, verzichten lieber auf Lithium und nehmen bewusst das Risiko einer erneuten psychischen Krise in Kauf.)

- Carbamazepin (zum Beispiel Tegretal): Dieses Mittel, primär als Antiepileptikum bekannt, wurde vom früheren Bundesgesundheitsamt für den psychiatrischen Einsatz eigentlich nur »für den Fall zugelassen, dass Lithiumtherapie versagt hat oder Lithium nicht angewendet werden darf« (Benkert, 1995, S. 80). Der sogenannte prophylaktische Effekt einer Carbamazepin-Langzeitbehandlung ist offenbar deutlich geringer als bei einer Lithium-Langzeitbehandlung. Ein behutsames Absetzen ist auch in diesem Fall anzuraten.

- Tranquilizer (zum Beispiel Valium, Lexotanil): Diese Pillen haben viele subjektiv angenehme Wirkungen (beruhigend, vegetativ harmonisierend, antidepressiv, Gefühl von lascher Glücklichkeit, angstlösend, schlaffördernd usw.), so dass sie suchterzeugend sein können. Im Gegensatz zu Neuroleptika, die oft unter direktem Zwang (zum Beispiel bei rechtlicher Betreuung) oder indirektem Zwang (zum Beispiel Angst-Mache vor erneuter Psychose) genommen werden, werden Tranquilizer überwiegend ›freiwillig‹ konsumiert, doch oft aus Unwissenheit über die Wirkungen. Bei niedrigdosierter Langzeitmedikation kann sofortiges Absetzen möglich sein, bei hochdosierter Abhängigkeit wäre ein stationärer Entzug in einer geeigneten Klinik empfehlenswert. Die Absetzsymptome ergeben sich aus den vorher geschilderten, positiv empfundenen Effekten der Tranquilizer: innere Unruhe, Angst- und Verwirrtheitszustände, Depressionen, Schlaflosigkeit, vegetative Störungen wie Schweißausbrüche und Pulsrasen. Unterstützende Maßnahmen beim Entzug, wie sie unten skizziert werden, sind auch hier anratenswert.

### Flankierende Hilfen beim Absetzen

Schwierig ist der Umgang mit Betroffenen, die zum Beispiel relativ hochdosierte Neuroleptika und Tranquilizer als Dauermedikation haben und zum Absetzen nicht bereit sind, obwohl medikamentös induzierte Störungen bereits offen erkennbar sind (bei Neuroleptika zum Beispiel Dyskinesien, Akathisie, Depressionen; bei hochdosierter Dauereinnahme von Tranquilizern Schläfrigkeit, Gleichgültigkeit, Persönlichkeitsabflachung usw.). Manchmal ist auch ein falsches Vertrauen in neue, angeblich verträglichere Medikamente ein Hindernis zum Absetzen. (Zu erwähnen sind hier die schon genannten neuen, atypischen Neuroleptika, die zwar weniger einschneidende motorischen Nebenwirkungen als die alten Neuroleptika zeigen, aber immer noch horrende Risiken in sich tragen und zu massiven Persönlichkeitsveränderungen führen können.)

Bei großer Unsicherheit bezüglich des Absetzens muss man sich manchmal ein ganzes Potpourri an flankierenden Maßnahmen als Ersatz für die Dauermedikation ausdenken, um wenigstens eine gewisse Bereitschaft für ein psychopharmakafreies Leben anzubahnen. Einige einfühlsam-psychotherapeutische Gespräche können eine gewisse Vertrauensbasis schaffen, von der aus der Verzicht auf Psychopharmaka schrittweise angegangen werden kann.

Die beschriebene stufenweise Entziehung nach der 10%-Formel ist – von Ausnahmen abgesehen – ein ziemlich vorsichtiges Vorgehen und dauert relativ lang. Rascheres Entziehen ist möglich, wenn beispielsweise parallel ein alternatives Ersatzmedikament (zum Beispiel ein pflanzliches Mittel) genommen wird, eine vertrauensvoll-intensive psychotherapeutische Stützung eventuell mit mehreren Treffen pro Woche oder ein Aufenthalt in einer geeigneten, freundlichen psychotherapeutischen/psychosomatischen Klinik gegeben ist.

Es ist nötig, den Lebenspartner, Freunde oder gegebenenfalls Angehörige in das Vorhaben ›Absetzen der Psychopharmaka‹ einzuweihen. Für ausreichende Entspannung und genügend Schlaf ist zu sorgen. Beruhigungstees und warme Bäder können förderlich sein. Sehr anzuraten ist das Erlernen von autogenem Training oder anderen Entspannungsübungen, zum Beispiel Yoga oder Meditationstechniken; das Erlernen sollte jedoch in krisenfreien Zeiten geschehen.

Die unterstützende Gabe von B-Vitaminen (vor allem $B_1$ und $B_6$) und von Vitamin E kann neuroleptikabedingte Störungen etwas vermindern; dabei sind intramuskuläre Injektionen bei den B-Vitaminen manchmal sinnvoller als Tabletteneinnahme. Weitere Begleitmedikationen aus dem Bereich der Pflanzenheilkunde können sinnvoll sein: Johanniskraut gegen Depressionen oder Baldrian, Hopfen, Melisse usw. (sogenannte Phytotranquilizer) zur angenehmen Beruhigung und leichten Angstlösung.

**Ernährung und Psyche**

Kurz zu dem großen Thema ›Ernährung und Psyche‹: Ausgewogene, vitaminreiche Kost ist während des Entzugszeitraums empfehlenswert, überdies sollte in dieser Zeit überdurchschnittlich viel Flüssigkeit (zum Beispiel Mineralwasser, Kräutertee) getrunken werden, weil damit die Entwässerung und die Ausscheidung der Psychopharmaka gefördert werden.

Für die psychische Stabilisierung ist es außerdem äußerst günstig, grundsätzlich auf den Verzehr von Fleisch, Wurst und Fisch zu verzichten, also: keine Tiere zu töten und keine Tiere zu essen.

Leider sind nur wenige Psychiatriebetroffene bereit, im Rahmen des Psychopharmakaentzugs oder zur Behandlung psychischer Leiden Anregungen aus dem Bereich ›Ernährung und Psyche‹ zu übernehmen. Dabei stellen sich bei einer radikalen Ernährungsumstellung oft frappierende Erfolge ein, zum Beispiel nach den Konzepten der ›Klinischen Ökologie‹ oder der ›Orthomolekularen Medizin‹ (um nur zwei Richtungen von mehreren zu nennen).

Vereinfacht gesagt, geht die Klinische Ökologie davon aus, dass individuell unverträgliche Stoffe, zum Beispiel in Nahrungsmitteln, nicht nur eine körperliche Allergie, sondern auch eine ›psychische Allergie‹ auslösen können (was sich dann unter anderem als Depression, Paranoia oder Angstattacke äußern kann). Durch eine – durchaus aufwendige – Austestung der individuell unverträglichen Nahrungsbestandteile lässt sich schließlich eine Diät finden, die zu einer merklichen Besserung oder zum Abklingen psychischer Störungen führen kann. Auch während eines Psychopharmaka-Entgiftungsprozesses kann eine solchermaßen gefundene ›Psychodiät‹ flankierend nützlich sein (siehe Calatin, 1995; Pfeiffer, 1986; Randolph & Moss, 1995).

Die Orthomolekulare Medizin (nach dem zweifachen Nobelpreisträger Linus Pauling) versucht geistig-seelisches Wohlbefinden dadurch zu erreichen, dass die richtigen (›ortho‹) Substanzen (›Moleküle‹, zum Beispiel Vitamine, Spurenelemente) in der richtigen Konzentration im Körper vorhanden sein müssen. Seit langem ist bekannt, dass ein relativer Mangel an bestimmten Vitaminen zu schwerwiegenden psychischen Entgleisungen führen kann. So entsteht beispielsweise bei einem Vitamin $B_1$-Mangel eine schwere psychische Störung, die die Schulpsychiatrie als ›Schizophrenie‹ (fehl-)klassifizieren und fälschlicherweise mit Neuroleptika bekämpfen würde. Die Orthomolekulare Medizin betont, dass durch die Behebung eines Stoffmangels, den man vorher durch aufwendige Laborbestimmungen feststellt, psychische Beschwerden gemildert oder behoben werden. Darüber hinaus untersucht die Orthomolekulare Medizin die gesundheitlichen Auswirkungen giftiger Metalle wie Blei, Quecksilber, Aluminium, Kupfer oder Cadmium, die auf dem Weg der Umweltverschmutzung in den menschlichen Organismus eindringen und die psychische Balance kippen können (siehe Pauling, 1990, S. 123ff.).

**Mobilisierung *körpereigener Drogen***

Die meisten Menschen kennen nur die exogenen, das heißt von außen – meist als Pillen – zugeführten Drogen, zum Beispiel Morphium oder Valium. Doch die wenigsten wissen, dass unser Körper eigene Psychodrogen herstellt. Die Entdeckung der körpereigenen Drogen ist ein sensationeller Erfolg der Humanwissenschaften in der Zeit der Jahrtausendwende. Bislang ungeahnte Möglichkeiten eröffnen sich. In seinem Körper hat jeder Mensch körpereigenes Morphium, das stark beruhigend und antidepressiv wirkt, eigene angstlösende Stoffe (zum Beispiel körpereigenes Valium), diverse körpereigene Antidepressiva (zum Beispiel Noradrenalin), körpereigene Stoffe, die Phantasie,

Motorik und Sexualität fördern (zum Beispiel Dopamin)... Die körpereigene
Apotheke bietet weit mehr Möglichkeiten, als die Pharmaindustrie liefern kann.
Aber es ist – zumindest anfangs – bequemer, eine ärztlich rezeptierte Psy-
cho-Pille zu schlucken, als mit Hilfe mentaler oder somatischer Techniken
die körpereigenen Drogen zu stimulieren. Gezielt lassen sich beispielsweise
die Endorphine (körpereigene Morphiumstoffe) mobilisieren; die Wirkung
dieser körpereigenen Drogen ist beruhigend-antidepressiv-schmerzstillend.
Hinzu kommen körpereigene Drogen, die unsere Intelligenz, Phantasie und
Antriebskraft aktivieren, die schlaffördernd und stimmungsaufhellend sind
oder sexuell anregen usw. (Näheres siehe Zehentbauer, 2018). Das stimmungsaufhellende, freudig machende Noradrenalin schnellt in die Höhe bei
Trampolinhüpfen, Bungeespringen, ausgelassenem Ballspiel oder fröhlicher
Musik (um nur wenige Beispiele zu nennen) – und durch Noradrenalin werden wir heiter und lachen, ob wir wollen oder nicht. Während des Marathon-
laufens werden wir innerlich von Endorphinen überschüttet. Ähnliches geschieht bei Wiegenliedern, beim Sufi-Tanz oder während der Imagination
entsprechender innerer Bilder; und im Rausch der körpereigenen Endorphine
verfliegen Depressionen, Unruhe und Ängste. Muskelrelaxierung, autogenes
Training und entspannende Musik fördern das körpereigene Valium, das uns
in wohliges Glücklichsein versetzt, ohne jegliche rezeptpflichtige Droge.
Ver-rücktes Leben (zum Beispiel Gesichter bemalen außerhalb der Fa-
schingszeit, nackt tanzen auf der Straße) lässt Dopamin durch unser Gehirn
wirbeln und treibt uns an die Grenze zwischen Genie und Wahnsinn: Wer
diese Ver-rücktheiten einigermaßen steuern kann, gerät auch nicht in die Fän-
ge der Psychiatrie ... Das Experimentieren mit stimulierenden oder harmoni-
sierenden ›körpereigenen Drogen‹ ist ein faszinierendes Forschungsgebiet,
das erstaunliche Aspekte der Selbstregulierungskräfte unserer Seele zeigt!

**Wissenswerte Zusatzinformationen**

Beim Absetzen ist zu bedenken, dass einige Psychopharmaka sehr lange
Halbwertszeiten (das heißt Verweildauer im Körper) haben. Entzugssymptome oder das Wiederauftreten von Beschwerden, die vorher medikamentös
weggedämpft worden sind, können sich deshalb nach einem oder mehreren
Tagen oder gar erst nach ein bis zwei Wochen oder noch später einstellen.

Erheblicher Kaffee- und Nikotinkonsum schwächt die Neuroleptikawirkung ab, speziell die dämpfende Müdigkeit und die Parkinsonstörungen. Wenn beim schrittweisen Entzug gleichzeitig – was an sich wünschenswert ist – Kaffee und Nikotin erheblich eingeschränkt werden, kann selbst eine reduzierte Neuroleptikadosis wieder stärkere Wirkung zeigen.

Manche nehmen eine Kombination von mehreren Psychopharmaka (zum Beispiel tagsüber das hochpotente Neuroleptikum Haldol, abends den Tranquilizer Anxiolit, das Antidepressivum Saroten oder das niederpotente Neuroleptikum Truxal). Hier ist es meist empfehlenswert, zuerst das Neuroleptikum schrittweise wegzulassen (siehe oben); als letztes sollte der Tranquilizer (ebenfalls schrittweise) reduziert werden bis zur Nulldosis.

**Psychotherapie und Selbsthilfe**

Die Teilnahme an Selbsthilfegruppen kann einen wertvollen Erfahrungsaustausch und das Gefühl schaffen, mit der Absetzproblematik nicht alleine zu sein. Voraussetzung hierfür ist allerdings, dass sich die Betroffenen von ihrer lebenslang anerzogenen Arztgläubigkeit befreien und bereit sind, sich mit der Wirkungsweise und den Auswirkungen von Psychopharmaka auseinanderzusetzen und Selbstverantwortung zu übernehmen.

Eine wichtige Stütze beim Entzug von Psychopharmaka kann Psychotherapie sein. Mit ›Psychotherapie‹ ist in diesem Zusammenhang eine vor allem stützende, haltgewährende Beziehung gemeint, in der auch die Bewältigung von Alltagsproblemen zum Thema werden kann. Ob als Methodik hier Gesprächs-, Gestalt- oder Verhaltenstherapie überwiegt, ist dabei weniger relevant. Wesentlich ist ein möglichst großes Vertrauensverhältnis zwischen Klient und Therapeut. Während der Absetzphase von Psychopharmaka können ein bis zwei Treffen alle zwei Wochen (die auch jeweils nur zehn Minuten dauern können) sinnvoll sein; dann kann je nach Entwicklung eine Therapiestunde (à 50 Minuten) folgen.

Ziel einer Psychotherapie ist es nicht, einen Betroffenen zu ändern und ihn wieder in die Normalität einzupassen, sondern ihn zu akzeptieren wie er ist. Selbst die ver-rücktesten Verhaltensweisen lassen sich verstehen (oder zumindest akzeptieren), wenn wir die Äußerungen und Handlungen eines psychisch auffälligen Menschen wie einen Traum oder einen Alptraum betrachten. Die anfänglich fremd scheinende Ideenwelt eines verrückten Menschen lässt sich dann symbolhaft nachvollziehen.

Der römische Psychologe Giovanni Jervis unterscheidet die Psychotherapie durch ›Spezialisten‹ (also Psychologen, Psychotherapeuten usw.) von der Psychotherapie durch ›Nichtspezialisten‹ (Pförtnerinnen, Barkeeper, Kneipenwirte usw.). Psychische Unterstützungen durch sensible Freunde, einfühlsame Bekannte oder einfach Menschen, die zuhören können, mitfühlen, ebenfalls betroffen und dennoch von den eigenen Erlebnissen nicht völlig besetzt sind – solche ›natürlichen Helfer‹ sind in Krisen- und Notsituationen nicht immer greifbar (und gäbe es mehr von dieser Sorte, würden sich Krisen vermutlich gar nicht erst zuspitzen).

In den Händen konservativer Psychiater und Therapeuten wird Psychotherapie zu einem entsprechend konservativen Verfahren. Psychotherapeutisch tätige Psychiater wollen psychische Störungen oft mit allen Mitteln unterdrücken und die bestehende Persönlichkeitsstruktur in Richtung auf eine angeblich erstrebenswerte Normalität verändern. Reichen psychotherapeutische Maßnahmen für dieses Vorgehen nicht aus, werden oft leichtfertig Neuroleptika und Antidepressiva eingesetzt, notfalls steht die Einweisung in eine psychiatrische Einrichtung bevor. Dennoch muss zugestanden werden: Es gibt Situationen, in denen die Einnahme von Psychopharmaka – zum Beispiel von Tranquilizern oder Antidepressiva – hilfreich ist. Die Betroffenen sollen jeweils selbst entscheiden.

Der US-amerikanische Psychotherapeut Carl Rogers entwickelte eine Vorstellung von Psychotherapie, die – obwohl dies nicht seine primäre Intention war – der Schulpsychiatrie zuwiderläuft. Der Patient, den Rogers ›Klient‹ nennt, soll durch ›therapeutische Treffen‹ seine Persönlichkeit ›selbst‹ weiterentwickeln. Es wird vom Therapeuten verlangt, dass er sich in den anderen Menschen einfühlt, ohne ihn zu beurteilen oder zu analysieren, dass er ihm menschliche Wärme entgegenbringt und ihn achtet, so wie er ist. All das soll nicht therapeutische Fassade oder Technik sein, sondern die tatsächliche Einstellung des Therapeuten widerspiegeln: wirklich zwischenmenschliches Mitfühlen. Kann ein Therapeut sich nicht in einen anderen einfühlen oder ihn nicht uneingeschränkt in seinem So-Sein akzeptieren, soll er keine Therapie beginnen oder fortführen. Psychotherapie heißt für Rogers eine gewisse Art von Beziehung herstellen, in welcher der Klient in sich die Fähigkeit entdecken soll, sich mit Hilfe dieser Beziehung zu verändern und zu entwickeln. Dadurch soll er zunehmend mehr Selbstverwirklichung, Selbstverantwortlichkeit und Autonomie erreichen.

Wie bereits erwähnt, kann Psychotherapie in den Händen von Schulpsychiatern ein Mittel zur nichtmedikamentösen Dämpfung und zur Wiederanpassung an die herrschende Normalität sein. Jedoch kann Psychotherapie bei eher antipsychiatrisch und humanistisch eingestellten Therapeuten eine wesentliche Hilfe sein beim Entzug von Psychopharmaka und darüber hinaus Unterstützung beim Versuch, eine eigene Lebensphilosophie zu entwickeln und mehr Freiheit zu verwirklichen. Wichtig ist, wie bereits erwähnt, dass sich ein Vertrauensverhältnis zwischen Klient und Therapeut entwickelt und dass Psychotherapie Hilfe zur Selbsthilfe wird. Manchmal reichen wenige therapeutische Sitzungen aus, manchmal entsteht ein therapeutischer Prozess erst nach mehreren Wochen oder Monaten. Manchmal ergibt sich eine sogenannte niederfrequente, haltgewährende psychotherapeutische Beziehung. (Therapiesitzungen finden dann nur alle drei bis sechs Wochen statt). Manchmal ist Gruppentherapie förderlich, manchmal sind Einzelstunden bereichernder für den Klienten.

Und – nicht vergessen: Nicht nur von Psychopharmaka kann man abhängig werden, sondern auch von Psychotherapie. Hier ist achtsames Vorbeugen nötig, vor allem vonseiten des Therapeuten: nach Stabilisierung des Klienten möglichst niedrige Frequenz der Therapiestunden (zum Beispiel eine Therapiesitzung alle ein bis zwei Wochen); sobald vertretbar Behandlungspausen (ein bis mehrere Wochen); einige ›psychotherapeutische Instrumente‹ zur Selbsthilfe anbieten und gegebenenfalls üben (zum Beispiel Entspannungs- und Atemübungen, Reflektieren über Träume, Tagebuch führen, bewusstes Leben, biographische Arbeit und Selbstanalyse, Übungen aus Gestalt- und Verhaltenstherapie usw.); trotz Empathie, menschlicher Wärme und Wertschätzung soll der Therapeut auf freundliche Distanz bedacht sein (überschaubares Timing, eindeutige Klarheit über die ›Künstlichkeit‹ der therapeutischen Beziehung und deren zeitliche Begrenzung); Selbstwertgefühl, Selbstvertrauen sollen gefördert werden und achtsamer Umgang mit sich und anderen; die eigene Lebensphilosophie entwickeln, den Sinn seines Lebens entdecken...

## Resümee

Auffällige psychische Stimmungen wie Depressionen, Euphorie, übermäßiger Tatendrang, leidvolle seelische Störungen, Wahrnehmungsveränderungen oder Visionen können durch entsprechende Dosen chemischer Drogen normalisiert werden. Die besonderen seelischen Zustände können jedoch – zum Beispiel nach dem Entzug von Psychopharmaka – auch ausgelebt (›ausagiert‹) werden und so zu wichtigen individuellen, aber auch gesellschaftlich-relevanten Erkenntnissen und Erfahrungen beitragen. Psychische Krisen können durchaus eine Chance sein, die eigenen Lebensumstände und die allgemeine soziale Situation kritisch wahrzunehmen, infrage zu stellen und nach möglichen Änderungen und nach neuen Wegen zu suchen. Haben Sie Mut, auf seelisch einengende Psychopharmaka (unter behutsamen Absetzregeln) zu verzichten. Haben Sie Mut, den Klang Ihrer Seele zu erweitern.

## Quellen

Benkert, Otto: »Psychopharmaka«, München: Beck Verlag 1995

Breggin, Peter R.: »Psychiatric drugs: Hazards to the brain«, New York: Springer Publishing Co. 1983

Breggin, Peter R.: »Giftige Psychiatrie«, Band 1 und 2, Heidelberg: Auer Verlag 1996 und 1997

Calatin, Anne (Hg.): »Ernährung und Psyche. Erkenntnisse der klinischen Ökologie und der orthomolekularen Psychiatrie«, 6. Aufl., Heidelberg: C. F. Müller Verlag 1995

Lehmann, Peter: »Schöne neue Psychiatrie«, Band 1: »Wie Chemie und Strom auf Geist und Psyche wirken« & Band 2: »Wie Psychopharmaka den Körper verändern«, Berlin: Antipsychiatrieverlag 1996 (bearbeitete E-Book-Ausgaben 2018)

Pauling, Linus: »Linus Pauling's Vitamin-Programm«, München: Bertelsmann Verlag 1990

Pfeiffer, Carl C.: »Nährstoff-Therapie bei Geisteskrankheiten«, Heidelberg: Haug Verlag 1986

Randolph, Theron / Moss, Ralph: »Allergien – Folgen von Umwelt und Ernährung. Chronische Erkrankungen aus der Sicht der Klinischen Ökologie«, 7. Aufl., Bad Dürkheim: Stiftung Ökologie & Landbau / Heidelberg: C. F. Müller Verlag 1995

Rufer, Marc: »Glückspillen: Ecstasy, Prozac und das Comeback der Psychopharmaka«, München: Knaur Verlag 1995

Rufer, Marc: »Irrsinn Psychiatrie«, 4. Aufl., Oberhofen am Thunersee: Zytglogge Verlag 2009

Zehentbauer, Josef: »Die Seele zerstören. Neuroleptika, der größte Arzneimittelskandal des Jahrhunderts«, Video-Dokumentarfilm, München: Zenit Verlag 1989

Zehentbauer, Josef: »Chemie für die Seele. Psyche, Psychopharmaka und alternative Heilmethoden«, 12. Aufl., Berlin / Shrewsbury: Antipsychiatrieverlag 2019

Zehentbauer, Josef: »Körpereigene Drogen – Garantiert ohne Nebenwirkungen«, 9. Aufl., Ostfildern: Patmos Verlag 2018

Marc Rufer

# Angst machen – Angst nehmen
## Beim Absetzwunsch wird die Meinung der Ärzte zur Gefahr

*Neuroleptika / Antidepressiva / Phasenprophylaktika: Carbamazepin, Lithium / Tranquilizer*

Beim Absetzen von Psychopharmaka oder Drogen müssen biologische und rein psychisch ausgelöste Erscheinungen unterschieden werden.

### Biologisch ausgelöste Entzugserscheinungen

*Toleranz*

Alle biologischen Auswirkungen des Absetzens sind eine Folge der Toleranz. Die Dosis einer psychoaktiven Substanz, deren KonsumentInnen Toleranz entwickeln, muss um ein Mehrfaches gesteigert werden, damit der anfangs erlebte Effekt weiter zu erzielen ist. Dass Toleranz bei KonsumentInnen von Meprobamat *(Tranquilizer)*, Benzodiazepinen, Barbituraten, Opiaten und Alkohol entsteht, ist allgemein bekannt. Die Toleranz hat biologische Ursachen: Der gesteigerte Abbau des betreffenden Psychopharmakons oder der Droge, der mit einem beschleunigten Abbau von weiteren körperfremden oder sogar körpereigenen Substanzen (beispielsweise Hormonen) verbunden sein kann, wird Enzyminduktion genannt (Kuschinsky u.a., 1993, S. 34/61/63/360). Veränderungen auf Rezeptorenebene können ebenfalls Toleranz bewirken: Beispielsweise kann sich die Zahl der Neurotransmitterrezeptoren vermindern, wenn die Wirksubstanz die Konzentration des Transmitters im synaptischen Spalt (Umschaltstelle für die Erregungsübertragung zwischen zwei Nervenzellen) erhöht; andererseits können sich Rezeptoren neu bilden, wenn die Wirksubstanz Neurotransmitterrezeptoren blockiert. Diese Veränderungen sind mit Sicherheit mindestens in der ersten Zeit nach dem Absetzen noch vorhanden und müssen demnach zwangsläufig Entzugserscheinungen zur Folge haben.

Nun führt die als Folge der Neuroleptikawirkung auftretende Neubildung von Dopaminrezeptoren dazu, dass eine erhöhte Dosis des Neuroleptikums benötigt wird, um einen gleichbleibenden Effekt zu erzielen. Und jeder Psychiater weiß, dass Neuroleptika einschleichend dosiert werden müssen. Die Dosis, die schließlich längere Zeit verabreicht wird, beträgt meist ein Mehrfaches der Anfangsdosierung. Erstaunlich somit, dass bei Neuroleptika so selten von Toleranz gesprochen wird. Als Erklärungsmöglichkeit sehe ich die Tatsache, dass eben nur gefunden wird, was gesucht wird. Peter Lehmann gibt verschiedene Beispiele für das Auftreten von Toleranz (Lehmann, 1996, S. 428f.). Frank Tornatore und Mitautoren sprechen ausdrücklich von einer möglichen Toleranzentwicklung (Tornatore u.a., 1991, S. 53). Die Frage der Toleranzbildung ist äußerst wichtig. Hat sich nämlich Toleranz gebildet, können als Folge des raschen Absetzens *Entzugsdelire* auftreten: Wahrnehmungsstörungen, Desorientiertheit, Verwirrtheit und Halluzinationen. Auffallend, dass Entzugsdelire ausschließlich bei Substanzen auftreten, deren Konsum zu deutlicher Toleranz führt. Bekannt sind Entzugsdelire vor allem beim Absetzen von Alkohol, Benzodiazepinen und Anticholinergika *(gegen die Freisetzung des Nervenimpuls-Überträgerstoffs Azetylcholin gerichtete Substanzen)* wie zum Beispiel Antiparkinsonmitteln. Es gibt eine einzige sinnvolle Möglichkeit, das Auftreten von Entzugsdeliren zu vermeiden: schrittweises Absetzen über lange Zeit. In dieser Zeit kann sich die Toleranz langsam zurückbilden. Beispielsweise sollte nach chronischem Benzodiazepinkonsum das schrittweise Absetzen viele Wochen bis einige Monate dauern.

Viel zu wenig beachtet wird, dass Entzugsdelire auch beim Absetzen von Neuroleptika auftreten können; wenn sie in der Fachliteratur erwähnt werden, wird von Supersensitivitäts- bzw. Absetzpsychosen gesprochen. Psychotische Symptome nach dem Absetzen von Neuroleptika können also rein biologisch bzw. biochemisch ausgelöst werden. Verantwortlich dafür sind die als Folge der Neuroleptikawirkung neugebildeten Dopamin-Rezeptoren (Breggin, 1983, S. 143). Geht aus der Tatsache, dass die Anfangsdosierung wesentlich gesteigert wurde, hervor, dass sich Toleranz entwickelt hat, ist es dringend angezeigt, die Dosis der Wirksubstanz schrittweise zu reduzieren.

Andererseits darf nicht vergessen werden, dass Neuroleptika, Antidepressiva, Antiparkinsonmittel sowie Alkohol, Kokain und Amphetamine *toxi-*

*sche Delire* bewirken können (APA, 2015, S. 819; Degkwitz, 1967, S. 135; Davies et al., 1971). Wahrnehmungsstörungen, Desorientiertheit, Verwirrtheit und Halluzinationen können demnach auch Zeichen einer Vergiftung mit diesen Substanzen sein. Wenn während der hochdosierten Behandlung mit einem Psychopharmakon ein toxisches Delir auftritt, muss unbedingt sofort und abrupt abgesetzt werden.

### Psychisch ausgelöste Entzugserscheinungen

Vor allem wenn eine psychoaktive Substanz längere Zeit regelmäßig eingenommen wird, wirkt sich der Konsum auf die ganze Persönlichkeit aus; er bestimmt weitgehend das Leben des betreffenden Menschen. Es ist deshalb leicht zu verstehen, dass auch das Absetzen ein bedeutungsvolles Ereignis ist, das mit Ängsten und Hoffnungen verbunden ist. Psychische Reaktionen sind mit Sicherheit zu erwarten. Vom Verhalten der Ärzte hängt es wesentlich ab, mit welchen Absetzreaktionen zu rechnen ist.

*Biologisch ausgelöste psychische Wirkungen*
Sinnvoll ist eine Einteilung der psychotropen Substanzen aufgrund ihrer dämpfenden oder antreibenden Wirkung. Dämpfende Substanzen setzt man zur Beruhigung, gegen Angst und als Schlafmittel ein, antreibende (aktivierende) Substanzen dagegen vermindern das Schlafbedürfnis oder führen zu Schlaflosigkeit. Zu den dämpfenden Substanzen gehören unter anderem Opiate (Heroin, Morphin, Methadon), Carbamazepin, Lithium, Neuroleptika, Tranquilizer und Schlafmittel (Benzodiazepine, Barbiturate, Meprobamat). Zu den antreibenden Substanzen gehören Ecstasy, Amphetamine, Kokain und Antidepressiva. Zu beachten ist, dass Standard-Antidepressiva (tri- und tetrazyklische Substanzen) gleichzeitig auch mehr oder weniger deutlich dämpfen und dass Neuroleptika Akathisie, das heißt eine oft als Antrieb verkannte innere Unruhe und Bewegungsunruhe, bewirken können.

*Wegfall der Dämpfung*
Psychopharmaka und Drogen vermögen keine Probleme zu lösen. Sie können allenfalls Symptome wie Angst und Verzweiflung wegdämpfen und dazu führen, dass die Betroffenen während der Wirkungsdauer ihre Gefühle

der Angst oder Verzweiflung nicht mehr wahrnehmen. Das gilt für alle
dämpfenden Substanzen. Die psychische Hauptwirkung der Neuroleptika ist
die Dämpfung der Gefühlswahrnehmung. Die Wirkung der Benzodiazepin-
Tranquilizer, Schlafmittel und Opiate kann eher als Abschirmung vor unangenehmen Gefühlen beschrieben werden. An dem Beispiel der Wirkung von
Neuroleptika und Benzodiazepinen bzw. Opiaten wird der Unterschied zwischen Dämpfung und Abschirmung deutlich. Er besteht darin, dass Neuro-
leptikakonsumentInnen sich über die Wirkung auf ihre Gefühlswahrnehmung beklagen, während Benzodiazepin- und OpiatkonsumentInnen ihren
Zustand eher als angenehm erleben. Gemeinsam für beide Gruppen ist es,
dass die Betroffenen Angst weniger deutlich wahrnehmen.

Doch Angst hat immer eine Ursache. Oft ist es beispielsweise die Angst,
dass man vom Lebenspartner verlassen oder arbeitslos wird. Andere Menschen fürchten sich davor, ein Examen oder eine berufliche Aufgabe nicht zu
bestehen. Was immer die Ursache der Angst war: Klar ist, dass durch das
psychopharmakologische Wegdämpfen der Gefühle deren Ursache nicht
verschwindet. Vielmehr vergeht Zeit: Und in dieser Zeit, in der nichts unternommen wird, verschlechtert sich in den allermeisten Fällen die Situation
wesentlich. Wer also aufgrund der Wirkung von Psychopharmaka seine eigenen Angstgefühle eine gewisse Zeit nicht wahrgenommen hat, bei dem
bzw. der werden sie mit großer Wahrscheinlichkeit nach dem Absetzen in
größerer Intensität wieder auftreten. Dies ist rein psychologisch erklärbar.
Völlig klar: Vor der Psychopharmakaeinnahme waren Ursachen dafür vorhanden, dass der oder die Betroffene Angstgefühle empfand. Wurde nichts
unternommen, um diese Ursachen zu erkennen, und – wenn immer möglich –
wenigstens zu entschärfen, dann wird nach dem Absetzen wiederum Angst
auftreten – meist in noch größerem Ausmaß.

Sowohl regelmäßige Psychopharmaka- wie auch DrogenkonsumentInnen
nehmen ihren ›Stoff‹ in der Hoffnung zu sich, auf diese Art eine Unsicherheit, ein Leiden, eine Unzufriedenheit oder ein Problem besser zu ertragen.
Sie hoffen, dass es ihnen mit Hilfe der Substanz besser geht. Letztlich kann
die Einnahme einer Droge wie die eines Psychopharmakons als Behandlung
oder als Behandlungsversuch eines unerträglichen psychischen Zustands
verstanden werden. Die allermeisten psychischen Leidenszustände sind mit

Angst verbunden – Angst als Haupt- oder Begleitsymptom. Und diese Angst wird sich beim Absetzen, wenn ihre Ursachen nicht erkannt und möglichst verändert wurden, mit Sicherheit wieder melden. Gleichzeitig haben die Betroffenen beim Absetzen Angst vor dem Wegfall einer Wirkung (zum Beispiel der Dämpfung), die als hilfreich und unverzichtbar erlebt wurde.

Dazu kommt, dass viele der eindringlichen psychiatrischen Botschaft ausgesetzt waren, dass sie dringend auf den Konsum von Psychopharmaka angewiesen seien. Sie alle fürchten sich vor dem Absetzen, sogar wenn sie mit der Psychopharmakawirkung in keiner Weise einverstanden sind. Mit großer Wahrscheinlichkeit verspüren sie starke Angst, wenn sie dann tatsächlich das Psychopharmakon absetzen. In diesem Zusammenhang kann von Erwartungsangst gesprochen werden.

*Angstsymptome*
Angst hat direkte psychische Auswirkungen, die als Symptome wahrgenommen werden. Dazu gehören: Unruhe, Erregung, Zittern, Herzjagen, erhöhter Blutdruck, verstärkte Atemfrequenz, Schwitzen, Magen-Darm-Beschwerden (Bauchschmerzen, Durchfall, Übelkeit), Schlaflosigkeit, Alpträume.

All diese Erscheinungen sind dann besonders groß, wenn die Angst sehr groß ist. Es fällt auf, dass ein großer Teil der Symptome von Entzugserscheinungen nach dem Absetzen von Psychopharmaka oder Drogen dieselben sind, wie sie bei Menschen zu beobachten sind, die große Angst haben. Die oben beschriebenen, mit Angst verbundenen Symptome gelten als klassische Symptome beim Entzug von Opiaten und Benzodiazepinen.

Angst kann also einerseits Reboundphänomene, das heißt eine ähnliche psychische Problematik, wie sie vor Beginn der Behandlung bestand, andererseits direkt Symptome auslösen. Die direkten Angstsymptome sind von Symptomen, die gemeinhin als Entzugserscheinungen bezeichnet werden, nicht zu unterscheiden.

*Nicht alle erleben Dämpfung als angenehm*
Benzodiazepin- und OpiatkonsumentInnen fühlen sich wie in Watte gepackt; alles, was sie quälte, ist wie hinter einem undurchsichtigen Vorhang verschwunden. Doch dieser Zustand wird nicht von allen als angenehm erlebt.

Kreative und aktive Menschen ertragen prinzipiell jede Form der Dämpfung nur sehr schlecht, denn sie macht es ihnen unmöglich, tätig zu sein, sie verhindert Genuss und Leistung. Sowohl im intellektuellen wie im emotionalen Bereich bedeutet Dämpfung eine Beeinträchtigung des Erlebens. Dazu kommt die Müdigkeit, die selbst tagsüber einen fortwährenden Kampf gegen den Schlaf bedingen kann. Diese Menschen fühlen sich erleichtert, wenn nach dem Absetzen die Dämpfung nachlässt. Ganz besonders gilt dies für diejenigen, deren Gefühle, intellektuelle Leistungsfähigkeit, Kreativität, Gedächtnis und abstraktes Denkvermögen durch Neuroleptika beeinträchtigt und weggedämpft wurden.

*Wegfall der Antriebssteigerung*
Der gesteigerte Antrieb – von Psychiatern als Antidepressivawirkung geschätzt – wird von vielen als unangenehm, ja als unerträglich erlebt. In der Fachliteratur spricht man von Akathisie: Das, was von außen gesehen als gesteigerte Aktivität oder als Auftauchen aus einer depressiven Apathie erscheinen mag, nehmen die KonsumentInnen als unangenehme innere Unruhe wahr. Diese ist weitgehend für die als Wirkung von Neuroleptika und Antidepressiva bekannte Zunahme der Suizidalität verantwortlich.

Was für die Dämpfung gesagt wurde, gilt ähnlich für den Antrieb. Zwei Formen gibt es, die von den meisten KonsumentInnen vermehrt als angenehm oder unangenehm wahrgenommen werden. Der Antrieb, den Kokain und Amphetamine bewirken, wird eher geschätzt als derjenige, der durch Antidepressiva und Neuroleptika ausgelöst wird. Das bedingt demnach, dass die Erleichterung beim Wegfall dieser Wirkung vor allem bei denjenigen zu beobachten ist, die die letztgenannten Psychopharmaka zu sich nahmen.

**Der Placeboeffekt**

Die nun folgende Beschreibung des Placeboeffektes soll dazu beitragen, die psychischen Absetzreaktionen besser zu verstehen. Placebos (biologisch inaktive Scheinmedikamente) vermögen die meisten Beschwerden, unter denen ein Mensch leiden kann, zu lindern oder zu heilen. Seit den 1950er-Jahren führt die biologische Psychiatrie intensive und kostspielige Menschenversuche mit Psychopharmaka durch. Dennoch konnte noch immer nicht nachgewiesen werden, dass die erwünschte bzw. die therapeutische Wirkung irgendeines der heute eingesetzten Psychopharmaka derjenigen von Placebos überlegen ist (Greenberg & Fisher, 1989, S. 29; Fisher & Greenberg, 1993, S. 348; Kirsch & Sapirstein, 1998).

Das Auftreten des Placeboeffekts beruht auf dem Glauben oder der Überzeugung der PatientInnen, dass sie eine wirksame Substanz zu sich genommen haben. Der Placeboeffekt ist somit eng mit der Arzt-Patient-Beziehung verbunden. Wer seinem bzw. ihrem Arzt vertraut, glaubt vorerst einmal an die günstige Wirkung der Behandlung. (Auch DrogenkonsumentInnen haben bereits vor der Einnahme ihrer Substanz klare Vorstellungen über deren Wirkung. Der Placeboeffekt ist somit auch wichtiger Bestandteil jeder Drogenwirkung.) Damit wird klar, dass der Placeboeffekt eine rein psychische Wirkung darstellt, die durch die Einnahme einer Tablette oder durch eine Injektion ausgelöst wird.

Die zu beobachtende psychische Veränderung nach der Einnahme eines Psychopharmakons setzt sich prinzipiell immer aus der effektiven Substanzwirkung und der Placebowirkung zusammen. Mit letzterer ist immer zu rechnen, von einer biologisch ausgelösten Wirkung darf nur gesprochen werden, wenn sie eindeutig nachgewiesen ist.

Ein Hinweis dafür, wie wichtig der Placeboeffekt ist, zeigt sich daran, dass neben allem anderen Farbe, Form und Geschmack (süß, bitter) der Tabletten eine Rolle spielen. Und Injektionen sind diesbezüglich noch wirkungsvoller als Tabletten (Faust, 1995, S. 55). Wenn die Betroffenen wissen oder feststellen, dass sie nicht das biologisch aktive Medikament eingenommen haben, sondern ein unwirksames Scheinmedikament, kann unmöglich ein Placeboeffekt auftreten.

In »Glückspillen – Ecstasy, Prozac und das Comeback der Psychopharmaka« habe ich den Placeboeffekt ausführlich beschrieben (Rufer, 1995, S. 36-51). Hier nur noch so viel: Es ist außerordentlich schwierig und aufwendig, den Placeboeffekt und die effektiv biologisch ausgelöste psychische Wirkung eines Psychopharmakons zu unterscheiden. Sogar Doppelblindversuche sind unzuverlässig: Es genügt also nicht, dass sowohl die Versuchsperson wie derjenige, der die Tablette verabreicht, nicht weiß, wer das Verum (das biologisch aktive Medikament) und wer das Placebo erhält. Weil Psychopharmaka deutlich sichtbare ›Nebenwirkungen‹ haben, ist es sowohl für die Betroffenen wie für den beobachtenden Arzt ein Leichtes herauszufinden, wer das Verum zu sich genommen hat.

*Aktive Placebos*
Substanzen mit eindeutig feststellbaren ›Nebenwirkungen‹ lösen vermehrt und deutlicher Placeboeffekte aus. Dies führte zur Prägung des Begriffs ›aktives Placebo‹, denn die KonsumentInnen sind sehr deutlich mit der Tatsache konfrontiert, dass sie etwas zu sich genommen haben, das wirkt. Die Substanz ist ›eingefahren‹. Antidepressiva, die diesbezüglich am besten untersuchte Psychopharmakagruppe, bewirken unter anderem einen trockenen Mund, Zittern, Magen-Darm-Beschwerden, Schwindel, verschwommenes Sehen und eine unangenehme Unruhe. Mit Sicherheit geht ein Teil ihrer Wirkung auf den Placeboeffekt zurück. Aktive Placebos sind also Substanzen mit eindeutig festzustellenden biologisch ausgelösten Eigenwirkungen, die sich vom gewünschten therapeutischen Effekt unterscheiden. Von einer therapeutischen Wirksamkeit von Psychopharmaka dürfte deshalb nur gesprochen werden, wenn sie diejenige von aktiven Placebos übertrifft. Mit ihren deutlich wahrzunehmenden ›Nebenwirkungen‹ können Antidepressiva und Neuroleptika als »dramatische Placebos« bezeichnet werden. Aufgrund der sowohl für die Betroffenen wie für die Experten klar ersichtlichen Nebenwirkungen schneiden Psychopharmaka, auch wenn sie sehr sorgfältig mit Placebos verglichen werden, in Studien tendenziell immer zu gut ab.

*Negative Placeboeffekte*
Placebos haben nicht nur erwünschte positive Wirkungen, nein, sie können auch negative Effekte auslösen. (Sie werden dann gelegentlich ›Nocebos‹ genannt.) Da die Erwartungshaltung der KonsumentInnen den Placeboeffekt bestimmt, ist es nicht weiter erstaunlich, dass Scheinmedikamente sowohl positive wie negative Auswirkungen haben (zum Beispiel Mundtrockenheit, Übelkeit, Brechreiz, Schwindelgefühl, Verstopfung, Müdigkeit, Kopfschmerzen und Verwirrtheit). Interessant sind die Resultate eines Versuchs, bei dem KrankenhauspatientInnen, die ein Placebo zu sich nahmen, mitgeteilt wurde, sie erhielten ein Brechmittel. 80 % dieser PatientInnen erbrachen

darauf wirklich (Albrecht, 1997, S. 99). Mit anderen Worten: Ein Placebo – und damit jedes Medikament – kann grundsätzlich, je nachdem, was den KonsumentInnen mitgeteilt wird bzw. was sie über die Wirkung der betreffenden Substanz sonstwie erfahren haben, erhoffen oder befürchten, rein psychisch bewirkt jeden möglichen günstigen oder ungünstigen Effekt auslösen. Die einzige Bedingung ist, dass die KonsumentInnen davon überzeugt sind, tatsächlich eine biologisch wirksame Substanz zu sich genommen zu haben.

Genauso kann das Absetzen eines Psychopharmakons rein psychisch ausgelöste Auswirkungen haben, die mit einer biologisch bedingten Entzugsreaktion nichts zu tun haben. Weil den PatientInnen von den Ärzten vor allem mitgeteilt wird, dass sie nach Absetzen der Psychopharmaka mit dem Wiederauftreten der Beschwerden und Symptome rechnen müssten, wie sie vor Behandlungsbeginn bestanden hatten, sind Rückfälle jederzeit möglich. Und diese rein psychisch ausgelösten Rückfalle (im Grunde negative Placeboreaktionen) sind dann besonders oft anzutreffen, wenn die eingenommene Substanz eine deutliche Eigenwirkung hatte, wenn sie also aufgrund ihrer biologisch ausgelösten Effekte (beispielsweise Unruhe, Zittern, trockener Mund, Magen-Darm-Probleme, Dämpfung usw.) als aktives Placebo zu betrachten ist. Die KonsumentInnen werden das Wegfallen dieser Wirkungen sehr deutlich feststellen, was die Wahrscheinlichkeit des Auftretens psychisch ausgelöster Entzugserscheinungen wesentlich vergrößert.

**Rituale**

Der Exkurs über den Placeboeffekt zeigt, wie sehr die Wirkung eines Psychopharmakons mit dem Arzt-Patient-Verhältnis verbunden ist. Wer zum Arzt geht, erwartet Hilfe und vertraut auf sein Wissen. Wenn sich eine positive Beziehung zwischen dem Patienten bzw. der Patientin und dem Arzt entwickeln kann, begünstigt dies das Auftreten von positiven Placeboeffekten.

Wer freiwillig zum Psychiater geht, klagt ihm voller Vertrauen sein seelisches Leid. Diese Situation hat große Ähnlichkeit mit derjenigen von Gläubigen in der Beichte. Der Arzt, der ein Psychopharmakon verschreibt, hat somit eine Funktion, die derjenigen eines Priesters ähnlich ist. Ganz besonders gilt dies für PsychotherapeutInnen, die LSD oder Ecstasy einsetzen; sie spre-

chen ausdrücklich davon, dass sie ›Rituale‹ durchführen, um ihre KlientInnen auf die erhoffte Drogenwirkung einzustimmen. Aber auch für diejenigen, die im Freundeskreis eine Droge zu sich nehmen, hat ihr Konsum eine
Bedeutung, die viel mit Religion bzw. mit religiös getönten Erfahrungen zu
tun hat (Rufer, 1995, S. 40f.).

Wir alle sind Gläubige: Früher waren die meisten Menschen Gläubige der
in ihrem Umfeld praktizierten Religion, heute sind wir größtenteils Wissen-
schaftsgläubige. Und zu dieser Wissenschaftsgläubigkeit gehört der Glaube
an die im Namen der Wissenschaft gemachten Aussagen der Psychiater. Wie
unwissenschaftlich und ungesichert diese Aussagen im Grunde sind, ist verständlicherweise nur für diejenigen ersichtlich, die sich eingehend mit diesem Fachgebiet auseinandersetzen.

Wenn also der Psychiater bzw. der Arzt als Experte – wie früher ein Priester – die seelische Befindlichkeit der Gläubigen durch seine Aussagen und
Verordnungen beeinflussen kann, wenn er ihnen positive Auswirkungen seiner Behandlung vorzugaukeln vermag, dann gilt dies auch dann, wenn er ihnen kraft seiner Autorität Rückfälle für den Fall des Absetzens der Psychopharmaka voraussagt.

## Der Rückfall – eine sich selbst erfüllende Prophezeiung

Es soll im Folgenden die Situation von Hospitalisierten mit der Diagnose
›Schizophrenie‹ besprochen werden. Hier ist die Einflussnahme durch Psychiater besonders ungünstig. Den Betroffenen wird sehr deutlich gesagt, dass
sie um jeden Preis Psychopharmaka zu sich nehmen müssen. Die Faustregel,
an die sich die meisten Psychiater halten, lautet bei der Diagnose ›Schizophrenie‹, dass nach dem ersten ›Schub‹ mindestens eine ein- bis zweijährige
neuroleptische Rezidivprophylaxe (vorbeugende Behandlung mit Neuroleptika, auch wenn sich die Betroffenen völlig beschwerdefrei fühlen) durchgeführt werden sollte. Ab dem zweiten ›Schub‹ wird eine Mindestprophylaxe-
dauer von fünf Jahren empfohlen (Lundbeck AG, 1998, S. 10). Noch weiter
geht Herbert Y. Meltzer, Professor für Psychiatrie in Cleveland, Ohio, wenn
er schreibt, dass ›Schizophrenie‹ meistens eine lebenslange neuroleptische
Behandlung erfordere (1992, S. XV). Wer als schizophren gilt, erhält in der
Anstalt hochdosiert Neuroleptika. Und diese Behandlung wird nicht einfach

kühl und nüchtern angeordnet. Für Psychiater ist sie von großer Bedeutung, das Wichtigste, was sie einem oder einer ›Schizophrenen‹ mitzuteilen haben. Ihre Botschaft lautet klar und deutlich:

»Du bist krank, du bist schizophren. Das ist nun einmal so, das ist dein Schicksal. Die einzige Möglichkeit, dass du trotz deiner Krankheit ein einigermaßen vernünftiges Leben zu leben vermagst, besteht darin, dass du Neuroleptika zu dir nimmst. Das musst du einsehen, wir verlangen von dir Krankheitseinsicht. Wenn du diese Einsicht hast, werden wir dich bald entlassen. Wir werden uns aber darum kümmern, dass du nach der Entlassung regelmäßig zum Hausarzt oder Psychiater gehst und dir die Neuroleptika verschreiben lässt. Am liebsten ist es uns, wenn du dir alle zwei oder drei Wochen ein Depotneuroleptikum spritzen lässt; dann sind wir sicher, dass du nicht aus Nachlässigkeit oder Unverstand die Medikamente weglässt. Falls du uns nicht glaubst, falls du diese unumgängliche Behandlung verweigerst, dann machst du einen großen Fehler, dann wirst du in absehbarer Zeit einen Rückfall erleiden, dann wirst du mit Sicherheit früher oder später erneut in die Klinik eingewiesen. Vergiss niemals, du bist krank, du hast die Anlage der Schizophrenie in dir, du bist vulnerabel, verletzlich. Jederzeit, selbst wenn du dich zwischenzeitlich viel besser fühlen solltest, können die Symptome dieser Krankheit wieder auftreten. Lass dir niemals von irgendwelchen unverantwortlichen Leuten weismachen, dass du gesund seist, dass du ohne Medikamente gut und sinnvoll leben könnest. Das wäre ein großer Irrtum, das wissen wir besser. Wir haben große Erfahrung mit dieser Krankheit. Du musst uns glauben! Du hast keine Wahl. Du brauchst die Neuroleptika wie der Diabetiker sein Insulin.«

Solange Betroffene in der Anstalt sind, sind sie fortwährend mit dieser Ansicht konfrontiert. Sie wird ihnen nicht nur von ihren Ärzten, sondern vom gesamten Personal täglich mehrmals mitgeteilt. Ein wichtige Rolle spielen die Angehörigen. Sie hören diese Botschaft ebenfalls. Sie sollen dafür sorgen, dass die Betroffenen ein von Reizen abgeschirmtes Leben ohne Aufregungen führen. Und vor allem sollen sie darauf achten, dass die Betroffenen ihre Psychopharmaka regelmäßig zu sich nehmen bzw. dass sie regelmäßig

zum Arzt gehen, um sich ihre Depotneuroleptika spritzen zu lassen. Also
auch den Angehörigen wird die Ansicht aufgedrängt, dass die Betroffenen
krank sind, dass sie nur, wenn sie sich ihrer ›Krankheit‹ und Gefährdung bewusst sind und sich vor allem unentwegt Psychopharmaka verabreichen lassen, weitere Hospitalisationen vermeiden können.

Dieses Verhalten ist krank machend. Es bedeutet für die Betroffenen eine
immense Belastung, der sie sich kaum zu entziehen vermögen. Erstaunlich
ist, wenn jemand dennoch die Kraft aufbringt, der Ansicht der Psychiater und
der engsten Bezugspersonen eine eigene Meinung entgegenzustellen, wenn
jemand zum Schluss kommt, dass das alles nicht stimmt, dass er bzw. sie viel
besser leben kann ohne Neuroleptika (und weitere Psychopharmaka), die
ihre Lebensqualität wesentlich beeinträchtigen.

Mehr oder weniger glaubt der weitaus größte Teil der Betroffenen, was ihnen mitgeteilt wird. Sie identifizieren sich mit der Diagnose. Sie akzeptieren,
dass sie ›schizophren‹ und damit anders sind als die normalen Mitglieder der
Gesellschaft. Und mit der Diagnose akzeptieren sie die ›Tatsache‹, dass sie
gefährdet sind. Mit anderen Worten: Der Kontakt mit Psychiatern führt dazu,
dass sie Angst haben, große Angst vor einem erneuten Ausbruch der ›Krankheit‹, große Angst vor einer erneuten Hospitalisation. Doch das ist noch nicht
alles. Nicht nur sie selbst fürchten sich, all ihre Kontaktpersonen haben ebenfalls Angst – sowohl die Angehörigen als auch die Psychiater und die weiteren professionellen Helfer. Die Betroffenen sind – sowohl während ihrer
Hospitalisation wie danach – von einem Klima der Angst umgeben. Sie
selbst haben Angst, und die Menschen in ihrer Umgebung haben ebenso
Angst. Sie alle fürchten sich vor einem Wiederausbruch der ›Krankheit‹, der
›Psychose‹, der ›Schizophrenie‹ oder einem weiteren ›Schub‹ und vor einer
erneuten Hospitalisation.

Diese künstliche Erschaffung der Angst ist grundfalsch und kontraproduk-
tiv. Wer mit Menschen zu tun hat, die schwere psychische Krisen durchgemacht haben, darf sein Verhalten nicht von Angst bestimmen lassen. Zudem
sollte der diffuse, unklare und krank machende Krankheitsbegriffs unbedingt
vermieden werden. Dafür sollte untersucht werden, was für eine Lebenssituation den unerwünschten Zustand ausgelöst hat. Was war geschehen vor
dem Auftreten der Krise? Was für Konflikte oder ungelöste Probleme waren

vorhanden? Das sind sinnvolle Fragen. Sie tragen dazu bei, die aufgrund der Psychiatrisierung entstandene Angst vor einem unbarmherzig zuschlagenden biologischen Schicksal abzubauen, ja wenn möglich ganz zu überwinden. Damit wissen die Betroffenen, was sie versuchen können: nämlich ihr Leben so zu führen, dass sich eine ähnliche Situation, wie sie die Einweisung auslöste, nicht wiederholt. Der ehemalige Patient X weiß dann beispielsweise, dass er immer, wenn ihn eine Frau verlässt, in eine schwere Krise gerät. Das ist weitaus günstiger, als wenn er sich nach wie vor als den ›Schizophrenen X‹ betrachtet, bei dem Zeit seines Lebens mit großer Wahrscheinlichkeit regelmäßig ›Schübe‹ seiner ›Krankheit‹ auftreten. Er hat nun die Möglichkeit, sein Leben selbstständig zu gestalten, ohne weiterhin auf die Hilfe der Psychiater, die nichts als Psychopharmaka anzubieten haben, angewiesen zu sein. Angst vor dem Wiederaufbrechen seiner ›Krankheit‹ braucht er jedenfalls nicht mehr zu haben.

Wie bereits erwähnt, verhalten sich Psychiater so, dass sich sowohl die Betroffenen selbst wie auch ihre nahen Kontaktpersonen vor dem Rückfall fürchten. Es ist nun leicht, sich vorzustellen, was sich abspielen wird, wenn eine ›Schizophrene‹ die Neuroleptika gegen den Rat der behandelnden Ärzte absetzt. Sie hat vom Arzt gehört, was ihre Angehörigen ebenfalls ›wissen‹: Ohne Neuroleptika werden mit Sicherheit wieder ›schizophrene Symptome‹ auftreten, was zur Wiedereinweisung führen wird. Die unglücklichen Voraussagen der Psychiater ihren ›schizophrenen‹ PatientInnen gegenüber erweisen sich damit in einer Mehrzahl der Fälle als ›wahr‹. Sie illustrieren eindrücklich, wie der vom Psychologen Paul Watzlawick (2016) geprägte Begriff der »sich selbst erfüllenden Prophezeiung« zu verstehen ist. Der Arzt und die wichtigen Bezugspersonen rechnen mit dem Wiederauftreten der ›Psychose‹, wovor auch die Betroffenen selbst sich fürchten. Es wäre wahrlich erstaunlich, wenn sich diese gefürchtete ›Psychose‹ sehr oft nicht wirklich einstellen würde.

Wer als ›manisch‹ oder ›manisch-depressiv‹ diagnostiziert wurde, dem bzw. der ergeht es ähnlich wie den ›Schizophrenen‹; nur wird ihnen mitgeteilt, dass es für sie unumgänglich sei, jahrelang Lithium oder Carbamazepin zu sich zu nehmen.

## Kurze zusammenfassende Überlegungen zum Absetzen

Hat sich Toleranz entwickelt, muss die Dosis der bis dahin konsumierten Substanz schrittweise reduziert werden. Dies gilt besonders für die Benzodiazepine, die immer über mehrere Wochen bis einige Monate ausgeschlichen werden sollten. Gleichzeitig sollten folgende Überlegungen angestellt werden: Wie geht es diesem Menschen? Will er wirklich absetzen? Ist er davon überzeugt, dass er ohne seine Wirksubstanz besser zu leben vermag? Ist er unsicher, hat er Angst vor dem Absetzen?

Doch viele Betroffene sind diesen Fragen gegenüber ambivalent. Einerseits klagen sie über die beeinträchtigenden Wirkungen der Psychopharmaka, andererseits befürchten sie, dass nach dem Absetzen ihre ursprüngliche Symptomatik wieder auftritt. Und dies könnte eine erneute psychiatrische Hospitalisation zur Folge haben, was für sie schrecklich wäre. Bei diesen Menschen muss besonders vorsichtig vorgegangen werden. Sie sollten – wenn immer möglich – versuchen, sich über die Situation, die zu Hospitalisation und Behandlung führte, Klarheit zu verschaffen. Nur dies kann ihnen zur wichtigen Erkenntnis verhelfen, wie weitere Hospitalisierungen zu vermeiden sind. Nur so können sie wieder selbstverantwortlich ihr Leben leben. Sonst bleiben sie lebenslänglich abhängig von der Psychiatrie. Solange sie auch nur ein klein wenig an die Botschaft glauben, dass ihre diagnostizierte Krankheit ohne Psychopharmaka wieder ausbrechen könne, sind sie in Gefahr. Die verhängnisvolle Prophezeiung der Psychiater kann sich jederzeit erfüllen – mit anderen Worten: Der Rückfall stellt sich ein.

Wer dem Absetzen der Neuroleptika gegenüber ambivalent oder ängstlich eingestellt ist, sollte auf keinen Fall abrupt absetzen. Wichtig ist es, dass beim Absetzen auf ausreichenden Schlaf geachtet wird. Angst kann zu Schlaflosigkeit führen, was das Auftreten von außergewöhnlichen Bewusstseinszuständen (Rufer, 1995, S. 216f.) auslösen kann, die wiederum von Psychiatern, den Betroffenen selbst sowie ihren Angehörigen als Wiederauftreten der Psychose interpretiert werden können. In dieser Situation kann die kurzfristige Einnahme eines Benzodiazepin-Schlafmittels (wenige Male, nie an zwei aufeinanderfolgenden Abenden) das kleinere Übel sein. Betroffene, die jedoch davon überzeugt sind, dass sie fälschlicherweise behandelt wurden und dass es ihnen ohne Psychopharmaka viel besser gehen wird, für die ist das Absetzen in aller Regel – so meine Erfahrung aus 25-jähriger Absetzbegleitung in ambulanter ärztlicher Praxis – kein Problem.

## Literatur

Albrecht, Harro: »Null Wirkstoff – grosse Wirkung«, in: Sonntagszeitung (Zürich) vom 30.11.1997, S. 99-101

APA (American Psychiatric Association): »Diagnostisches und Statistisches Manual Psychischer Störungen DSM-5«, hg. von Peter Falkai und Hans-Ulrich Wittchen, Göttingen / Bern / Wien / Paris / Oxford / Prag usw.: Hogrefe Verlag 2015

Breggin, Peter. R.: »Psychiatric drugs – Hazards to the brain«, New York: Springer Publishing Co. 1983

Davies, Robert K. / Tucker, Gary J. / Harrow, Martin u.a.: »Confusional episodes and antidepressant medication«, in: American Journal of Psychiatry, Vol. 128 (1971), S. 95-99

Degkwitz, Rudolf: »Leitfaden der Psychopharmakologie«, Stuttgart: Wissenschaftliche Verlagsgesellschaft 1967

Faust, Volker: »Medikament und Psyche«, Band 1: »Neuroleptika – Antidepressiva – Beruhigungsmittel – Lithiumsalze«, Stuttgart: Wissenschaftliche Verlagsgesellschaft 1995

Fisher, Seymour / Greenberg, Roger P.: »How sound is the double-blind design for evaluating psychotropic drugs?« in: Journal of Nervous and Mental Disease, Vol. 181 (1993), S. 345-350

Greenberg, Roger P. / Fisher, Seymour: »Examining antidepressant effectivness: Findings, ambiguities, and some vexing puzzles«, in: Seymour Fisher / Roger P. Greenberg (Hg.): »The limits of biological treatments for psychological distress«, Hillsdale / Hove / London: Routledge 1989, S. 1-37

Kirsch, Irving / Sapirstein, Guy: »Listening to Prozac but hearing placebo: A meta-analysis of antidepressant medication«, in: Prevention & Treatment, Vol. 1 (1998), Artikel 0002a

Kuschinsky, Gustav / Lüllmann, Heinz / Mohr, Klaus: »Kurzes Lehrbuch der Pharmakologie und Toxikologie«, Stuttgart / New York: Thieme Verlag 1993

Lehmann, Peter: »Schöne neue Psychiatrie«, Band 2: »Wie Psychopharmaka den Körper verändern«, Berlin: Antipsychiatrieverlag 1996 (bearbeitete E-Book-Ausgabe 2018)

Lundbeck AG: »Prelapse, preventing relapse in schizophrenia«, Opfikon-Glattbrugg: Lundbeck AG 1998

Meltzer, Herbert Y.: »Novel antipsychotic drugs«, New York: Raven Press 1992

Rufer, Marc: »Glückspillen: Ecstasy, Prozac und das Comeback der Psychopharmaka«, München: Knaur Verlag 1995

Tornatore, Frank L. / Sramek, John J. / Okeya, Bette L. u.a.: »Unerwünschte Wirkungen von Psychopharmaka«, Stuttgart / New York: Thieme Verlag 1991

Watzlawick, Paul: »Selbsterfüllende Prophezeiungen«, in: ders. (Hg.): »Die erfundene Wirklichkeit«, 10. Aufl., München: Piper Verlag 2016, S. 91-110

**Pino Pini**

## Alberto, intellektuell behindert und ohne Psychopharmaka
Die Verabreichung eines Depot-Neuroleptikums als Mediationsversuch

*Neuroleptika: Moditen*

Alberto, 45 Jahre, gelangt unter eher ungewöhnlichen Umständen in die psychiatrische Abteilung des zuständigen Krankenhauses. Auf Vorschlag des Hausarztes und auf Anordnung des Bürgermeisters als gesetzliche Autorität der kleinen Gemeinde, in der A. ansässig ist, wird die obligatorische fachärztliche Untersuchung seines Gesundheitszustands angeordnet. Dies führte bei Alberto zur stationären Aufnahme.

Einige Tage zuvor war schon der Sozialpsychiatrische Dienst kontaktiert worden, von vornherein war die Situation unklar erschienen. Alberto ist wegen einer angeborenen, mittelgradigen Intelligenzminderung seit vielen Jahren im Rahmen einer sozialtherapeutischen Integrationsmaßnahme bei der Gemeindeverwaltung seines Dorfes beschäftigt.

Der Vater, in dieser Gegend auch dank seiner Vergangenheit als Widerstandskämpfer im 2. Weltkrieg eine angesehene Person, ist auf lokaler Ebene politisch aktiv und einflussreich. Das Hauptproblem scheint zu sein, dass Alberto sich in eine junge Angestellte der Kommunalverwaltung verliebt hat. Dass seine Zuneigungen von der jungen Frau nicht erwidert wurden, hat bei Alberto zu erheblichen Frustrationen geführt. Bei dem Versuch, sein für ihn unverzichtbares Hofieren zu verhindern, kam es wiederholt zu Wutausbrüchen. Seine Angebetete hat formell Anzeige erstattet, und zwar sowohl gegen Alberto wegen Belästigung als auch gegen die Gemeindeverwaltung, weil diese sie an ihrem Arbeitsplatz nicht ausreichend schütze.

Alberto galt bislang nicht nur als Sohn eines wichtigen Mannes, sondern auch als Paradebeispiel für die Integration von Menschen mit Behinderung in die öffentliche Verwaltung. Deren Leitung ließ keine Gelegenheit aus, ihre Bemühungen für Menschen mit Behinderungen zu betonen. Alberto war sich dieser Position vollkommen bewusst und es befriedigte ihn, dass man seine Behinderung wie eine Tugend zum Vorzeigen darstellte. Sicher war dies einer der Gründe, weshalb er nicht gleich klein beigab, als die junge Frau ihn abwies.

Die Situation zog sich schon seit Monaten hin. Der Sozialpsychiatrische Dienst wollte sich genauer informieren und Alberto und seine Familienangehörigen gemeinsam mit dem Hausarzt zu Hause aufsuchen. Man hatte Alberto für einige Tage von seinem Arbeitsplatz ferngehalten, was ihn noch mehr erzürnte. Das Problem war, dass weder Alberto noch seine Familienangehörigen etwas vom Sozialpsychiatrischen Dienst wissen wollten.

Man wollte versuchen die Fakten zu verstehen, wie sie einerseits von Alberto und andererseits von den ihm nahestehenden Personen dargestellt wurden. Es war offenbar kein individuelles psychiatrisches Problem, sondern ein kompliziertes Beziehungsgeflecht, wobei jeder sich im Recht fühlte; eine Vermittlungsaktion erschien schwierig, aber notwendig.

Die Situation spitzte sich nach erneuter, animierter Diskussion über das gleiche Thema zu. Auch die letzten Versuche des Hausarztes scheiterten, Alberto davon zu überzeugen, ein Gespräch mit dem Sozialpsychiatrischen Dienst zu führen. Die Antwort war immer die gleiche: »Ich bin nicht verrückt, das sind die anderen.«

Beim psychiatrischen Dienst des Krankenhauses angekommen, ist Alberto imstande, seine Situation detailliert zu erklären, und er akzeptiert freiwillig seine Unterbringung. Ihm wird klar, dass es keine andere Lösung mehr gibt. Es ist ausgerechnet der psychiatrische Dienst des Krankenhauses, der ihm helfen soll, einer verrückten Situation zu entkommen.

Die Tage vergehen. Eine Delegation der Gemeindeverwaltung folgt auf die andere mit der Forderung nach Lösung des Problems. Dieses besteht darin, wie man Alberto endgültig aus seinem aktuellen Tätigkeitsbereich in der Gemeindeverwaltung entfernen und eine andere Umgebung für ihn finden kann, vielleicht in einem anderen Dorf. Alberto ist beinahe so weit, klein beizugeben, da besteht ausgerechnet sein alter Vater auf dem Recht, seinem Sohn einen angemessenen Schutz zu gewähren.

Am Ende beschließt Alberto, auf die Karte der psychischen Krankheit zu setzen und so seine Arbeitskollegen zu überzeugen, dass er zu allem bereit ist, wenn er nur wieder auf seinen alten Posten in der Gemeindeverwaltung zurückkehren darf. In der Hoffnung, mit dieser Geste die harte Haltung seiner Kollegen aufzuweichen, akzeptiert er ein Depotneuroleptikum (Moditen *[Wirkstoff Fluphenazin]*) und kann das Krankenhaus verlassen.

Obwohl man ihm davon abgeraten hatte, geht Alberto – als Kranker – in die Kommune zurück und versucht, dort Mitleid zu erregen; er hat einige Nebenwirkungen wie Muskelzittern und gleitet ab in Richtung Depression. Ein paar Wochen später geht er nicht mehr aus dem Haus. Auch die Mutter wird immer trauriger und bittet ihrerseits um hilfreiche Medikamente. Der Vater hingegen ist jetzt auch wütend auf den psychiatrischen Dienst des Krankenhauses, weil dieser seinen Sohn mit ungeeigneten Medikamenten vergifte. Es folgen viele Treffen sowohl beim Sozialdienst als auch bei Alberto zu Hause. Eine neue Möglichkeit für einen Integrationsarbeitsplatz bei einem Verein in einem Nachbardorf wird gefunden. Am Ende akzeptieren sowohl Vater als auch Sohn den neuen Arbeitsplatz und alles löst sich, wenn man so sagen darf, auf positive Weise. Das Depotneuroleptikum wird erst reduziert, dann endgültig abgesetzt. Das Antiepileptikum (Tegretol), das Alberto seit seiner Kindheit einnimmt, wird beibehalten.

Jetzt beginnt für Alberto ein neuer Lebensabschnitt in der Hoffnung, jemanden zum Liebhaben zu finden, diesmal mit mehr Vorsicht und weniger Interessenkonflikten. Alberto möchte kein Aushängeschild mehr sein, weder für den Vater, der immer versucht hatte, für ihn als Behinderten sein Bestes zu tun, noch für den Bürgermeister, der Albertos Geschichte als Beispiel wähnte für den persönlichen Erfolg seiner Politik zugunsten Benachteiligter. Viel Glück, Alberto!

Man muss sich fragen, ob es in diesem Fall nicht eine einfachere Lösung gegeben hätte. Auch die Mitarbeiter des Sozialpsychiatrischen Dienstes waren sich uneinig. Für viele hätte sich der Bürgermeister, der das Problem geschaffen und aufrechterhalten hatte, anders verhalten müssen. Er hätte die Situation mit dem Vater von Alberto klären können. Alberto hätte sofort entlassen werden sollen, ohne Psychopharmaka, schon gar nicht mit einem Depotneuroleptikum. Der Bürgermeister hätte schlecht über den Sozialpsychiatrischen Dienst gesprochen, der generell ohnehin schon stark im Visier der örtlichen Verwaltungen steht. Diese würden den Sozialpsychiatrischen Diensten am liebsten eine Art Polizeifunktion zukommen lassen.

Die andere Lösung wäre eine Allianz mit Alberto und seinen Familienangehörigen gewesen. Nachzugeben ist manchmal ein Zeichen von Stärke und Intelligenz und nicht von Schwäche und Dummheit. Das Problem lag nicht in der Einnahme von Psychopharmaka – in diesem Fall eher von zweitrangiger Bedeutung. Es galt, einen Ausweg aus der Situation zu finden, aus der keiner als Verlierer hervorgehen wollte. In diesem Fall ist der Verlierer immer der Schwächere.

Am Ende setzte sich diese zweite Argumentationslinie durch. Zum Glück geriet man dabei nicht in eine Situation, die schwieriger war die Ausgangslage.

*Aus dem Italienischen von Karin Gavin-Kramer*

**Martin Urban**

## »Bin ich wirklich noch behindert?«

Psychotherapeutische Begleitung beim Absetzen von Psychopharmaka – eine Fallgeschichte

*Neuroleptika: Fluanxol*

Ich möchte Ihnen Eva vorstellen. Sie ist eine gutaussehende Frau von 38 Jahren, wirkt jünger, ist freundlich, kontaktfreudig, vielleicht ein wenig zu offenherzig. Sie ist künstlerisch begabt, besuchte bis vor kurzem eine Kunstschule, verdiente sich ihren bescheidenen Lebensunterhalt teilzeitmäßig als Verkäuferin in einem Bioladen. Wahrscheinlich wird sie demnächst heiraten, denn zum ersten Mal erlebt sie eine Beziehung, in der es ihr richtig gut geht und sie sich partnerschaftlich behandelt fühlt.

Also eine ganz normale Frau? Ich sage entschieden: Ja! Gewiss, manchmal täte ihr ein bisschen mehr Selbstvertrauen gut, beispielsweise wenn ihr Kunstprofessor die Zeichnungen ihrer Kolleginnen je einzeln kommentiert, aber bei ihr stumm vorüber geht. Doch Hand aufs Herz, würde es Ihnen ganz leicht fallen, den Professor aufzuhalten und etwa mit folgendem Satz anzusprechen: »Entschuldigen Sie mal, ich möchte auch einen Kommentar von Ihnen, dafür zahle ich schließlich mein Schulgeld!« Wir haben diesen Satz in der Gruppentherapie gemeinsam herausgearbeitet und eingeübt – sie brachte ihn dann im Ernstfall doch nicht über die Lippen.

Eine ganz normale Frau? Ich sagte, dass sie vielleicht ein bisschen zu offenherzig ist, bisweilen mit für manchen wohl überschwänglich wirkendem Gefühl erzählt, was sie erlebt hat. Nicht immer beachtet sie dabei, ob die Zuhörer ihr noch folgen können oder wollen. Sie hat eben ein hohes Bedürfnis sich mitzuteilen und Aufmerksamkeit zu bekommen – aber ist das nicht sehr menschlich, fast normal?

Eva jedenfalls hat beschlossen, sich künftig als normal zu betrachten und nicht mehr als chronisch psychisch Kranke. Dazu gehört, dass sie trotz mancher Bedenken jetzt, 17 Jahre nach ihrer ersten schweren Erkrankung, die neuroleptische Dauermedikation absetzen möchte. 14 Jahre lang ist sie alle zwei Wochen zum Arzt gegangen und hat sich eine Depotspritze Fluanxol geben lassen. Und immer hat sie sich ein paar Tage danach besonders unwohl gefühlt, körperlich und seelisch, oft Panikzustände bekommen. Das will sie nicht mehr. Jetzt möchte sie heiraten und ein Baby bekommen, einfach ein normales Leben führen – verstehen Sie: nicht wie ein Behinderter mit dem Krückstock daher kommen. Ja, so kam sie sich vor, wenn sie alle zwei Wochen von ihrer Ärztin vermittelt bekam, dass sie eine chronische psychische Krankheit habe, die sie immer behalten werde und wogegen sie ihr Leben lang Neuroleptika nehmen müsse.

Freilich war sie sehr krank. Als sie das Abitur machte, hatte sie schon eine Magersucht entwickelt und lebte in einer Traumwelt. Damals schon musste ihr Seelenleben nachhaltig in Unordnung geraten sein. Sie fühlte sich von ihren Eltern unverstanden; der Vater war streng, sachlich, leistungsorientiert, sprach kaum über persönliche Dinge oder gar über Gefühle. Vor ihm fühlte Eva sich klein, unnütz, wertlos, schuldig. Die Mutter war ängstlich und stellte sich gewöhnlich hinter ihren Mann. Nach ihrem Vorbild bemühte sich Eva sich anzupassen, eine brave Tochter zu sein. Als sie 21 war, entdeckte man bei ihr ein bösartiges Schilddrüsenkarzinom, das operiert werden musste. Eva verspürte keine Angst, sie war wie aufgedreht, ihre Flucht in die Traumwelt verstärkte sich. Eines Tages erklärte sie, die Jungfrau Maria zu sein, gleichzeitig durchlitt sie Höllenängste – man brachte sie in eine Psychiatrische Klinik.

Das war ein Einbruch in ihrem Leben. Sie musste ihr begonnenes Grafik-design-Studium abbrechen. Im folgenden Jahr erlebte sie eine zweite Psychose, kam wieder in die Klinik. Danach begann sie eine Beziehung mit einem Mann, der eine problematische Persönlichkeit war und den die Eltern strikt ablehnten. Als Eva von ihm schwanger wurde, häuften sich die Probleme. Die Eltern drängten zur Abtreibung; sie ließ es geschehen, fühlte sich dabei schuldig – und wurde wieder psychotisch. Dritter Klinikaufenthalt, anschließend eine Reha-Maßnahme, unterbrochen durch eine erneute Klinikeinweisung wegen massiver Angstzustände. Danach war sie zwei Jahre in einer Übergangseinrichtung, drei Jahre im Betreuten Wohnen. Während dieser Zeit machte sie eine Lehre als Floristin, ein Beruf, der ihr nicht lag und den sie nie länger mit Erfolg ausübte.

Immerhin, zehn Jahre nach ihrer ersten Psychose hatte sie sich durch all diese Stationen hindurch soweit stabilisiert, dass sie allein leben und in eine Eigentumswohnung ziehen konnte, die ihre Eltern für sie kauften. Sie versuchte sich in verschiedenen Jobs, wollte nochmals eine Lehre machen in einer Malerwerkstatt. Vielleicht war sie zu empfindsam im Umgang mit Menschen, hätte zum Beispiel die derben Späße ihrer männlichen Kollegen besser aushalten müssen, als sie als einzige Frau in dieser Malerwerkstatt arbeitete. Sie hielt jedenfalls nicht durch. Ob das wohl die besondere Verletzlichkeit (Vulnerabilität) ist, von der die Fachleute der Schizophrenie reden?

Trotz vieler Misserfolge hatte sie sich nicht aufgegeben. Eines Tages meldete sie sich bei mir und fragte, ob ich mit ihr Psychotherapie machen würde – sie habe gehört, dass ich einer der wenigen Psychotherapeuten sei, der auch Patienten mit einer Psychose nehme. Ich sagte zu, und so begann vor gut fünf Jahren der gemeinsame Teil unserer Geschichte.

Zu dieser Zeit hatte sie schon seit Jahren keine akute Psychose mehr gehabt. Aber sie litt unter massiven Ängsten und Panikzuständen, die exakt jedesmal am zweiten bis fünften Tag auftraten, nachdem sie ihre Depotspritze Fluanxol bekommen hatte. Auch sonst war sie oft ängstlich, gegenüber Kolleginnen und Vorgesetzten, und vor allem nachts, wenn sie allein in ihrer Wohnung war. Die Angst vor dem Alleinsein hat etwas zu tun mit der Vorstellung des Kleinkinds, allein nicht überleben zu können. Verhaltenstraining und Angstbewältigungsübungen sind gewiss nützlich, doch vor allem musste Eva lernen, sich als selbstständiges und lebensfähiges Individuum mit einem Recht auf eigene Meinung und Lebensgestaltung zu fühlen, sie musste ein Gefühl für den Wert der eigenen Person entfalten. Der Therapeut hat dabei die schwierige Aufgabe, dem hilfesuchenden Menschen auf diesem Weg voran zu helfen, heraus aus seinen Abhängigkeiten, ohne ihn dauerhaft von sich abhängig zu machen.

Eva hatte sich seit zwei Jahren an einen Freund geklammert, der idealistisch gesinnt war und sich in einer religiösen Gemeinschaft engagierte. Leider hatte er eine Eigenart, die Eva nicht gut bekam: Er belehrte sie ständig, wie sie nach mehr Vollkommenheit zu streben habe und was der Wille Gottes für sie sei. Die Folge war, dass Eva sich ständig minderwertig fühlte, aber sie konnte sich nicht vorstellen, ohne ihn leben zu können. Sie brauchte weitere zwei Jahre, bis sie sich aus dieser Abhängigkeit gelöst hatte und nach vielen vorläufigen Trennungen den endgültigen Schnitt machte. Sie war gewachsen, er hatte sich nicht verändert.

Die Lösung von den Eltern war gleichermaßen schwierig. Wohl lebte sie seit ihrem 25. Lebensjahr nicht mehr zu Hause, die Eltern wohnten eine Autostunde entfernt. Und doch versuchte sie auch auf die Entfernung, die brave Tochter zu sein. Die Eltern meinten es ja gut mit ihr, unterstützten sie finanziell – und doch kehrte sie von jedem Besuch zu Hause sehr unglücklich zurück. Sie fühlte sich nicht recht verstanden, als ob die Eltern sie nicht so sein lassen konnten, wie sie war. Sie kam sich vor wie die kranke Tochter, die es zu nichts gebracht hatte und um die man sich ständig sorgen musste. Dies führte bei ihr zu Schuld- und Angstgefühlen. (Erst seit etwa drei Jahren beginnt sich das zu verändern.) Es ist schwer, bei solchem Gegenwind die kleine Pflanze Selbstbewusstsein großzuziehen.

Evas tiefe Zweifel an sich selbst und an ihrer Umwelt schlugen auch in unseren Therapiesitzungen durch. Als ich ihr eines Tages den Verlängerungsantrag an die Krankenkasse zur Abkürzung des Postwegs persönlich mitgab, einschließlich des ›Berichtes an den Gutachter‹, wie üblich im verschlossenen Umschlag, gestand sie mir eine Woche später unter dem Druck ihrer Gewissensnöte, dass sie diesen Umschlag geöffnet und meinen Bericht gelesen hatte. Ihre Angst war so groß gewesen, sie könnte sich in mir getäuscht haben – dass auch ich im Innersten verächtlich über sie dächte. Ich war so bewegt von diesem Leid des abgründigen Zweifels, dass ich spontan richtig – ohne Ärger oder Zurechtweisung – reagierte. Das entlastete sie sehr. Übrigens war sie mit meinem Bericht ganz einverstanden: Es stand dort nichts anderes, als was ich mit ihr selbst in den Therapiestunden besprochen hatte. Ich hatte ihren Vertrauenstest bestanden.

Nach etwa zwei Jahren Einzeltherapie schlug ich ihr vor, an einer Gruppentherapie teilzunehmen. Das war ein weiterer Schritt, in ihrem Fall ein unumgänglicher, auf dem Weg zum seelischen Gesundwerden: Sie musste lernen, ihre Meinungen und Gefühle vor anderen zu vertreten, ja manchmal sie überhaupt erst zu entdecken, und sich nicht enttäuscht zurückzuziehen, wenn nicht alle ihr beipflichteten.

Sie hat einen weiten Weg hinter sich – und eines Tages schaffte sie es, ihrer Mutter zu sagen, was sie seit Jahren quälte: wie furchtbar es für sie gewesen war, sich mit 23 Jahren von den Eltern nicht verstanden und zur Abtreibung gedrängt zu fühlen. Entgegen ihren Befürchtungen reagierte die Mutter nicht beleidigt, im Gegenteil, sie zeigte sich bewegt und teilnahmsvoll.

Nach der Trennung von ihrem Freund litt sie unter der Einsamkeit, aber sie geriet nicht mehr in Panik. Als sie 14 Jahre nach ihrem Studienabbruch noch einmal die Prüfung an einer Grafikdesign-Schule ablegte und trotz ihrer anerkannt guten Leistungen nicht genommen wurde – weil sie zu alt sei! –, war das ein herber Schlag für sie. Aber er warf sie nicht um, im Gegenteil: Sie beschloss, an eine freie Kunstschule zu gehen; das Geld hatte sie sich zusammengespart in ihrem Job als Verkäuferin. Eine neue Beziehung brachte dann jüngst nochmals eine Wendung: Sie fühlt sich jetzt reif für eine Familiengründung, möchte Mutter werden und nebenbei im Büro ihres künftigen Mannes arbeiten. Die Kunst bleibt ihr als Freizeitbeschäftigung.

In dieses neue Leben passt die zweiwöchentliche Neuroleptika-Depotspritze nicht mehr herein. Die Vorstellung, eine solche Krücke zu brauchen, um nicht wieder psychotisch zu werden – das wäre wirklich ein behindernder Gedanke, ein gewaltiger Dämpfer für das natürliche Lebensgefühl. Schon vor zwei Jahren begann sie mit ihrer Nervenärztin zu verhandeln, um das Medikament allmählich auszuschleichen – vergeblich. Alles was sie erreichen konnte, war eine geringfügige Reduktion der Dosis. Die Dauermedikation abzusetzen, lehnte die Ärztin rundweg ab; das sei zu riskant. Alle Hinweise auf ihre offenkundigen Fortschritte, die Dauer der Einnahme und die Tatsache, dass seit 13 Jahren keine psychotischen Symptome mehr aufgetreten waren, fruchteten nichts. Die Ärztin sprach von wissenschaftlichen Erkenntnissen über diese Krankheit, gegen die man ohne Dauermedikation hilflos sei.

Eva war – damals – zu ängstlich, um widersprechen oder etwas auf eigene Faust unternehmen zu können. Aber heute kann sie das nicht mehr akzeptieren, sie will es nicht mehr, und sie ist gewachsen. Um die alten Debatten nicht nochmals führen zu müssen, beschloss sie kurzerhand, den Arzt zu wechseln.

Der neue Nervenarzt stimmte dem Plan einer Absetzung des Neuroleptikums grundsätzlich zu, wenn auch nach einem vorsichtigen Stufenplan. Statt der Depotspritze alle zwei Wochen nimmt sie jetzt jeden Abend nur eine Tablette – und die hat sie selbst ›in der Hand‹! Eva erlebt dies als großen Fortschritt und ist erleichtert. Als sie mal einen schlechten Tag hatte, beschlich sie die alte Angst: Das könnte ja die Folge – oder gar Strafe? – für ihren Befreiungsversuch sein. Aber bald hatte sie sich wieder gefangen.

Noch einmal bekam sie jüngst einen Dämpfer, ausgerechnet von ihrem Frauenarzt, mit dem sie über ihren Wunsch nach einem Baby sprach. Dieser Gedanke an das Baby hatte ihr zuletzt die Kraft gegeben, das Medikament abzusetzen – um die Schwangerschaft nicht zu gefährden. Und jetzt machte ihr der Frauenarzt heftige Vorhaltungen, sie müsse unbedingt das Neuroleptikum weiterhin einnehmen, sonst werde sie mit Sicherheit wieder eine Psychose bekommen, zumal in der Schwangerschaft! Noch einmal vermittelte ihr hier einer der Götter in Weiß das Gefühl, ein armer Krüppel zu sein, der sich nur mit Hilfe einer Krücke – der Dauermedikation – mühsam aufrecht halten kann und ohne diese Stütze sofort zusammenbrechen müsste. Eva musste allen Mut und alles Selbstvertrauen zusammennehmen, um nicht zu verzagen und in das alte Gefühl von Hilflosigkeit zurückzufallen. Dann meldete sich ihr Protest: »Woher will der das eigentlich so sicher wissen?« Und: »Traut der mir nicht einmal zu, dass ich von selbst zum Arzt gehen würde, wenn es mir schlechter gehen sollte?«

Noch braucht sie Unterstützung. Die Gruppenpsychotherapie tut ihr gut, der Austausch mit Gleichgesinnten und die inzwischen vertraute und Vertrauen-gebende Begleitung durch den Therapeuten. Eines Tages wird sie auch das nicht mehr brauchen. Seit der Umwandlung ihrer Einzel- in eine

Gruppentherapie arbeitet sie daran, ihre (unvermeidliche, vorübergehende) Abhängigkeit von ihrem Psychotherapeuten zu reduzieren. Sie wird auch dies schaffen und eine ganz normale Frau sein – so lebensfähig, selbstständig und gesund, wie wir alle es sind: relativ!

Das ist Eva, die ich Ihnen vorstellen wollte. Für mich ist sie ein lebender Beweis dafür, dass psychische Erkrankungen, auch chronische Psychosen, überwunden werden können – gewiss nicht ohne Spuren, aber auch nicht so, dass der Mensch am Ende der Krankheit doch noch ein bisschen weniger wäre als vor der Krise. Im Gegenteil, ich bin überzeugt davon, dass Eva gereifter und erwachsener dasteht als zuvor. Vielleicht hatte sie einiges Glück im Unglück, fand günstige Bedingungen, um über Jahre hinweg aus schwerer Krankheit zu genesen. Keine Frage, dass es viele andere Fälle gibt, in denen dieser Erfolg nicht gelungen ist. Wir brauchen sie nicht aufzurollen (oder sollten wir es doch tun, um aufzuschlüsseln, warum es nicht gelungen ist?). Dieses eine Beispiel belegt, dass ein normales Leben und seelische Gesundheit (trotz verbleibender Verletzlichkeit) keine unerreichbaren Ziele sind.

***Evas Kommentar:***

*Es ist möglich zu genesen, auch von Psychosen, aber es geht nicht ohne Arbeit an sich selbst. Das ist meine Erfahrung. Die innere Ausrichtung auf Selbstvertrauen und Glaube an mich selbst sind das Ziel. Manchmal schaffe ich es nicht so gut, oft schon gelingt es mir. Es ist wichtig, dass ich mir dabei helfen lasse und offen bin für diese Hilfe, auch und besonders durch die Psychotherapie. Ich meine, dass viele meiner früheren MitpatientInnen immer wieder in Psychosen zurückfallen oder auf der Stelle treten, weil ihnen die Krankheit vertrauter ist als der schwierige Weg des Heilungsprozesses, weil sie es nicht schaffen bei sich selbst hinzugucken, etwas zu verändern und Eigenverantwortung für ihr Leben zu übernehmen.*

*Medikamente? Wo ich bei den Ärzten hinhöre, plädieren sie dafür, die Krücken weiterhin zu nehmen, zur Sicherheit. »Machen Sie nichts ohne den Arzt!«, heißt es dann. Sie haben ja recht, dass ich mit dem Arzt zusammenarbeiten soll, aber heißt das auch: Einmal Psychose – nie mehr gesund? Die Angst, wieder in eine Psychose fallen zu müssen, ist bei mir schon noch da. Statt dass mir Mut gemacht wird gegen diese Angst, wird sie von den Ärzten meist verstärkt, weil diese ihren Lehrbüchern mehr vertrauen als dem einzelnen Menschen.*

*Ich weiß, dass ich mein Schicksal nicht überlisten kann. Aber ich bleibe auf dem Weg, versuche mir selber treu zu sein.*
*Den obigen Text meines Therapeuten habe ich gründlich durchgeackert und dreimal verbessert, damit ein richtiges Bild wiedergegeben wird. Insbesondere lag mir daran, dass meine Eltern nicht in ein schlechtes Licht gerückt werden.*

**Roland A. Richter**

## Absetzen mit Orthomolekularer Medizin

*Neuroleptika / Antidepressiva / Phasenprophylaktika: Carbamazepin, Lithium / Tranquilizer*

Was geschieht, wenn Sie Ihrem Neurologen und Psychiater mitteilen, dass Sie trotz psychopharmakologischer Einstellung Halluzinationen haben, Angst haben, suizidal sind? Meistens erfolgt eine Erhöhung der Dosis oder eine stationäre Einweisung. Als einige von mir betreute Menschen trotz Einnahme von Neuroleptika, Antiparkinsonmitteln, Antidepressiva, Lithium und Tranquilizern weiterhin psychische Probleme hatten, sahen sie teilweise keinen Sinn in einer weiteren medikamentösen Versorgung und psychopharmakologischen Betäubung. In dieser Situation konnte ich sie entweder von der Einnahme von Risperdal, Haldol, Truxal, Dipiperon *(Wirkstoff Pipamperon)*, Dogmatil, Eunerpan *(Wirkstoff Melperon)*, Taxilan, Tegretal, Fluctine usw. überzeugen oder aber ihr Anliegen ernst nehmen und sie bei der Umsetzung ihres Wunsches begleiten und unterstützen.

Ich fragte mich, welche konkreten Hilfen ich organisieren oder selbst geben konnte, da beim Absetzen von Psychopharmaka zum Teil unerträgliche Ängste und Halluzinationen entstehen können, die manchmal sogar zu einem Selbsttötungsversuch führen. Gelegentlich ist der Schlaf mehrere Wochen derartig gestört, dass kaum noch die notwendige Ruhe und Entspannung gefunden wird.

Ich musste leider die Erfahrung machen, dass speziell die Verabreichung von Neuroleptika deshalb favorisiert wird, weil die Ruhigstellung – durch die über das gestörte oder störende Bewusstsein gestülpte chemisch bewirkte

Wahrnehmungsglocke – einen Menschen in der Psychiatrie und in Heimen am einfachsten verwahrbar und lenkbar macht.

Nachdem die Absetzversuche der von mir Betreuten zeigten, dass sie sich eigentlich nie mit ihrer Behandlung identifizierten, statt dessen ein Leben ohne Neuroleptika oder andere psychiatrische Psychopharmaka wünschten und ein freieres und selbstbestimmtes Leben ohne Psychopharmaka denkbar schien, konnte ich meine Aufgabe nicht länger darin sehen, Druck auszuüben, um eine von Neurologen und Psychiatern gewünschte psychopharmakologische Einstellung zu erzwingen.

Meine Erfahrung ist, dass die Pharmaindustrie über die Schulmedizin die Behandlung all der psychosozialen Probleme bestimmt, die von vielen als ›psychische Erkrankungen‹ bezeichnet werden. Es gibt keine einflussreichen gesellschaftlichen Gremien oder politischen Instanzen, die ernsthaft überprüfen, ob es alternative Formen der Versorgung für psychisch kranke Menschen gibt. Geld spielt eine zu große Rolle. Beispielsweise kann eine ›optimale‹ neuroleptische Einstellung (hierbei sind nur die Kosten des Psychopharmakons berücksichtigt) mit Risperdal circa € 2500,– (Stand: 2013) jährlich kosten. Der Arzt empfiehlt, was ihm die Pharmaindustrie vorgibt. Warum sollten von medizinischer Seite Bemühungen erfolgen, sinnvolle Alternativen zur Verabreichung von Psychopharmaka aufzuzeigen, wenn diese Alternativen von den Krankenkassen nicht oder erst nach einer Klage vor dem Sozialgericht übernommen werden?

Nach meinen Erfahrungen kann die Orthomolekulare Medizin Hilfestellungen beim Absetzen oder der Bekämpfung unerwünschter psychischer Symptome geben, die der Betroffene allerdings aus eigener Tasche bezahlen muss. (Linus Pauling, US-amerikanischer Nobelpreisträger für Chemie und Begründer der Orthomolekularen Medizin, beschrieb diese Therapie als Erhaltung guter Gesundheit und Behandlung von Krankheiten durch Veränderung der Konzentration von Aminosäuren, Enzymen, Spurenelementen, Vitaminen, Vitaminoiden, Mineralstoffen, Fetten und Proteinen, die normalerweise im menschlichen Körper vorhanden und für die Gesundheit erforderlich sind.) Wenn beispielsweise eine orthomolekular-medizinische Behandlung die Kosten von € 2500,– halbiert, müsste es dann nicht Ehrensache der Krankenkasse sein, dass sie die Kosten übernimmt? Weit gefehlt.

Die Macht der Pharmaindustrie wird nach meinen Erfahrungen nur verständlich, wenn man weiß, dass der überwiegende Teil der ärztlichen Weiterbildung in ihren Händen liegt. Auch der medizinische Dienst der Krankenkassen ist nicht in der Lage, Alternativen zur orthodoxen medizinischen Versorgung zu sehen. In der Regel ist nach erfolgter psychopharmakologischer Einstellung niemand mehr daran interessiert, sich mit Ihrer Biographie zu beschäftigen. Nach meinen Erfahrungen ist dies speziell unter Neuroleptika kaum machbar. Keiner wird mit Ihnen Bewältigungsstrategien entwickeln, mit denen Sie Ihre Frustrationen, Aggressionen, Trauer, Enttäuschungen, Lebenserwartungen oder Probleme mit Nähe und Distanz zu Menschen aufarbeiten und in konstruktiver Weise in Ihre Persönlichkeit integrieren können.

Bevor ich auf meine Erfahrungen mit Orthomolekularer Medizin komme, will ich ein paar Worte zur Gefahr der unkritischen Aufnahme meines Berichts sagen. Dies ist für mich wichtig, denn es hilft Ihnen wenig, die von mir gegebenen Informationen zu idealisieren. Nehmen Sie Psychopharmaka schon viele Jahre ein, sollte Ihnen klar sein, dass sich eine Gewöhnung und Abhängigkeit entwickelt haben könnte. Ein abruptes Absetzen von Psychopharmaka und ihr Ersatz durch Orthomolekulare Medizin dürfte wenig erfolgversprechend sein.

Beim Absetzversuch kann die konsequente Ernährungsumstellung sinnvoll sein; ich werde auf sie noch eingehen. Unterstützen können auch Psychologen und Sozialarbeiter, außerdem Menschen aus Ihrem Lebensumfeld, die Ihnen zur Seite stehen und von denen Sie wissen, dass sie Ihnen helfen können.

## Ein erfolgreicher Absetzversuch

Als zum ersten Mal einer meiner Betreuten seine Neuroleptika eigenmächtig und ohne vorherige Ankündigung abgesetzt hatte und kurz vor einer Psychose stand, er allerdings auf keinen Fall in die Psychiatrie wollte und mich fast weinend darum bat, ich solle ihn vor einer geschlossenen Unterbringung bewahren, fragte ich ihn, ob er schon einmal B-Vitamine genommen habe. Ich bekam zur Antwort, dass er alles nehmen werde, was ihm helfe, aus dem Kreislauf ständiger Einweisungen in die geschlossenen Abteilungen psychiatrischer Kliniken herauszukommen. Als ich ihm (nicht verschreibungspflichtige) B-Vitamine schenkte, die er sofort einnahm, und mit ihm zu einem Arzt fuhr, der ihm eine intravenöse Vitamininfusion gab, ging es mit seinem Zustand merklich aufwärts. Bereits durch diese Maßnahmen konnte eine Einweisung abgewendet werden. Als er zusätzlich Vitamin C als Natriumascorbat sehr hoch dosiert zu sich nahm, verbesserte sich sein Zustand nochmals. Ein Magnesium- und Kalziumpräparat half ihm zusätzlich. Ein aus schulmedizinischer Sicht begründetes Antihistaminikum wirkte stabilisierend. Mit Tryptophan war eine durchgängige Nachtruhe wieder möglich. Positive Gefühle stellten sich nach Speisen mit Safran ein. Der Durchschlaf wurde mit hochdosiertem Passionsblumen- und Pfingstrosentee gebessert. Eine weiterer zentralnervöser Fortschritt stellte sich nach Hochdosierung der Magnesiumeinnahme ein. Eine Ernährungsumstellung auf Rohkost brachte eine zusätzliche Erleichterung.

**Die Ernährung umstellen**

Eine meiner wichtigsten Erfahrungen besteht darin, dass Orthomolekulare Medizin bei Menschen mit psychiatrischen Diagnosen wesentlich effektiver ist, wenn naturbelassene Nahrungsmittel bevorzugt werden. Dass schon allein die falsche Ernährung krank machen kann, ist in dem Buch »Allergien – Folgen von Umwelt und Ernährung« von Theron Randolph und Ralph Moss (1995) nachzulesen. Eine zusätzliche Bereicherung für die Arbeit mit meinen Betreuten bildeten die Informationen des Buches »Nährstoff-Therapie bei Geisteskrankheiten« von Carl Pfeiffer (1986).

Menschen, die besonders große Entbehrungen auf sich nehmen möchten, um ihr psychisches und physisches Wohlbefinden zu fördern und bestmöglich zu erhalten, möchte ich den »Großen Gesundheits-Konz« (2010) empfehlen. Meine Beobachtung bei einigen meiner Betreuten ist, dass die Lehre von Franz Konz in Verbindung mit einer orthomolekular-medizinischen Versorgung (Dietl & Ohlenschläger, 2004) in einigen Fällen hervorragend zur Steigerung des psychischen Befindens beitrug. Nachdem es beispielsweise einer von mir betreuten Frau geholfen hat, mit den Ratschlägen von Konz, den Informationen der Canadian Schizophrenia Foundation und einer orthomolekular-medizinischen Versorgung ihre Alkoholsucht in den Griff zu bekommen, musste ich feststellen, dass die ungewöhnlichen Ansätze von Konz, Heilung durch natürliche Nahrung zu erreichen, bei Menschen mit psychischen Erkrankungen ebenfalls nicht abwegig sind. Ob es allen hilft, kann ich nicht beurteilen. Die Ernährungsratschläge der Orthomolekularen Medizin können im »Handbuch Nährstoffe« von Uli P. Burgerstein und Kollegen (2018) nachgelesen werden.

*Ein weiterer erfolgreicher Absetzversuch*
Als ein von mir betreuter alkoholabhängiger junger Mann mit der Diagnose ›paranoide Schizophrenie‹ nach seiner Entlassung aus der Psychiatrie einige Wochen später kurz vor der erneuten Einweisung stand (Haldol und Truxal waren innerhalb von sechs Wochen abgesetzt worden), empfahl ich ihm Rohkost und orthomolekular-medizinische Versorgung. Die Abstinenz von Alkohol hielt er ohne Psychopharmaka ungefähr ein Jahr durch. Mit sozialpädagogischer Unterstützung gesundete er so weit, dass ein fast normales Arbeitsleben möglich war. Die Orthomolekulare Medizin bestand aus hochdosierten Vitaminen des B-Komplexes, Kalzium, Magnesium, Zink, Betacarotin als Saft (täglich 1 kg Möhren, am besten frisch gepresst), Folsäure, Mangan, Paba, Biotin, Selen, Chrom, Vitamin E, Vitamin C (als Natrium- oder Kalziumascorbat hochdosiert), zusätzlich hochdosiertes Vitamin $B_1$ und Injektionen aus hochdosierten Vitaminen $B_1$, $B_6$ und $B_{12}$. Mit einem starken, konzentrierten Pfingstrosen- und Passionsblütentee konnte er erholsam schlafen. Zusätzlich schlaffördernd wirkten Vitamin-C-Pulver, Magnesium und Kalzium. Mit Tryptophan konnte er jeweils nach circa 90 Minuten schlafen. Ein späteres Absetzen von Tryptophan war unproblematisch.

*Ein gescheiterter Absetzversuch*
Ein von mir betreuter 34-jähriger Mann wurde ständig von Halluzinationen und Selbsttötungsabsichten geplagt. Immer wieder erhielt er andere Psychopharmaka oder höhere Dosierungen. Neu auf Risperdal ›eingestellt‹, das jedoch erhebliche Nebenwirkungen hatte, wollte er es absetzen. Als ich ihm von einem abrupten Absetzversuch abriet, entschloss er sich zu einer begleitenden orthomolekular-medizinischen Behandlung bei einem Psychiater. So konnte er eine anstehende Dosiserhöhung innerhalb von vier Monaten vermeiden. Die Risperdaldosis konnte allerdings nicht mehr reduziert werden, da die monatlichen Kosten für die dann aufwendigere Orthomolekulare Medizin circa € 50,– betragen hätten, eine zu hohe Belastung für den Betreuten.

Nach Beendigung der Orthomolekularen Medizin musste die Risperdaldosis um das Zweieinhalbfache erhöht werden. Hätte die AOK die Kosten für die Orthomolekulare Medizin übernommen, hätten jährlich circa € 1000,– an Versicherungskosten gespart werden können.

Aus diesem Beispiel geht hervor, dass die Krankenkasse kein wirkliches Interesse an Kosteneinsparungen hat. Dabei wäre es wichtig, dass Gruppen und Experten, die die Schulmedizin und ihre Praktiken hinterfragen und sich mit der Zulassung von effektiven alternativen Behandlungsmethoden beschäftigen, angehört werden. Doch Bundesministerien und Behörden schlafen im Interesse der großen Pharmafirmen (mit ihrem Monopol auf eine teure psychiatrisch-medizinische Versorgung).

Dieser kostentreibende Versorgungsnotstand ist ein politisches Problem, das von keiner der etablierten Parteien ernst genommen wird. Da Politik und Interessen von Pharmafirmen schon immer miteinander verbunden waren, sollten alle, die von psychischen Erkrankungen betroffen sind, diese strukturbedingte Zwangslage durchschauen.

**Konkrete Schritte**

Sollten Sie ernsthaft daran interessiert sein, Ihre psychischen Probleme bzw. Ihre Behandlung einigermaßen in den Griff zu bekommen, empfiehlt es sich, einer Selbsthilfegruppe beizutreten. Einschlägige Adressen erhalten Sie im Internet auf der Website des Bundesverbands Psychiatrie-Erfahrener (BPE)[1]. Gibt es keine geeignete Selbsthilfegruppe in Ihrer Nähe, könnten Sie eine gründen (Sozialarbeiter, Sozialpädagogen, Psychologen, Pädagogen usw. können hierbei Hilfestellung geben, das ist Teil ihres Jobs). Sie werden bald erkennen, dass Sie nicht der bzw. die einzige sind beim Versuch, (wieder) selbstbestimmt und eigenverantwortlich zu leben.

Wenn Sie der Meinung sind, Sie müssten über das Absetzen hinaus Ihrer sogenannten Geisteskrankheit etwas Medikamentenartiges entgegensetzen, könnte ein weiterer Schritt sein, einen Teil der medizinischen Versorgung in die eigene Hand zu nehmen. Die Orthomolekulare Medizin sieht vor, Nähr-

---

1 Siehe bpe-online.de/verband/gruppen.htm, mit Links zu Gruppen in aller Welt. Telefonischer Kontakt zum BPE e.V.: 0234 / 68 70 55 52 (derzeit Mo & Do 10-13 Uhr)

stoffe sowohl als Aufbau- und Linderungsstoffe beim Absetzen zu verwenden wie auch als Substanzen gegen Symptome einer sogenannten Geisteskrankheit. Eine praktische Umsetzung der Empfehlungen von Burgersteins »Handbuch Nährstoffe« könnte zu folgenden Fragestellungen führen: Kaufe ich mir einige der darin aufgeführten Vitamine und Spurenelemente?

Suche ich mir einen Arzt, der mir Hilfestellungen und Empfehlungen bei der Einnahme von Vitaminen, Spurenelementen, Mineralien, Aminosäuren (zum Beispiel Tryptophan) geben kann? Da Vitamine und Spurenelemente nicht verschreibungspflichtig sind, könnte ich mir diese auf eigene Faust kaufen und durch ihre Einnahme herausfinden, ob es mir mit ihnen besser geht.

Tut es mir gut, wenn ich Nikotin, Kaffee, Alkohol, raffinierten Zucker und illegale Drogen weglasse? Hilft mir Rohkost? Wechsle ich den Neurologen/ Psychiater? Warum soll ich nicht mit Kräutertees experimentieren? Brauche ich überhaupt einen Mediziner?

## Weitere Erfahrungen

Meine Erfahrungen legen die Vermutung nahe, dass die Vermeidung jeglicher Suchtdrogen das Wohlbefinden nach überstandenem Entzug wesentlich steigert. Was für alle Menschen zutrifft, gilt natürlich auch für Menschen mit psychiatrischen Diagnosen. Regelmäßige körperliche Betätigung an der frischen Luft, regelmäßiger Schlaf, stetige Sozialkontakte, ein stützender Freundes- und Bekanntenkreis und gegebenenfalls psychotherapeutische Gespräche können psychische Probleme in ihrem Verlauf positiv beeinflussen.

In einem Fall erlebte ich, dass eine sogenannte Fehldiagnose zu einer Neuroleptikabehandlung geführt hatte. Da die Vergesslichkeit bei dem von mir betreuten Herrn in extremer Weise zunahm, empfahl ich ihm, einen Internisten und Radiologen zu konsultieren. Dieser stellte eine Fehlfunktion der Schilddrüse fest. Die Dosis der verabreichten Schilddrüsenhormone konnte durch Gabe von Spurenelementen verringert werden. Normalerweise wird eine solche Behandlung von der Schulmedizin nicht anerkannt. Ein anderes Mal (Diagnose ›Borderlinestörung mit Alkoholsucht‹) machten ein Multivitaminpräparat mit Spurenelementen (Viomin N) die tägliche Einnahme des

Antidepressivums L-Tryptophan[1] und eine gesundheitsbewusste Ernährung die Einnahme eines Neuroleptikums überflüssig. Durch häufige Besuche und Telefonate erreichte ich, dass in Krisensituationen die Selbsttötungsgedanken nicht umgesetzt wurden. Sicher wäre die geschlossene Unterbringung ein sehr bequemer Weg der Risikobeseitigung gewesen – bequem allerdings nur für mich, angesichts der oft suizidfördernden Wirkung von Neuroleptika und Antidepressiva und der Tatsache, dass die Suizidhäufigkeit in geschlossenen Stationen immens hoch ist.

Abschließend möchte ich jedem als psychisch krank diagnostizierten Menschen empfehlen, sich nicht untätig und kritiklos der angebotenen schulmedizinischen Behandlung auszuliefern, denn in vielen Fällen bedeutet dies den Verlust der Autonomie. In diesem Zusammenhang möchte ich erwähnen, dass mir vor allem die Erkenntnisse der humanistischen Psychologie ermöglichten, mich selbst in extrem belastenden Situationen relativ angstfrei zu verhalten. Das traf auch auf Problemsituationen zu, die Resultate von Absetzversuchen waren. Mein christlicher Glaube war ebenfalls eine Rückendeckung.

Von Psychiatriebetroffenen und ihren Unterstützern geschriebene antipsychiatrische Veröffentlichungen sind meines Erachtens nützlich, einer Welt von Dummheit und Vorurteilen entgegenzutreten – einer Welt, die von vielen (nicht allen!) Neurologen und Psychiatern beherrscht und vertreten wird. Die orthodoxe Medizin ist leider noch immer ein Kuriosum, das in extremer Hartnäckigkeit dem gesunden Menschenverstand trotzt. Denn fehlender Sinn und Halt oder mangelnde Orientierung im Leben kann nicht durch Psychopharmaka im wirklichkeitsfremden Raum der schulmedizinischen Psychiatrie, sondern nur im Dialog mit sich selbst und mit anderen gelöst werden. Aufgabe der dem Einzelnen und nicht der Pharmaindustrie verpflichteten Psychiatrie müsste sein, dem hilfsbedürftigen Menschen eine brauchbare Vorstellung davon zu vermitteln, wer er ist, wo er steht und wohin er geht.

Statt dessen werden nur Psychopharmaka verordnet und der Einzelne in eine Welt der betreuten Wohnformen und Heime geleitet. Es existieren nur gesellschaftlich und politisch organisierte Einrichtungen, die in Anlehnung

---

1 Wirkstoff Tryptophan; im Handel als Ardeydorm, Ardeytropin; enthalten in verschiedenen Infusionslösungen

an die Pharmaindustrie und die ihr hörige Schulmedizin geschaffen wurden. Neuroleptika und Antidepressiva können zwar lebensbedrohliche psychosoziale Krisen kurzfristig maskieren und damit scheinbar abwenden (manchmal produzieren sie solche auch!), sollten meines Erachtens jedoch höchstens in einer kurzen Krisenintervention und nur mit informierter Zustimmung eingesetzt werden.

Seit den Absetzversuchen der von mir betreuten Menschen muss ich Neuroleptika und Antidepressiva als gefährliche Krücken ansehen. Wer länger als unbedingt nötig mit Krücken geht, wird sich irgendwann an sie gewöhnt haben und von ihnen abhängig sein. Selbst- und eigenverantwortlich zu leben, schließt meines Erachtens die dauerhafte Einnahme von Neuroleptika und Antidepressiva aus. Da die Pharmaindustrie und die Schulmedizin in der Politik willige Interessenshüter haben, wird von deren Seite nichts unternommen werden, um psychisch kranken Menschen die Hilfe zu geben, die sie wünschen. Allen Betroffenen, ihren Angehörigen, Freundinnen, Freunden und den Bekannten von Menschen mit psychosozialen Problemen kann ich nur empfehlen, vor allem solche Hilfestellungen in Anspruch zu nehmen, die eine dauerhafte Unterbringung in psychiatrischen Kliniken und Nachfolgeeinrichtungen abwenden können.[1]

## Literatur

Burgerstein, Uli P. / Schurgast, Hugo / Zimmermann, Egon: »Handbuch Nährstoffe: Vorbeugen und heilen durch ausgewogene Ernährung. Alles über Spurenelemente, Vitamine und Mineralstoffe«, 123 Aufl., Stuttgart: Trias Verlag 2018

Dietl, Hans / Ohlenschläger, Gerhard: »Handbuch der Orthomolekularen Medizin«, Nachdruck der 2. Aufl. von 1998, Stuttgart: MVS Medizinverlage 2004

Konz, Franz: »Der große Gesundheits-Konz«, 9. Aufl., München: Universitas Verlag 2010

Pfeiffer, Carl C.: »Nährstoff-Therapie bei Geisteskrankheiten«, Heidelberg: Haug Verlag 1986

Randolph, Theron / Moss, Ralph: »Allergien – Folgen von Umwelt und Ernährung. Chronische Erkrankungen aus der Sicht der Klinischen Ökologie«, 7. Aufl., Bad Dürkheim: Stiftung Ökologie & Landbau / Heidelberg: C. F. Müller Verlag 1995

---

1  Die rund 80 % Erfolgsquote bei Menschen, die ich in den letzten Jahren beim Absetzen betreuend begleitete, führe ich im Wesentlichen auf zusätzliche Hilfen zurück. Allerdings war die Begleitung umfassend. Wer Nachfragen und weitergehendes inhaltliches Interesse an zusätzlichen Informationen hat, kann sich gerne per E-Mail mit mir in Verbindung setzen (andrewrichter@gmx.de) – d. A.

Constanze Meyer

## »Sich der Medikamentenabhängigkeit entziehen...«
Überlegungen zum Benzodiazepin- und Schmerzmittelentzug bei Frauen

*Tranquilizer / Schmerzmittel*

Medikamentenabhängigkeit bei Frauen ist eine stille und heimliche Sucht, über die ›man‹ in der Regel nicht spricht. Folgerichtig wird kaum über den Entzug geredet. Im Rahmen meiner Fortbildungstätigkeit für MultiplikatorInnen weise ich immer wieder auf mögliche Komplikationen eines Benzodiazepinentzugs hin und bin oft überrascht, wie wenig die Öffentlichkeit – von interessierten medizinischen Fachkräften abgesehen – informiert ist.

Zu Recht verdienen Symptome und Komplikationen der unter Umständen dramatischen Entzugsverläufe einen hohen Aufmerksamkeitsgrad und müssen bei der Planung einer Behandlung vor allem im ambulanten Bereich berücksichtigt werden. Im Folgenden sollen aber über die symptomatische Beschreibung hinaus Eindrücke und Erfahrungswerte aus der Beratungspraxis einbezogen werden, um ein möglichst umfassendes Bild vom Entzugsgeschehen zu entwerfen.

Der größte Teil der hochdosisabhängigen Frauen, die unsere Beratungsstelle aufsuchen, erlebt das Entzugsgeschehen als bedrohlich; niedrigdosisabhängige Frauen kommen dagegen in der Regel einigermaßen ›über die Runden‹, wenn es auch da dramatische Verläufe gibt. Zu berücksichtigen sind auch die Begleitumstände, unter denen ein Entzug stattfindet, denn sie tragen einen großen Teil dazu bei, ob der Absetzversuch gelingt.

Bevor ich detaillierter auf die Entzugsproblematik eingehe, gebe ich einige kurze Informationen zu den Medikamentengruppen, auf die ich mich in meinen Überlegungen beziehe.

**Benzodiazepine (Schlaf- und Beruhigungsmittel)**

In der Bundesrepublik Deutschland ist – ohne Berücksichtigung der Selbstmedikation und Privatversicherten – mit circa 1,4 Millionen Medikamentenabhängigen (Remien, 1994) zu rechnen. Da es immer wieder Differenzen zwischen den Verordnungsdaten der gesetzlichen Krankenversicherungen und den Verkaufsmengen gibt, ist von einer weitaus höheren Dunkelziffer auszugehen (vgl. Glaeske, 1997).

Benzodiazepinhaltige Schlaf- und Beruhigungsmittel sind die Arzneimittelgruppe, die am häufigsten missbräuchlich konsumiert wird. Diese Wirkstoffgruppe hat bereits bei niedriger Dosierung ein hohes Abhängigkeitspotenzial. Ihre Wirkung ist relativ unspezifisch, angstlösend, beruhigend, muskelentspannend und schlafanstoßend. Indikationsgemäß sollten Benzodiazepine nur für einen begrenzten Zeitraum, zum Beispiel in einer akuten Krise, verordnet werden, da bei regelmäßiger Einnahme und dosisunabhängig bereits nach zwei bis drei Wochen mit einer Abhängigkeitsentwicklung zu rechnen ist.

Unterschieden wird zwischen einer Niedrigdosisabhängigkeit, bei der es über Jahre hinweg zu keiner Dosissteigerung kommt, und einer Hochdosisabhängigkeit: Hier wird die Tagesdosis relativ schnell gesteigert. Darüber hinaus ist noch die Mehrfachabhängigkeit zu berücksichtigen, das heißt, außer Benzodiazepinen werden weitere Suchtmittel genommen, zum Beispiel Alkohol oder illegale Drogen. Diese Differenzierung ist wichtig, da sich bei der Entzugsbegleitung unterschiedliche Behandlungsimplikationen ergeben.

Ein Spezifikum der Benzodiazepinabhängigkeit ist der iatrogene Charakter der Abhängigkeit, das heißt, das abhängig machende Medikament wird vom Arzt bzw. von der Ärztin verschrieben. Da zwei Drittel der Medikamente Frauen verschrieben werden, kann von einem geschlechtsspezifischen Verordnungsverhalten gesprochen werden.

**Schmerzmittel (Mischpräparate)**

Die Zahl der Abhängigen von Schmerzmitteln ist schwer zu schätzen, da nur circa 25 % dieser Substanzen zu Lasten der gesetzlichen Krankenversicherung verschrieben werden. Ein kleiner Teil wird über Privatrezepte abgehandelt, der überwiegende Teil in Selbstmedikation konsumiert (vgl. ebd.). Schmerzmittel sind die meistverkauften Arzneimittel in Deutschland, und bei der Missbrauchs- und Abhängigkeitszahl kann wahrscheinlich von einer ähnlichen Größenordnung wie bei den Benzodiazepinen ausgegangen werden.

In meinen Ausführungen beziehe ich mich auf die frei verkäuflichen Kombinationsschmerzmittel, die bei leichten und mittelschweren Schmerzzuständen konsumiert werden und ein Missbrauchs- bzw. Abhängigkeitspotenzial bergen. Mit Hilfe massiver Laienwerbung für solche Schmerzmittel wird ein gesellschaftliches Klima geschaffen, als seien Schmerzfreiheit, Wohlbefinden und Leistungsfähigkeit über Medikamente dauerhaft erreichbar. Eine Aufklärung über das Missbrauchspotenzial oder gar Folgeschäden (»Zu Risiken und Nebenwirkungen fragen Sie Ihren Arzt oder Apotheker...«) wird vermieden.

Ich schreibe hier nicht über die stark wirksamen Analgetika (Schmerzmittel), die Opiate und Opioide, deren Missbrauch in der illegalen Drogenszene eine Rolle spielt. Im Unterschied zu anderen europäischen Ländern werden diese in Deutschland PatientInnen mit starken Schmerzproblematiken immer noch zögerlich verschrieben.

Verkaufsschlager unter den frei verkäuflichen Analgetika sind Kombinationsschmerzmittel (Mischpräparate). Sie verkaufen sich besonders gut, da dem Schmerzmittel ein psychotroper Wirkstoff wie zum Beispiel Coffein beigemengt ist. Die schmerzstillende Wirkung des Coffeins ist umstritten, allerdings regt es an und steigert die Leistung. Diese in Kombination mit dem Schmerzmittel herbeigeführte chemische Veränderung des Allgemeinbefindens birgt eine hohe Missbrauchsgefahr. Bei frei verkäuflichen Monopräparaten, das heißt Mitteln mit nur einem Wirkstoff (wie zum Beispiel Aspirin), besteht ein eher geringes Missbrauchspotenzial, da sie die Psyche nicht beeinflussen.

Präparate, denen Codein beigemengt ist, stehen unter Rezeptpflicht, bei ihnen besteht aufgrund der euphorisierenden Wirkung des Codeins ebenfalls eine Missbrauchsgefahr. Bei langjährigem Missbrauch dieser Schmerzmittel kann – je nach Zusammensetzung – neben Dauerkopfschmerz und Magen-Darm-Beschwerden auch die Gefahr eines Nierenversagens auftreten, das eine Dauerdialysebehandlung erfordert. Die Europäische Gesellschaft für Dialyse und Transplantation schätzt, dass bei circa 10 bis 25 % aller DialysepatientInnen ursächlich ein Analgetikamissbrauch vorliegt (Hautzinger & Janssen, 1994). Hier sind Frauen ebenfalls häufiger betroffen als Männer.

## Warum gerade Frauen?

Mehr als zwei Drittel der Medikamentenabhängigen sind Frauen. In der Altersgruppe ab 40 Jahren gehen sogar circa 75 % der Psychopharmakaverordnungen an Frauen, so dass bei der Medikamentenabhängigkeit von einer frauenspezifischen Abhängigkeit gesprochen werden kann. Warum werden gerade Frauen diese Mittel verschrieben bzw. was lässt gerade sie zur Tablette greifen?

Überforderung, Schmerzen, Schlaflosigkeit, Unruhe, Nervosität, Verspannungen, Ehekrisen, Schuldgefühle, Einsamkeit, Kontaktschwierigkeiten und vieles mehr werden immer wieder als Beschwerden genannt, die Frauen eine Arztpraxis oder Apotheke aufsuchen lassen. Auffällig sind die häufig recht unspezifischen multiplen Beschwerdebilder, die beim Erstkontakt vorliegen. Dies wird von betroffenen Frauen beschrieben und bestätigt sich in der Literatur. Diagnostiziert werden diese multiplen Beschwerdebilder oder Befindlichkeitsstörungen in der Regel als ›Neurose‹, ›vegetative Dystonie‹, ›Depression‹ oder ›psychosomatische Störung‹.

Vergleichsweise werden bei Männern, die über ähnliche Symptome klagen, viel seltener psychiatrische Diagnosen bemüht. Sie werden offenbar gründlicher untersucht und ihre Belastungen eher mit Schwierigkeiten am Arbeitsplatz und organischen Erkrankungen in Verbindung gebracht (vgl. Cooperstock, 1976). Die Wahrscheinlichkeit, dass ihnen ein Psychopharmakon verschrieben wird, ist entsprechend geringer.

Als Gründe für die geschlechtsspezifische Diskriminierung in Form von überhöhter Psychopharmakaverordnung nannte die Berliner Psychologin Doris Latta (1994) die gesellschaftliche Matrix, die die Entwicklung einer Medikamentenabhängigkeit begünstigt:
- geschlechtsspezifische Sozialisationsbedingungen, die Abhängigkeit als weibliches Lebensprinzip festschreiben
- geschlechtsspezifische Arbeitsteilung mit einhergehenden Rollenkonflikten zwischen Berufstätigkeit, Dasein als Vollhausfrau sowie Mutterschaft (»Eines ist zuwenig, beides zuviel.«)

- Leiden an strukturellen und individuellen Gewaltverhältnissen (zum Beispiel traumatisierenden Erlebnissen in der Kindheit)
- selbstschädigende Beziehungsgestaltung, in deren Kontext ›Liebe geben‹ oft mit Selbstaufgabe verwechselt wird und so zur extremen Verausgabung und Krankheit führt.

Auf ihre Lebensbedingungen reagieren viele Frauen mit Beschwerden wie Kopfschmerzen, Schwindelgefühlen, Ängsten, innerer Unruhe, Schlafstörungen usw. Ergänzend können krisenhafte Lebensereignisse, Suchtmittelabhängigkeit des Partners oder der Partnerin, Scheidung, Verlust des Arbeitsplatzes, Krankheit und vieles mehr der Entwicklung einer Medikamentenabhängigkeit Vorschub leisten.

Bei der näheren Betrachtung der Psychogenese unserer Klientinnen ist auffällig, dass viele aus Familien stammen, in denen ein massiver emotionaler, oft auch materieller Mangel herrschte. Das Familienklima war geprägt von Suchtmittelabhängigkeit und hoher Bedürftigkeit der versorgenden Generation, von Grenzüberschreitungen und häufigen Beziehungsabbrüchen. Die Tochter wurde frühzeitig funktionalisiert, bekam Versorgungsaufgaben zugewiesen, so dass ihre psychische Entwicklung, vor allem die Ausbildung eines stabilen Selbstwertgefühls, schon sehr früh massiv beeinträchtigt wurde.

In ihrem Erwachsenenleben bewegt sie sich dann fast schon zwangsläufig in einem Spannungsfeld zwischen verdrängter eigener hoher Bedürftigkeit und dem Versuch, ihr desolates Selbstwertgefühl durch ›Hilfe für andere‹ zu stabilisieren, was sie im Lauf der Zeit immer mehr auslaugt.

Frauen, die in unsere Berliner Informations- und Beratungsstelle »Schwindel-Frei« kommen, schildern oft eindringlich, wie allein sie mit ihrer Problematik im Leben stehen, selbst im familiären Kontext erfahren sie eher wenig Unterstützung. Entsprechend deprimierend muten die ersten Entzugserfahrungen an, die von Frauen beschrieben werden, die bereits einen (mehr oder wenig gelungenen) Entzug – meist im Selbstexperiment – hinter sich haben. Sie fühlen sich häufig mit ihren mitunter massiven Symptomen wiederholt alleingelassen.

Meiner Arbeitserfahrung nach finden nur die wenigsten Medikamentenentzüge unter unterstützenden Bedingungen bzw. unter adäquater professioneller Begleitung statt. Menschen mit ausschließlicher Abhängigkeit von

Medikamenten sind in Entzugsstationen unterrepräsentiert. Datenmaterial liegt kaum vor, doch Berichte aus Kliniken und Erfahrungswerte unserer Arbeit untermauern diese Annahmen. In den Entwöhnungsstätten (vgl. Hüllinghorst, 1997, S. 131) fanden sich wiederum deutlich weniger Medikamentenabhängige zur Behandlung als zum Beispiel Alkoholabhängige. So wurden laut »Jahrbuch Sucht '98« für die alten Bundesländer 1996 bei Medikamentenabhängigkeit 296, bei Alkoholabhängigkeit 24349 Entwöhnungsbehandlungen bewilligt (ebd.).

**Wo wird entzogen?**

Häufig kommen Medikamentenabhängige unbeabsichtigt und unbewusst in einen Entzug und können die sich entwickelnde Entzugssymptomatik nicht einordnen. Aufgrund unterschiedlicher Halbwertszeiten von Benzodiazepinen können die Symptome zudem erst mehrere Tage nach dem Absetzen auftreten.

Hier einige typische Beispiele, bei denen der Entzug ungewollt oder unüberlegt herbeigeführt und das Medikament abrupt abgesetzt wird und die Folgen des Absetzens nicht realistisch eingeschätzt oder eingeordnet werden können:

• Absetzexperimente werden in Eigenregie durchgeführt, was aufgrund der langen Halbwertszeiten mancher Wirkstoffgruppe nur die ersten ein, zwei Tage gutgeht, bis schließlich starke Entzugserscheinungen den Versuch scheitern lassen.

• Eine Patientin kommt aufgrund einer krankheits- oder unfallbedingten Notfallsituation auf eine Intensivstation. Ihre Medikamentenabhängigkeit ist nicht bekannt, sie befindet sich nun im ›kalten‹, das heißt abrupten Entzug und entwickelt zusätzlich zu ihrer Erkrankung heftige Entzugssymptome, die ärztlicherseits erst einmal nicht einzuordnen sind.

• Häufig genannt werden Urlaubssituationen, in denen das Gepäck abhanden kommt oder die Tabletten ausgehen.

Der klassische Verlauf, wie vom Suchthilfesystem angeboten, das heißt Aufsuchen einer Suchtberatungsstelle, Überweisung in eine Entzugsklinik oder ein ausschleichender ambulanter Entzug unter fachlicher Begleitung, findet eher selten statt.

**Wie verläuft der Entzug erfolgreich?**

Bei der Sichtung der Fachliteratur wird deutlich, dass die Beschreibung eines Medikamentenentzugs sich häufig auf die isolierte Aufzählung von Entzugssymptomen beschränkt, zum Beispiel Zittern, Muskelkrämpfe, starkes Schwitzen, Magen-Darm-Beschwerden, Herzklopfen, Schwäche, Angstzustände (Angst, verrückt zu werden), Schmerzen, Suizidgedanken, Unruhe, Halluzinationen, Schlaflosigkeit, Krampfanfälle, Kopfschmerzen usw. In unserer Arbeit beobachten wir besonders häufig massive Beeinträchtigungen auf der psychischen Ebene. Es gibt bislang keine diagnostischen Kriterien, die eine genaue Vorhersage darüber erlauben, wer mit einer solch schweren Form zu rechnen hat. Unserer Erfahrung nach beeinflussen folgende Faktoren Verlauf und Erleben des Entzugs:
• Dosishöhe und Einnahmedauer
• Geschwindigkeit des Absetzens
• sonstiger psychischer und gesundheitlicher Status.
Folgende Bedingungen erleichtern den Entzug:
• Informationen über mögliche Entzugssymptome
• bewusste Vorbereitung und Entscheidung für einen Entzug
• unterstützendes und beruhigend einwirkendes Umfeld
• ambulante oder stationäre psychosoziale und/oder ärztliche Begleitung
• Ressourcenaufbau in der Motivations- und Vorbereitungsphase
• flankierende Maßnahmen (zum Beispiel naturheilkundliche Unterstützung).
Diese Faktoren können sicher noch erweitert werden. In unserer Arbeit unterstützen wir die Frauen durch Information und Beratung dabei, sich möglichst günstige Ausgangsbedingungen zu schaffen, damit sich Handlungsspielräume eröffnen, sie Sicherheit gewinnen und aktiv Einfluss nehmen können. Wir bieten regelmäßige Beratungsgespräche an, Telefonberatung, einen Kontaktladen und bereits während des Klinikaufenthalts die Teilnahme an einer Nachsorgegruppe.

Über das beschriebene Leiden hinaus (oder vielleicht durch das Leiden zugespitzt) ist diese Phase des Absetzens oder Entzugs ein tiefer Einschnitt, manchmal ein Tiefpunkt, jedoch häufig ein Wende- und Umorientierungspunkt im Leben der betroffenen Frauen. Dieser Aspekt wird in den folgenden konstruierten biographischen Musterverläufen deutlich. Ich habe diese Darstellungsart gewählt, um das Entzugsgeschehen möglichst anschaulich und in einem größeren Zusammenhang zu beschreiben. Ich differenziere nach Art der Abhängigkeit, um mich nicht zu sehr auf das Allgemeine beschränken zu müssen.

## Typische biographische Verläufe aus der Sicht einer professionellen Beraterin

*Hoch- und niedrigdosierte Benzodiazepinabhängigkeit*
Reagiert nun eine Frau auf ihre aktuelle Lebenssituation eher mit Unruhe, Nervosität und Ängsten und hat sie nicht gelernt, ihre Situation aktiv zu ändern, bzw. sieht sie keinen Ausweg aus ihrer Lebenssituation, wird sie ihren Hausarzt bzw. ihre Hausärztin aufsuchen. In der Arztpraxis wird sie unter Umständen am eigenen Leib die beschriebene geschlechtsspezifische Verordnungspraxis erleben. Da sie sich nicht mehr zu helfen weiß und zudem von ihrem Umfeld unter Druck gesetzt wird, schildert sie ihre Situation, klagt und drängt, sie müsse schnell wieder funktionieren. Hat sie Glück, wird dem Druck nicht nachgeben, sondern sie wird an eine Beratungsstelle verwiesen, sie erhält psychosoziale Hilfsangebote aufgezeigt oder der Arzt bzw. die Ärztin nimmt sich selbst Zeit und hört sich ihre Geschichte an. Die Frauen, die in unsere Beratungsstelle kommen, hatten dieses Glück meist nicht. In der Regel verlassen sie die Arztpraxis mit einer unspezifischen Diagnose und einem Rezept für ein erstmals kurzfristig verschriebenes Psychopharmakon.

Zu Beginn der Einnahme des Beruhigungsmittels wirkt dieses genauso, wie der Hersteller es verspricht: Die Frau wird ruhig, ist entspannt, Unsicherheit und Ängste lassen nach, sie funktioniert wieder in ihrem Alltag. Ihre konflikthafte Lebenssituation verdrängt sie, sie entspricht erst einmal wieder ihren eigenen Erwartungen und denen ihrer Umwelt.

Möglicherweise lebt sie mit einem suchtmittelabhängigen Partner zusammen, für den sie Verantwortung mit übernimmt, oder sie versorgt neben ihrer Berufstätigkeit noch einen pflegebedürftigen Angehörigen. Aus der kurzfristigen Einnahme entwickelt sich mit hoher Wahrscheinlichkeit eine mittelfristige und letztendlich langfristige Einnahme, sollten sich die Lebensumstände nicht ändern.

Die Wirkung des Beruhigungsmittels erweist sich allerdings als begrenzt, es folgen möglicherweise Toleranzentwicklung und Dosissteigerung. Die ursprüngliche Problematik ist nicht gelöst, sondern die Frau ist von ihrem Erleben abgeschirmt, die Situation wird verschleiert und nicht verändert. So beginnt sie im Lauf der Jahre zunehmend unter anderem an depressiven Verstimmungen, Interessenverlust und sozialem Rückzug zu leiden. Die dauerhafte Medikalisierung chronifiziert nicht nur die Ausgangsproblematik, sie schafft eine weitere, nämlich eine körperliche wie auch eine langfristige psychische Abhängigkeit.

Zwischenzeitlich sind in der Regel zehn bis 15 Jahre vergangen, und die Frau nimmt nach einigen Arztwechseln (›doctor shopping‹) Benzodiazepine in hohen Dosen ein. Ihre Sucht verläuft heimlich und leise, nur der engste Umkreis weiß Bescheid. Das weitere Umfeld ahnt vielleicht etwas oder spürt, dass irgend etwas nicht in Ordnung ist bzw. sie sich in ihrer Persönlichkeit verändert hat. Ihr Familiensystem hat sich in einer neuen Balance eingependelt. Zwischenzeitlich hat sie mehrmals heimlich und auf eigene Faust versucht, das Mittel, um das herum sie irgendwie ihr Leben organisiert hat, selbst abzusetzen. Da die Absetzphänomene aufgrund unterschiedlicher Halbwertszeiten nicht unbedingt sofort auftreten, missinterpretiert sie unter Umständen die verzögert auftretenden Symptome (wie Ängste, Zittern und Unruhe), die bedrohliche Ausmaße annehmen können. Der Griff zur nächsten Tablette ist fast schon programmiert.

*Schmerzmittel*

Neigt sie als Folge ihrer problematischen Lebenssituation eher dazu, erschöpft zu sein, Verspannungen und Kopfschmerzen zu entwickeln, bzw. leidet sie (eventuell genauso wie ihre Mutter) an Migräne, wird sie erstmals in eine Apotheke gehen und sich ein Schmerzmittel kaufen. In der Regel wird sie relativ schnell auf ein Mischpräparat umsteigen, da sie neben der anfänglich wirksamen schmerzstillenden Wirkung durch das beigemengte belebende Coffein leistungsfähiger wird und wieder funktioniert. Leistung und Funktionalität sind für sie identitäts- und selbstwertstiftende Faktoren, so dass sie deren Verlust nicht hinnehmen könnte. Sie wird im Lauf der Zeit ihre Dosis erhöhen, da Gewöhnungseffekte eintreten. Aktiv wird sie nichts an ihrer belastenden Lebenssituation ändern, sie wird mit ihrer Bewältigungsstrategie einer chronischen Schmerzproblematik Vorschub leisten. Nach mehreren Monaten leidet sie bald täglich unter dumpfen Kopfschmerzen. Aufgrund der Dauereinnahme von Mischanalgetika hat sich jetzt zusätzlich ein Analgetikakopfschmerz eingestellt. Wenn sie an Migräne leidet, hat diese sich in eine Art dumpfe Dauermigräne verwandelt, so dass sie jeden Tag Migränemittel einnimmt.

Mittlerweile sucht sie mehrere ÄrztInnen parallel auf, die ihr zusätzliche Schmerzmittel verschreiben. Wahrscheinlich hat sie eine intensive medizinische Diagnostik absolviert, »wo man aber nichts gefunden hat«. Hin und wieder muss bei besonders schlimmen Attacken ein Notarzt gerufen werden, da die Schmerzmittel nur noch bedingt helfen. Sie leidet zunehmend unter depressiven Verstimmungen, Interessenverlust, kapselt sich ab und entwickelt Schuldgefühle, »da mit ihr irgendwas nicht stimmt«. Wenn sie Pech hat und keine alternativen Lösungen findet, kann sich nach einem jahrelangen Missbrauch ein chronisches Nierenleiden entwickeln, so dass sie sich möglicherweise einer regelmäßigen Dialyse unterziehen muss.

**Auf der Suche nach Hilfe**

Diese beiden Frauen kommen durchschnittlich nach circa zehn bis 15 Jahren in die Beratungsstelle. Sie sind mittlerweile circa 35 bis 45 Jahre alt, die Kinder nabeln sich ab und das Leben sieht ziemlich trostlos aus. Vielleicht ist die Partnerschaft zerbrochen, oder es gibt berufliche Schwierigkeiten, denen sie sich immer weniger gewachsen fühlen. Oft sind sie in Pflegeberufen beschäftigt, wo das Medikament sich immer in griffbereiter Nähe befindet.

Ist die Frau benzodiazepinabhängig, weiß sie mittlerweile von ihrer Abhängigkeit, selbst wenn sie diese nicht so richtig wahrhaben will. Sie hat aber große Angst, einen Entzug durchzuführen, und kann sich ein Leben ohne die Tabletten gar nicht mehr vorstellen. Die Tabletten sind emotional hoch besetzt, und sie legt vor jedem Urlaub Vorräte an, »denn vielleicht gibt es die Tabletten plötzlich nicht mehr im Handel«.

Ihre Gedanken kreisen unentwegt um die Tabletten, und gleichzeitig ist ein großer Wunsch da, sie endlich hinter sich zu lassen. Hinzu kommen die Angst vor dem Entzug, die Erfahrungen (wie Angstüberflutung, Zittern und ein Gefühl des völligen Ausgeliefertseins) mit den bereits misslungenen Absetzversuchen. Dieses Gefühlsgemisch erzeugt einen hohen inneren Spannungs- und Druckzustand. Sie macht sich viele Gedanken über ihre Beziehung zu ihren ÄrztInnen, die ihr jahrelang diese Medikamente verschrieben haben. Immer wieder war sie erleichtert, wenn sie eine neue Verordnung erhielt. Mittlerweile kennt sie zwar schon Apotheken, in denen sie ihre Tabletten ohne Rezept bekommt, aber diesen Gang erlebt sie als beschämend. Inzwischen keimt ein Funken Ärger über ihre ÄrztInnen auf, dass sie dies jahrelang mit ihr gemacht haben. Ihr Vertrauen in das medizinische Versorgungssystem ist erschüttert.

Ist sie niedrigdosisabhängig, wird sie zuerst Schwierigkeiten haben, sich als abhängig zu begreifen. Sie kann sozial gut eingebettet sein und entspricht in keiner Weise dem gesellschaftlichen Bild eines süchtigen Menschen. Kann sie mit der Unterstützung ihres sozialen Umfelds rechnen, sucht sie sich in der Regel ambulant eine Ärztin oder einen Arzt, um ihren ausschleichenden Entzug medizinisch begleiten zu lassen.

Sie kommt regelmäßig zu unterstützenden Beratungsgesprächen und wird sich noch weitere Anlaufstellen suchen. Sie wird viel Austausch benötigen, Unterstützung und Beruhigung. Das Ausschleichen kann sich über mehrere Wochen bis Monate erstrecken. Es kann sein, dass sie es so nicht schafft und sich doch noch entschließt, in eine Klinik zu gehen.

Die Entzugssymptome können bei der Niedrigdosisabhängigkeit gelegentlich um mehrere Tage verzögert einsetzen, es kann sein, dass sie länger mit ihnen zu tun hat. Sie ist unruhig, gereizt, verletzbar, leidet möglicherweise an Schlaflosigkeit, und es bahnen sich Konflikte vor allem im engeren Umfeld an. Sie hört von ihrem Mann oder Partner, er erkenne sie nicht wieder. Alte Erinnerungen werden wach, ihre Ursprungsprobleme, wegen denen sie die Medikamente einnahm, dringen wieder verstärkt ins Bewusstsein. Manchmal wird sie von Gefühlen überschwemmt, die sie nicht einzuordnen in der Lage ist, massive Ängste können ausgelöst werden. Darüber hinaus treten möglicherweise entzugsbedingte körperliche Symptome wie Herzrasen und

Atemnot auf. Erklärungen und Informationsvermittlung sind zu diesem Zeitpunkt wichtig, da sie als entängstigend erlebt werden und entlasten. Die Einnahme des letzten Krümels an Benzodiazepinen wird sie wahrscheinlich fast als einen historischen Augenblick und als Zäsur in ihrem Leben empfinden. Das Datum wird sie sich merken und jedes Jahr ihren ›Clean-Geburtstag‹ feiern.

Ist sie hochdosisabhängig, empfehlen wir in der Regel einen stationären Entzug, da es bei dieser Form der Abhängigkeit zu massiven und bedrohlichen Entzugserscheinungen kommen kann. Dann braucht die Frau in der ersten Zeit eine ärztliche Rund-um-die-Uhr-Betreuung. Gerechnet werden kann mit psychischen, zentralnervösen, vegetativen und motorischen Entzugserscheinungen, aber eine genaue Vorhersage lässt sich nicht machen. Sie ist nun an einem Punkt in ihrem Leben angekommen, wo sie weiß, dass es so nicht weitergehen kann. Sie wird jetzt von uns über den Ablauf eines Entzugs und darüber, was sie in dieser Phase ihres Lebens erwartet, genau informiert.

Die Entscheidung für einen Entzug verläuft sehr unterschiedlich. Sie kann spontan erfolgen, durch bestimmte Lebensereignisse beschleunigt werden, es kann aber auch lange dauern, bis sich die Frau dazu entschließen kann. Will sie einen Entzug, wird sie sich mit professioneller Hilfe gut vorbereiten. Sie erkundigt sich in den Kliniken, ob kalt, das heißt abrupt, oder ob ausschleichend entzogen wird.

Im Rückblick schildern viele hochdosisabhängige Frauen ihren Entzug als Alptraum, als Zeit des Ausgeliefertseins an die Symptome und manchmal an die Institution, in der der Entzug durchgeführt wurde. Dieser massive Kontrollverlust ist gerade für bereits in der Kindheit traumatisierte Frauen besonders bedrohlich. Entzugsstationen, die eine dichte psychosoziale Betreuung anbieten, können erfahrungsgemäß einen Schutzraum darstellen, in dem sich die Frauen aufgehoben fühlen und in dem sie unterstützt werden.

Die Betroffene ist in der Zeit nach der letzten Medikamenteneinnahme und Entlassung zerbrechlich, sie hat Angst vor einem Rückfall. Immer noch kreisen ihre Gedanken um die Tabletten, selbst wenn sie ihr erstes Erfolgserlebnis hatte und die restlichen Bestände außer Haus gebracht hat. Ihre unrealistischen Hoffnungen bzw. Illusionen, dass mit dem Ende der Einnahme der Tabletten die Probleme und Symptome ebenfalls weg sind, erfüllen sich nicht. Im Gegenteil, sie wird immer noch von beängstigenden Symptomen überschwemmt, erlebt alles sehr nah und fühlt sich ungeschützt. Besonders konfrontiert wird sie mit ihrer eigenen Bedürftigkeit, die sie jahrelang betäubt hat und die ihr zu diesem Zeitpunkt meist bodenlos erscheint. Sie hat in der Regel noch recht lange (bis zu zwei Jahren) mit Entzugssymptomen zu kämpfen, wenn auch im Lauf der Zeit in abgeschwächter Form.

Übereinstimmend schildern benzodiazepinabhängige Frauen, wie anders sie sich ohne Medikamente fühlen, »als sei ein Schleier weg«, »war vorher wie in Watte gepackt«, »nicht mehr wie unter einer Glashaube...«, »die Mauer ist weg«.

Im Anschluss an den Entzug entschließen sich viele Frauen, eine stationäre Entwöhnungstherapie zu beantragen, um in einem zeitlich größeren geschützten therapeutischen Rahmen intensiv an sich arbeiten zu können und Abstand zu ihrem Umfeld zu bekommen.

Etwas anders sieht der Entzug bei einer schmerzmittelabhängigen Frau aus. Nehmen wir an, sie leidet unter einem medikamenteninduzierten Dauerkopfschmerz. Kommt sie in die Beratungsstelle, wird sie große Schwierigkeiten haben, sich einzugestehen, dass sie abhängig ist. »Ich leide an Kopfschmerzen und brauche eigentlich nur das richtige Mittel, das man mir aber noch nicht verordnet hat.« Der Einbezug des psychosozialen Kontextes ihrer Problematik fällt ihr unter Umständen besonders schwer. Dass sich Belastungen, Überforderungen und depressive Gefühle in Form von Kopfschmerzen und Dauermigräne äußern können, passt nicht so recht in ihr biomedizinisches Erklärungssystem. Sie kann nur schwer nachvollziehen, dass gerade bei Migräne neben Disposition (und Familiengeschichte) innere Konflikte und Verhaltensfaktoren, die aktiv zu beeinflussen sind, das Geschehen mitbestimmen. Darüber hinaus erlebt sie es als kränkend, abhängig zu sein, und entwickelt starke Schuldgefühle. Gerade wenn in der eigenen Familiengeschichte eine Suchtproblematik bestand, wirkt dieser Mechanismus.

Hier ist der erste Schritt die Informationsvermittlung, dass bei Migräne neben einer Disposition psychosoziale Auslöser eine Rolle spielen und dass bei Abhängigkeit eine erfolgreiche Behandlung einen Medikamentenentzug voraussetzt. Wichtig ist hier die Zusammenarbeit mit für das Thema sensibilisierten ÄrztInnen, die diese psychosomatische Herangehensweise mittragen und von ärztlicher Seite bestätigen.

Entscheidet sich die Frau dann – meist nach einer längeren Motivationsphase – für einen Entzug, wird sie ihn wahrscheinlich ambulant machen, da es sie ängstigt, auf einer Suchtstation mit Drogen- oder Alkoholabhängigen zu landen. Sie braucht viel Unterstützung, denn sie kann während des ungefähr einwöchigen Entzugs unerträgliche Kopfschmerzen bekommen. Manchmal leidet sie zusätzlich an Übelkeit, Erbrechen, Kreislaufstörungen, Zittern, Schweißausbrüchen und anderen vegetativen Symptomen. Hier sind detaillierte Informationen ebenfalls wichtig, um die Situation zu entschärfen.

Der Entzug dauert in der Regel sieben bis zehn Tage, der Dauerkopfschmerz klingt in etwa vier Wochen ab, zurück bleibt der ursprüngliche Kopfschmerz.

Sie wird sich nach einem Entzug entscheiden müssen, ob sie versucht, ihre Probleme auf einer cleanen Basis anzugehen, oder ob sie weiterhin kontrolliert Schmerzmittel (Monopräparate) einnehmen wird. Entscheidet sie sich für den cleanen Weg, so wird sie sich um alternative, möglichst nicht abhängig machende Heilverfahren bemühen, wie zum Beispiel naturheilkundliche Verfahren, physiotherapeutische Maßnahmen, Entspannungsmethoden, Sport, Psychotherapie oder eine Selbsthilfegruppe.

Frauen, die sich entscheiden, ihre Kopfschmerzproblematik kontrolliert mit Monopräparaten zu behandeln, müssen ihre belastende Lebenssituation ebenfalls überprüfen, um nicht in alte Muster zurückzufallen. Erfahrungsgemäß gelingt dies eher Frauen, die nicht an einer jahrelangen Suchtproblematik leiden, nicht aus Suchtfamilien kommen und die motiviert sind, ihre Lebenssituation zu verändern. Selbst wenn Monopräparate körperlich nicht abhängig machen, ist die psychische Koppelung von Kopfschmerzen, Einnahme eines Medikaments und Verringerung der Problematik ein Risikofaktor für Frauen mit einer Suchtbiographie, diese fortzuführen.

**Schlussüberlegungen**

Abschließend weise ich noch einmal auf das fast epidemische Ausmaß von Medikamentenabhängigkeit bei Frauen hin. Neben den anderen ›großen‹ Süchten wie Alkohol und illegalen Drogen, deren Folgen und zeitlich weitaus kürzere Entzugsverläufe bekannt sind, findet die Medikamentenabhängigkeit bei Frauen im Verborgenen statt. Gerade deshalb besteht ein großer Informations- und Handlungsbedarf, damit betroffenen Frauen (und natürlich auch Männern) Möglichkeiten eröffnet werden, aus dem Schatten herauszutreten und sich unter günstigeren Bedingungen der Medikamentenabhängigkeit zu entziehen. Unter ›günstigeren Bedingungen‹ verstehen wir die Bereitstellung eines auf die spezifische Problematik der Medikamentenabhängigkeit zugeschnittenen Entzugsangebots, das die Psychosomatik und Sucht gleichermaßen berücksichtigt. Ebenfalls überfällig ist eine offensive Informationspolitik sowie eine Vermittlung von Basiskompetenzen quer durch das Gesundheitssystem, um eine vorliegende Medikamentenabhängigkeit frühzeitig zu erkennen und Neuerkrankungen zu verhindern. Nur so kann einer Individualisierung der Problematik mit ihren in diesem Beitrag aufgezeigten negativen Konsequenzen entgegengewirkt werden. Nötig sind zudem, wie in unserer Beratungsarbeit angeboten, unterstützende präventive Angebote für gefährdete Frauen, damit sie ihre Lebenssituation klären und sich nichtmedikamentöse Gesundheitsstrategien aneignen können, um nicht in eine Abhängigkeit zu geraten.

Gemeinsam ist diesen Lösungen, dass sie meist zeitaufwendig sind und eine aktive Auseinandersetzung mit der eigenen Lebenssituation und mit den eigenen Einstellungen und Verhaltensmustern erfordern. Diese entsprechen nicht immer dem Zeitgeist (»Für jedes Problem die passende Pille!«), bieten aber langfristig einen schonenderen Umgang mit Körper und Seele.

## Literatur

Cooperstock, Ruth: »Women and psychotropic drug use«, in: Anne MacLennan (Hg.): »Women, their use of alcohol and other legal drugs«, Toronto: Addiction Research Foundation 1976, S. 83-111

Glaeske, Gerd: »Psychotrope und andere Arzneimittel mit Missbrauchs- und Abhängigkeitspotential«, in: Deutsche Hauptstelle gegen die Suchtgefahren (Hg.): »Jahrbuch Sucht '98«, Geesthacht: Neuland Verlag 1997, S. 43-66

Hautzinger, Martin / Janssen, Paul L.: »Das chronische Schmerzsyndrom«, in: Psychotherapeut, 39. Jg. (1994), S. 177-194

Hüllinghorst, Rolf: »Zur Versorgung Suchtkranker in Deutschland«, in: Deutsche Hauptstelle gegen die Suchtgefahren (Hg.): »Jahrbuch Sucht '98«, Geesthacht: Neuland 1997, S. 123-141

Latta, Doris: »Frauen und Medikamente. Besonderheiten in der Arbeit mit medikamentenge-
fährdeten/-abhängigen Frauen«, in: Deutsche Hauptstelle gegen die Suchtgefahren (Hg.):
»Jahrbuch Sucht '95«, Geesthacht: Neuland Verlag 1994, S. 79-92
Remien, Jörg: »Bestimmung der Arzneimittelabhängigkeit durch eine quantitative Analyse des
individuellen Verbrauchs aller ärztlich verordneten Arzneimittel«, Bergisch-Gladbach: IKK-
Bundesverband 1994

**Klaus John**

# Absetzen und Entgiftung von Psychopharmaka aus naturheilkundlicher Sicht

*Neuroleptika / Antidepressiva / Phasenprophylaktika / Tranquilizer*

Die Wissenschaft entzweit sich an der alten Menschheitsfrage, was zuerst da war, Materie oder Geist. Den einen Pol bildet die materialistische Idee der Neuro- und Psychowissenschaften, die davon ausgeht, dass Bewusstsein, Psyche und Geist ihren Sitz im Gehirn haben und mittels Chemikalien beliebig moduliert (abgewandelt) werden können: der Mensch glaube nur, er habe eine Seele, diese sei jedoch ein bloßes Produkt seiner Nervenzellen; sie sei Fiktion und erlösche, wenn das Nervensystem seine Funktion einstellt. Den anderen Pol bildet die Auffassung, Bewusstsein, Geist und Psyche seien in morphogenetischen, also in entwickelten Gestaltformen verankert und das Gehirn arbeite wie ein holographischer Empfänger und schaffe dadurch den Zugang zum Erleben: die Seele sei primär und unsterblich, die Wahrnehmung einer festen Wirklichkeit dagegen reine Projektion, materielle Illusion.

Beide Positionen können mit modernsten Forschungsergebnissen untermauert werden, und wir werden wohl mit diesem Paradoxon umgehen lernen müssen. Jedenfalls sollten wir es mehr mit Sokrates halten, der da sagte: »Ich weiß, dass ich nichts weiß.« Angekommen an den Pforten unserer individuell unterschiedlich ausgestalteten Wahrnehmung sollten wir die Schöpfung mit Respekt betrachten und behandeln. Dies gilt besonders für unsere Mitmenschen, die uns nicht um Hilfe bitten, damit wir ihr Nervensystem zerstören.

Die Aufklärung über Risiken und Schädigungen durch Psychopharmaka kann beim Patienten ein starkes Bedürfnis erzeugen, die betreffenden Mittel abrupt abzusetzen. Dieses abrupte Absetzen kann unter Umständen verhängnisvolle Folgen haben. Je nach äußeren Umständen, individueller Disposition, Präparat, Dosis und Dauer der Einnahme empfiehlt sich ein schrittweises, langsames Reduzieren.

Probleme bereiten vor allem Mittel, die körperliche Abhängigkeit erzeugen. Ein zu schnelles Absetzen kann Entzugserscheinungen verursachen mit Schlafstörungen, Ängsten, vegetativen Störungen, Schmerzen, (zerebralen) Krämpfen und starken Kreislaufstörungen, Delirien und psychotischen Symptomen. Bei psychischer Abhängigkeit können die früheren psychischen Symptome wieder auftreten, eventuell sogar verstärkt. Allgemein ist es möglich, dass sich die Symptomatik, die einst zur Behandlung mit Psychopharmaka geführt hat und durch diese lange unterdrückt war, in einem psychotischen Schub oder Kontrollverlust entlädt. Psychopharmaka-Missbrauch von Seiten des Patienten, Alkoholismus, Drogensucht oder Kombinationen daraus können durch eine möglicherweise zugrunde liegende Verdrängungshaltung die Therapie erschweren. Zudem ist es oft schwierig, einen Arzt zu finden, der nicht nur Psychopharmaka verordnet, sondern auch beim Absetzen behilflich ist. Die Suche nach einem Behandler sollte dann in Selbsthilfegruppen oder mittels Anfrage bei der Ärztekammer und bei Heilpraktiker-Fachverbänden fortgeführt werden.

**Allgemeine Prinzipien der Naturheilkunde**

Prinzip der naturheilkundlichen Behandlung, die beim Absetzen von Psychopharmaka in Frage kommen kann, ist es, 1. die Selbstregulation des Körpers anzuregen, 2. Blockaden und Toxine, die diese Selbstregulation hindern, zu entfernen bzw. über die Anregung der Entgiftungsorgane wie Niere, Leber oder Darm auszuleiten, und 3. mittels natürlicher Substanzen und Medikamente, Homöopathika, Phytotherapeutika (pflanzliche Mittel) usw. die Regeneration des Organismus zu unterstützen. Blockaden können unter anderem durch Narben, Herde, Umwelt- und Konsumgifte, allopathische Medikamente, geopathische bzw. elektromagnetische Störungen sowie Toxine aus schlecht verkrafteten Erkrankungen entstehen. Die Psyche kann infolge

Stress, Schuldgefühlen oder verdrängter Traumatisierung ebenfalls eine blockierende Rolle spielen. Ziel der Behandlung ist es immer, den Menschen als körperliche, seelische und soziale Gesamtheit zu erfassen und eine Harmonie seiner Kräfte zu erreichen.

Vor dem Absetzen von Psychopharmaka sollten sich Patient und Behandler über mögliche Konsequenzen auseinandersetzen und verschiedene Reaktionsformen besprechen. Heilpraktiker sollten eine Kooperation mit dem behandelnden Arzt anstreben. Leider ist das aus falsch verstandenem ärztlichem Standesbewusstsein oder auf Wunsch des Patienten oft nicht möglich. In solchen Fällen wird die Behandlung erschwert, und der Heilpraktiker sollte den Patienten ermuntern, bei voraussichtlich kritischen Verläufen doch, sofern vorhanden, einen Arzt des Vertrauens hinzuzuziehen. Die Einbeziehung von Lebenspartner, Familie und sozialem Umfeld kann sinnvoll sein, um Krisensituationen abzufangen. Der Behandler sollte vor Beginn eine genaue Abklärung der Eigenverantwortung des Patienten und seiner Einsichtsfähigkeit vornehmen.

Grundsätzlich gilt es, die eigenen Möglichkeiten und Grenzen abzuwägen und im Zweifelsfall die Behandlung an Kollegen abzugeben, das Einverständnis des Betroffenen vorausgesetzt. Besonders klar sollte man sich über eine mögliche Suizidgefährdung des Patienten sein.

## Medizinische Alternativen zu psychiatrischen Psychopharmaka

*Phytotherapie*
Es gibt weltweit etwa 80 000 Pflanzen mit psychoaktiven Wirkstoffen, von denen viele seit der frühen Menschheitsgeschichte in Gebrauch sind. Das Wissen darum wurde früher von Schamanen, Medizinmännern und weisen Frauen bewahrt und droht jetzt in unserer ethnozentrischen Kultur auszusterben. Die Wissenschaft in Form der Pharmaindustrie versucht, sich Teile dieses Schatzes zu sichern und zu patentieren. Hat sich dann eine Substanz als verwertbar erwiesen, wird sie Eigentum der Industrie. Diese schreckt nicht einmal davor zurück, sich menschliche Gene der Ureinwohner (zum Beispiel Amazonas-Indianern) patentieren zu lassen.

Die meisten Medikamente entstammen Pflanzen oder sind chemische Varianten ihrer Inhaltsstoffe. Heutzutage versucht man, jede mögliche Variante eines Wirkstoffs ohne lange Versuchszeiten, in denen die Konkurrenz den Marktanteil erobern könnte, auf den Markt zu bringen. Die Beweislast bei möglichen Schäden liegt praktischerweise beim Betroffenen. Sogar Contergan *(Wirkstoff Thalidomid)* wird wieder verkauft, und natürlich kann die Herstellerfirma nichts dafür, dass die Frauen in den Ländern der sogenannten Dritten Welt den Beipackzettel nicht lesen können...

Als noch freie Mittel diverser Hersteller sind in Deutschland verfügbar unter anderem:

• Johanniskraut (Hypericin). Hat eine stimmungsaufhellende und antidepressive Wirkung, muss aber über längere Zeit eingenommen werden, um seine Wirkung zu entfalten.
• Baldrian (Valepotriate). Löst Spannungen, fördert den Schlaf.
• Hopfen (Lupulin). Fördert das Einschlafen. Die Pflanze und ihr Inhaltsstoff sind eng mit Hanf und dessen psychoaktivem Wirkstoff THC verwandt.
• Passionsblume (Passiflora incarnata). Lindert nervöse Schlafstörungen.

Bis Juni 2002 konnte Kava-Kava (Kavain), eine seit 3000 Jahren in der Südsee gebräuchliche Heil- und Genusspflanze, in diversen Darreichungsformen frei erworben werden. Es hat kein Suchtpotenzial und entspannt die Muskeln durch Dämpfung der Nervenimpulse, ohne das Bewusstsein zu trüben. Zur Behandlung von stressbedingten Spannungszuständen bot Kavain eine gute Alternative zu psychiatrischen Psychopharmaka. Außer reversiblen Ekzemen oder Gelbfärbung der Haut bei sehr hohen Dosierungen waren keine Nebenwirkungen bekannt. Nun hat die Pharmazie beim Bundesinstitut für Arzneimittel aufgrund des Verdachtes auf schwerwiegende leberschädigende Wirkungen einen Widerruf der Zulassung erreicht.

Auch Hanf und dessen Wirkstoffe THC und CBD *(Cannabidiol)* in Haschisch und Marihuana werden immer mehr als stress- und krampflösende Mittel diskutiert. Dem aktuellen Verbot steht eine ebenfalls Jahrtausende alte Verwendung als Kultur- und Heilpflanze gegenüber. Die Entdeckung der Anandamid-Rezeptoren erklärt die beruhigende Wirkung von THC und Kavain ebenso wie die von Schokolade, aber auch von Diazepam. Will man jetzt etwa auch noch Schokolade verbieten, um einen von Alternativen freien Markt zur Beglückung der Menschheit mit den ›Segnungen‹ der chemischen Industrie zu schaffen?

Das Thema ›Phytotherapie‹ wird von Anna Ochsenknecht in ihrem Artikel »Die seelische Balance – Pflanzenheilkundliche Unterstützung bei psychischen Problemen und beim Entzug von Psychopharmaka« (Ochsenknecht, 1993) ausführlich behandelt.

## Homöopathische Mittel

Der Begründer der Homöopathie, Samuel Hahnemann, fasste sein Heilprinzip in dem Satz ›Similia similibus curentur‹ (›Ähnliches wird mit Ähnlichem geheilt‹) zusammen. Hahnemann hatte die Entdeckung gemacht, dass ein Giftstoff in geringer Dosierung ähnliche Symptome heilt wie die, die er in höherer Dosierung erzeugt.

So begann Hahnemann Arzneimittelbilder von Substanzen zu erstellen, indem er sie in hoher Dosierung an gesunden Personen testete und die so erzeugten typischen Symptome katalogisierte. Kranken mit diesen Arzneimittelbildern ähnlicher Symptomatik wurden dann die am besten passenden Stoffe in geringer Dosierung verabreicht.

Was der Chemiker als abschwächende Verdünnung des Ausgangsstoffs betrachtet, ist für den Homöopathen die Potenzierung: eine Verstärkung der Heilwirkung mit einem energetischen Verschüttelungsprozess. Eine D 6 wäre zum Beispiel der millionste Teil. Und ab der D 23 ist rechnerisch in einem Liter Arzneimittel nur noch ein Molekül der Ausgangssubstanz vorhanden. Trotzdem wirkt eine D 1000 noch, was nur dadurch erklärbar ist, dass beim stufenweisen Potenzieren der Substanz das Magnetfeld des Lösungsmittels als Träger der Information verändert wird.

Heutzutage weiß man, wie diese Informationen mittels Computer elektromagnetisch transportiert und nach Potenzen gefiltert werden können. Diese Technik findet zum Beispiel beim AcuPro-System per Medikamententest ihre Anwendung. Der klassische Homöopath würde in einer persönlichen Befragung des Patienten das am besten zur geschilderten Symptomatik passende Einzelmittel (oder Komplexmittel aus mehreren Substanzen) ermitteln und gemäß seiner Ausbildung und Erfahrung entsprechend potenziert und dosiert verabreichen. Dabei kann es zu einer sogenannten Erstverschlimmerung kommen. Das bedeutet, dass zwar das richtige Mittel, aber nicht die korrekte Potenz gewählt wurde. Bisherige Symptome können in abgeschwächter Form kurzzeitig wieder auftauchen, was dann mit dem Behandler besprochen wird.

**Akupunktur**

Mittels klassischer Akupunktur, besonders Ohrakupunktur, kann ebenfalls ein regulierender Effekt auf Körper und Psyche ausgeübt werden. Bei allen Leiden, die das zentrale Nervensystem und die Psyche betreffen und die sich in Angst- und Depressionskrisen äußern, wird die Ohrakupunktur empfohlen. Man kann dadurch auf eine große Zahl funktioneller Störungen einwirken, die mit Hilfe klassischer Verfahren nicht geheilt werden können. Dazu gehören Furcht, Platzangst, Neurosen, Konzentrationsmangel, Dyslexie (erschwertes Lesen), Schwindel, Stottern usw. Die Entgiftung über Leber, Niere und Darm ist auf einfache Weise per Nadel, Elektrostimulation oder Laser anregbar. Diese Technik kann beim Absetzen körperblockierender Substanzen notwendig sein. Gerade die Erfolge in der Schmerztherapie und Suchtbehandlung sind hier interessant. Gestörte Hormon- und Nervenfunktionen können mittels Akupunktur gut therapiert werden. Neuroleptika (und auch Cortison) können die Ohrakupunktur in der Wirkung jedoch abschwächen bis blockieren. Trotzdem bietet sie sich zur Entwöhnung und Abstinenzbehandlung an. All diese Erkenntnisse werden von der National Acupuncture Detoxification Association (NADA; Nationale Vereinigung der Entgiftung mittels Akupunktur) weltweit in Ausbildungen vermittelt und in vielen Institutionen zur ambulanten Suchttherapie praktiziert.

Nach vorangegangenem Patientengespräch, Erhebung der Krankengeschichte usw. untersucht der Therapeut zur Behandlung das Ohr des Patienten auf diverse Weise mit Drucktastern oder elektrischen Messungen der Akupunkturpunkte und nimmt an ausgewählten Punkten eine Nadelung oder Laserbehandlung vor. Die fast schmerzfrei zu stechenden Nadeln aus vorwiegend sterilem Einmalmaterial müssen circa zehn bis 30 Minuten einwirken. Der Patient erfährt dabei mit dem Heilreiz Entspannung und einen energetischen Ausgleich. Die Laserbehandlung birgt keinerlei Infektionsgefahr, da die Haut bei der Behandlung nicht verletzt wird. Sie hat den Vorteil, anschließend eine Kontrolle der Punkte per schmerzfreier Messung zu erlauben. So lassen sich sehr sensible Personen ebenfalls sicher therapieren.

## Psychologische Hilfen beim Absetzen

Insgesamt gibt es etwa 30 verschiedene Schulen der Psychologie, die alle wichtige Aspekte aufweisen, sich aber in wesentlichen Dingen widersprechen. Wir haben es bei der Psychologie also nicht mit einer Wissenschaft zu tun wie etwa der Mathematik, in der es undenkbar wäre, dass das Resultat aus 1 + 1 zwischen 1 und 30 liegen könnte. Wissenschaft ist ohne klare Definition nicht denkbar. Untersucht man, welche psychologische Schule erfolgreicher ist, stellt sich heraus, dass die Kriterien für eine erfolgreiche Therapie primär in der Einstellung des Therapeuten zu seinem Patienten und dem sich möglicherweise entwickelnden Vertrauensverhältnis zu suchen sind. Und das braucht Zeit und Zuwendung. Letztlich sind etwa 20 % der Therapeuten vergleichsweise erfolgreicher, egal welcher Schule sie angehören. Macht sich ein Mensch bewusst, von einem Suchtstoff abhängig zu sein, und entdeckt, dass er anstatt Zuwendung zu erhalten mit Psychopharmaka abgespeist wurde, bedarf es mehrerer Schritte, um völlig zu regenerieren.

Im Fall von Alkoholismus ist die Bewegung der Anonymen Alkoholiker (AA), die über ein Zwölf-Schritte-Programm Abstinenz und persönliche und spirituelle Entwicklung erreicht, vorbildlich für eine funktionierende Selbsthilfe. Viele Menschen, die Psychopharmaka absetzen wollen, müssen sich möglicherweise ebenso schrittweise klarmachen, dass sie vor deren Einnahme Probleme hatten oder in Problembeziehungen und -situationen lebten, die zur Einnahme führten. Sind Ursachen und Symptome durch Psychopharmaka lediglich kaschiert worden, können sie beim Absetzen wieder zum Vorschein kommen. Ebenso können in der Zeit der Einnahme neue psychische Probleme entstanden sein, die beim Absetzen oder danach an die Oberfläche kommen. Da Psychopharmaka die aktive Auseinandersetzung mit der eigenen Psyche meist stark behindern, gibt es beim ›Wiedererwachen‹ und danach einiges zu bearbeiten, bis sich das körperliche, seelische und geistige Gleichgewicht wieder eingestellt hat.

## Meditation, autogenes Training usw.

Bei diesen Methoden lernt der Patient, im Alltag durch Hingabe an einen körperlichen Entspannungszustand Gelassenheit zu erreichen. Durch Konzentration auf bestimmte Bewusstseinsinhalte und körperliche Vorgänge wird die Selbstregulation von Körper und Psyche unterstützt. Bei längerer Anwendung sind eine gezielte Verhaltenskorrektur und Vertiefung der Selbsterkenntnis möglich.

## Farbtherapie

Grundlage ist eine empirisch festgestellte Entsprechung zwischen Organen, Farben und Emotionen. Die Farben erlauben – über die direkte Befragung hinaus – eine Übersichtsdiagnose über die aktuellen Einstellungen des Patienten zu gewissen Lebensthemen. Die ermittelten Farbmuster zeigen ein aktuelles Persönlichkeitsmuster auf, das mit dem Patienten diskutiert und reflektiert wird. Die eigentliche Farbtherapie bedient sich der Farben des angestrebten Musters, das zuvor zum Beispiel mit Elektroakupunktur gemessen wird. Durch diverse Anwendungen dieser ermittelten Farben kann eine Neuorientierung des Patienten in seinen Einstellungen zu bestimmten Lebensfragen erleichtert werden.

## Aufdeckende Psychotherapie

In der Therapie gebräuchlich sind die Psychoanalyse nach Sigmund Freud, die analytische Psychologie nach Carl Gustav Jung und verhaltenstherapeutische Maßnahmen. Da viele seelische Störungen mit diesen Ansätzen nicht oder nur schwer zugänglich sind, ist es sinnvoll, den theoretischen Kontext zu erweitern und die Logotherapie nach Viktor Frankl oder andere Ansätze der humanistischen Psychologie zu integrieren. Oder man sucht nach Schlüsselerlebnissen und Blockaden im Unterbewusstsein oder im transpersonalen Bereich. Außergewöhnliche Bewusstseinszustände werden dort zugänglich und können die Integration von unvollendeten Elementen der Psyche erleichtern. Oft werden bisher lang anhaltende psychische Symptome als Selbstheilungsversuch der Psyche begriffen und verschwinden, sobald die entspre-

chenden Schlüsselerlebnisse erlebt sind. Als tiefgreifende Maßnahme wären
hier hypnoseunterstützte Regressionsverfahren und Methoden wie Holotropic Breathwork® zu nennen.

## Holotropic Breathwork®

Holotropic Breathwork® ist eine experimentelle Selbsterfahrungsmethode,
die Christina Grof und ihr Ehemann Stanislav, ein aus der früheren Tsche-
choslowakei in die USA ausgewanderter Psychiater, als Resultat 40-jähriger
Erforschung des menschlichen Bewusstseins mit modernen und klassischen
spirituellen Methoden entwickelten (S. Grof & C. Grof, 1987, 1990, 1991; C.
Grof, 1994; Grof & Bennett, 1993). Der Begriff ›holotropic‹ (von griechisch:
holos = das Ganze, und trepein = sich bewegen in Richtung nach...) bedeutet:
sich zur Ganzheit hin bewegen. Die Methode der Selbsterforschung und
Selbstheilung basiert auf der Mobilisation des spontanen Heilpotenzials der
Psyche in außergewöhnlichen Bewusstseinszuständen, die durch intensives
Atmen hervorgerufen werden. Begleitende Musik, unterstützende Körperarbeit, Mandala-Malen und Gruppengespräche sind zusätzliche wichtige Elemente im holotropen Prozess. Die psychoanalytisch orientierte Erforschung
veränderter Bewusstseinszustände mittels psychoaktiver Substanzen wie
LSD, DMT (Dimethyltryptamin), MDMA (3,4-Methylendioxymethamphe-
tamin, Ecstasy) und Psilocybin führte Stanislav Grof letztendlich zur Entwicklung des vollkommen drogenfreien Holotropic Breathwork®. Dessen
theoretischer Rahmen birgt viele Entsprechungen zu den Beobachtungen
von C. G. Jung, Roberto Assagioli, Joseph Campbell, Fritz Perls und den
Kartographien verschiedener spiritueller Traditionen. Wichtige Elemente
stammen aus dem Zwölf-Schritte-Programm der Anonymen Alkoholiker.

Holotropic Breathwork® bietet einen sicheren und unterstützenden Rahmen, innerhalb dessen die Teilnehmer die reiche Bandbreite von Erfahrungen entdecken können, die es in jeder menschlichen Psyche gibt. Möglich
wird der Zugang zu allen Ebenen des Bewusstseins und der Erfahrungen, die
persönliches Wachstum und spirituelle Entwicklung erleichtern. Erlebnisse
und Phänomene aus all diesen Bereichen werden als normale und natürliche
Bestandteile der Psyche verstanden und, soweit sie auftauchen, vorbehaltlos
akzeptiert.

Ein wesentlicher Grundsatz bei dieser Arbeit ist, dass Antworten auf existenzielle Fragen und Lösungen in uns allen verborgen sind und mit etwas Unterstützung und vorbehaltloser Hinwendung erfahrbar werden. Was mit Holotropic Breathwork® erreicht werden kann:

- Abreaktion von Stress und Verspannungen, Lösung alter psychischer und körperlicher Blockaden
- Integration von unerledigten Elementen der Lebensgeschichte vor, während und nach der eigenen Geburt
- Bewusstwerdung von Erinnerungen, Systemen und Matrizen, welche die Wahrnehmung und Psyche steuern
- Aufarbeitung von Lebensproblemen und traumatischen Sequenzen
- Auflösung unangemessener, destruktiver Strukturen der Psyche
- Loslösung von Sucht und Abhängigkeit
- Nachbearbeitung von unvollständig verarbeiteten Drogenerfahrungen und dadurch verursachten Komplikationen
- Freisetzung bisher unterdrückter Lebensfreude und Kreativität
- Förderung von Spiritualität, Urvertrauen und geistigem Wachstum
- Integration transpersonaler Phänomene (wie zum Beispiel mystische Einheitserlebnisse, Kontakte mit Archetypen, Raum- und Zeitreisen, Verstehen von karmischen Mustern, spirituelle Erfahrungen, Erwachen der Kundalini
- Vertiefung zwischenmenschlicher Begegnung und Mitteilungsmöglichkeit, verbessertes Verständnis.

Dramatische Veränderungen stellen sich ein, wenn die bisher unterdrückte Lebensfreude freigesetzt oder alter Schmerz und Verspannung aufgelöst werden und einer ausgeglicheneren Lebensweise Raum lassen.

Diese und ähnliche stark wirksame Verfahren sind nicht für jedermann geeignet. Kooperationsbereitschaft, Hingabe, Loslassen und Einsichtsfähigkeit sind gefragt. Da es bei Einsatz dieser tiefgreifenden Verfahren nach psychopharmakologischer Unterdrückung psychischer Probleme zu einer zu starken und lang anhaltenden Reaktion kommen kann, sind zum Beispiel Wochenendworkshops oder andere ambulante Anwendungen dann nicht empfehlenswert. Wegen des möglichen starken körperlichen und psychischen Stresses beim Konfrontieren kritischer Situationen ist die Methode außerdem bei Schwangerschaft, schweren Herz-Kreislauf-Störungen, Glaukom, Epilepsie und kürzlichen Operationen ebenfalls kontraindiziert.

## Spirituelle Krisen und Psychosen

Spirituelle Entwicklung ist eine angeborene evolutionäre Fähigkeit jedes Menschen. Sie ist eine Bewegung in Richtung Ganzheit, das Entdecken des ›wahren‹ eigenen Potenzials. Sie ist ebenso gewöhnlich und natürlich wie Geburt, physisches Wachstum und Tod – ein integraler Bestandteil unserer Existenz. Für manche Menschen jedoch wird die transformative spirituelle Entwicklung zu einer Krise, bei der die Veränderungen so schnell ablaufen und die inneren Zustände einen so beanspruchen, dass es vorübergehend schwerfällt, in der Alltagsrealität zurechtzukommen. Auslöser spiritueller Krisen können sein: Krankheit, Unfall, Operation, physische Erschöpfung, lang anhaltender Schlafmangel, Geburt, Fehlgeburt, Abtreibung, starke sexuelle oder emotionale Erfahrung, Beziehungsverlust, Tod eines Nahestehenden, Trennung, Scheidung, Kündigung, materieller Verlust, Drogenerfahrung, Meditation, Yoga, spirituelle Praktiken und vieles mehr. Spirituelle Krisen können als Sinnkrise, als Kundalini-Erwachen, als Erleben von Einheitsbewusstsein (›Gipfelerlebnisse‹), als psychologische Erneuerung durch Rückkehr zum Zentrum, als Krise einer sensitiven Öffnung, als Erfahrungen aus früheren Leben, als Kommunikation mit geistigen Führern und ›Channeling‹, als Nahtod-Erfahrungen, als Wahrnehmungen von UFOs, als Zustände von Besessenheit oder auf dem schamanischen Weg auftreten.

Viele Menschen erleben Phänomene aus diesen Bereichen krisenhaft. Sieht man sie in anderen Kulturen als völlig normal an, werden sie von unserer westlichen Medizin dann als psychotisch oder schizophren etikettiert. Erhält man in einer solchen Krise Unterstützung durch Freunde, Familie oder Therapeuten, kann man die Krise letztendlich als sanften Erfahrungsprozess erleben, der die Verarbeitungsfähigkeit nicht überfordert, auch wenn sie strapaziert wird. Das krisenhafte Erleben wird als Reinigungsprozess und Entwicklungsmöglichkeit gesehen, und Kooperationsbereitschaft und Einsichtsfähigkeit in das Geschehen sind erhalten.

Hilfreich für die Frage, ob die Methode generell genutzt werden kann, ist die von Grof gemachte Unterscheidung zwischen spirituellem Wachstum, spiritueller Krise und Psychose. Der Begriff ›Psychose‹ wird von Grof auf Zustände beschränkt, die durch organische Hirnschädigungen wie zum Beispiel durch Tumore oder durch die Hirnsubstanz hochgradig schädigende Erkrankungen und Verletzungen entstehen. Eventuell bewirken physische Krankheiten psychische Veränderungen. Im Zweifelsfall sollte eine sorgfältige Untersuchung solche Ursachen ausschließen, bevor das Konzept der spirituellen Krisen angewandt wird.

Sind durch organische Schäden Intellekt, Gedächtnis und Bewusstsein soweit gestört, dass es grundlegende Probleme mit der Orientierung gibt, der Patient sich Name, Zeit und Ort nicht mehr merken kann und Verwirrung, Desorganisation und gestörte intellektuelle Funktionen die Kommunikation und Kooperation behindern, ist eine aufdeckende Psychotherapie nicht sinnvoll. Psychologische Kriterien sind bei dieser Beurteilung wichtig, denn ein Patient, der nicht bereit ist, sich seinen Problemen zu stellen, aggressiv gegen sich selbst oder andere ist, innere Erfahrungen und Außenwelt ständig verwechselt und extensives Projizieren und Schuldzuweisen praktiziert, wird von dem Konzept nicht profitieren.

Mit der Einengung des oft diskriminierenden Begriffs der Psychose auf klare physische Ursachen wird eine Neubewertung vieler Symptome als ›normal‹ erreicht. Schulmedizinische Behandler stehen dennoch oft vor diagnostischen Problemen und müssen sich gegenüber den Kostenträgern der Behandlung und Haftpflichtversicherern verantworten. Da wird entweder eher eine Psychose diagnostiziert, als dass man sich später bei auftretenden Komplikationen eine Verletzung der Sorgfaltspflicht vorwerfen lassen muss oder wegen nichterstattungsfähiger oder bemängelter Leistungen regresspflichtig wird. So geraten Behandler oft in die Zwickmühle aus finanziellen Interessen und Verbundenheit mit der etablierten Wissenschaft auf der einen Seite und neuer Einsicht auf der anderen.

Inzwischen hat sich international ein Netzwerk für spirituelle Krisen (SEN) gebildet. In diesem Netzwerk arbeiten Betroffene, Laien und professionelle Helfer zusammen, um Begegnungs- und Betreuungsmöglichkeiten zu schaffen. Nach US-amerikanischem Vorbild (»Pocket Ranch«; siehe Bragdon, 1991, S. 299) sollen jetzt auch in der BRD Einrichtungen mit Rund-um-die-Uhr-Betreuung gegründet werden, wo Patienten wohnen, an sich arbeiten und gesunden können. Allerdings gestaltet sich angesichts des Abbaus des Sozialstaats und des Pflegenotstands die Verwirklichung schwierig. Idealismus ist gefragt, um in Organisationen wie dem SEN unentgeltlich mitzuarbeiten.

## Entgiftung von Psychopharmaka

Vor jeder Therapie steht eine möglichst genaue Diagnose. Nach einer langen Odyssee durch diverse Kliniken und Praxen bringen Patienten meist Diagnosen und Arztbriefe mit, die manchmal zwar durch labortechnische Daten Anhaltspunkte bieten, insgesamt jedoch hinterfragt werden müssen. In meiner Praxis hat sich eine Kombination aus der Bioelektronischen Funktionsdiagnostik und der Elektroakupunktur bewährt, um einen Überblick über die Verfassung des Patienten zu erhalten. Diese und ähnliche Verfahren sind kontinuierlich weiterentwickelt worden, derzeit existieren etliche Varianten. Gemeinsam ist ihnen, dass die elektrische Messung der Akupunkturpunkte hauptsächlich an Kopf, Händen und Füßen vorgenommen wird. Dies dient der Erhebung eines Energiestatus der einzelnen Punkte bzw. der mit ihnen korrelierenden Organe.

## Zum Nachweis von Toxinbelastung durch Elektroakupunktur nach Voll und Leber bzw. durch Bioelektronische Funktionsdiagnostik nach Schimmel

Der Arzt Reinhold Voll schuf in den 1950er-Jahren die Grundlagen für die elektrische Messung von Akupunkturpunkten (EAV). Er erforschte die klassischen chinesischen Akupunkturpunkte und Meridiane und ordnete den bisher bekannten sowie den von ihm neu entdeckten Punkten und Meridianen die Organentsprechungen zu. Dadurch sind heute mehr als 1000 Punkte in ihrer Bedeutung und Zuordnung aufgeklärt, so dass durch Dokumentation dieser Punktmessungen ein recht genaues Bild der Energieverteilung im Organismus gewonnen werden kann.

Die BFD nach dem Zahnmediziner Helmut Schimmel ist ein Ableger der EAV mit dem Ziel, den Messvorgang zu verkürzen und zu vereinfachen.

Durch die unterschiedlichen Elektroden bedingt, verläuft der Ohm'sche Widerstand im Akupunkturpunkt unterschiedlich. Während bei der EAV ein starkes Ansteigen mit Abfall des Zeigers als Schwächezeichen gewertet wird, ist in der BFD der Zeigerabfall unwesentlich, nur der Endwert wird registriert. Beide Schulen kommen zu erstaunlichen Resultaten.

Mit dem AcuPro-II-System nach Leber ist es möglich, eine umfassende Diagnostik und Dokumentation zu erstellen. Das schnelle Screening (›Siebtest‹) von 40 Kontrollmesspunkten an Händen und Füßen ermöglicht einen ersten Überblick über die Energieverteilung im Organismus.

Die durch die Messungen erstellte Diagnose wird durch den Medikamententest präzisiert und verifiziert. Dieser Test ist eine weitere wesentliche Entdeckung von Voll. Hierbei wird der Patient nach eingehender Messung diverser Punkte mit Testampullen in Kontakt gebracht. Je nachdem, ob er die Substanz toleriert und sie dem Körper hilfreich ist, verändern sich simultan entsprechende Akupunkturpunkte. Hat der Patient also beispielsweise an einem Allergiemesspunkt einen hohen Wert und lässt sich dieser durch ein homöopathisch aufbereitetes Toxin korrigieren, so kann angenommen werden, dass eben dieses Toxin als Ursubstanz zur allergischen Reizung geführt hat. Gleiches gilt für niedrige Werte. Wurde beispielsweise eine Degeneration am Kiefer gefunden und führt eine homöopathische Aufbereitung ›Kieferostitis‹ zum Ausgleich des Punkts, so ist anzunehmen, dass eben diese Kieferostitis (Kieferknochenentzündung) vorliegt bzw. vorgelegen und zur Beherdung geführt hat. Eine Bestimmung der wirksamen Einzelpotenzen erlaubt eine Einschätzung der Stärke der Belastung und der Einwirkungsdauer bzw. des ungefähren Intoxikationszeitpunkts. Ebenso ist daran in etwa zu sehen, wie weit ein Toxin bis zum Zellkern vorgedrungen ist.

Inzwischen gibt es eine Unmenge von Testsubstanzen. Das klassische Verfahren mit Glasampullen ist inzwischen mit dem AcuPro-II-System nach Douglas Voll zu einem virtuellen Medikamententest weiterentwickelt; das bedeutet, dass die Information von circa 7000 Substanzen in diversen Einzelpotenzen per Computer simuliert werden kann. Das entspricht etwa 500 000 miteinander kombinierbaren Einzelampullen. In diesen Substanzlisten sind Schwermetalle ebenso vorhanden wie eine große Sammlung von allopathischen, homöopathischen und phytotherapeutischen Medikamenten.

Hat man also gefunden, dass ein Toxin, hier in der Diskussion ein Psycho-pharmakon und Abbaustoffe daraus, in homöopathischer Form in der Lage ist, einen energetisch gestörten Organismus zur Regulation anzuregen, so kann davon ausgegangen werden, dass eben dieses Toxin an der Störung des Gleichgewichts beteiligt ist. Es geht dann darum, das Toxin mittels geeigne-ter Potenzen aus dem Körper auszuleiten. Dazu lassen sich homöopathische Medikamente verwenden, die aber meist nicht den ursächlichen Stoff anzei-gen, sondern nach dem Ähnlichkeitsprinzip die Energie zum Ausgleich brin-gen. Diagnostisch interessanter ist es, Nosoden (aus pathologischen Produk-ten hergestellte und in höheren Potenzen zur Therapie der gleichen Krank-heit angewandte Potenzen) und spezielle Arzneimittel zu testen, um den ver-ursachenden Stoff über die Reaktion des Patienten zu ermitteln. Ebenso lässt sich mit Organpräparaten nicht nur die Regeneration anregen, sondern auch feststellen, durch welches Organpräparat ein gestörter Punkt reguliert wird. Dies liefert dann einen Hinweis auf die zu regenerierenden Bereiche.

*Herstellung von patientenspezifischen virtuellen Mitteln*
Die mit dem AcuPro-System ermittelten Substanzen bzw. deren Potenzie-rungen können entweder aus der Apotheke bezogen oder als virtuelles Mittel mit dem Imprint-Verfahren hergestellt werden. Viele Psychopharmaka sind im Programm leider noch nicht verfügbar. Hat man aber die Originalsubstanz zur Verfügung, kann die Herstellung der Mittel durch ›Ablesen‹ der Informa-tion und Übertragung auf Medien wie zum Beispiel Wasser in kleinen Fla-schen oder Ampullen mit physiologischer Kochsalzlösung vorgenommen werden. Andere Methoden wie Bioresonanz- oder Moratherapie bedienen sich dabei ähnlicher Mechanismen wie das AcuPro-II-System. Der Vorteil dieser virtuellen Mittel ist, dass das entsprechende Toxin nicht molekular verabreicht, sondern das Immunsystem lediglich angeregt wird, sich um das Toxin zu kümmern. Besonders bei zu befürchtenden allergischen Reaktionen ist dies hilfreich.

*Verabreichung der so gefundenen Mittel*
Die virtuellen Mittel aus belastenden Toxinen sollten dann zur Kontrolle an den abweichenden Messpunkten getestet werden und zur Balancierung der

Energie führen. Die Mittel können am einfachsten verabreicht werden, indem zum Beispiel einige Tropfen täglich auf die Haut gerieben werden. Ebenso ist es möglich, imprägnierte Ampullen mit physiologischer Kochsalzlösung zu injizieren. Ist ein Patient bereits stark belastet, so würde ihn eine radikale Sanierung mit einer zu starken Dosis noch mehr belasten, zu befürchten wäre eine homöopathische Erstverschlimmerung. In diesem Fall ist die Verabreichung zu reduzieren und die parallele Ausleitung mit Lymph-, Leber- und Nierenmitteln zu intensivieren. Wie oben erwähnt, ist auch Akupunktur zu empfehlen. Unterstützend können Organpräparate der belasteten Organe von zum Beispiel HEEL oder WALA (s.o.) verabreicht werden.

**Nachkontrolle**

Für die Beurteilung des Behandlungsverlaufs gelten folgende Kriterien:

*Subjektives Befinden*
Die Ausleitung von Toxinen hebt das subjektive Befinden des Patienten. Dies wird gegebenenfalls durch eine begleitende Psychotherapie unterstützt, sollte der Patient nicht individuelle Selbsthilfe oder aktive Mitarbeit in einer Selbsthilfe- und Erfahrungsgruppe vorziehen. Die Besserung muss über eine längere Zeit beobachtet werden, da man bei vielen Erkrankungen einen phasenhaften Verlauf beobachten kann.

*Regulation der Energiewerte*
Durch Einsatz der passenden Homöopathika und Nosoden balanciert sich die Energie in den Akupunktur-Meridianen aus. Dieser Ausgleich der Messwerte zeigt den günstigen Verlauf der Heilung an. Da dies aber medikamentenbedingt geschieht, muss – sobald sich wieder Abweichungen ergeben, spätestens aber nach vier Wochen – eine Neuanpassung der erforderlichen Mittel erfolgen. Der Patient ist gesundet, wenn über längere Zeit das subjektive Befinden in Ordnung und die Messwerte ohne Medikation stabil sind. Danach sollte man mindestens noch halbjährlich Kontrollen vornehmen.

## Erfolge und Misserfolge beim Absetzen von Psychopharmaka

Erfolg und Misserfolg hängen sehr von den Erwartungen des Patienten und des Therapeuten ab. Manchmal hat ein Patient selbst schon ein Mittel abgesetzt oder vor langer Zeit genommen. Durch die Diagnose mit Elektroakupunktur führt man aktuelle Beschwerden und Symptome möglicherweise auf die frühere Einnahme zurück. Den Erfolg der Therapie sieht man dann in der Linderung oder Beseitigung dieser Beschwerden. Oft hat ein Patient Psychopharmaka verordnet bekommen, ohne psychische Probleme zu haben – etwa bei Schmerzzuständen wie Gesichtsnerv- oder Ischiasschmerzen. Ist die schmerzauslösende Ursache – etwa ein Zahnherd oder Amalgam – gefunden und beseitigt, ist es ein Leichtes, schrittweise abzusetzen und harmlosere Schmerzmittel wie ASS (Azetylsalizylsäure) oder homöopathische Mittel zu verabreichen, bis die Ursache der Schmerzen beseitigt ist.

Problematischer wird es, wenn bereits eine Psychopharmaka-Abhängigkeit entstanden und mit Reboundeffekten oder anderen Entzugssymptomen zu rechnen ist. Existiert ein gutes Vertrauensverhältnis zwischen Behandler und Patient, werden sich auch diese Schwierigkeiten meistern lassen. Misserfolge zeigen sich dem Therapeut unter anderem in Therapieabbrüchen, die verschiedene Ursachen haben:

- Der Psychopharmaka verordnende Arzt überzeugt den Patienten, dass das Absetzen »viel zu gefährlich« sei.
- Treten Symptome wieder auf, die ursprünglich zur Verordnung geführt haben, verliert der Patient das Vertrauen, oder er ist nicht bereit bzw. in der Lage, diese Symptome therapeutisch zu bearbeiten.
- Die Familie des Patienten, der sich in einem Abhängigkeitsverhältnis befindet, verweigert die Unterstützung.
- Die betreuende Einrichtung nutzt ihre Machtposition, um den Patienten zum Verzicht auf seine Absetzbemühungen zu drängen.

Manche Patienten wollen gar nicht reduzieren oder absetzen. Das kann natürlich für den Therapeuten einen Misserfolg bedeuten, wenn er weiß, dass die Einnahme der Mittel dem Patienten schadet. Mehr als Aufklärung kann man in dem Fall nicht anbieten. Andere Patienten sind zufrieden, wenn sie eine Verminderung der Dosis erreichen, während wiederum andere es als

Misserfolg sehen, wenn sie nicht vollständig ohne diese Mittel auskommen oder nicht schnell genug absetzen können.

Haben Therapeut und Patient die Auffassung, dass sie beide voneinander lernen können, ist die Basis für eine vertrauensvolle und verantwortungsvolle Zusammenarbeit gegeben. Diese Basis wird um so tragfähiger, je erfahrener der Therapeut ist und je mehr der Patient weiß, dass er sich bei auftretenden Schwierigkeiten auf seinen Therapeuten verlassen kann.[1]

## Literatur

Bragdon, Emma: »Spirituelle Krisen – Wendepunkte im Leben«, Freiburg: Bauer Verlag 1991

Grof, Christina: »Sehnsucht nach Ganzheit – Der spirituelle Weg aus der Abhängigkeit«, München: Kösel Verlag 1994

Grof, Stanislav / Bennett, Hal Zina: »Die Welt der Psyche – Neue Erkenntnisse aus Psychologie und Bewusstseinsforschung«, München: Kösel Verlag 1993

Grof, Stanislav / Grof, Christina: »Das Abenteuer der Selbstentdeckung – Heilung durch veränderte Bewusstseinszustände – ein Leitfaden«, München: Kösel Verlag 1987

Grof, Stanislav / Grof, Christina: »Spirituelle Krisen – Chancen zur Selbstfindung«, München: Kösel Verlag 1990

Grof, Stanislav / Grof, Christina: »Die stürmische Suche nach dem Selbst – Praktische Hilfe für Spirituelle Krisen«, München: Kösel Verlag 1991

Ochsenknecht, Anna: »Die seelische Balance – Pflanzenheilkundliche Unterstützung bei psychischen Problemen und beim Entzug von Psychopharmaka«, in: Kerstin Kempker / Peter Lehmann (Hg.): »Statt Psychiatrie«, Berlin: Antipsychiatrieverlag 1993, S. 82-94

**Elke Laskowski**

# Biodynamische Körper- und Auraarbeit mit Bach-Blüten, Steinen und Farben

*Antidepressiva / Tranquilizer*

Seit 1991 arbeite ich selbstständig in meiner Naturheilpraxis als Heilpraktikerin. Häufig kommen Patienten zu mir, die eine Alternative zu Psychopharmaka suchen. Nachfolgend möchte ich zwei Beispiele aufzeigen.

1  Hilfreiche Adressen finden Sie im Internet unter bit.do/kj-adressen

**Beispiel 1**

Vor circa drei Jahren rief mich eine junge Frau in der Praxis an und fragte mich, ob ich es für möglich halte, sie mit Bach-Blüten alternativ zu einem Psychopharmakon zu behandeln. Sie hatte von ihrem Arzt ein Antidepressivum verschrieben bekommen. Doch dieses wollte sie auf keinen Fall weiter nehmen, da sie befürchtete, davon abhängig zu werden.

Wir machten gleich für den nächsten Tag einen Termin aus. Sie kam zur verabredeten Zeit zusammen mit ihrem Ehemann, denn sie hatte Angst, allein Auto zu fahren. Die gerade vierzigjährige Frau, Mutter von drei Mädchen, war sehr ängstlich und machte einen apathischen Eindruck. Sie berichtete, dass sie nach dem Absetzen eines Schilddrüsenmittels plötzlich starke, diffuse Ängste bekommen habe und schließlich sehr depressiv geworden sei. Ihr Arzt habe ihr daraufhin ein Antidepressivum gegeben. Dadurch fühlte sie sich wie betrunken und innerlich tot. Sie hatte das Gefühl, ihre Mitwelt nicht mehr richtig wahrzunehmen und nicht mehr sie selbst zu sein. Die Patientin war fest entschlossen, das Antidepressivum abzusetzen und ein alternatives Heilmittel auszuprobieren.

Wir sprachen über die Wirkungsweise der Bach-Blüten. Diese 38 Blütenessenzen, von dem englischen Arzt Edward Bach vor circa 60 Jahren gefunden, wirken auf negative Gemütszustände. Durch die Einnahme der verschiedenen Heilessenzen können wir zum Beispiel Unsicherheit und Ungeduld transformieren, so dass wir sicherer und geduldiger werden. Sie nehmen Einfluss auf unsere Seelenzustände, und wir lernen uns selber besser verstehen. Aufgrund der daraus folgenden Selbsterkenntnis können wir dann unser Verhalten und unsere Handlungen verändern.

Die Blüten wirken nicht direkt auf der körperlichen Ebene, sondern auf unseren feinstofflichen Körper. Dieser wird auch »Aura« genannt. Diese wiederum hat verschiedene Ebenen. Die Aura wird meist als ›Ei um den Körper herum‹ dargestellt. Sie enthält als Energie zum Beispiel die Gefühls- und Gedankenwelt des Menschen. Die Bach-Blüten wirken auf die Gefühlswelt, das heißt auf den Emotionalkörper, und haben somit keinen direkten Einfluss auf unseren grobstofflichen Körper, infolgedessen auch keine Nebenwirkungen.

Die beiden waren mit einer Behandlung einverstanden, wobei der Ehemann sehr kritisch war. Er konnte überhaupt nicht verstehen, was mit seiner Frau vor sich ging, und meinte, sie solle sich endlich zusammenreißen. Er wollte von mir wissen, wie lange dieser Angstzustand noch anhalten würde. Dessen Dauer konnte ich natürlich nicht voraussehen. Wir sprachen darüber, wie wichtig es sei, dass die Familienangehörigen gerade bei einer als psychische Erkrankung bezeichneten Problematik dem Patienten Verständnis entgegenbringen, dass sie ihn in jeder erdenklichen Weise versuchen zu unterstützen und ihm zeigen, dass er trotzdem geliebt und gebraucht wird, oder dass sie einfach nur da sind und ›Händchen halten‹.

Ich verordnete der Frau die erste Bach-Blüten-Mischung. Wir verabredeten, dass sie mit ihrem Arzt Kontakt aufnehmen solle, um das Antidepressivum abzusetzen. Weiterhin vereinbarten wir eine biodynamische Arbeit nach Gerda Boyesen (1987, 1995; Boyesen & Boyesen, 1987).

Der Kontakt zwischen meiner Patientin und mir war hergestellt. Dieser Aspekt in meiner Arbeit wird mir immer wieder ganz deutlich. Ich muss zu meinen Patienten auf einer nonverbalen Ebene Kontakt bekommen, damit eine erfolgreiche Behandlung stattfinden kann.

Wir schlossen unser erstes Treffen in der Übereinstimmung, dass sie mich jederzeit anrufen könne und dass ihre Familie sie unterstützen würde. Die Patientin setzte das Antidepressivum innerhalb der nächsten Wochen ab. Insgesamt nahm sie es nur 14 Wochen. In der ersten Zeit ging es ihr etwas schlechter, die Angst wuchs. Die Patientin kam jetzt alle vier bis fünf Tage, und ich behandelte sie biodynamisch. Ich wandte zunächst ein Empting der Aura an. Dies bedeutet, dass der feinstoffliche Körper gereinigt wird und die Energie ins Fließen kommt. Gleichzeitig veränderte ich die Bach-Blüten-Mischung. Zusätzlich wählte ich einen Stein, um auf ihren mentalen Zustand, das heißt auch auf ihre Gedankenwelt, verändernd einzuwirken. Dies hat zudem den Vorteil, dass die Patientin sich an einem Stein, also einem Gegenstand, festhalten kann. In diesem Fall wählte ich den Türkis, an den sie sich sehr klammerte.

Die Bach-Blüten wirken stark auf der emotionalen Ebene, die Steine stärker auf der mentalen. Dies bedeutet nicht, dass durch Bach-Blüten oder Steine nur jeweils eine Ebene angesprochen wird, sondern dass hier die Ansatzpunkte liegen und die Wirkungen natürlich beide Ebenen beeinflussen.

Ihre Familie unterstützte sie dahingehend, dass man sie nie allein ließ, ein Familienmitglied war ständig in ihrer Nähe. Die Patientin erholte sich langsam. Sie berichtete mir, dass sie in den Nächten nach unseren Sitzungen wenig schlafe und sehr aufgewühlt sei. An den Tagen unmittelbar darauf und den folgenden ging es ihr dafür besser als vor der Behandlung. Sie machte kontinuierlich Fortschritte, wenn sie auch manchmal von Ungeduld überfallen wurde.

Öfters sprachen wir darüber, dass die Genesung ein Prozess ist und die Dinge, die sich langsam aufgestaut haben, nur langsam abzuarbeiten sind. Wir erkannten, dass sie seit ihrer Kindheit angstbesetzt war. Sie kam fast ein halbes Jahr regelmäßig einmal in der Woche, dann vierzehntägig. Wir führten viele Gespräche. Sie hatte schon mit 18 Jahren geheiratet, Kinder bekommen und sich ihrem Mann untergeordnet, der das gemeinsame Geschäft führte. Langsam fing sie an, ihre eigenen Bedürfnisse wahrzunehmen. Mit biodynamischer Auraarbeit kamen alte Kinderträume zutage, die sie verarbeiten musste. Ständig führte sie Gespräche mit ihrem Ehemann, der nach wie vor meinte, nichts zu verstehen. Schließlich war ihre starke Depression überwunden, und sie eröffnete ein eigenes Geschäft, in dem sie ihre Aufgabe fand. Die Bach-Blüten nahm sie circa eineinhalb Jahre, wobei ich die Mischung in unterschiedlichen Abständen veränderte. Jetzt kommt sie unregelmäßig, manchmal weil sie eine akute Krankheit hat oder weil Angst auftritt, allerdings nie wieder im ursprünglichen Ausmaß.

**Beispiel 2**

Die zweite Patientin, von der ich berichten möchte, war zu Behandlungsbeginn Studentin der Tiermedizin und litt unter massiven Prüfungsängsten. Sie kam zu einem Termin, den ich mit ihrer Freundin verabredet hatte, und saß angespannt vor uns, ängstlich und hinter einer lächelnden Fassade. Sie berichtete, dass sie sich vollkommen blockiert fühle, wenn sie an die nächste Prüfung denke. Eine panische Angst mit einer absoluten Kopfleere würde sie ergreifen. Manchmal wäre es so schlimm, dass sie gar nicht mehr sprechen könne und das Gefühl bekäme, sie würde sterben, wenn sie sprechen müsste. Sie könne dann nicht zur Uni fahren, müsse zu Hause bleiben und wäre dann absolut verzweifelt. Sie berichtete mir, dass sie schon bei vielen Ärzten war, die ihr Psychopharmaka verordneten. Sie hat diese unterschiedlichen Mittel

(Tavor, Doxepin, Lexotanil) genommen, meist aber nur kurzfristig um den Prüfungstermin herum. Doch sie wolle und könne sie nicht mehr schlucken, da unter Wirkung der Antidepressiva ein Lernen nicht möglich sei. Außerdem waren die Depression und Angst jedesmal, wenn sie die Mittel absetzte, noch schlimmer geworden. Ich bereitete ihr eine Bach-Blüten-Mischung, wie gewohnt nach den Regeln der Schienenarbeit von Krämer (Krämer & Wild, 1989). Wir verabredeten den nächsten Termin für die kommende Woche. Ich bot ihr an, mich jederzeit anrufen zu können, wenn sie in eine akute Notsituation gerate.

Meine Erfahrung ist, dass dies den Patienten eine große Sicherheit vermittelt. Dabei rufen die Patienten eher selten an, allerdings berichten sie häufig davon, wie wichtig ihnen die Möglichkeit ist.

Beim nächsten Termin erfuhr ich, dass beide Eltern sehr früh verstorben waren, ihr Vater nach langer schwerer Nierenerkrankung und ihre Mutter an Krebs. Die beiden Geschwister, ein älterer und ein jüngerer Bruder, sind heute Unternehmensberater, und meine Patientin hat ein ausgesprochen schlechtes Verhältnis zu ihnen. Sie lebt im Elternhaus. In der oberen Wohnung wohnt die 83jährige Großmutter, doch der Kontakt zu ihr ist absolut reserviert. Überhaupt, teilte sie mir mit, würde in ihrer Familie wenig gesprochen und über Probleme schon gar nicht. Niemand aus ihrer Familie wusste von ihren Ängsten und Depressionen, auch die Tanten nicht, die in ihrem Umfeld lebten. Alle bemerkten nur, dass ihr Studium lange dauert, aber keiner fragte warum.

Eines ihrer großen Probleme war, keinen Kontakt zu ihrer Mitwelt zu haben, und dies verstärkte sich unter Einnahme der Psychopharmaka. Ich verordnete ihr eine entsprechende Bach-Blüten-Mischung. Hauptbestandteil unserer Sitzungen war zunächst das Gespräch. Langsam begann ich, bei ihr mit Farbe und mit meditativen Reinigungsübungen zu arbeiten, so dass ihre Aura und ihr Körper mit weißem Licht durchflutet wurden. Hierbei bemerkte ich, dass sie einen leichten Zugang zu Farbe hatte. Sie lernte, sich mit einer imaginären Wolke aus blau zu beruhigen. Es ist wichtig für mich, mit verschiedenen Methoden zu arbeiten, um dem Patienten das individuell Richtige in die Hand zu geben. Einen blauen Mantel oder eine blaue Wolke zu imaginieren, kann in einer Prüfungssituation sehr wichtig sein. Manchmal fiel ihr die Arbeit, das heißt das ständige Konfrontieren mit den Problemen, recht schwer, ganz anders als unter Einnahme eines Psychopharmakons. Sie brauchte viel lieben Zuspruch. In der prüfungsfreien Zeit erholte sie sich ein wenig; rückten die Prüfungstermine näher, verstärkten sich die Symptome jedoch wieder, und sie kam häufiger zur Behandlung. Schwierig war, dass sie wenig feste Freunde hatte und aus der Familie überhaupt keine Unterstützung erhielt. Sie fand jedoch Freundinnen, die sie zu Prüfungsterminen fuhren, oder wir telefonierten kurz vorher und machten übers Telefon Entspannungsübungen.

Sie lernte autogenes Training in einem meiner Kurse. In unregelmäßigen Sitzungen sprach sie viel, und wir erarbeiteten ihre Situation mit ihren Brüdern, ihrer Großmutter und ihren verstorbenen Eltern. Sie hatte den Tod der Eltern völlig verdrängt, fühlte sich verantwortlich, die Familie zusammenzuhalten. So konnte sie in dem Haus nichts verändern oder renovieren, denn sie stand unter dem inneren Zwang, das Gedenken an die Eltern hochzuhalten. Ihre Brüder wollten auf keinen Fall eine Veränderung, obgleich sie nicht dort lebten. Das Haus gehört den drei Geschwistern, und sie bewohnt ein Zimmer. Auch wenn die Eltern nun schon über zehn Jahre tot waren, so war die Wohnung noch wie zu ihren Lebzeiten eingerichtet. Nur sehr zurückhaltend berichtete sie von allem.

Der große Unterschied zwischen der Einnahme von Bach-Blüten und eines Psychopharmakons liegt darin, dass die Bach-Blüten Schwierigkeiten nicht zudecken wie die Psychopharmaka, sondern aufdecken und bewusst machen. Dieses Aufdecken verlangt vom Patienten eine aktive Mitarbeit und die Bereitschaft, sich zu verändern. Regelmäßig helfen Bach-Blüten aufzuzeigen, in welchen Situationen wir uns befinden und wo unsere Fehler liegen. Dadurch bekommen wir die Möglichkeit der Veränderung.

Ein weiteres Problem war der viel zu hohe Anspruch der Patientin an sich selbst. Sie hatte einen Hang zum Perfektionismus, woraus folgte, dass eine Prüfung nur sehr gut bestanden werden konnte, sonst hatte sie keinen Wert. Aufgrund dieses Gedankenmusters fühlte sie sich wertlos – nicht einmal wert zu leben, geliebt zu werden oder Kontakt zu anderen Menschen haben zu dürfen. Die Bach-Blüten hatten eine tröstende Wirkung und halfen, den eigenen Wert zu erkennen. Auch bei dieser Patientin arbeitete ich mit unterschiedlichen biodynamischen Methoden von Gerda Boyesen: Übungen zum Reinigen des feinstofflichen Körpers und zur Aktivierung der Lebensenergie. Die Patientin schaffte mittlerweile ihre Prüfungen und arbeitet jetzt in einer Tierklinik.

Ich bin überzeugt davon, dass die Bach-Blüten-Therapie in Zusammenhang mit einer biodynamischen Arbeit eine gute Alternative zur Einnahme eines Psychopharmakons darstellt. Natürlich besitzen Gespräche und Angebote, jederzeit anrufen zu können, ebenfalls eine nicht zu unterschätzende therapeutische Wirkung. All dies durfte ich an mehr als diesen beiden Fällen erfahren.

## Literatur

Boyesen, Gerda: »Über den Körper die Seele heilen. Biodynamische Psychologie und Psychotherapie«, München: Kösel Verlag 1987

Boyesen, Gerda: »Von der Lust am Heilen«, München: Kösel Verlag 1995

Boyesen, Gerda / Boyesen, Mona Lisa: »Biodynamik des Lebens. Grundlagen der Biodynamischen Psychologie«, Essen: Synthesis Verlag 1987

Krämer, Dietmar / Wild, Helmut: »Neue Therapien mit Bach-Blüten 1-3«, Interlaken: Ansata 1989

**Bob Johnson**

# Zum Absetzen von Psychostimulanzien bei Kindern

*Psychostimulanzien: Ritalin, Strattera*

Jimmy war sechs Jahre alt, als sein Großvater, Mr. Brown, ihn in mein Sprechzimmer brachte. Ich kannte Mr. Brown schon lange. Er war ein dünner Mann, nicht groß, Mitte fünfzig und immer mit einem hageren Gesicht. Bei diesem Besuch sah er mit seinem eingezogenen Wangen und schweren Augenlidern noch ausgezehrter aus als sonst. Er machte einen sehr erschöpften Eindruck. So richtig gesund war er nie gewesen, aber er hatte schon lange nicht mehr so schlecht ausgesehen. Schon einige Jahre war er wegen einer chronischen Lungenaufblähung bei mir in Behandlung, aber diesmal war er aus einem anderen Grund gekommen. Er machte sich große Sorgen um seinen Enkel Jimmy, einen freundlichen Jungen mit strohblondem Haar, einem fröhlichen Gesicht und – wie sich herausstellte – zu viel Energie.

Ich arbeitete zu dieser Zeit als Hausarzt in einer Industriestadt in Lanca-
shire in der Nähe von Manchester. Als Medizinstudent hätte ich nie gedacht,
dass ich einmal Allgemeinarzt werden würde. Anfangs war ich davon beses-
sen, Schizophrenie durch Gespräche zu heilen, wie auch immer das gehen
mochte. Nun war ich mit Rückenschmerzen, Mandelentzündungen, Masern,
Husten und Erkältungen beschäftigt – der ganzen Bandbreite an Krankheiten
im alltäglichen Leben.

Ich war immer auf dem richtigen Weg gewesen; gute Noten in der Schule,
guter Abschluss in Cambridge, wo ich Psychologie und Philosophie studiert
hatte, dann die beste Ausbildungsklinik für Psychiatrie in London. Danach
wurde mir in Therapeutischen Gemeinschaften ein hervorragendes Grund-
wissen vermittelt, ähnlich dem, was das Quäker-Sanatorium in York von
1796 bis 1850 machte und was Soteria-Häuser bis heute tun, obwohl dies 1963
auch in meinen Lehrkliniken üblich war. Ich hatte sogar zwei Jahre in den
USA verbracht, wo ich am berühmten New York Psychiatric Institute der Co-
lumbia-Presbyterian Klinik eine Ausbildung zum Psychotherapeuten machte.

1967 war meine vielversprechende Karriere zerstört – nicht weil ich etwas
falsch gemacht hatte, sondern weil ich tat, was Psychiater schon lange hätte
tun sollen: ich weigerte mich, Elektroschocks zu verabreichen. Zuvor war
mir eine Assistentenstelle an der Universität von Newcastle angeboten worden. Ich hatte abgelehnt, weil ich in meinem damaligen Job mehr klinische
Verantwortung hatte und mehr über die Rätsel der menschlichen Psyche lernen wollte. Ich hatte mehr Einfluss auf das, was mit den Menschen auf meiner Psychiatriestation geschah, und natürlich hielt ich jeden in meinem Umfeld von der barbarischen Behandlung ab, bei der elektrischer Strom durch
Hirnregionen gejagt wird, in denen nichts zu suchen hat. Als meine Vorgesetzten davon erfuhren, waren die Voraussetzungen für den nächsten Schritt
auf meiner Karriereleiter katastrophal. Man lud mich nie wieder zu einem
Bewerbungsgespräch ein, meine psychiatrische Laufbahn war beendet.

Also wechselte ich das Berufsfeld, vom Facharzt für Psychiatrie in Ausbildung zum Allgemeinarzt. Und so kam es, dass ich auf den ausgezehrten Mr.
Brown und seinen etwas zu lebhaften Enkel Jimmy stieß. Hausärzte haben
die wertvolle Möglichkeit, Familien über einen längeren Zeitraum kennenzulernen – ich sage mal scherzhaft, dass zwanzig Jahre als Hausarzt die beste

Qualifikation für einen Psychiater sind. Für mich stellte sich das als wunderbar heraus. Ich brauchte lange, um all den Müll zu vergessen, den man mir über psychische Krankheiten beigebracht hatte, und zu lernen, mit welchen wirklichen Problemen Menschen ständig kämpfen – etwas, was meine psychiatrischen Kollegen im Krankenhaus nie zu Gesicht bekommen.

Wenn Mr. Brown also verzweifelt in meine Praxis kam und forderte, dass etwas getan würde, und darauf bestand, dass Jimmy sofort in eine ›Spezialklinik‹ müsste, musste ich nachdenken. Ich hatte keine Ahnung, wieso Jimmy bei seinem Großvater eine so große Bestürzung hervorrief, aber ich hatte die Chance, das herauszufinden. Jimmy wachte jeden Morgen um 6 Uhr auf, rannte durch das ganze Haus und auch sonst umher und hörte damit nur auf, wenn er um Mitternacht erschöpft war. So ging es jeden Tag, es war hoffnungslos, seine Großeltern konnten nichts tun, um ihn zu beruhigen, und ihre Gesundheit litt darunter.

Er hörte nicht zu und hörte nicht auf. Er liebte seine Großeltern und sie liebten ihn, aber das zählte in diesem Zusammenhang nicht. Er war getrieben und wusste nicht warum. Das wusste damals niemand, auch ich nicht. Die Situation war schrecklich und Mr. Brown hatte recht, etwas musste schnell getan werden, um schlimmere Konsequenzen zu verhindern, die sicher folgen würden. Aber was? Heutzutage würde dies als Aufmerksamkeitsdefizit/Hyperaktivitätsstörung oder ähnliches Kauderwelsch bezeichnet und eine Reihe toxischer psychopharmakologischer Maßnahmen nach sich ziehen, die meisten davon Amphetamine, oder, noch schlimmer, die sogenannten Antipsychotika. Damals wurden Psychostimulanzien üblicherweise nicht an Kinder verschrieben. Diese Fallstudie ist jedoch wichtig, denn sie zeigt die emotionale Realität auf, die solchen Problemen immer zugrunde liegt und die bei übermäßiger Anwendung von Psychopharmaka leicht aus dem Blickfeld gerät.

Was tut man also in der Medizin, wenn man nicht weiß, was tun? Man beruft sich auf das goldene Axiom des besten Krankenhausarztes im 20. Jahrhundert, Sir William Osler. Der sagte: »Höre den Patienten zu, sie sagen dir die Diagnose.« Der beste medizinische Rat, den ich je gehört hatte. Höre zu, und du wirst lernen. Also machte ich einen Kompromiss mit Mr. Brown. Ich sagte ihm nicht, dass ich nichts wusste, sondern, mir sei die Schwierigkeit der Lage bewusst und ich würde Jimmy bestimmt in die Kinderklinik schicken.

Aber er und seine Frau sollten zustimmen, dass ich Jimmy einen Termin nach meinen normalen Sprechzeiten gebe, um ein bisschen mit ihm zu reden und um zu sehen, ob es vielleicht eine Gesprächstherapie für dieses Problem gäbe.

So kam es, dass Jimmy und ich jeden Mittwoch um 11 Uhr morgens zwanzig Minuten lang redeten, bevor ich meine Hausbesuche machte, um diejenigen zu sehen, die zu krank waren, um zu mir zu kommen. Am ersten Mittwoch stellte ich ihm nur allgemeine Fragen, um ihn kennenzulernen, und er tat dasselbe mit mir. Wir redeten über alles, was uns einfiel. Ich hatte kein richtiges Ziel vor Augen. Aber ich wusste, dass es einen Schlüssel gab, der nur umgedreht werden musste, auch wenn ich nicht wusste, was dieser Schlüssel war. Am zweiten Mittwoch kam Jimmy wieder, setzte sich brav hin und plauderte so fröhlich los, wie er konnte. Jedes Mal fragte ich ihn, was geholfen hatte, worüber wir das letzte Mal geredet hatten und ob das Reden etwas gebracht habe. Ich fragte ihn auch, ob er wirklich wieder zu mir kommen wolle. Er sagte immer ja und meinte es auch. Ich suchte nach Feedback, um den verborgenen Schlüssel zu finden. Jimmy selbst konnte es mir nicht sagen, also mussten wir gemeinsam suchen.

Der Hintergrund dieses Falls ist natürlich hochsignifikant, und das wusste ich genau. Jimmys Mutter war alleinerziehend gewesen. Sie war auch drogenabhängig. Ich hatte sie einige Male getroffen, und obwohl ich sie nicht gut kannte, war sie ein bekanntes Gesicht in meiner Praxis. Eines Tages nahm sie eine Überdosis Heroin und starb. Jimmy zog zu seinen alternden Großeltern, die nun nicht mehr mit ihm und seinem schwierigen Verhalten klarkamen.

Das dritte Treffen verlief ausgesprochen gut. Jimmy war konzentriert, ging auf meine Fragen ein, und die angesprochenen Themen waren so weit und tiefsinnig, wie wir uns ihnen nähern konnten. Er war kooperativ und daran interessiert wiederzukommen. Am vierten Mittwoch gab es einen abrupten Wandel. Er setzte sich ruhig hin, wie bei den vorigen Treffen, aber diesmal spielte er mit dem Datumsstempel und anderen Dingen auf meinem Schreibtisch. Er war nicht mehr auf das Gespräch konzentriert. Es hatte eine radikale Veränderung gegeben; er war nicht wirklich gelangweilt, aber auch nicht mehr interessiert. Er sagte sogar: »Es ist vorbei« – eine Bemerkung, die mich verwirrte. Wie zuvor bat ich ihn um Feedback, um herauszufinden, was passiert war, woher diese Änderung kam. Und dann sagte er etwas, was mich auch jetzt noch schaudern lässt, wenn ich es aufschreibe. »Du warst der Einzige,« sagte er ruhig, »der mir sagte, dass sie nicht zurückkommt.« Es war offenbar so gewesen, dass seine vielen Angehörigen und anderen Bekannten das Thema umgingen, wenn er fragte: »Wo ist Mama?« Dann fanden sie Ausflüchte, sie sei bei Jesus, sie sei im Urlaub oder so. Ich kann mich nicht daran erinnern, etwas Direktes gesagt zu haben, aber wir hatten mehrmals über seine Mutter gesprochen. Scheinbar hatte ich ihm einmal freundlich versichert, dass die Toten nicht wiederkommen, und betont, dass er trotzdem in einem sicheren und liebevollen Umfeld ist.

Vier Gespräche von zwanzig Minuten und sein Leiden war geheilt. Um keine übereilten Schlüsse zu ziehen, muss ich anmerken, dass ich in einer besonders günstigen Situation war. Alle Angehörigen kannten mich, besonders Jimmy und seine Großeltern, und wichtiger noch, sie vertrauten mir. Zu der Zeit hatte ich diese Arbeit schon zehn Jahre, war selbstsicher und erfahren und hatte mich als zuverlässig erwiesen. Wenn der Therapeut ein Anfänger ist, ist das Problem natürlich schwieriger, aber dies sind die wesentlichen Voraussetzungen, auch wenn sich diese nicht immer leicht einstellen. Jimmy fühlte sich damals wohl genug sicher bei mir, um über ernste Dinge zu sprechen. Außerdem liebten ihn seine Großeltern und wollten das Beste für ihn. Sie waren in der Lage, ihm ein stabiles und sicheres Zuhause zu bieten. Alles dies waren Umstände, die zu dem bemerkenswerten Ergebnis beitrugen. Sie hätten jederzeit böse scheitern können. Aber da dies nicht geschah, können wir von diesem Fall lernen.

Wenn der Schlüssel gefunden ist und die Leidenden zustimmen, dass er umgedreht werden sollte, sind toxische Psychopharmaka aller Art unnötig. Aber zuerst müssen sich alle einig sein, dass es einen Schlüssel gibt, auch wenn noch nicht zu erklären ist, worin dieser besteht, denn die Leidenden selbst können ihn nicht direkt mitteilen. Dies ist die erste Voraussetzung für das Absetzen von Psychostimulanzien wie zum Beispiel Ritalin (oder dem vergleichbar wirkenden und ebenfalls bei der Diagnose ADHD eingesetzten Strattera[1]) bei Kindern, und nicht nur bei Kindern. Es gibt immer einen

---

1 Noradrenalin-Wiederaufnahmehemmer, Wirkstoff Atomoxetin; im Handel als Agakalin, Atofab, Atomoxetin, Strattera

Schlüssel, und der ist immer schwer zu finden, denn sonst hätten die Leidenden ihn schon lange selbst gefunden. Zu wissen, dass es einen Schlüssel für
schwieriges Verhalten gibt, ist nur der erste Schritt, und es ist kein leichter
Schritt, da die psychiatrische Schulmeinung davon ausgeht, dass es keinen
Schlüssel gibt oder zumindest keinen sinnvollen. Aber hier haben wir einen
Fall, wo der Schlüssel Sinn macht und sich als heilend erwies. Bei Menschen,
die glauben, dass es keinen versteckten Schlüssel gibt oder dass sie ihn nicht
finden können, ist der Absetzprozess schwieriger. In diesen Fällen braucht es
mehr Vertrauen und mehr Unterstützung dabei, sie zu überzeugen, dass der
Schlüssel existiert, weil es sonst die Symptome nicht gäbe.

Die zweite Voraussetzung ist zu akzeptieren, dass das schwierige Verhalten uns etwas mitzuteilen versucht. Jimmy dachte, seine Mutter lehne ihn ab,
vielleicht dachte er, es sei seine Schuld, er war verwirrt und sauer und konnte
das nur durch seine Körpersprache ausdrücken. Man muss den Patienten zuhören, um herauszufinden, wo das Problem liegt. In manchen Fällen ist ein
Kind mit diesen Problemen zu unkooperativ – das macht die Aufgabe
schwieriger, und mehr Quellen für emotionale Unterstützung sind nötig, für
einen selbst und für das Kind. Doch das ändert nichts an der Tatsache, dass
dies die beste Herangehensweise an das Problem ist und die einzige, die ein
sicheres und gesundes Ergebnis bietet.

Die dritte und letzte Voraussetzung ist, einen sicheren Rahmen zu liefern,
in dem diese Angelegenheiten diskutiert und überdacht werden können und
in dem das Kind sich auch entfalten kann.

Keine dieser drei Voraussetzungen ist immer leicht zu schaffen, und deshalb überwiegen zur Zeit erbärmliche Behandlungen mit Psychopharmaka.
Aber es ist machbar, und selbst wenn die positiven Voraussetzungen nur teilweise vorhanden und schwierig herzustellen sind, ist dies immer noch erheblich besser als der Einsatz giftiger Medikamente. Wenn alle Voraussetzungen erfüllt sind, kann das Ergebnis wie bei Jimmy eine Heilung sein. Das ist
ein Gewinn für alle Beteiligten und durchaus wert, ein paar Vorurteile dafür
aufzugeben – oder nicht?

*Aus dem Englischen von Pia Kempker*

Kerstin Kempker

# Absetzen im Weglaufhaus

*Neuroleptika / Antidepressiva / Tranquilizer*

1998, nach zwei Jahren Praxis des Berliner Weglaufhauses, sammelte ich die Erfahrungen der Vereinsmitglieder, Bewohnern, Mitarbeitern und Praktikanten in einem Buch, »Flucht in die Wirklichkeit – Das Berliner Weglaufhaus«. Das Weglaufhaus in Berlin ist eine antipsychiatrische Kriseneinrichtung für Psychiatriebetroffene. Fern von Diagnosen und Psychopharmaka sind es die Unterstützung rund um die Uhr durch – oft selbst psychiatriebetroffene – Mitarbeiter und das aktive Zusammenleben, die vielen Bewohnern eine Alternative zum passiven Betreutwerden bieten.

Der folgende Text ist ein Absatz aus dem Kapitel »Statistik«, der so beginnt: »Statistik lügt. Sie unterschlägt das Besondere, Eigentliche. Sie egalisiert. Sie sucht sich die passenden Fragen zu den Antworten, auf die sie hinauswill.« (Kempker, 1998, S. 271)

Wenn man davon ausgeht, dass es ein Hauptanliegen des Weglaufhauses ist, einen Ort jenseits psychiatrischer Zuschreibungen und Methoden zu bieten, dann müsste die Auseinandersetzung mit der psychiatrischen Methode überhaupt, dem Verschreiben und Verabreichen von Neuroleptika, Antidepressiva und Tranquilizern, eigentlich einen großen Raum im Weglaufhaus einnehmen. Auf den ersten Blick vielleicht erstaunlich, auf den zweiten aber gar nicht: Pillenschlucken ist im Weglaufhaus kaum Thema. Es wird gestritten, gelitten, gebrüllt, zerstört – aber es wird selten geschluckt (Pillen, Alkohol), wenn auch viel geraucht (Tabak). Es wird viel Tee getrunken, verschiedenste Kräutertees, zeitweilig auch viel Kaffee. Der Sandsack im Keller wird genutzt, noch häufiger die weiten Felder, die sich am Ende der Straße bis zum Nachbardorf erstrecken. Wer nachts nicht schlafen kann, bleibt wach, redet mit uns, mit anderen Bewohnern oder mit sich selbst, badet, hört Musik, liest, kocht sich etwas. Bei Mitarbeitern wie Bewohnern beliebt sind ausgiebige

Abendspaziergänge. Den ständigen Anlass für eine Pille, wie ihn viele aus der Psychiatrie kennen, gibt es nicht. Das ist für manche gerade zu Beginn ihres Aufenthalts schwer auszuhalten, denn so sehr sie auch loskommen wollen von diesen Psychopharmaka, so sehr sind sie auch ihre ›letzte Krücke‹, das, was da ist, wenn sonst nichts mehr da ist. Es hat sich bewährt, für solche Momente einen Platz in unserem Safe anzubieten. Wir heben das Mittel dort auf, und wenn wirklich nichts mehr geht, dann kann er oder sie darauf zurückgreifen.

Diese Sicherheit hat fast immer genügt, um von ihr nicht Gebrauch machen zu müssen. Auf dem Weg zum Safe sind außerdem wir anzusprechen, nicht als Krankenpfleger, mit denen um die Bedarfsmedikation gerungen wird, sondern als Menschen, die begreifen wollen, was los ist, denen 'zig andere Dinge als Entlastung, Überbrückung, vielleicht Lösung einfallen, am allerwenigsten aber Pillen. Und da alle Bewohner, die mehr als zwei Wochen bei uns blieben, entweder von vornherein keine psychiatrischen Psychopharmaka schluckten (60 %) oder aber diese plötzlich bzw. stufenweise im Weglaufhaus absetzten (40 %), gibt es auch unter den Mitbewohnern ein großes Erfahrungspotenzial, wie es ›ohne‹ gehen kann und was überhaupt alles erst ›ohne‹ wieder geht.

Die Bewohner lebten zu über 90 % von Sozialhilfe, die anderen von Arbeitslosenhilfe oder Rente. Circa 80 % waren ohne Berufsausbildung, viele davon ohne Schulabschluss. Alle waren schon einmal in der Psychiatrie gewesen, die meisten (über 80 %) aber schon mehrmals (3-48mal) bzw. für lange Zeit (½-10 Jahre). So viel zum Realitätsgehalt des Elitevorwurfs, der uns im Vorfeld der Eröffnung gemacht wurde: es kämen ja nur die ins Weglaufhaus, die eh die besten Karten hätten, junge, motivierte, aktive Studenten.

Zurück zum Absetzen: Wer unter Psychopharmaka ins Haus fand, kam fast immer direkt aus der Psychiatrie und war dort lange oder nicht zum ersten Mal. Von den 21 Bewohnern, die bei uns Psychopharmaka absetzten, taten dies zwei Drittel erfolgreich, das heißt ohne einen Rückfall in die Psychiatrie.

Ein Drittel landete also wieder dort, zumindest vorübergehend. Die Frage, warum dies geschah, hat uns immer wieder beschäftigt. Aufgrund unserer Beobachtungen und Erfahrungen und gemeinsamer Gespräche im Nachhinein kamen wir auf folgende mögliche Erklärungen:

• die Annahme der Betreffenden, mit dem Weglaufen aus der Psychiatrie seien bereits alle Probleme gelöst

- ihre Überzeugung, dass alles vergangene Leiden auf die Böswilligkeit und das Unverständnis der anderen zurückzuführen sei und eigene Veränderungen nicht anstünden
- psychopharmakabedingte Absetz- oder Entzugsprobleme wie Rezeptorenveränderungen, Reboundphänomene und Übererregbarkeit des Nervensystems – Faktoren, die verrückt machen können
- der ungünstige Zeitpunkt: zu viele Wunden (zum Beispiel Missbrauchserinnerungen, Gewalterfahrungen in der Psychiatrie), ungelöste Probleme
- ohne (längerfristige) Kostenübernahme, ohne Geld, Freunde, Arbeit und eigenen Lebensraum unzureichender Rückhalt im Weglaufhaus
- fehlende Erfahrungen der Mitarbeiter gerade in der Anfangszeit und fehlende Ärzte, die ein stufenweises Absetzen ambulant unterstützen und begleiten, ohne mögliche Ängste vor dem Absetzen zu potenzieren
- die Freiheit der Bewohnern, sich ›falsch‹ zu verhalten, Ratschläge, auch unsere, nicht anzunehmen.

Andererseits: Die meisten schafften es! Hatten sie bisher – allein und den düsteren Prognosen ihrer PsychiaterInnen ausgesetzt – schon häufig erfolglos abgesetzt, waren es jetzt die Gemeinschaft und der Rückhalt im Haus, die das Absetzen ermöglichten und stabilisierten.

## Literatur

Kempker, Kerstin: »Erfolg in Zahlen?«, in: dies. (Hg.): »Flucht in die Wirklichkeit – Das Berliner Weglaufhaus«, Berlin: Antipsychiatrieverlag 1998, S. 270-279

**Iris Heffmann**
## Austausch im Internet
## beim Absetzen von Psychopharmaka

*Neuroleptika / Antidepressiva / Phasenprophylaktika / Tranquilizer*

Immer häufiger suchen Betroffene beim Reduzieren oder Absetzen von Psychopharmaka Informationen und Austausch im Internet (Kingsley-Smith,

2013; Lehmann u.a., 2017; Witt-Doerring u.a., 2018). Sie tun dies vor allem dann, wenn sie sich fragen, ob ihre Symptome – von Schlaflosigkeit über grippeähnliche Symptome mit Schmerzen, Übelkeit, Gleichgewichts- und sensorische Störungen bis hin zu Angst- bzw. Unruhezuständen oder Suizidalität – mit einem Entzug durch Verringerung der Dosis zusammenhängen können, oder wenn ihre entzugsbedingten Symptomatiken nicht ernst genommen werden. Austausch finden Betroffene dann beispielsweise im Online-Forum der privaten Initiative ADFD. Hinter der Abkürzung verbirgt sich das Antidepressiva-Forum Deutschland. Die Online-Gemeinschaft (adfd.org) wurde 2003 von Betroffenen und Angehörigen gegründet, um über unerwünschte Wirkungen und Absetz- bzw. Entzugssymptome von Antidepressiva aufzuklären. Mittlerweile fördert sie auch den Austausch zu weiteren Psychopharmakaklassen wie Benzodiazepinen und Neuroleptika.

Die Initiative ist finanziell unabhängig und wird von einem ehrenamtlichen Team organisiert mit dem Ziel, eine Plattform bereitzustellen, die als virtuelle Selbsthilfegruppe funktioniert. Betroffene können sich vernetzen und geben sich gegenseitig Hilfestellungen bei der Einordnung von Symptomen oder zu einem risikovermindernden Absetzprozess über einen längeren Zeitraum, darunter praktische Tipps zur Herstellung kleiner Dosisschritte. So sollen vor allem schwerwiegende und alltagsbeeinträchtigende Symptome während des Reduktionsprozesses oder lang anhaltende Entzugssyndrome auch für die Zeit nach komplettem Absetzen vermieden werden.

Außerdem stehen im Forum kritische und unabhängige internationale Informationen sowie Verweise auf Fachliteratur und Erfahrungsberichte zur Verfügung. Ebenso wichtig ist der Austausch über alternative Maßnahmen zur Linderung oder Bewältigung körperlicher und psychischer Symptome. Im virtuellen Austausch wird vor allem eine große Verunsicherung vieler Betroffener aufgefangen, da deren Ärztinnen und Ärzte ihnen erklären, dass die berichteten, teilweise erstmalig aufgetretenen Symptome unmöglich mit dem Reduzieren oder Absetzen der Psychopharmaka zu tun haben könnten und schon gar nicht in dieser Intensität und Dauer existieren dürften. Die größte Hilfe ist es, wenn Betroffene erfahren, dass ihre Probleme ernst genommen werden, sie nicht mit ihnen alleine sind, und wenn sie in der gegenseitigen Unterstützung Halt finden.

Aufgrund seines Schwerpunktes stehen im Forum vorrangig Beschreibungen von sehr schwierigen Reduktions- und Absetzverläufen mit komplexen Symptombildern sowie postakuten körperlichen und psychischen Störungen. Postakut bedeutet, dass die Symptome über Wochen und Monate oder auch über ein Jahr hinaus anhalten können. Dies zeigt beispielsweise die Studie eines Teams um den britischen Psychiater Tom Stockmann, das Betroffenenberichte aus dem englischsprachigen Selbsthilfeforum survivingantidepressants.org analysierte und zum Schluss kam:

> »Die berichtete maximale Dauer von Entzugssymptomen überstieg deutlich die Obergrenze, die im Allgemeinen bei Patienten, insbesondere bei SSRI, angenommen wird.« (Stockmann u.a., 2018, S. 175)

Bei Serotonin-Wiederaufnahmehemmern betrug sie 90,5 und bei Serotonin-Noradrenalin-Wiederaufnahmehemmern 50,8 Wochen. Ernstzunehmen ist die steigende Anzahl von Betroffenenberichten, die jahrelang anhaltende Entzugssyndrome beschreiben.

Obwohl es in der Verantwortung von Herstellern und Ärzten liegt, über mögliche Symptome beim Reduzieren oder Absetzen aufzuklären, haben die Betroffenen, die den virtuellen Austausch suchen, zumeist keine Informationen bekommen. Viele haben nach ärztlicher Anweisung abgesetzt, innerhalb von wenigen Tagen oder von zwei bis vier Wochen (auch nach jahrelanger Einnahme), in großen Schritten oder manchmal auch abrupt auf Null (Kaltentzug). Sie rechnen in der Regel aufgrund der Verharmlosung durch die Hersteller und Behandler nicht mit Schwierigkeiten, denn das herrschende Credo lautet, Entzugssymptome seien nicht zu erwarten und falls doch, dann seien diese leicht und selbstlimitierend.

Dies trifft jedoch häufig nicht zu. Ärztinnen und Ärzte bestreiten die Existenz von Entzugsproblemen, da diese kein Thema ihrer Ausbildung waren. Fehldiagnosen sind schnell gestellt, dann werden Entzugssymptome einem Rückfall, einer weiteren »psychischen Störung« oder einer körperlichen Erkrankung zugeordnet und die Dauermedikation wird wieder aufgenommen. Selbst wenn die Entzugssymptome als solche erkannt werden, sitzt man sich oft ratlos gegenüber, weil es keine adäquate Therapie gibt. Entzugssymptome können die Betroffenen körperlich wie psychisch an den Rand der Verzweiflung und darüber hinaus treiben.

Viel zu viele Betroffene sind sich zwar ihrer entzugsbedingten Symptomatik bewusst, werden von den Behandlern aber nicht ernst genommen und alleingelassen. Trotz zunehmenden Verschreibungen von Antidepressiva und Neuroleptika mangelt es an seriösen Absetzstudien, an Wissen über praktikable Absetzstrategien, an einem offenen Diskurs, an verbindlichen Fortbildungen, an fachärztlichem Verständnis für schwerwiegende Entzugszustände und an deren diagnostischer Erfassung.

Leicht zugängliche Informationen für Betroffene und Angehörige fehlen ebenso wie lokale Selbsthilfegruppen oder kompetente Anlaufstellen mit geschulten Fachkräften. Solange bei diesen kein allgemeines Verständnis komplexer Entzugssituationen und -syndrome vorhanden ist, bleibt Rat suchenden Betroffenen mit ernsten Entzugsproblemen nur die virtuelle Selbsthilfe.

Mitglieder in Online-Gemeinschaften, die sich mit Entzugsschwierigkeiten auseinandersetzen, würden es begrüßen, wenn Fachkräfte sich in Zukunft nachhaltig mit den Erfahrungsberichten dieser Gruppen vertraut machen.

## Quellen

Kingsley-Smith, Susan: Unterstützung aus dem Internet. Hilfen und Informationen beim Absetzen psychiatrischer Psychopharmaka", in: Peter Lehmann (Hg.): Psychopharmaka absetzen – Erfolgreiches Absetzen von Neuroleptika, Antidepressiva, Phasenprophylaktika, Ritalin und Tranquilizern", 4. Aufl., Berlin / Eugene / Shrewsbury: Antipsychiatrieverlag 2013, S. 286-290; im Internet unter bit.do/ks-internet (Zugriff am 4.7.2019)

Lehmann, Peter / Finzen, Asmus / Gonther, Uwe u.a.: »Psychopharmaka reduzieren – minimieren – komplett absetzen«, in: Soziale Psychiatrie, 41. Jg. (2017), Nr. 2, S. 18-21; im Internet unter bit.do/sp2017 (Zugriff am 4.7.2019)

Stockmann, Tom / Odegbaro, Dolapo / Timimi, Sami u.a.: »SSRI and SNRI withdrawal symptoms reported on an Internet forum«, in: International Journal of Risk & Safety in Medicine, Vol. 29 (2018), S. 175-180

Witt-Doerring, Josef / Shorter, Daryl / Kosten, Thomas: »Online communities for drug withdrawal: What can we learn?«, in: Psychiatric Times, Vol. 35 (2018), Nr. 4, S. 1-4 und 14; Internet-Publikation psychiatrictimes.com/addiction/online-communities-drug-withdrawal-what-can-we-learn vom 18. April 2018 (Zugriff am 4.7.2019)

# Die Zeit danach

Regina Bellion

## Nach dem Absetzen fangen die Schwierigkeiten erst an

*Neuroleptika: Haldol*

Es ist die Sache jedes einzelnen Menschen zu entscheiden, ob er oder sie Psychopharmaka einnehmen will. Deshalb kommt es mir nicht in den Sinn, jemandem zu sagen, er solle seine Psychopharmaka absetzen.

Ich habe die Neigung, in gewissen Situationen psychotisch zu reagieren. Neuroleptika schützen (scheinbar) vor der Psychose.

Als ich zum ersten Mal Neuroleptika absetzte, ahnte ich noch nicht, dass ich statt dessen etwas anderes finden musste – etwas, was einem keiner verkaufen kann und was man nicht in der Apotheke bekommt.

Inzwischen weiß ich, was es ist. Ich muss mich anstrengen und arbeiten, wenn ich in der Realität bleiben will. Ich muss immer neu kontrollieren, ob ich annähernd im Gleichgewicht bin. Ich muss merken, ob ich mich verletzt fühle und was mich verletzt. Ich muss mitkriegen, ob ich traurig bin. Ich darf nicht so tun, als sei alles in Ordnung, wenn ich ein ungutes Gefühl habe. Ich darf ein ungutes Gefühl haben. Ich darf meinem Gefühl mehr trauen als dem, was andere sagen. Ich darf nicht so tun, als sei ich nicht sehr empfindlich. Ich darf mich nicht anpassen, wenn ich es nicht für richtig halte. Und so weiter.

Seitdem ich keine Neuroleptika mehr nehme, habe ich andere Schwierigkeiten. Mit diesen geht es mir besser. Derartige Schwierigkeiten kann ich niemandem empfehlen. Jeder muss für sich selbst entscheiden, was er sich zumuten will.

Ich schreibe hier von meinen Erfahrungen. Natürlich wünsche ich mir, dass andere Nutzen davon haben. Denn das würde mich glücklich machen.

Wenn auf den Klinikfluren Patienten zusammensitzen und die immer gleichen Themen wälzen, kann man einiges lernen. So erfuhr ich die Binsenweisheit: Wer Neuroleptika über eine längere Zeit einnimmt, darf nicht plötzlich damit aufhören. Sonst sind die Symptome möglicherweise bald wieder da. Oft schon am selben Tag. Und ruck, zuck! bist du wieder in der Geschlossenen. Neuroleptika schleicht man aus.

Entlassung aus der Klinik. Auf nicht absehbare Zeit soll ich Neuroleptika einnehmen, sagt mir der Klinikarzt, an eine andere Therapieform sei überhaupt nicht zu denken, ich solle ja nichts ausprobieren.

Allein zu Hause. Dreimal täglich zähle ich meine Haldol-Tropfen ab. Sonst tue ich nicht viel. Ich sitze auf meinem Stuhl und starre in Richtung Fenster. Ich nehme nicht wahr, was draußen vor sich geht. Es fällt mir schwer, mich zu bewegen. Immerhin schaffe ich es täglich, aus dem Bett aufzustehen. Ich merke nicht, dass die Wohnung verdreckt. Es kommt mir nicht in den Sinn, dass ich kochen sollte. Ich wasche mich nicht. Ich frage mich nicht einmal, ob ich stinke. Meine Verelendung schreitet fort – ich bemerke es nicht.

Hinter meiner neuroleptischen Mauer vegetiere ich vor mich hin und bin ausgesperrt aus der Welt und aus dem Leben. Die reale Welt ist weiter von mir weg als Pluto von der Sonne. Meine eigene heimliche Welt ist auch weg – diese letzte Zuflucht habe ich mir mit Haldol zerstört.

Dies ist nicht mein Leben. Dies bin nicht ich. Genauso gut könnte ich tot sein. Eine Idee nimmt allmählich Form an: Bevor es Winter wird, werde ich mich erhängen.

Vorher will ich ausprobieren, ob mein Leben ohne Haldol anders wird. Ich reduziere die Tropfen. Weniger und weniger nehme ich davon ein, bis ich bei Null ankomme.

Nach einem Monat bin ich clean. Da merke ich, wie verwahrlost ich bin. Ich wasche mir die Haare, beziehe das Bett, mache die Wohnung sauber. Ich bereite eine warme Mahlzeit. Das macht mir sogar Vergnügen. Ich kann wieder denken.

Natürlich habe ich Angst, dass ich ohne Medikamente wieder psychotisch werde. Deshalb besorge ich mir einschlägige Bücher. Darin finde ich das Patentrezept: Für Psychotiker in der Genesungsphase ist es wichtig, einen klar strukturierten Alltag zu haben, in dem sich emotional nicht viel abspielt. Ein Leben wie auf Sparflamme gilt als Schutz vor weiteren psychotischen Schüben.

Etwas Lauwarmes, das halbwegs nach geregeltem Tagesablauf aussieht, kann nicht mein Leben sein. Ich will kein Leben auf Sparflamme. Ich will nicht noch einmal in die Klinik eingesperrt werden. Psychopharmaka will ich auch nicht.

*Wie organisiere ich mein Leben, damit ich nach Möglichkeit nicht psychotisch werde? Falls ich es doch werde: Wie lässt es sich verhindern, dass meine Nachbarn etwas davon merken und die Polizei alarmieren?*
Diese beiden Fragen muss ich klären – und zwar rasch. Gottlob habe ich Freunde, die ähnlich verrückt sind wie ich. Sie helfen beim Klären.

Meine Freunde berichten von psychotischen Erlebnissen. Sie sprechen über ihre Ängste, Träume, Wünsche. Ich habe Angst, etwas von mir preiszugeben. Wenn meine Freunde mehr von mir erfahren, werden sie nichts mehr mit mir zu tun haben wollen. Die anderen sind viel offener als ich. Ich stecke meine Grenze ab. Jenseits dieser Grenze rede ich höchstens mit mir selbst. Ich lasse niemanden über meine Grenze gucken. Ich habe Angst, das Bild zu zerstören, das andere von mir haben sollen. Die untersten Winkel meiner Seele sind nur für mich selbst zugänglich. Es soll gar keine untersten Winkel geben. Dorthin nehme ich niemanden mit.

Hätte ich meine Freunde doch beizeiten mitgenommen in meine Abgründe. Während meiner nächsten Psychose, als meine eingebaute Zensur außer Kraft war, haben sie dann doch mitgekriegt, was mich bewegt und was ich gern verheimlicht hätte. Unkontrolliert sprudelten Worte, Bilder, Handlungen aus mir heraus und überschwemmten meine ratlosen Freunde. Das Wunder geschah. Sie wandten sich nicht entsetzt von mir ab, als sie erlebten, was alles in mir wütet, sondern sie organisierten einen Notdienst, damit ich während der Psychose nicht allein war.

Als ich nämlich etwa vier Monate ohne Haldol war, erwischte mich die nächste Psychose. Damals wusste ich noch nicht, unter welchen Bedingungen ich psychotisch reagiere: Ich konnte diese Psychose nicht kommen sehen und deshalb nicht verhindern.

Man kann eine psychotische Phase ohne Arzt, ohne Klinik, ohne Neuroleptika durchstehen. Das habe ich selbst erlebt. Und ich habe es bei Freunden miterlebt. Ich schreibe hier von nichts anderem als von meinen Erfahrungen. Ich schreibe auf, was ich erlebt habe. Ich kann nur das berichten, was ich weiß. Ohne Medikamente und ohne einweisenden Arzt lässt sich die Akutphase meiner Psychose in etwa einer Woche durchstehen. Nach längstens zehn Tagen ist die Welt wieder wie gewohnt, und ich taste mich in die Realität zurück. Auseinandersetzungen mit Mitmenschen vertrage ich dann noch nicht. Aber die notwendigsten täglichen Arbeiten gehen mir dann schon wieder gut von der Hand. Manchmal bin ich sogar imstande, mich zu freuen.

Um meinen psychotischen Schub durchzustehen, brauche ich
- ein Zimmer, in dem ich nicht von anderen behelligt werde
- eine Matratze, eine Decke, ab und zu einen Schluck Wasser, nur wenig zu essen (wenn überhaupt)
- und einen Freund, der meine Angst versteht, weil er mich kennt, der mir meinen Zustand nicht übel nimmt, der die Ruhe behält und bei mir bleibt, bis – erfahrungsgemäß nach acht bis zehn Tagen – die Welt wieder die gewohnten Konturen hat.

## Akute Psychose ohne Psychopharmaka

Wenn meine Beziehung zur Realität brüchig wird, ist es meist zu spät, die Psychose lässt sich nicht mehr abwenden, sie muss durchgestanden werden. Die eigene Situation lässt sich jetzt nicht mehr wie aus Abstand einschätzen. Es ist eine spiralenförmige Bewegung in Gang gekommen, die eigenen Gesetzen folgt und kaum mehr beeinflussbar ist. Meist ist diese Situation anfangs noch durchsetzt von kleinen Realitätsinseln. Von einer solchen Insel aus kann ich mich noch verständlich machen. Manchmal geschieht das unbewusst, ohne Absicht. Wird man jetzt nicht gehört, nicht verstanden oder abgewiesen, beschleunigt sich der Verlauf des Prozesses, die Inseln versinken.

Der rechtzeitige Hilferuf ist wichtig. Meine Freunde und ich, wir schaffen es inzwischen, einander um Hilfe zu bitten. Aber wir schaffen es erst spät. Mit ›spät‹ meine ich, wenn der Betreffende am Telefon kaum noch zu verstehen ist, wenn er eine Menge Schlaftabletten geschluckt hat, wenn er – von Wahngestalten wahrscheinlich – am Telefonieren gehindert wird, wenn er in

Panik ist, weil er realisiert, dass er sich Verletzungen beigebracht hat oder wenn Angehörige dabei sind, die bereits in heller Aufregung sind.

Hat meine Psychose die Akutphase erreicht, dann bin ich in meine eigene Wirklichkeit eingesperrt. Nur hin und wieder ist es mir für kurze Momente möglich, die mich umgebende, tatsächliche Realität wahrzunehmen, die mir jetzt natürlich wenig real und verlässlich vorkommt.

In diesem Zustand kann ich sehr umtriebig sein und Handlungen begehen, die ich später bitter bereue. (Ich beschreibe das kurz, falls jemand unter den Lesern nicht weiß, wie das aussieht, was in der Psychiatrie eine ›akute Psychose‹ genannt wird.) Gewalt gegen sich selbst und gegen andere ist nicht auszuschließen. Je größer die Angst, desto höher schraubt sich die Aggressivität. Sachbeschädigungen und Selbstverletzungen sind nach meinen Erfahrungen üblich. Mancher Betroffene weiß vielleicht im Moment nicht mehr, dass er Hilfe gefordert hat, oder er ist aus anderen Gründen nicht in der Lage, dem Helfer die Tür zu öffnen.

Natürlich möchte er mitteilen, was vor sich geht. In den letzten Stunden oder Tagen hat er überaus Wichtiges erlebt und Seltsames mitgemacht. Wahrscheinlich erzählt er von Machenschaften, die gegen ihn im Gange sind und deren Hintergründe er endlich überblickt. Oder er erlebt gerade etwas Unglaubliches, was jedem den Atem verschlagen würde. Er ist in einer Art Zeitzentrifuge, wo Erleben mit hoher Geschwindigkeit abläuft und nichts berechenbar ist. Stundenlang könnte er davon erzählen. Wir ermuntern ihn nicht dazu. Erzählen kann er später, jetzt besser nicht.

Aber nehmen Sie ihn ernst! Beantworten Sie seine Fragen, damit er sich orientieren und der Realität nähern kann! Sie helfen ihm nicht, wenn Sie so tun, als sei alles völlig o.k.

Vernünftigerweise verbreitet man Ruhe. Es ist ganz wichtig, dass der Betroffene zu einer ruhigen Atmung findet und sich schließlich hinlegt.

Es lässt sich feststellen, ob und wann der Betroffene für kurze Momente Verbindung mit der Realität hat. Das sind die Augenblicke, in denen er hört und versteht, was wir ihm leise und beruhigend sagen. Genau jetzt lässt sich sein Verhalten beeinflussen. In diesen Momenten tut man gut daran, die Atmung günstig zu beeinflussen. Das ist wichtig, denn erst dann lässt die Panik nach. (Panik fördert das Entstehen von Halluzinationen.)

Diese kurzen klaren Momente sind Inseln der Realität im Meer der Psychose. Auf diese Inseln von Realität kann man sich nämlich verlassen. Man kann sie nutzen (was offenbar nur wenige wissen). Diese Realitätsinseln kommen immer wieder. Egal, wie schlimm die Situation ist – die nächste Realitätsinsel kommt! Es liegt einzig und allein am Helfer, ob und wie er diese Inseln nutzt. Je wohler und angstfreier der Betroffene sich auf seinen Realitätsinseln fühlt, desto größer wachsen die Inseln und desto öfter kommen sie vor. Auch wer tage- und nächtelang getobt hat ohne zu schlafen, wer die Wohnung demoliert und mit gefährlichen Gegenständen um sich wirft, hat zwischendurch Realitätsinseln. Es ist gut, wenn ihm geholfen wird, diese Inseln dann auch zu betreten. Auch in der schrecklichsten Psychose gibt es Realitätsinseln. Auf einer solchen Insel angekommen, stellt man eine Frage oder man erkennt sein Gegenüber. Auch wer schizophrenesisch spricht, ist zwischendurch ansprechbar.

Nie haben wir erlebt, dass es länger als einige Minuten dauerte, bis ein sogenannter Akutpsychotiker sich im Arm halten oder hinlegen lässt. Legen Sie sich zu ihm. Sorgen Sie dafür, dass Ihr Körper dicht an seinem liegt. Seien Sie aber absolut sicher, dass dies gewünscht ist. Jegliche Aufdringlichkeit ist zu vermeiden. Ihre ruhige, gleichmäßige Atmung wird ihn zur Ruhe bringen. Wenn Sie nicht besonders vertraut miteinander sind, setzen Sie sich zu ihm, halten Sie ihm die Hand. Das allein kann Wunder wirken.

Der Betroffene braucht vorrangig Ruhe, eine verlässliche, wohlwollende Umgebung und die Sicherheit, dass der Helfer sich an Abmachungen hält.

Es kann sein, dass Sie als Helfer und enger Freund zeitweise verkannt und körperlich angegriffen werden. Es kann sein, dass ein Helfer abgelehnt wird. Ein geeigneter Helfer ist diejenige Person, deren Anwesenheit vom Betroffenen nicht als beunruhigend empfunden wird und die gerade selbst gut beieinander ist und die Ruhe behält. Das Hin und Her zwischen Unruhephasen, die Menschen mit Psychosen herstellen, und Ruhephasen, die Helfer bewirken, kann acht bis zehn Tage dauern. Dann ist nach meinen Erfahrungen die Psychose vorbei. Bis die psychotischen Beziehungsideen an Bedeutung verlieren, können noch zwei bis drei Wochen vergehen. Wer sich danach mit seinen psychotischen Erlebnissen auseinandersetzt, läuft anscheinend nicht so bald in die nächste psychotische Phase.

Während meiner Akutphase ist der Versuch sinnlos, den Schlaf mit Schlafmitteln herbeizuführen. Sie wirken jetzt nicht. Auch eine hohe Dosis rezeptpflichtiger Schlaftabletten bringt keinen Schlaf. Eine Psychose, wenn sie bis zur Akutphase gediehen ist, scheint ihre eigene Dynamik zu haben wie ein Nachttraum, der sich durch äußere Umstände zwar beeinflussen lässt, der aber zu Ende geträumt werden will.

Solange der psychotische ›Film‹ läuft, ist an erholsamen Tiefschlaf nicht zu denken. Komme ich aber im akutpsychotischen Zustand immer wieder zum Liegen und zu körperlicher Ruhe, falle ich streckenweise in einen leichten Döseschlaf (so ähnlich wie die meisten Hunde) und ruhe während dieser Zeit ein wenig aus. Wenn man mehrmals erfahren hat, dass nach etwa einer Woche der Schlaf wieder einsetzt, ist dieses Thema nicht mehr so beunruhigend.

Damit keine Missverständnisse aufkommen: Mit ›Akutphase‹ meine ich nicht die Zeit, in der langwierig ein Wahngebäude aufgebaut wird, während ich die mich umgebende Realität noch recht gut mitkriege. Unter ›Akutphase‹ verstehe ich die relativ kurze Zeitspanne, während derer es mir nur punktweise möglich ist, die Realität wahrzunehmen.

Wie jemand in den psychotischen Zustand zurück kann, so kann er sich auch der Realität zuwenden, wenn diese ihm erstrebenswert scheint. Beide Möglichkeiten sind vom Betroffenen und von seiner Umgebung beeinflussbar, wenn auch nicht jederzeit oder nicht in dem Maße, in dem es den Beteiligten lieb wäre.

Während meiner psychotischen Akutphase sollte ich nicht allein sein. Ständige Anwesenheit beruhigt nicht nur den Betroffenen, sie mindert auch die Angst der Helfer.

Die Angst des Helfers ist berechtigt. Was zehn Mal gut gegangen ist, kann dieses eine Mal übel enden. In finsteren langen Minuten verlässt uns die Hoffnung, denn niemand garantiert dafür, dass ein sogenannter Borderline-Patient auch dieses Mal nach spätestens sechs Stunden einschläft. Dieses eine Mal kann es anders sein. Für *mich* als Akutpatientin keinen Arzt zu holen, ist unterlassene Hilfeleistung. Wenn ich kurzfristig allein gelassen werde, schneide ich mir in meinem Wahn vielleicht die Pulsadern auf.

Die Angst des Helfers wird vom Betroffenen beschwichtigt. Er will nämlich plötzlich wissen, was für ein Wochentag heute ist. Er ist einen Moment lang tatsächlich auf einer Realitätsinsel angekommen und sagt: Gut, dass du hier bist. Er fragt: Wie lange hat es bei dir letztes Mal gedauert? Dann setzen wieder die Stimmen aus den Zimmerwinkeln ein, der Betroffene erkennt Sie nicht mehr. Er glaubt, er muss sich oder Sie umbringen oder er sei ein Baby oder die Welt bricht entzwei. Sie liegen dicht neben Ihrem Freund und atmen tief, damit er sich beruhigen kann.

Die Erfahrungen, die Sie jetzt machen, geben Ihnen Zuversicht für die nächste psychotische Phase, auch für Ihre eigene. Vorausgesetzt, sie stellt sich überhaupt noch einmal ein. Wer mag dies prophezeien?

Seit Monaten nahm ich keine Neuroleptika mehr ein. Die Besuche beim Facharzt hatte ich längst eingestellt. Ich hatte mich herausgewagt aus der zweifelhaften Obhut traditionell-psychiatrischer Institutionen.

Meine Freunde und ich, wir versuchten, uns gegenseitig zu helfen. Aber wir wussten nicht, ob das gutgehen würde. Wir waren noch ganz am Anfang. Wir hatten oft Angst, wenn wir einander zu Hilfe kamen. Wir waren ohne Erfahrung, und wir kannten noch nicht die Dynamik, die einer Psychose zugrunde liegt. Jede Psychose, die wir miteinander durchstanden, war wie ein seltsamer, gefährlicher Alleingang außerhalb der Legalität. Niemandem hätten wir erklären können, was wir da tun. Wir wussten es ja selbst kaum. Wir redeten nicht viel über die Ausnahmezustände, die wir miteinander erlebten.

Dennoch wusste ich ungefähr, was ich mit diesem Alleingang riskiere. Ein Selbstmord könnte mir unterlaufen, oder ich lande durch einen dummen Zufall doch in der Geschlossenen oder gar in der Station für chronisch Kranke, oder ich werde im psychotischen Zustand vielleicht so aggressiv, dass ich für den Rest meines Lebens in der Forensischen verschütt gehe. Oder ich nehme schleunigst wieder Psychopharmaka ein, um das zu verhindern. Oder aber, es muss mir aus eigener Kraft gelingen, einigermaßen im Gleichgewicht zu bleiben. Ich entschied mich für die letzte Möglichkeit. Wenigstens wollte ich es versuchen.

Ein psychotischer ›Schub‹ kommt nicht aus heiterem Himmel. Allmählich begriff ich das. Denn ich hatte es bei Freunden miterlebt. Ganz sicher traf das auch auf mich selber zu – aber bei anderen konnte ich es deutlicher sehen. Ein ›Schub‹ hat Ursachen, er baut sich auf. Dieser Aufbau ist nachträglich rekonstruierbar. Folglich muss er auch beobachtbar sein.

Ich zog meine Schlüsse. Zustände, die einer Psychose vorausgehen, führen in die Psychose hinein und müssen deshalb als Warnstationen aufgefasst werden. Je früher diese Zustände erkannt werden, je früher die Warnungen ernst genommen werden, desto günstiger ist die Prognose. Heute weiß ich, es muss nicht immer bis zur Psychose kommen.

Ich muss meinen eigenen Zustand gut im Auge behalten und ihn gegebenenfalls benennen, damit ich weiß, woran ich bin und was ich besser ändern sollte. Wenn ich nicht mehr weiß, ob ich meinen Wahrnehmungen trauen kann, ist es wahrscheinlich zu spät. Ich versuche, mich wie aus Abstand zu beobachten, damit ich bedenkliche Veränderungen rechtzeitig feststellen kann. Wenn ich zum Beispiel geräuschempfindlich werde, ist das ein Alarmzeichen. Wenn ich die Nächte durcharbeite, auch. Wenn ich mich langfristig von der Welt zurückziehen möchte, spricht das nicht für meine Ausgeglichenheit, sondern ich bin unterwegs zu einer extremen Position. Wenn ich dauernd unterwegs bin und nicht allein sein kann, ist das genauso übel. Ich bemühe mich, einigermaßen im Gleichgewicht zu bleiben. Ich bemühe mich täglich. Und manchmal bleibt mir für etwas anderes kaum noch Zeit.

Beispiel: Aufregung und Aktivität, gepaart mit Euphorie, lässt sich mindern oder stoppen. Wenn ich meine Aufregung, Aktivität und Euphorie nicht zur Kenntnis nehme, kann sich dieser Zustand zur Manie auswachsen. Und dann bin ich nicht mehr in der Lage festzustellen, wie es mir geht und ob das mit rechten Dingen zugeht. Eine Manie kann nahtlos in die Psychose übergehen. Wenn der Grad meiner Aufregung mir bedenklich scheint, ist es vernünftig, mich erst mal aufs Sofa zu legen und meine Lage zu überdenken. Ich versuche, mir Rechenschaft abzulegen über den Zustand, in dem ich offensichtlich bin. Ich atme ruhig und tief und bleibe liegen. Ich gehe nicht ans Telefon. Ich mache nichts oder ich mache nach ein paar Ruhestunden einen Spaziergang. (Eine derartige Eigenbehandlung hilft bei fortgeschrittener Manie kaum mehr. Ich muss rechtzeitig merken, wie es mir geht.)

Es gibt Techniken (Bewegung, Atmung, Körperhaltung), mit denen sich das eigene Befinden beeinflussen und ändern lässt. Jeder muss die ihm gemäßen Techniken selbst entdecken. Das lässt sich nicht schnell mal nebenbei erledigen. Es erfordert Zeit und Energie, bis wenigstens eine dieser Techniken zum rasch einsetzbaren Hilfsmittel wird.

Beispiel: Ebenso wie ich mich durch schnelles, kurzes Atmen in Stress bringen kann, kann ich mich durch ruhiges, tiefes Atmen zur Ruhe bringen. Oder
wenn ich dauernd mit gesenktem Kopf umherschleiche, brauche ich mich nicht
zu wundern, wenn ich mich bedrückt fühle. Derart einfache Sachen sind keine
Wundermittel. Aber sie haben Wirkungen, die ich mir zunutze machen kann.
Durch Ausprobieren bin ich auf einen Katalog von vorbeugenden Maßnahmen gekommen. Diese Maßnahmen sind nichts Besonderes. Aber sie
nützen mir. Auch etliche meiner Freunde helfen sich auf diese Weise.

## Vorsorge

Wir haben gute Erfahrungen gemacht mit einem halbwegs geregelten Tagesablauf, der nicht in Pflichten und Langeweile erstarrt. Dabei sind regelmäßige Mahlzeiten wichtig, genügend Schlaf und – falls nötig – Melissebäder.
Viele Menschen, die gelegentlich psychotisch reagieren, leben hauptsächlich
nachts. Wenn ich das über längere Zeit so halte, falle ich leichter aus der Realität. Wichtig ist es, auf gleichmäßige Atmung zu achten, nicht zu flach zu atmen und dass man nicht unversehens die Luft anhält. (Bauchatmung kann
anfangs schmerzhaft sein oder Weinkrämpfe auslösen.) Wichtig ist es, Situationen zu meiden, die in Hektik ausarten. Inzwischen bin ich in der Lage
wegzugehen, wenn es mir zu stressig wird.

Wenn Emotionen mich umherwirbeln, bin ich psychosegefährdet. Schicksalsschläge lassen sich nicht vermeiden. Statt der Versuchung nachzugeben,
uns in der Not zurückzuziehen, brauchen wir den Kontakt mit Freunden dann
noch mehr. Wichtig ist auch der Kontakt zu Mitmenschen, zu denen wir keine ausgeprägte emotionale Beziehung haben, die uns aber ernst nehmen. Mit
ihrer Hilfe können wir feststellen, ob wir wenigstens noch mit einem Bein in
der Realität sind. Das ist ein heikler Punkt, um den man sich immer wieder
neu bemühen muss. Viele gelegentlich psychotisch reagierende Menschen
sind nämlich so verletzt, dass sie überempfindlich geworden sind. Sie ziehen
sich von Menschen zurück.

Besondere Vorsicht ist geboten, wenn man sich verliebt. In einer Liebesbe-
ziehung besteht erhöht die Gefahr, dass ich mich auf ähnliche Weise verletzen lasse wie früher als Kind. Wenn frühe Traumata wiederbelebt werden,
kann bei mir leicht eine Psychose einsetzen.

Wichtig ist eine Aufgabe, Arbeit, Beschäftigung, die als sinnvoll erlebt wird. Diese Beschäftigung muss sich jeder selbst suchen. (Es ist völlig gleichgültig, was andere von dieser Beschäftigung halten.) Wichtig und befreiend ist es, abzulassen von der Idee, man müsse ein möglichst normales Bild abgeben. Wichtig ist, die eigene Individualität zu leben und zum Ausdruck zu bringen, auch auf unkonventionelle Weise.

Es ist nicht verkehrt, sich in relativ gesunden Tagen zu fragen, was der Nährboden für die erlebten Halluzinationen war. Wie man beginnenden Sinnestäuschungen entgegenwirken kann, beschreibt der psychotherapeutisch orientierte Psychiater Silvano Arieti in seinem Buch (1985, S. 126f.).

Und natürlich muss alles getan werden, um in Kontakt mit dem eigenen Körper zu bleiben bzw. diesen Kontakt herzustellen. Fußreflexzonenmassage, Joggen, T'ai-Chi, Bauchtanz – alles kann nützen oder vergebens sein. (Vorsicht, T'ai-Chi kann gefährlich sein bei Menschen, die Knieprobleme haben.) Es lohnt sich, so lange zu suchen und zu experimentieren, bis man den eigenen Körper spürt. Dieses Gefühl muss täglich neu hergestellt werden.

Besonders wichtig ist es mir, nicht an Beziehungsideen zu stricken, sondern notfalls wohlwollende Mitmenschen aus der Wachwelt zu bitten, die Relationen, die uns verdächtig scheinen, aus ihrer Sicht zu schildern. Wir Menschen mit der Diagnose ›Psychose‹ hatten anscheinend nicht die Möglichkeit, ein grundlegendes Gefühl von zufriedenstellender Identität und ein entsprechendes Selbstbewusstsein zu entwickeln. Deshalb müssen wir besonders gut mit uns selbst umgehen und darauf viel Sorgfalt und Zeit verwenden. Es reicht nicht, ein Studium zum Abschluss zu bringen oder irgendwelche Erfolge zu erarbeiten, die allgemein als angesehen gelten. Das sind die oft praktizierten Selbsttäuschungsmanöver, die mit innerer Zufriedenheit wenig zu tun haben. Das Gefühl, wertvoll zu sein, bekomme ich eher, wenn ich mir Zeit zum Träumen nehme und in der Badewanne liege. Andere finden ihren Frieden beim Gitarrespielen oder beim Tagebuchschreiben.

Das Allerwichtigste ist wohl, dass man allzu widersprüchliches Verhalten (sogenannte Doublebind-Situationen) rechtzeitig erkennt und sich ihm entzieht. Denn grobe Ungereimtheiten, Missachtung und Doublebind-Botschaften sind Verletzungen, die uns verrückt machen.

**Behauptung: Meine Psychose ist nicht sinnlos**

Es gibt wichtige Punkte im Leben, die Veränderungen nötig machen. Oder eine geänderte Einstellung zum Leben wird nötig. Manchmal wird eine Umorientierung erforderlich, ein Neubeginn unter weitgehend unbekannten Voraussetzungen lässt sich nicht umgehen. Dass es jetzt kritisch werden kann, wird gern unter den Tisch gekehrt.

So eine kritische Zeit kann zum Beispiel der Eintritt ins Erwachsenenalter sein. Oder die Examensphase. Wenn ein geliebter Mensch uns verlässt, kann das eine Krise nach sich ziehen. Für Krisensituationen gibt es in unserer Gesellschaft kaum akzeptable Rituale, die uns Kraft und Gelassenheit geben könnten oder wenigstens das Gefühl, nicht allein zu sein.

Wer in derartigen Situationen psychotisch reagiert, wird normalerweise mit Psychopharmaka versorgt und in der Klapsmühle aufbewahrt, bis er wieder einen halbwegs angepassten Eindruck macht. Dann wird er in die meist unveränderte Situation entlassen, die die Krise ausgelöst hat. Damit ist der nächste ›Schub‹ programmiert. Für manchen mag das anders aussehen. Aber genau das sind meine Erfahrungen. Die etablierte Klinikpsychiatrie schenkt dem psychotischen Erleben keine Beachtung, sie ist nicht der Meinung, dass man aus einer Psychose Nutzen ziehen kann. »Alles Wirrwarr ohne Bedeutung«, sagte der Arzt im Landeskrankenhaus.

Ich bin ganz anderer Meinung. Wenn ich eine Psychose hinter mir habe, kann ich nicht so tun, als sei nichts gewesen. Ich muss mich mit meinen psychotischen Erlebnissen auseinandersetzen, sie sind für mich von Bedeutung. Die psychotischen ›Filme‹ sind begründet, sie haben mit mir und mit meinem Leben zu tun. Sie sind Spiegel und Mitteilung für mich, wie meine Nachtträume. Ich muss meine Psychose ernst nehmen wie andere ihren Herzinfarkt. Ich muss das deutliche Signal beachten, das mir meine Psychose setzt. Wenn ich das nicht will, nicht kann, nicht tue, brauche ich mich über den nächsten ›Schub‹ nicht zu wundern. (Ich kann natürlich nur für mich sprechen. Wenn jemand das anders sieht, wird er seine Gründe dafür haben.)

In einer Psychose geht es oft um mehr oder weniger verschlüsselte Bilder von Zerstörung und Neubeginn. Das ist weiß Gott kein Geheimnis. Wer nach der Psychose keine Möglichkeit sieht, eine Änderung, einen Neubeginn zu wagen, wer sein Leben nicht umorganisieren kann, wer in einen neuen Lebensabschnitt nicht hineinwachsen mag, wer jetzt erst mal depressiv wird, kann sich mit möglicherweise naturheilkundlichen Psychopharmaka über die Runden helfen. Genau das – Psychopharmaka einnehmen, allerdings psychiatrische – hatte ich früher stets getan, und ich hätte es wieder tun können.

Wieder mal war ich fertig mit der Welt. Diesmal war mir klar, dass ich nichts zu verlieren hatte. Ich war am Tod vorbeigeschlittert und durch den Wahnsinn hindurch gegangen, was sollte mir schon passieren. Ich konnte ruhig etwas Neues riskieren. Wie das Neue aussehen sollte, wusste ich freilich nicht.

Ich weiß es immer noch nicht. Aber ich hatte seit Oktober 1993 keine Psychose mehr, ich habe mich nicht umgebracht, ich komme seit Sommer 1993 ohne Psychopharmaka klar. Das ist keine lange Zeit. Das ist nicht weiter der Rede wert. Aber für mich ist es großartig.

## Literatur

Arieti, Silvano: »Schizophrenie«, München: Piper Verlag 1985

**Leo P. Koehne**

# »Jetzt gebe ich Ihnen Imap, das dient auch der sozialen Bindung!«

*Neuroleptika: Fluanxol, Imap, Melleril, Truxal / Antidepressiva: Anafranil, Equilibrin / Tranquilizer: Diazepam*

Dieser Erfahrungsbericht beschreibt keine psychiatrische ›Karriere‹ im klassischen Sinn mit stationärer Zwangsbehandlung und jahrelanger Gabe hochdosierter Neuroleptika, wie sie viele Betroffene erleben und erleiden müssen. Meine Geschichte steht vielmehr stellvertretend für eine immer größer werdende Zahl von Menschen, die aufgrund unklarer körperlicher und seelischer Beschwerden von der Allgemeinmedizin an niedergelassene Psychiater wei-

tergereicht werden und dort nach und nach in den Teufelskreis der Behandlung mit Psychopharmaka geraten.

Begonnen hat alles im Jahr 1991, als ich wegen plötzlich auftretender
Symptome wie Übelkeit, Herzbeschwerden und nachlassender Leistungsfähigkeit von Arzt zu Arzt ging, ohne dass eine körperliche Ursache für die Beschwerden gefunden werden konnte. Schließlich erhielt ich eine Überweisung zu einem niedergelassenen Facharzt für Psychiatrie:»Der soll sich mal
ansehen, was mit Ihnen los ist.« Mit etwas mulmigem Gefühl ließ ich mich
also dort untersuchen. Nach einer Stunde stand seine Diagnose fest: ›reaktive
Depression mit Angstattacken‹. Ohne auf weitere Behandlungsmöglichkeiten wie Psychotherapie einzugehen, verordnete er mir Equilibrin *(Wirkstoff
Amitriptylinoxid)*, ein Antidepressivum mit dämpfendem Charakter.»In der
modernen Psychiatrie behandeln wir das heute so, davon nehmen Sie jetzt
ein halbes Jahr jeden Tag zwei Tabletten, und dann haben wir das im Griff.«

Meine ersten Zweifel an dieser Therapieform wurden vom schnellen Erfolg zunächst überdeckt. Tatsächlich ließen die Beschwerden schon nach
wenigen Tagen nach, und da ich mich endlich wieder einigermaßen gut fühlte, sah ich optimistisch in die Zukunft. Leider dauerte diese Phase nur einige
Wochen, dann kehrten die Symptome zurück, intensiver und länger als zuvor. Ratsuchend wandte ich mich an den Arzt, dem ich zu diesem Zeitpunkt
noch vertraute, und war ab jetzt regelmäßiger Gast in seiner Praxis: doppelte
Dosis Equilibrin, und als das nichts half, wöchentliche Injektionen von Imap.
»Dann sehen wir uns jede Woche, das dient auch der sozialen Bindung.«
Dass es sich bei Imap um ein nicht eben schwaches Depotneuroleptikum
handelt, erfuhr ich erst später. Fast ein Jahr war vergangen – mit nieder-
schmetterndem Resultat: immer mehr Medikamente, immer weniger Lebensqualität. Mittlerweile hatte sich meine Angst so verstärkt, dass ich kaum noch
das Haus verlassen konnte und mir schon deshalb einen neuen Arzt suchen
musste; der vorherige hatte seine Praxis 50 km entfernt, eine Strecke, die ich
nicht mehr regelmäßig bewältigen konnte. (»Wenn Sie das nicht mehr schaffen, müssen Sie stationär behandelt werden!«) Außerdem hatte ich begonnen, Literatur über Psychopharmaka zu lesen, und hatte nun endlich einen
Einblick in die vielfältigen Nebenwirkungen. Doch fürchtete ich, mittlerweile abhängig zu sein und die Behandlung deshalb nicht einfach selbst beenden

zu können, und schließlich wollte ich ja auch endlich die Ursachen für meine Beschwerden finden und eine wirkungsvolle Therapie beginnen. Also auf zum neuen Arzt, skeptischer als zuvor, jedoch noch hoffnungsvoll. An meiner Geschichte interessierte ihn eigentlich nur, welche Medikamente ich schon bekommen hatte (»Hm, was soll ich dann für Sie tun?«). Als er merkte, dass ich dem bunten Reigen von Psychopharmaka kritisch gegenüberstand, verlor er spürbar die Lust. Ratlos und entschlussunfähig willigte ich dann doch in einen neuen pharmazeutischen Versuch ein: statt Equilibrin nun Anafranil, dazu noch Truxal und Melleril. Auf meinen Hinweis, dass mir in Notsituationen bisher Tranquilizer am besten geholfen hätten, erhielt ich eine Standpauke (»bei mir nicht«, »hochgefährlich«, »Suchtgefahr« usw.).

Komisch, dass weder dieser noch der erste Psychiater etwas von Risiken der Antidepressiva und Neuroleptika wissen wollte: »Wenn da irgendwo in Grönland einer Probleme damit hat, dann muss es eben im Beipackzettel stehen, das ist so Vorschrift, aber alles dummes Zeug.« Als es trotz allem nicht besser wurde – im Gegenteil, mittlerweile verbrachte ich meinen Tag fast ausschließlich im Bett – und dies dem Arzt auch so sagte, übte er auf einmal massiven Druck auf mich aus: ich hätte keine Angsterkrankung, sondern eine Psychose, und: »Entweder nehmen Sie jetzt meine (wörtlich!) Medikamente, oder ich muss Sie einweisen!«

Ironisch betrachtet war dies also eine ›sanfte‹ Form der Zwangsbehandlung, die mir eine unvergessliche Zeit bescherte. Mein neuer ständiger Begleiter hieß nun Fluanxol, und das nicht zu knapp dosiert. Jene Wochen sind für mich auch heute noch die schlimmsten meines Lebens: Nur noch durch einen Schleier nahm ich meine Umwelt wahr, bleierne Müdigkeit und gleichzeitige Sitzunruhe mit unerklärlichem und nicht kontrollierbarem Bewegungsdrang ließen mich im wahrsten Sinne des Wortes herumirren und keine Ruhe finden. Mit letzter Kraft fasste ich den Entschluss, diese Behandlung sofort zu stoppen. Lieber wollte ich in meinem Bett verrecken als so etwas noch einmal erleben.

Die schlimmsten Nachwirkungen des Fluanxol bekam ich zum Glück mit Tranquilizern, die ich noch zu Hause hatte, wenigstens einigermaßen in den Griff. Mit Hilfe der Ratschläge, die ich zuvor gelesen hatte, setzte ich meine Medikation nun ab: die niederpotenten Neuroleptika sofort, die Antidepressiva nach und nach. Über die Absetzreaktionen meines Körpers (Unruhe, Schweißausbrüche, verstärkte Angst) halfen mir zunächst ebenfalls Tranquilizer hinweg. Ausgerechnet Tranquilizer – diese gefährlichsten aller Medikamente, wie mich die Psychiater glauben machen wollten? Meine Erfahrungen sehen anders aus. In akuten Notsituationen wie dieser können sie ein Segen sein: wenn man sie verantwortungsbewusst einsetzt und um das Suchtrisiko weiß. Durch eine Bekannte, die seit Jahren benzodiazepinabhängig ist, wusste ich um diese Gefahr und achtete darauf, diese Beruhigungsmittel nicht regelmäßig, sondern nur im Bedarfsfall einzusetzen. Ich hatte Glück: Das Bedürfnis ließ langsam nach, und bald reichte es zu wissen, dass ich für den Notfall etwas im Haus hatte, um die schlimmsten Situationen zu überstehen.

Nun war ich von den starken Psychopharmaka zwar fast befreit, doch meine ursprünglichen Beschwerden, mit denen ja alles einmal begann, hatte ich noch nicht im Griff. Auch die Zweifel blieben, nachdem mir so lange eingeimpft worden war, dass ich Medikamente brauche: Was ist, wenn die Psychiater doch recht hatten? Wie würde es weitergehen? Glücklicherweise lernte ich in dieser Zeit einen Allgemeinmediziner kennen, der mir als erster Arzt in diesem Zusammenhang ohne Vorbehalte und ohne übermäßige Einbeziehung meiner Lebensgeschichte entgegentrat. Frei von jeglichen schulmedizinischen Dogmen und vor allem ohne Unfehlbarkeitsanspruch nahm er sich meiner an. Er sprach häufig – ernstgemeint – von »wir« und »gemeinsamen Versuchen«, vor allem spürte er, unter welchem Druck ich noch immer stand, und ließ mir etwas Wichtiges: Zeit. Endlich hatte ich jemanden gefunden, der mich als gleichberechtigten Partner ansah und nicht in medizinischen oder gar psychiatrischen Denkmustern gefangen war. Bei ihm hatte ich gleich das Gefühl, dass es endlich um mich als Mensch, als Individuum und nicht als ›Fall‹ geht.

Zusammen mit diesem Arzt erarbeitete ich kleine Schritte, wieder leben zu lernen. Vor allem die regelmäßigen Hausbesuche (heutzutage leider eine seltene Ausnahme) gaben mir die Sicherheit und den Rückhalt, die ersten eigenen Schritte ohne Medikamente zu gehen. Da mein Körper zuvor fast zwei Jahre unter Psychopharmaka stand, dauerte es natürlich einige Zeit, bis sich alles wieder regulierte. Doch ohne die Angst, irgendwelche Medikamente unter Druck verordnet zu bekommen, ließen sich meine Beschwerden leichter ertragen. Umgekehrt wäre der Arzt allerdings auch bereit gewesen, mir Mittel meiner Wahl in einer von mir gewählten Dosierung zu verschreiben. Durch diese wiedergewonnene Entscheidungsfreiheit löste ich mich nach und nach auch psychisch von den Medikamenten, und kleine Erfolgserlebnisse bestärkten mich darin, diesen Weg so weiterzugehen.

Heute, fast fünf Jahre später, schreibe ich diesen Erfahrungsbericht. Erst in der Zwischenzeit wurde mir vieles über den Anfang meiner damaligen Beschwerden klar: Es war der Beginn einer der vielen Formen von Angsterkrankungen, von denen mittlerweile nach Schätzungen rund zehn Millionen Deutsche betroffen sind. Eine Depression, wie der erste Psychiater festgestellt zu haben glaubte, habe ich vermutlich nie gehabt. Nach und nach begann ich meine eigene Verhaltenstherapie, die momentan wirkungsvollste Behandlungsmethode gegen Angststörungen. Nicht in einem Zwei-Wochen-Crashkurs, sondern langsam, Schritt für Schritt, konfrontierte ich mich wieder mit Situationen, die ich so lange gemieden hatte. Völlig verschwunden sind die Ängste bis heute nicht, doch vieles ist wieder leb- und erlebbar geworden, und die Rückschläge wurden immer seltener. Das eine Fläschchen mit Diazepam, das ich zur Sicherheit im Haus behalten habe, steht noch heute in meinem Schrank – immer noch unbenutzt.

Nachdem ich aus dem Gröbsten heraus war, begann ich, mich intensiv mit Psychopharmaka und Psychiatrie zu beschäftigen, ein Thema, das mich bis heute nicht loslässt. Natürlich sind meine Erfahrungen kein Universalrezept für das Absetzen von Psychopharmaka, zwei Dinge halte ich jedoch für entscheidend: die rechtzeitige Aufklärung über die Risiken der Psychodrogen und das Selbstbewusstsein, den Schritt zum Absetzen trotz Ängsten zu wagen, auch wenn viele Psychiater immer noch die Auffassung verbreiten, dies sei zu gefährlich. Ist denn die Verabreichung etwa nicht gefährlich? Aus persönlicher Erfahrung kenne ich viele Menschen, denen abseits der Kliniken Psychopharmaka verordnet werden und die nicht den Mut finden, es ohne diese Präparate zu versuchen, weil man ihnen das Gegenteil eingeredet hat. Doch ebensowichtig für den Erfolg sind Menschen im eigenen Umfeld, denen man vertrauen kann – leider hat nicht jeder das Glück, in Krisensituationen den nötigen Rückhalt zu finden. Insgesamt scheint mir nicht allein das

Absetzen selbst, sondern die Zeit und die Erfahrungen kurz danach entscheidend zu sein für den Erfolg.

# Resümee

Peter Lehmann

## Zusammenfassung und spezielle Aspekte beim Absetzen psychiatrischer Psychopharmaka

Für die Betroffenen bedeutet der Einsatz psychiatrischer Psychopharmaka, dass ihre unerwünschten und störenden Gefühle erst einmal weniger belasten; sie werden mit dem Risiko gravierender »Nebenwirkungen« unterdrückt. Diese Gegenreaktion auf den pharmakologischen Verdrängungsprozess kann aus körperlichen, geistig-zentralnervösen und psychischen Krankheitssymptomen bestehen.

Die Behandelten riskieren, ihre Handlungsfähigkeit zu verlieren, ihr Körper kann zum Absatzmarkt für Produkte der Pharmaindustrie sowie zum Zwischen- oder Endlager potenziell toxischer Stoffwechselprodukte werden. Schaffen sie den Ausstieg aus der Psychiatrie oder zumindest das Wegkommen von den üblichen relativ hohen Dosierungen und Kombinationen nicht, droht ihnen die fortgesetzte Verabreichung von Psychopharmaka und der Verfall ihrer Gesundheit und Lebenskraft.

### Wie vorgehen?

> »Pointiert formuliert, befinden sich Ärzte bei der Behandlung eines akuten Patienten stets in der Situation eines unkontrollierten Einzelexperiments.« (Seeler, 1983)

Diese Aussage von Wolfgang Seeler von der Psychiatrischen Klinik Hamburg-Ochsenzoll schließt auch das Behandlungsende ein. Niemand kann vorhersagen, wie ein Absetzprozess von Psychopharmaka im Einzelnen verlaufen wird. Man entscheidet sich, einen bestimmten Weg einzuschlagen, man handelt – möglichst vor- und umsichtig – und orientiert die einzelnen

Schritte an der jeweiligen Situation. Allerdings lassen sich Tendenzen erkennen, die helfen, den Überblick zu bewahren und die Chancen zu verbessern, dass der Absetzprozess erfolgreich endet.

Dem zum Trotz fördern viele Ärzte das gelegentlich riskante abrupte Absetzen, indem sie auf Kritik an ihren Psychopharmaka mit einem saloppen »Dann lassen Sie sie doch einfach weg!« antworten, ohne vor den teilweise lebensbedrohlichen Entzugsproblemen und -risiken, vor Hypersensibilitäts- und Reboundsymptomen zu warnen. Dies ist wenig überraschend, denn man lehrt sie in ihrer Ausbildung, in »Fachinformationen«, in Werbebroschüren und anderen pharmafirmengesponserten Publikationen und Kongressen, mit Ausnahme von Benzodiazepinen würden psychiatrische Psychopharmaka nicht abhängig machen (und demzufolge keine Entzugsprobleme bereiten). Wie eingangs erwähnt, unterschlagen Herstellerfirmen in aller Regel das Abhängigkeitsrisiko von Antidepressiva und Neuroleptika und legen verantwortungslos kurze Zeiträume nahe, in denen ihre Produkte abgesetzt werden könnten (Langfeldt, 2018).

Völlig außer acht gelassen wird von fast allen Behandlern, dass auch der Selbstwertverlust, der aus der entwertenden psychiatrischen Diagnose (›psychisch krank und behandlungsbedürftig‹) und der dann folgenden Behandlung erwachsen kann, eine langfristige Abhängigkeit von Psychopharmaka einleiten oder zementieren kann. Dabei ist der Mechanismus, dass aus der Bewältigung psychischer Probleme mit Hilfe von Psychopharmaka eine Abhängigkeit entstehen kann, von anderen psychotropen Stoffen wie beispielsweise Alkohol, Marihuana, Kokain oder Heroin durchaus bekannt.

**Gesammelte Standardratschläge**

Seit Anfang der 1980er-Jahre erschienen diverse Publikationen kritischer Psychopharmakabetroffener und ihrer Unterstützer mit Ratschlägen zur Risikoverminderung beim Absetzen (NAPA, 1984; Caras, 1991; Breggin & Cohen, 2000; AGIDD-SMQ u.a., 2003; Icarus Project & Freedom Center, 2009; Breggin, 2012; DGSP, 2014; Aderhold u.a., 2017; Inner Compass Initiative, 2017; Schlimme u.a., 2018). Viele ihrer Empfehlungen entsprechen den Erfahrungen, von denen die Autorinnen und Autoren im vorliegenden Buch berichten.

Gelegentlich scheinen Entzugs- und Absetzprobleme unüberwindlich und der Absetzprozess droht zu scheitern. Anstelle einer neuen Verabreichung der Psychopharmaka in der ursprünglichen Dosis oder einer Klinikaufnahme mit der Gefahr, dass die ursprünglichen Dosierungen massiv heraufgesetzt oder zusätzlich Elektroschocks verabreicht werden, würde es oft reichen, so ein Autorenteam um den Berliner Psychiater Jann Schlimme, zum letzten Dosisschritt zurückzukehren, ein Schlaf- und Beruhigungsmittel zu nutzen und Geduld und Gelassenheit aufzubringen, um eine Krisensituation mit einfachen Mitteln zu bewältigen und dann mit dem Reduzieren fortzufahren (Schlimme u.a., 2018, S. 92f.).

Wer selbst den Prozess des Absetzens von Psychopharmaka durchlaufen und zudem häufig mit Menschen zu tun hat, die Psychopharmaka absetzen, kennt viele Faktoren, welche die Probleme des Absetzens lindern und dabei helfen, den großen freigewordenen Raum, den bisher die ›Krankheit‹ und deren psychopharmakologische Unterdrückung eingenommen hat, mit neuen, selbstgewählten Inhalten zu füllen. Ohne Anspruch auf Vollständigkeit sollen hier solche hilfreichen Faktoren genannt sein.

*Nichts überstürzen*

So lautet auch der erste Ratschlag des Arztes David Richman aus Berkeley, Kalifornien. Um dem Groll seiner Kollegenschaft zu entgehen, hatte er eine Broschüre zum Absetzen psychiatrischer Psychopharmaka 1984 unter einem Pseudonym »Dr. Caligari« verfasst. Im Einzelnen erläuterte er seine Ratschläge am Beispiel von Chlorpromazin, dem Neuroleptika-Prototyp:

> »Wegen der häufig unangenehmen Wirkungen der Psychopharmaka hören die Betroffenen oft plötzlich bei der ersten sich bietenden Gelegenheit mit der Einnahme auf. Dies kann noch ernsthaftere Entzugsprobleme verursachen. Abruptes Absetzen ist *nicht* der beste Weg, um von Psychopharmaka loszukommen. (...)
>
> Hat man die Psychopharmakaeinnahme gestoppt, ist die Zeitspanne bis zum Auftreten von Entzugserscheinungen unterschiedlich. Manche Leute haben sie innerhalb von acht bis 24 Stunden, während sie bei anderen erst nach einigen Tagen oder ein oder zwei Wochen anfangen. Teilweise hängt dies davon ab, wie lange die Psychopharma-

ka eingenommen wurden und in welchen Mengen, denn die meisten
dieser Substanzen sammeln sich im Körpergewebe in Form von Re-
servoirs an. Nimmt man die Psychopharmaka nicht mehr ein oder verringert man die Dosis, wodurch der Psychopharmakaspiegel im Blut
fällt, so werden diese gespeicherten Psychopharmaka allmählich in
die Blutbahn abgegeben. Tests haben gezeigt, dass Psychopharmaka
im Körper bzw. im Urin noch Monate nach Ende der Einnahme nachgewiesen werden können.

Ein anderer zu berücksichtigender Faktor ist, dass Psychopharmakawirkungen am intensivsten spürbar sind, wenn der Psychopharmakaspiegel im Blut steigt oder fällt. Je drastischer die Veränderungen,
desto intensiver die Wirkungen. Deshalb steigt bei starkem und abruptem Ansteigen des Psychopharmakaspiegels im Blut die Wahrscheinlichkeit, dass quälende Psychopharmakawirkungen auftreten.
Wenn andererseits der Blutspiegel plötzlich abfällt, erleidet man umso eher quälende *Psychopharmaka-Entzugserscheinungen.*

Psychopharmaka werden vom Körper verschieden schnell aufgespal-
ten, neutralisiert und eliminiert. Dieser Faktor, genannt ›Halbwertszeit‹, ist sehr wichtig. Psychopharmaka mit kurzen Halbwertszeiten,
die also rasch abgebaut werden, führen zum schnelleren Abfall des
Psychopharmakaspiegels im Blut und intensivieren Entzugserscheinungen. Diese beginnen eher und enden auch eher. Psychopharmaka
mit längeren Halbwertszeiten werden langsamer abgebaut und verursachen Entzugsreaktionen, die später beginnen, dafür aber länger anhalten. (...)

Eine Anzahl weiterer Faktoren wirkt sich auf die Schwierigkeit des
Entzugs aus: die Art des Psychopharmakons, die Dosis und die Einnahmedauer, der allgemeine Gesundheitszustand des Betroffenen
und seine innere Einstellung zum Entzug, die Qualität der Unterstützung während des Entzugs sowie die Kenntnis des Entzugsprozesses
mit seinen möglichen Symptomen und Problemen und die konkreten
Maßnahmen zu ihrer Linderung.

Der beste Weg, Entzugsrisiken auf ein Minimum herunterzuschrau-
ben, ist die allmähliche Dosisverringerung. Dies ist besonders wich-

tig, wenn das Psychopharmakon länger als ein oder zwei Monate verabreicht wurde. Wer geringe Dosen nur für kurze Zeit genommen hat (das heißt ein paar Tage oder Wochen), wird die Einnahme der Psychopharmaka vielleicht am liebsten einfach stoppen (...).

*Allmählicher und stufenweiser Entzug: die 10%-Formel*
Wenn man diese Formel benutzt, wird der Entzug durchgeführt, indem man die Dosis stufenweise in aufeinander folgenden Schritten verringert, wobei jeder Schritt so lange wie nötig dauern sollte. Wenn Sie psychiatrische Psychopharmaka jahrelang eingenommen haben, kann es viele Wochen oder sogar länger dauern, von ihnen vollständig loszukommen. Bei dem vorgeschlagenen Schema wird die Dosis um jeweils 10% der derzeitigen Höhe in zehn aufeinander folgenden Stufen vermindert.

Bei einem Entzug von beispielsweise ursprünglich 500 mg Chlorpromazin pro Tag würde die Einnahme auf jeder Stufe um 50 mg verringert (10% von 500 mg = 50 mg).

Stufe 1: Gehen Sie von 500 mg pro Tag auf 450 mg. Warten Sie mehrere Tage oder eine Woche, bis Sie frei von belastenden Entzugserscheinungen sind.

Stufe 2: Gehen Sie jetzt von 450 mg auf 400 mg und warten Sie wieder mehrere Tage oder eine Woche, bis Sie damit zurechtkommen.

Stufe 3: Gehen Sie dann von 400 mg auf 350 mg usw., bis Sie das Psychopharmakon vollständig abgesetzt haben.

Wenn Sie verteilte Dosen nehmen, das heißt eine morgens, eine nachmittags und eine abends (das wird häufig getan), so gibt es mehrere Möglichkeiten, diese Schema umzusetzen. Sie könnten als erstes die Morgendosis verringern und absetzen, dann die Nachmittags- und zuletzt die Abenddosis. Eine andere Möglichkeit wäre, als erste Stufe die Morgendosis um 50 mg zu verringern (wenn wir beim Beispiel mit Chlorpromazin bleiben), dann als zweite Stufe die Nachmittagsdosis um 50 mg, dann als dritte Stufe die Abenddosis um 50 mg, dann als vierte Stufe die Morgendosis um weitere 50 mg usw. bis zum kompletten Absetzen.

Haben Sie nach einer Dosisverringerung so etwas wie Entzugserscheinungen, dann bleiben Sie bei dieser Dosis, bis sie abklingen oder
verschwinden. Machen Sie erst danach den nächsten Schritt. Als Alternative können Sie zur vorherigen Stufe (mit der höheren Dosis) zurückkehren, wo Sie besser zurechtkamen, und dort bleiben, bis Sie mit
dem nächsten Schritt fortfahren.

Manchmal wird der erste Teil der Reduzierung keinerlei Probleme bereiten. Aber dann, wenn viel niedrigere Dosen erreicht werden, tau-
chen Probleme auf. Zum Beispiel kann es schwierig sein, von 50 mg
(wieder das Chlorpromazinbeispiel) auf 0 mg zu gehen. In diesem
Fall könnten Sie die Verringerung so gestalten, dass Sie von 50 mg
auf 40 mg und dann auf 30 mg gehen usw.

Um diese stufenweise Methode anzuwenden, kann es notwendig sein,
unterschiedliche Tablettenstärken zu benutzen oder Ihre Tabletten
oder Kapseln zu zerschneiden. Pillen mit harter Hülle lassen sich nur
schwer in gleichgroße Stücke zerteilen. Normalerweise sind sie mar-
kiert, das heißt, sie haben eine Kerbe in der Mitte, die es erleichtert,
sie mit Ihren Fingern zu halbieren oder zuletzt zu vierteln. Kapseln
sind schwieriger zu zerschneiden. Wenn man sie mit dem Messer oder
der Rasierklinge halbiert, läuft der Inhalt aus, und man muss den un-
verbrauchten Kapselinhalt in einem Behältnis aufbewahren.« (NAPA,
1984, S. 54-56)

Die 10%-Formel ist eher als Beispiel denn als konkrete Anleitung zu verstehen. Das Absetzen in prozentualen Schritten kann erfolgen, indem man sich
entweder an der Dosis zu Beginn des Absetzprozesses orientiert oder aber an
der jeweils letzten Dosis. Dies trägt dem Umstand Rechnung, dass die
Schwierigkeiten beim Absetzen potenziell größer werden, je kleiner die verbleibende Dosis wird.

Darüber hinaus wäre eine durchschnittliche Dosisreduzierung in zehn aufeinander folgenden Stufen um jeweils 10 % bei einer längerfristigen und
hochdosierten Einnahme von Psychopharmaka zu schnell bzw. bei nur kurz-
fristiger Einnahme unnötig langsam. Die Dosisreduzierung muss nicht immer in gleich großen Schritten und Zeitabständen erfolgen. Der zeitliche Abstand zwischen den einzelnen Absetzschritten ist individuell unterschiedlich.

Es gibt Empfehlungen, jeweils drei bis zwölf Wochen von einem Schritt zum nächsten zu warten (Schlimme u.a., 2018, S. 67f.). Bei auftretenden Problemen kann man beispielsweise zum letzten Dosisschritt zurückkehren und einige Zeit verstreichen lassen, bis man wieder den nächsten, eventuell kleineren Reduktionsschritt macht. Peter Breggin (2012, S. 196) empfiehlt, den Absetzprozess versuchsweise mit einer kleineren Reduzierung zu beginnen, um zu sehen, wie man damit klar kommt.

*Was, wenn kleinschrittiges Reduzieren technisch schwierig ist?*
In der Regel unterlässt es die Pharmaindustrie, Tabletten oder Kapseln in Produkteinheiten anzubieten, die ein kleinschrittiges Absetzen ermöglichen. Treten dann beim Absetzen Entzugsprobleme auf und finden kein Verständnis von ihren behandelnden Ärzten, müssen die Betroffenen sehen, wie sie alleine klar kommen. Dabei gibt es eine Reihe von – mehr oder weniger anspruchsvollen – Möglichkeiten, auf eigene Faust kleinschrittig abzusetzen.

*Umstellung in Tropfen.* Solange die Arzneimittelbehörden, Apothekerkommissionen und Ärztevereinigungen der verantwortungslosen Grundhaltung der Pharmaindustrie weiterhin tatenlos zuschauen, liefert die Umstellung in leicht verringer- oder verdünnbare Tropfen für die Betroffenen und ihre Unterstützer eine Möglichkeit, diesem Problem aus dem Weg zu gehen.

*Rezepturen.* Möglich sind auch ärztliche Rezepturen; mit diesen Verordnungen werden Apotheker angewiesen, Kapseln oder Tabletten in nahezu jeder Dosierung eines Psychopharmakons herzustellen. Schlimme beschreibt das Verfahren:

>»Hierzu muss der Arzt eine ›Rezeptur‹ aufschreiben, die eine exakte Anzahl an Kapseln mit der exakten Dosis der wirksamen Substanz sowie die Einnahmerhythmik angibt (z. B.: 60 Kps Olanzapin à 1,4 mg, 1 x tgl.). Der Apotheker stellt diese Kapseln dann unter Zusatz von Füllstoffen (meist Lactose) aus gemörserten, industriell hergestellten Tabletten dieses Wirkstoffes her. Da es sich um aufwendige Handarbeit handelt, benötigt die Apotheke zur Herstellung meist einige Tage. Problematisch ist dieses Vorgehen bei retardierten *(ihren Wirkstoff verzögert abgebenden)* Tablettenformen. Diese können oftmals nicht geringer dosiert werden als industriell angeboten, da sich beim

Mörsern die Retardwirkung verliert. Jedoch können viele retardierte Fertigarzneimittel geteilt werden (z. B. bei bestimmten Quetiapin-Retardtabletten). Im Bedarfsfall stehen hier die Apotheken mit Rat und Tat zur Seite und informieren sich für die Betreffenden bei den Herstellerfirmen.« (Schlimme u. a., 2018, S. 87)

*Ausschleichstreifen.* Eine weitere Möglichkeit zum kleinschrittigen Absetzen (Ausschleichen) bietet das »Tapering-Projekt« mit seinen Tapering-Strips (Ausschleichstreifen, Streifenverpackungen). Initiiert wurde es 2010 von Cinderella Therapeutics. Diese gemeinnützige niederländische Stiftung übertrug es 2017 an das betroffenengeleitete Forschungszentrum der Universität Maastricht, welches das Verfahren wie folgt beschreibt:

»In einem Tapering-Strip wird das Medikament in einer Rolle oder einem Streifen kleiner Beutel mit Tagesrationen verpackt. Jeder Beutel ist nummeriert und hat die gleiche oder etwas niedrigere Dosis wie die vorherige Verpackung.

Die Streifen sind in Serien für jeweils 28 Tage erhältlich und Patienten können einen oder mehrere Streifen verwenden, um das Tempo der Dosisreduzierung im Laufe der Zeit zu regulieren. Die auf jedem Beutel aufgedruckten Dosis- und Tagesinformationen ermöglichen es den Patienten, den Fortschritt ihrer Reduzierung präzise aufzuzeichnen und zu überwachen.« (User Research Centre, 2019)

Ausschleich- und Stabilisierungsstreifen enthalten den Wirkstoff für einen Zeitraum von je 28 Tagen. Einschließlich Versand kostet der Ausschleichstreifen durchschnittlich € 77.–, der Stabilisierungsstreifen (mit gleichbleibender Dosis) € 38.50 (Stand: Mai 2019). Informationen und ärztlicherseits zu unterschreibende Bestellformulare stehen im Internet zur Verfügung (ebd.).

*Pillenschneider / Feinwaage.* Wem Ausschleichstreifen vorenthalten werden oder wer sie sich finanziell nicht leisten kann oder doch lieber auf eigene Faust vorgehen will, kann auch zu anderen Hilfsmitteln greifen. Während man Tabletten mit Tablettenteilern (Pillenschneider) oder Feinwaagen recht präzise aufteilen bzw. abwiegen kann, stellen Pulverkapseln ein Problem dar. Sie enthalten nicht nur den psychopharmakologischen Wirkstoff, sondern auch Geschmacks- und Konservierungsstoffe. Da beim Zerteilen nicht

gewährleistet ist, dass der eigentliche Wirkstoff gleichmäßig in den Pulver-
teilen enthalten ist, besteht eine Möglichkeit darin, vor dem stufenweisen
Entzug auf die Einnahme in Tropfenform umzusteigen. Manche rühren das
Pulver in Pudding ein und nehmen diesen dann portionsweise zu sich. So
wird der Wirkstoff einigermaßen gleichmäßig aufgeteilt.

*Wasserlösemethode.* In Betroffenengruppen ist auch die Wasserlösemethode bekannt. Damit kann man unretardierte Psychopharmaka, das heißt
Substanzen, die ohne Verzögerung verstoffwechselt werden (wie z. B. Citalopram oder Mirtazapin), in beliebige Dosisschritte aufteilen. Man löst die
Tablette in lauwarmem Wasser auf und saugt mit Hilfe einer Spritze (mit vorher entfernter Nadel) die errechnete Teilmenge des Wassers ab, bevor man
den verbliebenen Rest zu sich nimmt. Ein Beispiel mit einer 20mg-Tablette:
Man teilt oder zermörsert sie und löst sie unter ordentlichem Umrühren in
100 ml Wasser auf. Dabei berechnet man per Dreisatz, wieviel Millilitern die
gewünschte Reduktionsmenge entspricht. Wer nur noch 18 mg des Wirkstoffs einnehmen möchte, was 90 ml entspricht, muss 10 ml (= 2 mg) mit der
Spritze absaugen, um dann die verbliebene Dosis zu sich zu nehmen. Allerdings lösen sich nicht alle unretardierten Tabletten gut auf; Paroxetin beispielsweise scheint sich hierfür nicht zu eignen (Heffmann, 2019).

Mit dieser Methode können auch in Tropfenform einzunehmende Substanzen weiter verringert werden. Einen Überblick über die Zermörserbarkeit
und alternative Anwendungsformen von Tabletten sowie ihren Wirkstoffen
liefert das Universitätsspital Basel (2018). Welche Wirkstoffe sich hinter den
dort ausschließlich verwendeten Schweizer Handelsnamen verbergen, findet
man im Internet auf bit.do/psy-liste.

*Apfelmus / Leerkapseln.* Anders stellt sich die Sache dar, wenn die Kapseln
Kügelchen enthalten. Deren Hülle bewirkt, dass sie den Magen passieren und
den Darm erreichen, von dem die Wirkstoffe dann optimal aufgesogen werden. Die abgezählten Kügelchen kann man mit einem Löffel Apfelmus einnehmen; dessen pH-Wert (Maß für den sauren Charakter einer wässrigen Lösung) sollte bei ungefähr 3.5 liegen. Sind die Kügelchen unter das Apfelmus
eingerührt, soll dieses innerhalb von zwei Stunden unzerkaut gegessen werden, und man soll eine Stunde davor und danach keine Milchprodukte zu sich
nehmen. Diese Empfehlungen können aus einer Studie der Pharmafirma Eli

Lilly geschlossen werden. Sie beschreibt, wie Menschen mit Schluckstörungen das Antidepressivum Cymbalta[1] einnehmen können, wenn die Kügelchen mit den Wirkstoffen aus der Kapsel entnommen sind und den Magen passieren sollen, ohne bereits dort von der Magensäure zersetzt zu werden (Wells & Losin, 2008). Noch einfacher ist es, in der Apotheke oder im Internet Leerkapseln zu kaufen und die Kügelchen in (sorgfältig) abgezählten und stufenweise verringerten Mengen einzunehmen.

*Besondere Vorsichtsmaßnahmen*
Wie die eingangs erwähnte niederländische Discontinuation of Antidepressants Taskforce (Arbeitsgruppe zum Absetzen von Antidepressiva) mitteilt, sind die Bedingungen, unter denen Verabreichungsformen umgewandelt und Dosierungen reduziert werden müssen, alles andere als befriedigend: Bei flüssigen Substanzen in geringer Dosis würden häufig Dosierungsfehler entstehen. Beim Abzählen von Kügelchen, die man aus Kapseln herausnimmt, käme es leicht zu Rechenfehlern. Minimaldosierungen für 1-mg-Spritzen ließen sich nicht mit ausreichender Sicherheit abmessen. Die Bioverfügbarkeit flüssiger Zubereitungen könne gegenüber Tabletten um bis zu 25 % höher sein. Dosierungen in Milligramm würden nicht Dosierungen in Millilitern entsprechen (KNMP u.a., 2018, S. 6f.).
   **Und beim Übergang von der letzten Minidosis auf Null ist erhöhte Vorsicht geboten.** Häufig nehmen die Entzugsprobleme um die Nulllinie exponentiell zu, das heißt, sie wachsen umso schneller, je geringer die verbleibende Dosis wird. Manche haben gar die Erfahrung gemacht, dass sie ihre Psychopharmaka garnicht mehr absetzen können. Für sie kann es erträglicher sein kann, eine geringe Dosis beizubehalten, als ganz auf die Psychopharmaka zu verzichten.
   Letzteres trifft insbesondere bei Neuroleptika auf Clozapin zu, dessen komplettes Absetzen oft mit immensen Schwierigkeiten verbunden sein kann, oder bei zu großen Ängsten, den Absetzprozess nicht durchzustehen. Ein dogmatisches Herangehen, man müsse Psychopharmaka unbedingt im-

---

1 Wirkstoff Duloxetin; im Handel als Ariclaim, Cymbalta, DuloxeHexal, Duloxetin, Duloxetine, Xeristar, Yentreve

mer und komplett absetzen, ist so abträglich wie der psychiatrische Lehrsatz, man müsse Psychopharmaka grundsätzlich auf Dauer einnehmen.

Immer wieder meldeten sich in der Vergangenheit Psychopharmakabetroffene zu Wort, deren besonders sensibles Nervensystem ihnen gerade beim Übergang von der letzten Minidosis auf Null gerade dann einen Streich gespielt hat, als sie sich bereits am Ziel wähnten. Je stärker und länger die Rezeptoren durch Neuroleptika oder die Wiederaufnahme der Botenstoffe nach verrichteter Tätigkeit durch Antidepressiva blockiert oder anderweitig manipuliert waren oder Downregulationen bzw. Hypersensibilitäten an Rezeptorsystemen entstanden, desto stärker können naturgemäß Rebound-, Hyper- und Supersensitivitätssymptome auftreten.

*Weitere Ratschläge*

• **Sich informieren** über Risiken und unerwünschte Wirkungen psychiatrischer Psychopharmaka ebenso wie über alternative Wege der Bewältigung psychischer Krisen. Entzugserscheinungen einkalkulieren, die noch nach Wochen einsetzen können:

»Entzug von psychiatrischen Psychopharmaka kann eine schwierige und anspruchsvolle Erfahrung sein. Sie sollten wissen, dass der Entzug manchmal mittleres oder schweres Unbehagen und totales Gefühl von Elend mit sich bringen kann. Wenn Sie mental auf diese Situation vorbereitet sind, verringert sich die Wahrscheinlichkeit, dass Sie ängstlich oder entmutigt werden. Geduld und Entschlossenheit sind notwendig.« (NAPA, 1984, S. 56f.)

Was die Discontinuation of Antidepressants Taskforce empfiehlt, sollte beim Absetzen aller Arten von Psychopharmaka berücksichtigt werden:

»Nach Ansicht von Experten (sowohl von Ärzten als auch von Patienten) ist die Erfolgsaussicht eines Absetzens von Antidepressiva teilweise von der Beratung durch den Arzt zum Zeitpunkt des Absetzens abhängig. In diesem Zusammenhang sind Informationen über eventuell auftretende Symptome, Vereinbarungen über die Dosisreduktionsrate und die Dosierungsschritte, die Erreichbarkeit für Konsultationen zwischendurch und regelmäßige Kontakte (von Angesicht zu Angesicht, ansonsten telefonisch) wichtige Elemente. Der Absetzprozess muss vom Dienstleister und Patienten gemeinsam in der Weise gestaltet werden, dass für den Patienten die besten Entscheidungen getroffen werden.« (KNMP u.a., 2018, S. 5)

Bietet ein Arzt solche Informationen und Unterstützungsformen nicht von sich aus an, sollte man gewarnt sein und sich in der Beurteilung seiner Kompetenz nicht von seinem Titel täuschen lassen.

• **Planen.** Eventuell bereits vor dem Absetzen mit einer Änderung der Lebensumstände (Wohnen, Arbeit, soziale Kontakte) oder des Umgangs mit sich selbst beginnen. Eventuell den Arzt wechseln, wenn abzusehen ist, dass dieser eine notwendige Unterstützung beim Absetzen verweigert oder dazu nicht fähig ist. Nahestehende wohlgesinnte Personen vom Vorhaben informieren. Unter der Annahme, dass hilfreiche psychiatrisch Tätige vorhanden sind, empfiehlt Volkmar Aderhold eine »Therapieversammlung« mit allen wichtigen therapeutischen und privaten Bezugspersonen zur Abwägung und Abstimmung des Vorgehens. Vor dem Absetzen das Risiko des Verlusts der Wohnung, Sozialunterstützung oder sonstiger Leistungen abklären, sofern deren Gewährung an die Bereitschaft zur Einnahme der Psychopharmaka gekoppelt ist. Die Emigration ins Ausland erwägen, wenn nationale Gesetze oder Gerichtsentscheidungen das selbstbestimmte Absetzen verhindern. Sich vorher Gedanken über den möglichen Zeitraum des Absetzens machen und die richtige Jahreszeit aussuchen. Josef Schöpf von der Psychiatrischen Universitätsklinik Lausanne empfahl in einem Artikel über die Abhängigkeit von Benzodiazepinen, das Absetzen so zu planen, dass störende Entzugserscheinungen keine allzu unangenehmen sozialen Folgen nach sich ziehen – ein Rat, der durchaus auf andere Psychopharmaka zu übertragen ist:

> »Der Zeitpunkt des Absetzens soll so gewählt werden, dass ein vorübergehender Leistungsabfall mit den Aufgaben des Patienten vereinbar ist.« (1985, S. 591)

• **Rat holen.** Mit Absetzerfahrenen sprechen. Sich einer Selbsthilfegruppe anschließen, in der die Individualität jedes Mitglieds respektiert wird. Vorsicht vor Selbsthilfegruppen, deren Mitglieder sich einer Psychoedukation unterziehen ließen. Diese haben meist die Ideologie internalisiert, dass der

Rückfall mit 100%iger Sicherheit kommt, wenn man den ärztlichen An-
weisungen nicht Folge leistet. Es gilt, sich keine Patentrezepte einreden
und sich nicht unter Druck setzen zu lassen. Und nichts zu tun, von dem
man annimmt, man täte anderen damit einen Gefallen oder könne sie damit
beeindrucken.

• **Unterstützung suchen.** Organstärkende und entgiftende Präparate ein
nehmen. Chlorophyllreiche und schwefelhaltige Lebensmittel unterstützen die Entgiftung. Hierzu zählen alle essbaren grünen Pflanzen, Wild-
pflanzen, Kräuter, Gemüse, grüne Sprossen, Saft aus Weizengras (oder
Gras aus anderen Getreidearten), zudem Meeresgemüse (Braun-, Rot- und
Grünalgen) und Mikroalgen (Spirulina, Chlorella).
Unter Menschen sein, die den Psychopharmaka-Entzug verstehen. Eventuell Ärzte aufsuchen, die Verständnis, Einfühlungsvermögen und Takt
haben. Vorsicht walten lassen gegenüber sich verständnisvoll gebenden
Ärzten, die einem beim Auftreten geringster Probleme den Absetzwunsch
ausreden wollen und andere psychiatrische Psychopharmaka als besser
verträgliche Alternativen empfehlen. Aderhold empfiehlt:
»Kurzfristige psychotische Symptome müssen nicht notwendig eine
Dosiserhöhung zur Folge haben. Es könnte auch auf anderem Wege eine
Stabilität erreicht werden. Begleitende psychosoziale Behandlungsformen sind dabei Entspannungstechniken, die Grundsätze des Recovery,
Coping-Techniken bei Stimmenhören, Einzeltherapie, Familienthera-
pie, Traditionelle Chinesische Kräuter-Medizin.« (2010, S. 67)

• **Entzugslindernde Substanzen bereithalten.** Im Buch »Statt Psychiatrie«
beschreibt die Berliner Heilpraktikerin Anna Ochsenknecht Pflanzen, deren Wirkstoffe und Kombinationsmöglichkeiten, um psychische Zustände
positiv zu beeinflussen und unabhängig von schädlichen Psychopharmaka
zu werden. Sie berichtet:
»Ich arbeite viel mit Heilpflanzen. Sie regulieren nicht nur das körperliche, sondern auch das seelische Gleichgewicht. Das unterscheidet
sie von den chemischen Arzneimitteln, die nur zur Beseitigung oder
Unterdrückung eines bestimmten Symptoms dienen, ohne die Selbstregulierungskräfte zu aktivieren. Dadurch helfen sie auch, die schweren Entzugserscheinungen zu lindern oder völlig aufzufangen, die

beim Absetzen von Psychopharmaka entstehen können. Oft ist gerade
die Angst vor Entzugssymptomen (u. a. Schlafstörungen, Herzjagen,
Übelkeit, Schweißausbrüche, innere Unruhe) ein Grund, bei solch
krank machenden Mitteln zu bleiben. Eine Angst, die von vielen Ärzten noch zusätzlich geschürt wird. Es ist wichtig, mit einem ganzheit-
lichen Blick nach Unterstützungsmöglichkeiten zu suchen. Nicht nur
Symptome zu lindern, sondern die Regulationskräfte in uns zu aktivieren und dadurch die seelische Balance neu zu finden. (...) Die Heil-
kräfte der Pflanzen können wir in Form von Tees, Auszügen (alkoho-
lische/wässrige oder ätherische Öle) oder entsprechenden Dragées
nutzen. Die von mir angegebenen Teemischungen und Rezepte verstehe ich als Anregung zum Ausprobieren, aber nicht als Dauerthera-
pie für alle und auch nicht nach der Devise ›Viel hilft viel‹.« (1993, S.
83f.)
In Frage kommen auch Nahrungsergänzungsmittel wie Omega-3-Fettsäu-
ren oder Acetylcystein (ACC). ACC wird bei bestimmten Vergiftungen
eingesetzt, um die Normalisierung des Stoffwechsels zu unterstützen und
innere Unruhe zu lindern. Auch B-Vitamine, Folsäure, L-Theanin und
Resveratrol sollen eine zumindest geringe genesungsfördernde Wirkung
haben (Schlimme u.a., 2018, S. 168-172). Zur Unterstützung des Entzugs
kommt auch Cannabidiol in Frage, ein in Hanf enthaltener primär beruhi-
gender, schlafanstoßender, angstlösender und antipsychotischer Wirkstoff
(Campos u.a., 2012). Allerdings kann Cannabidiol Wechselwirkungen mit
anderen Psychopharmaka aufweisen und deren Auswirkungen verändern,
so dass Dosierungsanpassungen nötig werden können.
• **Rechtssicherheit herstellen.** Für den drohenden Fall eines erneuten Kon-
takts mit der Zwangspsychiatrie einen Krisenplan entwerfen. Sich mit einer Psychosozialen Patientenverfügung (Krücke, 2007; Ziegler 2007;
Lehmann, 2017) vor einer Zwangsbehandlung für den Fall der (Wieder-)
Einweisung in die Klinik schützen und sich in diesem Zusammenhang
rechtzeitig fragen: Was brauche ich, sollte ich wieder verrückt, depressiv,
manisch, ängstlich usw. werden? Was tut mir dann gut? Was lehne ich ab?
Was will ich? Was nehme ich notfalls in Kauf? Wo sind die Menschen, die
mich unterstützen werden? Kann ich andere unterstützen?

- **Eine ruhige Umgebung schaffen.** Sich während des Entzugs von belastenden oder wenig belastbaren Angehörigen fernhalten. Stress und aggressive Orte meiden. Nicht ans Telefon gehen, wenn Telefonieren mit Stress verbunden ist. Aufdringliche psychiatrisch Tätige nicht in die Wohnung lassen. Sich an friedlichen Orten aufhalten, zum Beispiel ans Meer oder aufs Land fahren.
- **Sich körperlich betätigen.** Spazierengehen, wandern, Rad fahren, joggen, tanzen, schwimmen, Gymnastik, Aerobic. Bei hohen Außentemperaturen ins Fitnessstudio gehen. »Mäßigkeit ist ein Hauptprinzip: Steigern Sie Ihre Aktivitäten schrittweise.« (NAPA, 1984, S. 56)
- **Sich vernünftig ernähren.** Gut essen – regelmäßig, aber nicht übermäßig. Ballaststoffe, Vollwertkost, Salat, frisches Gemüse, Obst, eventuell Diät, viel Flüssigkeit. Eventuell Verzicht auf nervös machende Getränke wie Kaffee oder schwarzen Tee, Alkohol, Fertiggerichte, Zucker (Bonbons, Eis, Limonaden), Aufputschmittel und Drogen wie Marihuana oder Ecstasy. Wer an Kaffee oder schwarzen Tee gewöhnt ist und diesen im Rahmen des Absetzens von Neuroleptika weglässt, sollte einkalkulieren, dass dadurch deren Interaktion mit Neuroleptika entfällt und der Höhepunkt der behandlungsbedingten Parkinsonsymptome vorübergehend zeitlich wieder näher rückt und deren Intensität zunimmt (Lehmann, 2012).
- **Sich Gutes tun.** Wohltuende Musik hören, musizieren, sich mit Klangschalen beruhigen, angenehme Literatur lesen. Kontakt zu Freunden halten. Kreativ sein und sich darin bestätigen, dass man stark ist und den Absetzprozess durchhält.
- **Bewusst leben.** Briefe schreiben, Tagebuch führen. Gibt es unterstützende professionell Tätige, kann es vorteilhaft sein, gemeinsam ein fortlaufendes Protokoll über den Absetzprozess zu schreiben.
- **Und insbesondere auf ausreichenden Schlaf achten.** Wie Schlafproblemen mit natürlichen Mitteln begegnet werden kann, zeigt der Heilpraktiker Gerhard Leibold in seinem Buch »Schlafstörungen – Ursachen, Vorbeugung, ganzheitliche Therapie« (2001): Bei Kneippkuren erweitert warmes Wasser die Blutgefäße mit angenehmer Entspannung und Ermüdung. Schlaffördernd wirken körperliche Betätigung, Entspannungsübungen (z. B. autogenes Training) und Autosuggestion. Das Bettgestell sollte aus

unbehandeltem Massivholz gebaut sein; Bettroste, Matratzen, Kissen und
Oberbetten sollten ebenso aus geeignetem Material bestehen. Als bewähr-
tes Hausmittel gilt ein Glas warme Milch mit Honig. Auf spätes Abendessen, koffeinhaltige Getränke und übermäßig viel Eiweiß am Abend sollte
man lieber verzichten.

Anhaltende und quälende Schlafprobleme kann man mit pflanzlichen Substanzen (Baldrian, Cannabidiol [Wechselwirkungen mit parallel eingenommenen Psychopharmaka beachten!]), Hopfen, kalifornischer Mohn,
Passionsblume, Kava-Kava, Lavendel, Melisse usw.) zu bekämpfen versuchen, mit meist rezeptfrei in Apotheken als Komplexmittel erhältlichen
homöopathischen Medikamenten, ebenso mit Bach-Notfalltropfen oder
mit Aromatherapie (in Form einzuatmender ätherischer Öle). Hilfreich
sollen das in Tablettenform erhältliche körpereigene Hormon Melatonin
(Harnisch, 2010, S. 93-96) und Nahrungsergänzungsmittel sein, die den
Schlafwach-Rhythmus stärken (Ross, 2017, S. 282-290).

Schlafexperten empfehlen einen festen Tagesrhythmus, einen minimierten
Mittagsschlaf (höchstens ein Nickerchen), einen ruhigen Schlafraum mit
geeigneter Schlaftemperatur (in der Regel 14-16°C) und ohne PC, Fernseher oder Smartphone am Bett, Notizzettel am Bett zum Notieren hartnäcki-
ger Gedanken, Schlaftagebücher zur besseren Beurteilung und Einschätzung von Schlafstörungen, Phantasiereisen (Riemann, 2016, S. 39-43),
Stimuluskontrolle (Kopplung des Stimulus »Bett« an die Reaktion »Schlafen«) und Schlafrestriktion. Damit ist die Verringerung der Schlafdauer
zwecks schnellerem Einschlafen in der Folgenacht gemeint (Spiegelhalder
u.a., 2011).

Wer Alkohol als Schlafmittel nimmt, braucht sich nicht zu wundern, wenn
die Schlafstörungen mit der Zeit größer werden.

Helfen all diese Ratschläge und Maßnahmen nicht und drohen Schlafstörungen zu eskalieren, kann man zur Not vorübergehend und kurzfristig auf
Benzodiazepine zurückgreifen (Leibold, 2001, S. 89; Aderhold u.a., 2017,
S. 228; KNMP u.a., 2018, S. 3). Aufgrund ihres Suchtpotenzials sollten
diese allerdings unbedingt nur vorübergehend eingenommen werden, ma-
ximal ca. vier bis sechs Wochen – je kürzer desto besser –, und wenn man
zwei, drei Tage schlafen konnte, sollte man besser eine Medikamenten-

pause machen. Wegen möglicher Entzugserscheinungen bei sich schnell abbauenden Substanzen sowie zwecks Vermeidung eines sogenannten Hangovers (»Katers«) bei Substanzen mit langer Wirkdauer sollte man sich zudem auf Präparate mit mittlerer Halbwertszeit (ca. 8 Stunden) beschränken. Informationen über Halbwertszeiten von Benzodiazepinen findet man im Internet unter bit.do/benzo-hwz.

Schlafprobleme machen den Betroffenen häufig zu schaffen. Psychopharmaka können Schlafprobleme in zweierlei Weise herbeiführen: Ihre Wirkung kann sich in Schlafstörungen niederschlagen, ihr Absetzen kann Schlaflosigkeit auslösen. Nach Wegfall der chemischen Dämpfung kann es sich bei Schlafstörungen um Reboundphänomene handeln oder um erneut zum Vorschein kommende, mit Schlafstörungen verbundene psychische Probleme.

Manchmal werden Schlafstörungen gemildert, wenn man störende Umweltbelastungen in ihrer Wirkung reduziert oder ausschaltet. In seinem Nachschlagewerk »Gifte im Alltag« nennt der Münchner Internist und Toxikologe Max Daunderer (2011) eine Reihe von Alltagsgiften, die Schlafstörungen bewirken können: Dioxine, Benzine, Formaldehyd, Holzschutz-, Pflanzenschutz- und Schädlingsbekämpfungsmittel, Schwermetalle, Furane, Amalgam, Blei, Schimmelpilze usw. Zu diesem Komplex passen noch elektromagnetische Felder, ebenso Fehlernährung, Tag-Nacht-Rhythmusstörungen (zum Beispiel durch Schichtarbeit), Lärm, Stress usw.

Manche finden dadurch zu besserem Schlaf, dass sie bedrückende und mit der Erinnerung an unangenehme Personen und Erlebnisse verbundene Gegenstände aus dem Schlafzimmer und eventuell der gesamten Wohnung verbannen. Der abendliche Konsum von Horrorfilmen oder die Verwendung von Horrorbüchern als Schlaflektüre kann Schlafprobleme verstärken (Ern & Fischbach, 2008, S. 149). Dies dürfte auch auf die Lektüre der eigenen Psychiatrieakten zutreffen.

Dass auch technische Herangehensweisen absetzbedingte Schlafstörungen reduzieren können, erläutert der Wirtschaftsingenieur Franz Mayerhofer in seinem Artikel »Schlafstörungen durch Elektrosmog?« (1998).

Treffen die wiedergegebenen Ratschläge mehr oder weniger auf alle psychiatrischen Psychopharmaka zu, ist bei einzelnen Psychopharmakagruppen auf
Besonderheiten zu achten.

*Tranquilizer*
Als hilfreich erwies sich, wenn die Betroffenen in Selbsthilfegruppen (Tattersall & Hallstrom, 1992) oder mit psychologischer Unterstützung nicht-
psychopharmakologische Bewältigungsstrategien lernen (Ashton, 1994),
zum Durchhalten ermutigt, aktiv mit den Problemen einer ständigen Tran-
quilizereinnahme konfrontiert (Bish u.a., 1996) und während des Entzugs
und die Monate danach psychotherapeutisch begleitet werden (Otto u.a.,
1993; Kaendler u.a., 1996). Im britischen Medikamentenverzeichnis findet
sich eine Benzodiazepin-Absetzanleitung; man solle zuerst auf Diazepam
umstellen, dann schrittweise reduzieren und Entzugserscheinungen nicht mit
Neuroleptika unterdrücken:
»Ein Benzodiazepin kann ungefähr alle 14 Tage um ein Achtel der
täglichen Dosis reduziert werden (die Spanne reicht von einem Viertel bis zu einem Zehntel). So könnte der Vorschlag für ein Absetzplan
aussehen für Patienten mit Problemen:
1. Stellen Sie den Patienten auf die tägliche Diazepam-Äquivalenzdo-
sis[1] um, vorzugsweise abends einzunehmen.
2. Verringern Sie die Diazepamdosis alle 2-3 Wochen; sollten Entzugserscheinungen auftreten, behalten Sie diese Dosis bei, bis sich
die Symptome bessern.
3. Verringern Sie die Dosis weiter, falls nötig in kleineren Schritten[2];
lieber zu langsam reduzieren als zu schnell.
4. Gehen Sie auf Null; der benötigte Zeitraum für das Absetzen kann
zwischen vier Wochen und einem Jahr oder länger liegen.
Psychologische Beratung kann hilfreich sein; ein Versuch mit Beta-

---

1 Ungefähre Äquivalenzdosen: Diazepam 5 mg = Lorazepam 0.5 mg, Lormetazepam und
   Loprazolam 0.5-1 mg, Nitrazepam 5 mg, Temazepam 10 mg, Chlordiazepoxid und
   Oxazepam 15 mg (»BNF«, 2008, S. 182)
2 »Die Schritte können der Ausgangsdosis und Behandlungsdauer angepasst werden und
   zwischen 0.5 mg (einem Viertel einer 2-mg-Tablette) und 2.5 mg Diazepam liegen« (ebd.)

blockern sollte nur gemacht werden, wenn andere Maßnahmen fehl-
schlagen; Antidepressiva sollten nur bei gleichzeitig bestehenden
oder zutage tretenden Depressionen oder Panikstörungen angewendet
werden; vermeiden Sie Antipsychotika (sie könnten die Entzugssymptome verstärken).« (»BNF«, 2008, S. 182)
Von einer speziellen stationären Vorgehensweise bei Diazepam-Abhängig-
keit berichtete Ulrich Klotz vom Stuttgarter Margarete-Fischer-Bosch-Insti-
tut für Klinische Pharmakologie: nach einer anfänglichen Dosis von 40 % der
ursprünglich eingenommenen Menge werde das Benzodiazepin täglich um
10 % reduziert (1985, S. 68).

Tranquilizer wie Zoldorm[1], die nicht der Gruppe der Benzodiazepine zugeordnet werden, können dieselben schweren Entzugserscheinungen hervorrufen wie Benzodiazepine und sollten deshalb ebenfalls durch stufenweise
Dosisreduktion ausgeschlichen werden, so die Schweizer Sandoz Pharmaceuticals AG (2018).

Tipps von Ärzten, wie Tranquilizer am besten abzusetzen sind, beinhalten
häufig den zweischneidigen Vorschlag, auf andere Psychopharmaka umzusteigen, und lassen dabei deren Abhängigkeitspotenzial fahrlässig außer
Acht. Christer Allgulander (1987) von der schwedischen Universitätsklinik
Huddinge empfiehlt seinen Kollegen beispielsweise, mit den Betroffenen einen sogenannten Behandlungsvertrag abzuschließen, der bei ›Erforderlich-
keit‹ die Neuverabreichung von Tranquilizern oder die Gabe von Antidepressiva oder Neuroleptika erlauben soll. Die Wiederverabreichung von
Tranquilizern zur Unterdrückung von Entzugserscheinungen wird häufig
praktiziert, immerhin verschwinden die Symptome innerhalb weniger Minuten (Rufer, 2009, S. 52). Schöpf meinte: »Außer der Wiederverabreichung
von Benzodiazepinen gibt es keine wirksame Behandlung des Entzugssyn-
droms.« (1985, S. 591).

Ärzte empfehlen nicht nur mit zunehmender Tendenz, Neuroleptika als
Tranquilizerersatz zu verordnen, zum Beispiel bei Schlafproblemen (Kemper u.a., 1980), sie verabreichen diese – ebenfalls potenziell abhängig ma-

---

1 Wirkstoff Zolpidem, im Handel als Bikalm, Edluar, Ivadal, Mondeal, Stilnox, Zoldem,
Zoldorm, Zolpidem

chenden – Substanzen auch zur Unterdrückung von Benzodiazepin-Entzugs-
erscheinungen (Bender, 1986). Manche empfehlen zur Linderung von Entzugserscheinungen die Einnahme von Betablockern (deren späteres Absetzen ebenfalls Störsymptome nach sich ziehen kann) oder andere blutdruck-
senkende Substanzen wie zum Beispiel Clonidin. Da sich alles Mögliche mit
Antiepileptika wie Carbamazepin oder Phenytoin dämpfen lässt, gibt man sie
auch gegen Entzugserscheinungen (Kaendler & Volk, 1996); diese Substanzen können jedoch später ebenfalls Entzugsprobleme mit sich bringen.

*Psychostimulanzien*
Da ein Psychostimulans abhängig machen und der Entzug schwierig sein
kann, empfiehlt sich – auch bei Kindern – ein allmähliches Absetzen. Richman:
»Amphetamine und Quasi-Amphetamine wie Ritalin sind abhängig
machende Substanzen, und der Entzug kann ernste Probleme mit sich
bringen. Anders als bei Beruhigungsmitteln besteht beim Absetzen
keine Gefahr lebensgefährlicher Krampfanfälle. Aber die plötzlich
beendete Einnahme von Psychostimulanzien kann zu ernstzunehmen-
den Verzweiflungszuständen führen (manchmal mit suizidalen Aus-
maßen), zu extremer Angst und zu Entzugspsychosen. Deshalb ist ein
stufenweiser Entzug unbedingt ratsam.« (NAPA, 1984, S. 58)

*Stimmungsstabilisatoren / Phasenprophylaktika*
Wenn man Antiepileptika wie Carbamazepin oder Valproinsäure, die als
Stimmungsstabilisatoren / Phasenprophylaktika verabreicht wurden, absetzen will, soll man dies schrittweise über einen Zeitraum von mindestens vier
Wochen machen (»BNF«, 2012, S. 239f.), nach längerer Einnahmezeit kann
der Zeitraum ein halbes Jahr betragen.
    Personen, denen Carbamazepin und Neuroleptika gleichzeitig verab-
reicht wurden und die nun das Antiepileptikum absetzen, müssen damit
rechnen, dass die Neuroleptikakonzentration im Blut steigt. Dies beinhaltet
ein erhöhtes Risiko für epileptische Anfälle (Woggon, 1987) und ist für
diejenigen von Bedeutung, die weiterhin Neuroleptika einnehmen, denn
diese senken die Krampfschwelle, so dass vermehrt mit Krampfanfällen zu
rechnen ist.

Was das Absetzen von Lithium betrifft, so beobachtet man allgemein, dass stufenweises Vorgehen die Gefahr vermindert, dass dieselben kritischen Stimmungen erneut auftreten, die zur Verabreichung geführt hatten (Mander & Loudon, 1988; Faedda u.a., 1993; Suppes u.a., 1993). Wolle man Lithium absetzen, solle man dieses schrittweise über einen Zeitraum von mindestens vier Wochen tun, vorzugsweise über einen Zeitraum von einem viertel Jahr (»BNF«, 2012, S. 241f.). Jann Schlimme empfiehlt, die Dosis erst einmal in den »untertherapeutischen« Bereich zu reduzieren:

»Im Fall des Ausschleichens vom Lithium ist es aus meiner Erfahrung sinnvoll, zunächst einen Lithiumspiegel im untertherapeutischen Bereich von ca. 0,4 mmol/l für drei Monate anzustreben. Oftmals erleben die Betreffenden eine größere Emotionalität, manchmal auch ein Energie- sowie ein inniglicheres und tieferes Körpergefühl. An diese Änderungen des Befindens gilt es sich anzupassen und mit ihnen umzugehen. Das Beibehalten von Routinen ist hier typischerweise hilfreich. Gelingt diese Phase der untertherapeutischen Nutzung von Lithium, kann ein vollständiges Absetzen bzw. Ausschleichen über Monate erwogen werden.« (Schlimme u.a., 2018, S. 196)

Möglicherweise sind mehr als drei Monate nötig, um Absetzprobleme auszuschließen. Die US-amerikanische Feministin und Autorin Kate Millett ließ sich beispielsweise ein halbes Jahr Zeit und machte dabei gute Erfahrungen:

»1988 nahm ich an meinem Geburtstag, dem 14. September, 600 mg statt wie sonst 900 mg und begab mich zum ersten Mal unter das therapeutische Niveau. Am 1. Januar reduzierte ich auf 300 mg und – die Iden des März herausfordernd – am 15. März ging ich das erste Mal seit sieben Jahren ins Bett, ohne Lithium genommen zu haben. Nichts geschah. Auch später nicht.« (1991, S. 310)

*Antidepressiva*

Die Psychiater Otto Benkert und Hanns Hippius warnen schon lange vor einer überfallartigen Überlastung des Organismus, der sich auf die ständige Antidepressivazufuhr einigermaßen eingestellt hat und bei verweigerter weiterer Zufuhr der Psychopharmaka rebellieren kann:

»Schlagartiges Absetzen langfristig gegebener Antidepressiva soll immer vermieden werden. ›Absetzerscheinungen‹ mit Unruhe, Schweißausbrüchen, Nausea *(Übelkeit)*, Erbrechen und Schlafstörungen können die Folge sein.« (1980, S. 34)

Allgemein wird deshalb langsames Absetzen empfohlen (NAPA, 1984, S. 58). Das britische Medikamentenverzeichnis rät:

»Vorzugsweise sollte die Dosis schrittweise über vier Wochen reduziert werden oder über einen längeren Zeitraum, falls Entzugserscheinungen auftreten (6 Monate bei Patienten, die langzeitbehandelt wurden).« (»BNF«, 2008, S. 205)

Auch MAO-Hemmer sollten langsam abgesetzt werden (Witzke-Gross, 2010, S. 31). Bei Serotonin-Wiederaufnahmehemmern raten Herstellerfirmen, sich an Experten zu wenden, sollten Entzugsprobleme bestehen bleiben:

»Um diese Wirkungen zu vermeiden, sollte die Dosis über mindestens vier Wochen ausgeschlichen werden. Bei einigen Patienten kann es nötig sein, über einen längeren Zeitraum hinweg abzusetzen; ziehen Sie in Betracht, einen Spezialisten zu Rate zu ziehen, wenn die Symptome anhalten.« (»BNF«, 2012, S. 250)

Mit »Spezialisten« meinen die Herstellerfirmen diejenigen, die mit der Verabreichung ihrer Psychopharmaka die Abhängigkeit herbeigeführt haben.

Toleranzbildung und Reboundphänomene schon nach kurzer Einnahmezeit in moderaten Dosen und mögliche Rezeptorenveränderungen können einen schrittweisen Entzug nötig machen. Damit kann die Gefahr gemindert werden, dass die – unter Umständen Wochen und Monate anhaltenden – Entzugserscheinungen bzw. deren Verwechslung mit einem Wiederauftauchen der ursprünglichen Probleme eine erneute Verabreichung von Antidepressiva und andere psychiatrische Anwendungen wie Elektroschocks nach sich ziehen.

Angesichts des Mangels an Absetzstudien zu Antidepressiva mehr als ein halbes Jahrhundert nach deren Markteinführung begann die Discontinuation of Antidepressants Taskforce, verstreut vorliegende Informationen zu sammeln. Als hauptsächliche Risikofaktoren identifizierte sie eine Verabreichung von Antidepressiva, die die minimal-effektive Dosierung (siehe jeweils Stufe 1 in der nachfolgenden Tabelle) übersteigt, Entzugssymptome nach einer versehentlichen Einnahmeunterbrechung und einen vorangegangenen fehlgeschlagenen Absetzversuch.

Die Arbeitsgruppe empfiehlt, insbesondere Serotonin- und Serotonin-Noradrenalin-Wiederaufnahmehemmer in einem Zeitraum von mindestens zwei bis vier Wochen stufenweise zu reduzieren, bis die minimal-effektive Dosis erreicht ist, und danach – sollten keine Risikofaktoren festgestellt worden sein – diese verbliebene Dosis nach ca. zwei Wochen auf die Hälfte und nach zwei weiteren Wochen auf Null zu reduzieren. Bei Fluoxetin sei die Reduzierung auf eine minimal-effektive Dosis nicht nötig, da wegen seiner langen Halbwertszeit nicht mit Entzugsproblemen zu rechnen sei.

Im Falle eines oder mehrerer Risikofaktoren solle im selben Zeitraum oder gar noch langsamer auf die minimal-effektive Dosis reduziert werden. Danach könne man die Milligramm-Tagesdosis (mg/day) wöchentlich und hyperbolisch, das heißt in immer kleiner werdenden Schritten (steps) ausschleichen, wie aus der Tabelle der Discontinuation of Antidepressants Taskforce anhand der Beispiele von Citalopram, Escitalopram, Fluvoxamin, Paroxetin, Sertralin, Duloxetin und Venlafaxin hervorgeht (KNMP u.a., 2018).

Beispiele für das Absetzen neuerer Antidepressiva im Falle vorhandener Risikofaktoren für das Auftreten von Absetz- und Entzugssymptomen

| Steps | mg/day | CIT | EsCIT | FLV | PAR | SER | DUL | VLX |
|---|---|---|---|---|---|---|---|---|
| 1 | | 20 | 10 | 50 | 20 | 50 | 60 | 75 |
| 2 | | 10 | 5 | 30 | 10 | 25 | 30 | 37,5 |
| 3 | | 6 | 3 | 20 | 7 | 15 | 15 | 20 |
| 4 | | 4 | 2 | 15 | 5 | 10 | 10 | 12 |
| 5 | | 3 | 1,5 | 10 | 3 | 7,5 | 6 | 7 |
| 6 | | 2 | 1 | 5 | 2 | 5 | 4 | 5 |
| 7 | | 1 | 0,5 | 2,5 | 1 | 2,5 | 2 | 3 |
| 8 | | 0,5 | 0,25 | 0 | 0,5 | 1,25 | 1 | 2 |
| 9 | | 0 | 0 | | 0 | 0 | 0 | 1 |
| 10 | | | | | | | | 0 |

Wichtig sei, dass Ärzte vor dem Absetzen über mögliche (vorübergehende) Entzugsprobleme informieren, diese dann gegebenenfalls medikamentös
lindern und bei schwereren Entzugsproblemen zur vorherigen Stufe zurückkehren, um anschließend etwas langsamer vorzugehen – jeweils in Abstimmung mit den Patientinnen und Patienten. Ein längerer Verbleib bei einzelnen Dosisstufen ohne weitere Reduzierversuche sei pharmazeutisch unver-
nünftig (ebd.).

Außer Benzodiazepinen und dem zwiespältigen Rat, erneut Antidepressiva zu nehmen, um Entzugsreaktionen zu stoppen (Shatan, 1966), wurden von
einzelnen Psychiatern noch verschiedene pharmakologische Substanzen als
mögliche Hilfen genannt, vor allem anticholinergisch (gegen die Freisetzung
des Nervenimpuls-Überträgerstoffs Azetylcholin) wirksame Substanzen wie
Atropin (Wirkstoff der Tollkirsche) oder das als Antiparkinsonmittel gebräuchliche Benzatropin. Risikoarme naturheilkundliche Mittel, wie sie
Anna Ochsenknecht (1993) empfiehlt, finden kaum Erwähnung. Die Betroffenen müssen sich solche Informationen selbst beschaffen.

*Neuroleptika und Neuroleptika-Antiparkinsonmittel-Kombinationen*
Wenn Neuroleptika längere Zeit verabreicht wurden, empfiehlt man grundsätzlich ein stufenweises Absetzen, um Entzugssymptome zu vermeiden
(»BNF«, 2012, S. 225). Was unter »längere Zeit« zu verstehen ist, bleibt of-
fen. Die ist insofern sinnvoll, als die Entwicklung körperlicher Abhängigkeit
durch individuell unterschiedliche Voraussetzungen bestimmt ist und verall-
gemeinerbare Aussagen nicht zulässt. Laut Tornatore und Kollegen solle die
Dosisreduzierung
    »... nicht zuletzt wegen der Gefahr von hirnorganischen Anfällen und
    von Entzugsdyskinesien sehr vorsichtig geschehen, etwa schrittweise
    um monatlich jeweils ein Drittel der augenblicklichen Dosis.« (1991,
S. 49)
Auch der US-amerikanische Psychiater Donald Klein und Kollegen empfehlen stufenweises Absetzen, allerdings ebenfalls ein Tempo, das für viele erheblich zu schnell sein dürfte:
    »Dies gilt für alle psychotropen Wirkstoffe. Entzugssyndrome ver-
    schieden starker Intensität sind bei nahezu all diesen Wirkstoffen be-

schrieben worden, auch im Zusammenhang mit niedrigen Dosierungen, und bei abruptem Absetzen kann es zu subklinischen *(mit nur geringer Symptomatik auftretenden)* physiologischen Störungen kommen. Um sie zu vermeiden, ist es besser, die Dosis um ungefähr 10 % bis 25 % pro Tag zu verringern, wobei man bei höheren Tagesdosen langsamer vorgehen sollte. Eine genaue Beobachtung von Entzugssymptomen kann ein vorübergehendes Steigen oder ein Plateau (zeitlich begrenzte Beibehaltung einer momentanen Dosis im Verlauf des Absetzprozesses, P. L.) notwendig machen.« (1980, S. 38)
Einige Jahrzehnte später empfiehlt der »Fachausschuss Psychopharmaka« der Deutschen Gesellschaft für Soziale Psychiatrie ein weitaus langsameres Vorgehen:

>»Je länger die Medikation eingenommen wurde, umso langsamer muss vorgegangen werden. Bei Medikation über mehr als fünf Jahre sollte die Reduktion über zwei Jahre erfolgen.« (DGSP, 2014, S. 36)

Er erwähnt auch die Möglichkeit, die Einnahmeintervalle zu strecken, die Neuroleptika beispielsweise nur noch jeden zweiten oder dritten Tag zu sich zu nehmen, um dem Hirnstoffwechsel die Anpassung an die verminderte Dosis zu erleichtern. Clozapin und Olanzapin wären aufgrund ihrer pharmakologischen Eigenschaften für ein solches Vorgehen allerdings grundsätzlich nicht geeignet (ebd.). In Betroffenenkreisen wird diese Methode jedoch wenig geschätzt; es lägen keinerlei Berichte vom kompletten Absetzen durch Streckung der Einnahmeintervalle vor (Heffmann, 2019).

Clozapin nimmt eine Sonderstellung unter Neuroleptika ein. Psychiatern gilt es in der Regel als letztes Mittel, wenn alle anderen Neuroleptika ihrer Meinung nach nicht helfen. Unwilligkeit, sich Clozapin verabreichen zu lassen, gilt deshalb als Indikation für die Verabreichung von Elektroschocks (Lehmann, 2017, S. 136). Wer Clozapin auf eigene Faust absetzen will, sollte sich seiner bzw. ihrer Sache sicher sein und zudem für den Fall des Scheiterns mit einer Patientenverfügung gegen Elektroschocks absichern. Psychiater ermuntern sich gegenseitig, Patientenverfügungen durch sofortige Verabreichung von Elektroschocks unter Hinweis auf eine angeblich vorhandene unmittelbare Lebensgefahr ohne richterliche Erlaubnis zu unterlaufen und darüber hinaus auf Behandlungsunwilligkeit von Menschen mit der Diagno-

se »Schizophrenie« mit besonders starken und vielen Elektroschocks zu reagieren (ebd., S. 156f.)
    Die Verabreichung in Form von Depotspritzen und die gelegentliche paral-
lele Einnahme von Antiparkinsonmitteln erfordern spezielle Überlegungen.
Depotspritzen wirken zwei bis sechs Wochen, manchmal noch länger. Richman rät, einfach auf neue Spritzen zu verzichten, da die letzte nur allmählich
in ihrer Wirkung nachlasse. In Abweichung von Richman empfiehlt sein
Kollege Helmut Fexer (1987) aus München insbesondere bei Verabreichung
von Depotneuroleptika über einen längeren Zeitraum, auch diese stufenweise zu reduzieren, das heißt Milliliter für Milliliter. Wer den gelegentlich ner-
venaufreibenden Diskussionen mit den Verabreichern von Depotspritzen aus
dem Weg gehen will, sollte versuchen, erst einmal auf Tabletten umsteigen,
womit man sich besser auf das jeweilige Befinden einstellen kann.
    Bei gleichzeitiger Einnahme eines Neuroleptikums und eines Antiparkin-
sonmittels rät Richman:
    »Wenn Sie das Neuroleptikum vollständig abgesetzt haben, setzen
    Sie während der nächsten zwei bis vier Wochen allmählich das Anti-
    parkinsonmittel ab. Dies kann der schwierigste und unangenehmste
    Teil des ganzen Entzugs sein.« (NAPA, 1984, S. 58)
Werden Neuroleptika als Depots verabreicht, sollen zuerst diese abgesetzt,
die Antiparkinsonmittel noch ca. sechs Wochen weitergenommen werden,
bevor sie dann innerhalb von zwei Wochen schrittweise abgesetzt werden
können. Bei Entzugsproblemen solle man sie wieder einnehmen und den
Entzug später in einem langsameren Tempo fortsetzen.
    Um eine zu dramatische oder zu quälende Entwicklung zu vermeiden, wird
allgemein ein schrittweises Absetzen der Antiparkinsonmittel empfohlen.
Auch vegetative und psychische Entzugserscheinungen können so gemildert
werden. Lacoursiere und Kollegen meinen:
    »Obwohl wir keine Daten haben, die dieses unterstützen, ist es wahr-
    scheinlich, dass diese Entzugssymptome am besten durch schrittwei-
    sen – im Gegensatz zu abruptem – Entzug von Neuroleptika und Anti-
    parkinsonmitteln zu handhaben sind, um dem Körper eine Chance zu
    geben, sich wieder an die veränderten physiologischen Mechanismen
    zu gewöhnen. Treten Symptome auf, können sie mit unterstützenden

Maßnahmen wie Schlaf- und Beruhigungsmitteln sowie Antaziden *(magensäurebindenden Mitteln)* behandelt werden. Die weitere Einnahme von Antiparkinsonmitteln schützt den Patienten manchmal vor Symptomen; wegen ihrer kürzeren Wirkdauer sind sie jedenfalls oft für ein paar Tage länger indiziert als die Neuroleptika.« (1976, S. 292f.) Wenn man nur die Antiparkinsonmittel, nicht aber die Neuroleptika absetzen will, solle man versuchen, so Pietzcker,

»... das Antiparkinsonmittel schrittweise und nicht schlagartig abzusetzen, um Entzugserscheinungen zu vermeiden. Bei einem gleichzeitigen Absetzversuch von Neuroleptika und Antiparkinsonmitteln sind die letzteren noch einige Tage länger zu geben, da wegen der längeren Halbwertszeiten der Neuroleptika auch nach dem Absetzen noch mit extrapyramidalen *(durch Störungen der Muskelspannung und des Bewegungsablaufs charakterisierten)* Nebenwirkungen zu rechnen ist.« (1987, S. 56)

Witzke-Gross weist darauf hin, dass beim Absetzen von Antiparkinsonmitteln eine Vielzahl von Entzugssymptomen auftreten können, wenn auch eher selten:

»Wegen der allerdings nur geringen Gefahr des Auftretens eines Symptomenkomplexes ähnlich dem malignen neuroleptischen Syndrom[1] mit u. a. Hyperthermie *(Überwärmung des Organismus bei normaler bis erniedrigter Körpertemperatur)*, starkem Schwitzen, generalisiertem Rigor *(Muskelsteifheit)*, Tachykardie *(Herzjagen)*, psychischen Störungen und CK-Erhöhung[2] sollten Anti-Parkinson-Medikamente nicht abrupt abgesetzt werden. Es empfehle sich eine langsame Dosisreduktion über vier Wochen. Weitere Nebenwirkungen nach Absetzen der Medikamente seien unter anderem Hypotonie *(niedriger Blutdruck)* und Tremor *(Muskelzittern)*.« (2010, S. 32)

---

1 Lebensbedrohlicher Symptomenkomplex mit Hyperthermie (Überwärmung des Organismus bei normaler bis erniedrigter Körpertemperatur), Muskelsteifheit und Bewusstseinstrübung

2 CK-Erhöhung, das heißt erhöhte Konzentration des Enzyms Creatin-Kinase, weist auf mögliche Schädigungen des Herzmuskels und der Skelettmuskulatur hin.

Beim Absetzen von Neuroleptika lässt ihre abstumpfende Wirkung immer
mehr nach, gleichzeitig können sich die von ihnen verursachten Bewegungsstörungen zumindest für einige Zeit verschlechtern (Vogel, 2012) und die
massive suizidale Eigenwirkung kann in den Vordergrund treten. **Kommt
die Sensibilität schneller zurück als die Suizidalität schwindet, kann sich
die Suizidgefahr vorübergehend noch erhöhen.** Bei neuroleptikabedingten Depressionen sollte man deshalb geeignete Vorkehrungen treffen, dieses
Risiko einzuschätzen, und Maßnahmen zu seiner Minimierung ergreifen.

*Kombinationen*
Oft verschreiben Ärzte im Lauf der Zeit immer weiter ansteigende Kombinationen von Psychopharmaka. Wie diese abgesetzt werden können, ist ein
Thema, das sie eher nicht ansprechen. Nur eine Handvoll Ärzte äußern sich
dazu, was der erste Schritt beim Absetzen sein soll:
>»Bei mehreren Medikamenten sollte immer nur eine Substanz redu-
ziert werden und mit der begonnen werden, auf die vermutlich am
leichtesten verzichtet werden kann.« (Aderhold, 2010, S. 66)
In ihrem Artikel »Absetzen von Medikamenten bei älteren Patienten – aber
wie?«, in dem sie sich mit dem Absetzen von medizinischen und psychiatrischen Pharmaka auseinandersetzt, rät Witzke-Gross:
>»Können mehrere Medikamente beendet werden, sollte bei der Ent-
scheidung, mit welchem Medikament begonnen wird, beachtet werden, welches der Medikamente am ehesten Nebenwirkungen verursacht und welches ohne klare Indikation gegeben wurde. 2. Schritt:
Immer nur jeweils ein Medikament absetzen oder die Dosis reduzieren. Entwickelt ein Patient darunter Beschwerden, kann deren Ursache leichter geklärt werden.« (2010, S. 30)
Breggin rät im Prinzip dasselbe und plädiert dafür, das Psychopharmakon
mit den gefährlichsten Wirkungen – in der Regel das Neuroleptikum – als
erstes abzusetzen, oder aber die Psychopharmaka der Substanzgruppe, die
zuletzt der Kombination hinzugefügt wurde. Bei Kombinationen aus entge-
gengesetzt wirkenden Psychopharmaka, zum Beispiel aus stimulierenden
und ruhigstellenden Substanzen, solle man gegebenenfalls in abwechselnden
Schritten stufenweise absetzen (2012, S. 197). Manche Ärzte empfehlen,

grundsätzlich als erstes das Mittel abzusetzen, das die unangenehmste Wirkung hat bzw. das aus psychiatrischer Sicht am leichtesten weggelassen werden kann. Da diese Wirkungen sowie die Frage der Verzichtbarkeit subjektiv unterschiedlich empfunden werden, sind starre Absetzvorschläge nicht angebracht.

Als erster Psychiater machte sich Jann Schlimme an den Entwurf fundierter Aussagen zum Absetzen von Kombinationen. Er notierte unterschiedliche Tendenzen des Vorgehens: a) mit der »Grundmedikation« beginnen und gegebenenfalls sogar ihre Dosiserhöhung in Kauf nehmen, um zunächst ein anderes Psychopharmakon reduzieren oder absetzen zu können; b) das zuletzt verordnete Psychopharmakon zuerst reduzieren, es sei denn, es wirke günstig und habe weniger unerwünschte Wirkungen; c) das wirksamere Psychopharmakon zuletzt absetzen, es sei denn, ein anderes, unspezifisch wirksames Psychopharmakon werden beispielsweise aufgrund einer schlafanstoßenden Wirkung als wirksam erlebt; d) anfänglich aktivierende und ruhigstellende Psychopharmaka parallel verringern; e) das ruhigstellende Psychopharmakon zuletzt absetzen; f) das Psychopharmakon mit den am stärksten unerwünschten Wirkungen bzw. das am meisten schädigende oder das am schwierigsten abzusetzende zuerst reduzieren; g) zuerst das Psychopharmakon einer Substanzgruppe komplett absetzen, es sei denn, seine ruhigstellende Wirkung sei erwünscht (Schlimme, 2017; Schlimme u.a., 2018, S. 200).

Hersteller und Mainstream-Psychiater haben offenbar kein Interesse oder keine Kompetenz, Informationen zum Absetzen von Kombinationen zu liefern. Einzelne Studien, die den Übergang von sogenannter Polypharmazie auf wenigstens nur noch ein Neuroleptikum untersuchen (Suzuki u.a., 2003, 2004), sind die Ausnahme. Da bisher – von Schlimmes Ausführungen abgesehen – keine Erfahrungen zu diesem Thema publiziert wurden, sind die folgenden Empfehlungen lediglich als bisher ungesicherte Vorschläge und eine Möglichkeit unter anderen zu bewerten.

Wer Kombinationen von **hoch- und niederpotenten Neuroleptika** absetzen will, tut vermutlich am besten daran, zuerst das hochpotente und dann das niederpotente (meist dämpfende) Neuroleptikum wegzulassen (Informationen zur neuroleptischen Potenz siehe in der Einführung, Abschnitt »Entzugsprobleme bei Neuroleptika«). Ist das höherpotente abgesetzt, wird das niederpotente, sofern es keine Schlafstörungen bewirkt, zuerst tagsüber nicht mehr eingenommen. Erst mit der Zeit kann es auch abends weggelassen werden. Bei längerer Einnahme ist ein schrittweiser Entzug dringend angeraten. Sollten mit der Einnahme Einschlafstörungen verbunden sein, empfiehlt es sich, das Psychopharmakon zuerst abends und zuletzt tagsüber wegzulassen.

Bei zu großer Müdigkeit während des Tages kann es ratsam sein, das Psychopharmakon zuerst tagsüber und zuletzt abends wegzulassen. Dieselbe Empfehlung gilt bei der **Kombination von herkömmlichen höherpotenten mit ›atypischen‹ Neuroleptika**. Hier wäre es angeraten, zuerst das höherpotente abzusetzen; beide Substanzen gleichmäßig abzusetzen wäre jedoch auch möglich.

Wer auf die weitere Einnahme von **Neuroleptika-Antidepressiva-Kombinationen** verzichten will, kann zuerst das Neuroleptikum weglassen. Die umgekehrte Reihenfolge kann ebenfalls sinnvoll sein. Bei längerer Einnahme ist auch hier ein schrittweiser Entzug dringend angeraten.

Wer sich entschlossen hat, eine **Neuroleptika-Tranquilizer-Kombination** abzusetzen, kann zuerst eine Zeitlang parallel und dann den Tranquilizer auf Null reduzieren. Falls bei dieser Phase starke Entzugserscheinungen auftreten, werden diese durch die noch einige Zeit weiter genommenen Neuroleptika vermutlich gedämpft. Nach dem Abklingen der Tranquilizer-Entzugserscheinungen können die Neuroleptika ebenfalls – eventuell schrittweise – abgesetzt werden. Wer hingegen zuerst das Neuroleptikum absetzt und den Tranquilizer noch einige Zeit einnimmt, kann mit dessen Wirkung mögliche Neuroleptika-Entzugserscheinungen dämpfen.

Wer sich entschieden hat, eine **Neuroleptika-Lithium-Kombination** absetzen, sollte vermutlich zuerst das Neuroleptikum – eventuell schrittweise – weglassen und dann das Lithium ausschleichen.

Wer **Kombinationen aus Antidepressiva und Tranquilizern** weglassen will, kann zuerst die Antidepressiva und dann die Tranquilizer absetzen. Auch die andere Reihenfolge kann angebracht sein. Bei längerer Einnahme ist ein schrittweiser Entzug dringend angeraten.

Ehud Klein (1986) und Kollegen des National Institute of Mental Health in Bethesda, Maryland, teilten mit, dass sie beim Absetzen des Benzodiazepins

Alprazolam[1] den Stimmungsstabilisator Carbamazepin einsetzen, um Entzugserscheinungen zu minimieren. Diese Erfahrungen legen nahe, bei **Benzodiazepin-Stimmungsstabilisator-Kombinationen** zuerst den Tranquilizer abzusetzen und als zweiten Schritt den Stimmungsstabilisator. Bei dessen längeren Einnahme ist ein schrittweiser Entzug dringend angeraten.

## Leben ohne Psychopharmaka

Wenn der Körper die psychiatrischen Psychopharmaka schließlich abgebaut hat und der Organismus entgiftet ist, wird nach Lage der Dinge die frühere Lebenskraft wieder zum Vorschein kommen. Allerdings hat der Glaube, dass die ärztliche Verordnung der Psychopharmaka oder der Aufenthalt in der Psychiatrie Zufall oder ein Missgeschick war, schon viele Leute dazu verlockt, auch die für die Behandlung ursächlichen unangenehmen Gedanken und Gefühle rasch wieder zu verdrängen. Dies ist nicht ungefährlich.

Wem die psychiatrische Behandlung aufgezwungen oder aufgenötigt wurde, sollte sich fragen, wie man das Leben in der Weise verändern kann, dass der vermutlich noch vorhandene Angstdruck abgebaut werden. Wer die Verabreichung von Psychopharmaka mehr oder weniger freiwillig angestrebt hatte, sollte sich fragen, ob er oder sie das, was ursprünglich gewollt war – vielleicht Ruhe, Entlastung, Aufmerksamkeit, Zuwendung, Verständnis und Anerkennung –, tatsächlich erreichte. War das Erleben dieser an und für sich wertvollen Erfahrungen der eigentliche Zweck der psychiatrischen Behandlung, kann man sich fragen, ob es nicht Wege gibt, diese Ziele zu erreichen, ohne dass der Körper toxischen Chemikalien ausgesetzt wird.

Die Psychologin Doris Latta von der Beratungsstelle ›Schwindel-Frei‹ für medikamentenabhängige Frauen in Berlin spricht in einem Zeitungsinterview die schwere Krise an, die erst nach dem harten Entzug komme:

> »Clean sein bedeutet Konfrontation mit dir selbst. Mit dem, was du durch die Tabletten verdecken und nicht mehr spüren wolltest. Es heißt, dein Leben zu verändern.« (zit. n. »Edelabhängigkeit«, 1993)

---

1 Benzodiazepin-Tranquilizer, Wirkstoff Alprazolam; im Handel als Alprastad, Alprazolam, Tafil, Xanax, Xanor

Da auch Monate oder Jahre nach dem Absetzen von Neuroleptika oder Tranquilizern ein erneutes Aufbrechen psychischer Probleme möglich ist, kann es laut Berichten von Betroffenen hilfreich sein, trotz der auch bei einmaliger Einnahme von Psychopharmaka vorhandenen Risiken und zwecks Vermeidung eines größeren Übels wie zum Beispiel einer erneuten psychiatrischen Unterbringung eine einzige kleine Dosis einzunehmen, um rasch zur Ruhe zu kommen, denn diese wirke enorm auf den mittlerweile entgifteten Körper.

Der Glaube, einzig die ›bösen Anderen‹ (Nachbar, Ehemann, Ehefrau, Eltern, Hausarzt, Psychiater, Polizei, Richter, Betreuer, Sozialpsychiatrischer Dienst usw.) oder die ›psychische Krankheit‹ (Stoffwechselstörung, genetische Disposition, Vulnerabilität usw.) habe zur Verabreichung der Psychopharmaka geführt, erschwert oder verhindert es, das Leben nach dem Absetzen wieder selbstverantwortlich und aktiv zu gestalten, da mit diesen Schuldzuweisungen der eigene Anteil am Zustandekommen der Entwicklung ausgeblendet wird. (Sind die psychischen Probleme, die zur Einnahme von Psychopharmaka geführt haben, tatsächlich organisch begründet – eine Reihe von Stoffwechselstörungen, Organerkrankungen oder auch Alltagsgiften bewirken bekanntlich psychische Probleme –, so finden sie biologisch orientierte Psychiater kaum, da sie in aller Regel nicht nach solchen Ursachen suchen.) Psychische Krisen – wie auch körperliche – bieten die Chance der Veränderung, ja fordern sie geradezu. Hierzu gehört die Auseinandersetzung mit der eigenen Geschichte, sei es im Zwiegespräch mit sich selbst, in der Selbsthilfegruppe, im Kontakt mit Nahestehenden oder Therapeuten, sofern diese frei von psychiatrischen Glaubensvorstellungen und Machtgelüsten sind.

Marc Rufer, in dessen Praxis viele absetzwillige Psychopharmakakonsumenten kamen, appelliert an Professionelle, die Betroffenen bei der Verarbeitung ihrer Geschichte zu unterstützen:

»Der Betroffene selbst muss verstehen, was mit ihm geschah, was er erlebte, wieso er so und nicht anders reagierte. Wo ist das Problem, wie hat es sich entwickelt, wo war die Auslösung der Verschlimmerung, die zur Hilfebedürftigkeit, zur Auffälligkeit führte? Es ist lebenswichtig, dass auf dieses Thema ganz bewusst und möglichst eingehend eingegangen wird. Was ist passiert? Wer ist beteiligt? Geht es um die Schule, die Arbeit, die Eltern, die Partnerschaft, die Sexualität, geht es um Eifersucht, Abhängigkeit, Sucht? Geht es um eine Leistungsproblematik bzw. das Gefühl, die Angst oder die Gewissheit, leistungsmäßig nicht zu genügen und die Forderungen und Erwartungen der Eltern, Lehrer und Beziehungspartner nicht erfüllen zu können? Geht es um die Angst, Examen nicht zu bestehen, nicht genug zu verdienen, in der Sexualität nicht zu genügen? Geht es ums Erwachsenwerden, um die Ablösung eines Kindes vom Elternhaus? Geht es um Vereinsamung, um die Unmöglichkeit, auf andere Menschen zuzugehen, mit anderen Menschen Beziehungen zu haben und zu pflegen? Das sind Fragen, die uns alle quälen können. Und wenn sie zunehmen, wenn sie lange ungelöst weiterbestehen, dann können sie eben auch ursächlich Verrücktheitszustände auslösen.

Wo ist der heikle Punkt, der die unheilvolle Entwicklung bedingte? Dies alles ist zu klären mit dem wesentlichen Ziel der Selbstständigkeit und des Wissens: ›Ich kann von jetzt an derartige Entwicklungen vermeiden. Ich selbst habe das in der Hand, ich selbst. Ich brauche dazu keinen Arzt, keine Medikamente, keine Anstalt.‹« (1990)

## Zusammenfassende Aussagen absetzerfahrener Betroffener

Ein Patentrezept, mit dem Probleme beim Absetzen und beim Entzug von psychiatrischen Psychopharmaka ausgeschlossen werden können, gibt es nicht. Die Verschiedenheit der Menschen, ihrer Probleme und ihrer Möglichkeiten verbietet einen solchen Gedanken schon im Ansatz. Der hier folgende Überblick über die in diesem Buch von den Autorinnen und Autoren beschriebenen Faktoren, die sie für ihr erfolgreiches Absetzen als wesentlich betrachten, zeigt die Vielfalt der Herangehensweisen und Bedürfnisse.

Bei sich abzeichnenden Problemen ist die allmähliche Dosisreduzierung der beste Weg, Entzugsrisiken zu verringern. Dies ist besonders wichtig, wenn das Psychopharmakon länger als ein oder zwei Monate verabreicht wurde. Optimal wäre es, wenn alle Faktoren, die für ein erfolgreiches Absetzen genannt wurden, gleichzeitig vorhanden sind: eine verantwortungsbewusste Einstellung, eine an die Bedingungen des Körpers, des Psychopharmakons, der Dosis und Dauer der Einnahme angepasste Absetzgeschwindigkeit, ein unterstützendes Umfeld, geeignete Hilfemaßnahmen, fähige Profis und eine unterstützende Selbsthilfegruppe.

In der Regel ist jedoch davon auszugehen, dass die Bedingungen beim Absetzen alles andere als optimal sind. Schlimmstenfalls bleibt nichts anderes übrig, als sich am eigenen Schopf aus dem Sumpf der psychopharmakologischen Abhängigkeit herauszuziehen. »Wie Münchhausen«, wird Ulrich Lindner von seinem absetzerfahrenen Bruder belehrt. Olga Besati macht Mut:

> »Wir sind auf uns selbst Gestellte, aufgerufen, verantwortlich zu leben. Wir sind nicht nur von anderen Verurteilte, von anderen Geknebelte. Wir haben immer mehr Kräfte (auch Selbstheilungskräfte) zur Verfügung, als wir an dunklen Tagen glauben mögen.«

Einige schreiben, als Voraussetzung fürs Gelingen sei es wichtig, Psychopharmaka verordnende Ärzte in ihrer Inkompetenz bzw. ihren herabgesetzten Möglichkeiten zu wirksamer Hilfe zu durchschauen, den illusionären Glauben an ihre Hilfeversprechen aufzugeben und sich vom behandelnden Arzt ebenso zu trennen wie dem stigmatisierenden Krankheitsverständnis. »Ich habe 21 wertvolle Jahre meines Lebens verschenkt und vergeblich auf Besserung oder Heilung gehofft«, resümiert Bert Gölden, dem sein Verstand schließlich signalisierte: »Erkenne dein Leiden und sei dein eigener Therapeut – hilf dir selbst, sonst hilft dir keiner.«

Wie wichtig Durchhaltevermögen und Geduld auch nach langer Einnahmezeit von Psychopharmaka und vorangegangenen fehlgeschlagenen Absetzversuchen sind, ebenso die sehr langsame und durchdachte Dosisreduzierung beim Übergang von den letzten niedrigen Dosierungen auf Null, beschreibt Susanne Cortez:

> »Zum Ende hin war die Pillenschneiderei eine ziemliche Krümelei... Aber es hat sich für mich gelohnt, ich konnte wirklich komplett absetzen. (...) Fast 20 Monate habe ich zum Absetzen gebraucht.«

Um das Absetzen auch mittel- und langfristig erfolgreich zu machen, sei es generell notwendig, sich der Anpassung an unangenehm empfundene Situationen zu verweigern; hierzu kann sowohl das Verlassen einer belastenden Umgebung gehören wie auch die Beendigung einer unglücklich machenden Partnerschaft.

Das Auftreten einer ›psychischen Krankheit‹ sei ein Signal, das die Not-wendigkeit von Veränderungen anzeige, so Maths Jesperson: »Verrücktheit ist keine Krankheit, die es zu kurieren gilt. Meine Verrücktheit trat ein, um von mir ein neues Leben einzufordern.«

Wer es lernt, die eigenen Gefühle ernst zu nehmen, der eigenen Intuition zu folgen, Warnzeichen aufkommender Krisensituationen zu erkennen und ent-sprechend zu reagieren, entgeht eher der Gefahr, erneut Psychopharmaka verordnet zu bekommen. Einigen half es, dass sie Gelassenheit gegenüber belastenden Lebensumständen, Geduld, Mut und Entschlossenheit sowie die Einsicht entwickelten, dass Leiden zum Leben dazugehört. Sie gestehen sich jetzt Fehler zu, akzeptieren Rückschläge, ohne gleich zu verzweifeln. Oryx Cohen reflektiert über mögliche Rückfälle, die eigene Verletzlichkeit und den Vorteil, diese realistisch einschätzen zu können:

> »Ich werde nie den Standpunkt einnehmen, dass so etwas nicht wie-der passieren kann. Mir war jetzt klar, dass dieser Zustand wahr-scheinlich wiederkommt, wenn ich sehr gestresst bin und wenig ge-schlafen habe. Mit diesem Wissen fühlte ich mich ziemlich verletz-lich. Aber jetzt weiß ich, wo meine Verletzlichkeit ist, und kann mich schützen.«

Die Autorinnen und Autoren haben gelernt, angstbesetzte Situationen zu durchleben und starke, tiefsitzende Ängste abzubauen. Wilma Boevink be-richtet:

> »Im Lauf der Jahre habe ich den Mut gefunden, dem in die Augen zu sehen, was ich mit all den Abhängigkeiten hatte zudecken wollen. Ich habe die Ungeheuer aus meiner Vergangenheit bekämpft, und um das tun zu können, musste ich sie erst zulassen und ihnen in die Augen se-hen. (...) Man muss zudem den Mut aufbringen, sich einzugestehen, wie es so weit hatte kommen können.«

Die nach Ende einer akuten ›Phase‹ – ob Verrücktheit oder Depression – auf-genommene Suche nach dem ›Sinn des Wahnsinns‹ hat vorbeugenden Cha-rakter, wie Regina Bellion feststellt:

> »Wer sich danach mit seinen psychotischen Erlebnissen auseinander-setzt, läuft anscheinend nicht so bald in die nächste psychotische Phase.«

Manche nennen als Voraussetzung, die eigene (Mit-) Verantwortlichkeit für ihr Leben, ihre problembelastete Vergangenheit und ihre Zukunft wahrzunehmen. Als konkrete Auswirkung von Selbstverantwortung gilt einigen die Notwendigkeit, auf gesunde und regelmäßige Schlafgewohnheiten zu achten.

Zu den positiven Lebensperspektiven, die das Absetzen von Psychopharmaka begünstigen, zählen vor allem eine erfüllende und sinnvolle Arbeit oder eine hobbyartige Tätigkeit (insbesondere Schreiben), Freundschaften und die Liebe. Dabei kommt es auch darauf an, nicht den Boden unter den Füßen zu verlieren, sondern sich abgrenzen und auf die Hinterbeine stellen zu lernen und auch über heikle Dinge zu sprechen. Freundschaften beweisen ihren Wert, wenn der Kontakt auch in Krisen aufrechterhalten wird.

Auf gleicher Ebene anzusiedeln sind unterstützende Netzwerke und Selbsthilfegruppen, sofern ein offener Austausch über persönliche Probleme ohne Besserwisserei stattfindet. Selbsthilfegruppen liefern auch den Rahmen für gegenseitige Beratung und die Verbreitung von Informationen über mögliche Psychopharmakaschäden und Entzugsprobleme.

>>Am meisten brachten mir jedoch die Gespräche mit den Erfahrenen, die vergleichbare Erlebnisse und eine ähnliche Weltanschauung hatten<<,

berichtet Nada Rath. Co-Beratung bedeutete für Una Parker die Rettung vor der Gefahr, erneut Psychopharmaka und Elektroschocks verabreicht zu bekommen:

>>Dies hat mich stark verändert, und ich bin überzeugt, dass die Unterstützung, die ich bei den regelmäßigen Sitzungen der Co-Beratung erhielt, mich nicht nur vor erneuten Erfahrungen mit dem psychiatrischen System bewahrt hat, sondern auch in meinem Leben tatkräftiger werden ließ.<<

Als weitere Hilfen gelten homöopathische Entgiftung, Linderung von Entzugsproblemen mit naturheilkundlichen Mitteln (zum Beispiel Johanniskraut, Baldrian), Körperarbeit, Psychotherapie, Gruppen- und Einzelgespräche, sportliche Betätigung, Gebete, Meditation und vieles mehr.

## Zusammenfassende Aussagen absetzerfahrener Professioneller

Professionelle Helfer nennen als Voraussetzung für eine wirksame Unterstützung ihre menschliche Präsenz sowie ihre gute Erreichbarkeit in der krisenträchtigen Zeit des Absetzens. Aber auch die Betroffenen müssen ihren Teil zur Überwindung der Probleme beitragen, die mit dem Absetzen einhergehen können. Dass dies nicht immer einfach ist, weiß die Psychologin Constanze Meyer:

>»Gemeinsam ist diesen Lösungen, dass sie meist zeitaufwendig sind und eine aktive Auseinandersetzung mit der eigenen Lebenssituation und mit den eigenen Einstellungen und Verhaltensmustern erfordern.«

»Man muss den Patienten zuhören, um herauszufinden, wo das Problem liegt«, schreibt der Arzt Bob Johnson. Oft gilt es schlicht, einen Ausweg aus einer sozialen Konfliktsituation zu finden, erläutert Pino Pini mit seinem Beispiel des intellektuell beeinträchtigten Alberto.

Je mehr Angst beim Absetzen auf Seiten der Betroffenen vorhanden ist, desto wichtiger wird das Vertrauensverhältnis zu professionellen Helfern und dass »... der Patient weiß, dass er sich bei auftretenden Schwierigkeiten auf seinen Therapeuten verlassen kann«, so der Heilpraktiker Klaus John. Seine Kollegin Elke Laskowski weist auf das Zusammenspiel zwischen fachlichen und menschlichen Angeboten hin:

>»Natürlich besitzen Gespräche und Angebote, jederzeit anrufen zu können, ebenfalls eine nicht zu unterschätzende therapeutische Wirkung.«

Bei den Betroffenen möglicherweise vorhandene Ängste sollten durch sachliche und fundierte Informationen über Risiken der Psychopharmaka sowie des Absetzens relativiert und so verringert werden. Wie wichtig und wie erfolgversprechend intensiv begleitete Absetzmöglichkeiten wären, zeigen die Erfahrungen im Berliner Weglaufhaus, über die Kerstin Kempker in ihrem Beitrag berichtet. Gemeinschaft, Rückhalt, kundige Mitarbeiter (möglichst mit eigenen Absetzerfahrungen) und bei Bedarf verantwortungsbewusste Ärzte; nach solchen Bedingungen suchen Psychopharmakabetroffene, die schon länger mit Psychopharmaka zu tun haben und davon wegkommen wollen. Doch Hilfen, die bei Bedarf auch Wohnen und Rund-um-die-Uhr-Betreuung anbieten, sind Mangelware, nicht nur im deutschsprachigen Raum.

Nachdem viele in der Regel schon beim Auftreten psychosozialer Probleme die Erfahrung machen müssen, dass ihnen statt angemessener Hilfe nur Psychopharmaka angeboten werden, wiederholt sich die Erfahrung unterlassener Hilfeleistung, wenn sie bei Ärzten nach Beistand für das Absetzen der Psychopharmaka suchen, wenn sie Rezepte für Ausschleichstreifen, Rezepturen für die Anfertigung individuell zugeschnittener Dosierungen oder eine Anleitung zum Absetzen von Kombinationen benötigen oder die sich generell überfordert fühlen. In der aktuellen psychiatriepolitischen Entwicklung zeichnet sich leider keinerlei Besserung ab, im Gegenteil, die organisierte Psychiatrie rüstet sich zur ambulanten Zwangsbehandlung. Wohl denen, die den Absprung schaffen.

**Vorsicht vor Besserwissern**

Ohne Zweifel ist es richtig, nicht nur Therapeuten und Ärzten auf die Finger zu schauen, sondern auch all den anderen am Psychoboom Beteiligten und speziell denjenigen, die mit einem unfehlbaren Heilanspruch (und oft gegen überhöhte Bezahlung) psychosoziale Probleme zum Verschwinden bringen wollen. Und natürlich ist auch bei einer Psychotherapie oder Psychoanalyse die Gefahr von Abhängigkeit, Missbrauch und schädlichen Wirkungen nicht auszuschließen, wie das Buch »Therapieschäden – Risiken und Nebenwirkungen von Psychotherapie« (2002) der Psychologen Michael Märtens und Hilarion Petzold belegt. In seinem Beitrag richtet David Webb einen kritischen Blick auf die dunkle Seite so mancher Selbsthilfegruppe, die im Normalfall von den Beteiligten gerne ignoriert wird – mit oft fatalen Folgen:

> »Eine der nervigsten Sachen während meines Kampfes waren all die Leute, die glauben, dass das, was ihnen geholfen hat, mir auch helfen könnte. Der Weg zur Freiheit ist einzigartig und höchst persönlich.«

Die Abhängigkeit von Psychopharmaka sollte nicht von einer neuen Abhängigkeit abgelöst werden. Neben Gesundheit ist nichts wertvoller als Freiheit und Unabhängigkeit.

Ganz besonderer Respekt und Dank gebührt den psychopharmakabetroffenen Autorinnen und Autoren für ihre sehr persönlichen Berichte darüber, wie sie psychiatrische Psychopharmaka absetzen konnten, ohne gleich wieder im Behandlungszimmer des Arztes oder in der Psychiatrie zu landen, und wie sie entgegen ärztlichen und psychiatrischen Urteilen und Diagnosen ein Leben frei oder zumindest relativ frei von psychopharmakologischer Beeinflussung führen können. Meine Wertschätzung gilt auch den Helfern, die Psychopharmakabetroffene beim – häufig sicher nicht einfachen – Absetzprozess unterstützen und sich gegen die Spielregeln ihrer Zünfte stellen, deren Einhaltung ihnen ein mehr oder weniger komfortables und beschauliches Leben im Kreis der Besserverdienenden sichern würden.

## Literatur

Aderhold, Volkmar: »Neuroleptika zwischen Nutzen und Schaden. Minimale Anwendung von Neuroleptika – ein Update«, unveröffentlichtes Manuskript vom September 2010; im Internet unter bit.do/nl-debatte (Zugriff am 26.6.2019)

Aderhold, Volkmar / Lehmann, Peter / Rufer, Marc u.a.: »Psychopharmaka absetzen?«, in: Peter Lehmann / Volkmar Aderhold / Marc Rufer u.a.: »Neue Antidepressiva, atypische Neuroleptika – Risiken, Placebo-Effekte, Niedrigdosierung und Alternativen. Mit einem Exkurs zur Wiederkehr des Elektroschocks«, Berlin / Shrewsbury: Peter Lehmann Publishing 2017, S. 223-233 (E-Book 2018)

AGIDD-SMQ (Association des groupes d'intervention en defénse des droits en santé mentale du Québec) / RRASMQ (Regroupement des ressources alternatives en santé mentale du Québec) in collaboration with ÉRASME (Equipe de recherche et d'action en santé mentale et culture): »My self-management guide to psychiatric medication«, Montreal: Selbstverlag 2003

Allgulander, Christer: »Prävention und Therapie der primären Medikamentenabhängigkeit«, in: Karl Peter Kisker / Hans Lauter / Joachim E. Meyer u.a. (Hg.): »Psychiatrie der Gegenwart«, Bd. 3: »Abhängigkeit und Sucht«, 3. Aufl., Berlin / Heidelberg / New York / London / Paris / Tokyo: Springer Verlag 1987, S. 425-440

Ashton, Heather: »The treatment of benzodiazepine dependence«, in: Addiction, Vol. 89 (1994), S. 1535-1541

Bender, Stefan: »Das klinische Bild des Benzodiazepin-Mißbrauchs«, Konstanz: Hartung-Gorre Verlag 1986

Benkert, Otto / Hippius, Hanns: »Psychiatrische Pharmakotherapie«, 3. Aufl., Berlin / Heidelberg / New York: Springer Verlag 1980

Bish, Alison / Golombok, Susan: »The role of coping strategies in protecting individuals against long-term tranquillizer use«, in: British Journal of Medical Psychology, Vol. 69 (1996), S. 101-115

»BNF – British National Formulary«, 56. Aufl., London: RPS Publishing 2008

»BNF – British National Formulary«, 63. Aufl., Basingstoke: Pharmaceutical Press 2012

Breggin, Peter R.: »Psychiatric drug withdrawal«, New York: Springer Publishing Co. 2012

Breggin, Peter R. / Cohen, David: »Your drug may be your problem«, Cambridge: HarperCollins 2000

Campos, Alline Cristina / Moreira, Fabricio Araújo / Gomes, Felipe Villela u.a.: »Multiple mechanisms involved in the large-spectrum therapeutic potential of cannabidiol in psychiatric disorders«, in: Philosophical Transactions of the Royal Society B: Biological Sciences, Vol. 367 (2012), S. 3364-3378; im Internet unter ncbi.nlm.nih.gov/pmc/articles/PMC3481531/ (Zugriff am 21.5.2019)

Caras, Sylvia: »Doing without drugs«, Santa Cruz: Selbstverlag 1991

Daunderer, Max: »Gifte im Alltag. Wo sie vorkommen – Wie sie krank machen – Wie man sich vor ihnen schützt«, 3. Aufl., München: Beck Verlag 2011

DGSP (Deutsche Gesellschaft für Soziale Psychiatrie e. V.) (Hg.): »Neuroleptika reduzieren und absetzen. Eine Broschüre für Psychose-Erfahrene, Angehörige und Professionelle aller Berufsgruppen«, Köln: DGSP 2014

»Edelabhängigkeit auf Rezept«, in: Tageszeitung (Berlin) vom 29. Juni 1993, S. 24

Ern, Guido / Fischbach, Ralf D.: »Gesunder Schlaf – Endlich wieder gut schlafen«, Hannover: Humboldt Verlag 2008

Faedda, Gianni L. / Tondo, Leonardo / Baldessarini, Ross J. u.a.: »Outcome after rapid vs gradual discontinuation of lithium treatment in bipolar disorders«, in: Archives of General Psychiatry, Vol. 50 (1993), S. 448-455

Fexer, Helmut: Persönliche Mitteilung, 1987

Harnisch, Günter: »Alternative Heilmittel für die Seele – Selbsthilfe bei depressiven Verstimmungen, Schlafstörungen und nervöser Erschöpfung«, 2. Aufl., Hannover: Schlütersche Verlagsgesellschaft 2010

Heffmann, Iris: Persönliche Mitteilung, 2019

Icarus Project / Freedom Center: »Harm Reduction-Leitfaden zum risikoarmen Absetzen von Psychopharmakas«, New York / Northampton: Selbstverlag 2009

Inner Compass Initiative: »The Withdrawal Project«, 2017; Internet-Ressource withdrawal.the innercompass.org/ (Zugriff am 13.8.2019)

Kaendler, Stefan H. / Volk, Stefan / Pflug, Burkhard: »Benzodiazepinentzug mit Carbamazepin«, in: Nervenarzt, 67. Jg. (1996), S. 381-386

Kemper, N. / Poser, Wolfgang / Poser, Sigrid: »Benzodiazepin-Abhängigkeit«, in: Deutsche Medizinische Wochenschrift, 105. Jg. (1980), S. 1707-1712

Klein, Donald F. / Gittelman, Rachel / Quitkin, Frederic u.a.: »Diagnosis and drug treatment of psychiatric disorders: Adults and children«, 2. Aufl., Baltimore / London: Williams & Wilkins 1980

Klein, Ehud / Ude, Thomas W. / Post, Robert M.: »Preliminary evidence for the utility of carbamazepine in alprazolam withdrawal«, in: American Journal of Psychiatry, Vol. 143 (1986), S. 235-236

Klotz, Ulrich: »Tranquillantien«, Stuttgart: Wissenschaftliche Verlagsgesellschaft 1985

KNMP (Koninklijke Nederlandse Maatschappij ter bevordering der Pharmacie) / MIND Landelijk Platform Psychische Gezondheid / NHG (Nederlands Huisartsen Genootschap) u.a.: »Multidisciplinary document ›Discontinuation of SSRIs & SNRIs‹«, Utrecht: Discontinuation of Antidepressants Taskforce 2018; Internet-Ressource thelancet.com/cms/10.1016/S 2215-0366(19)30182-8/attachment/9270f201-4248-44b6-ae19-b197668524ed/mmc1.pdf [Kurz-URL: bit.do/ad-mini] (Zugriff am 3.9.2019)

Krücke, Miriam: »Vorausverfügungen – Ein Schritt zur Selbsthilfe«, in: Peter Lehmann / Peter Stastny (Hg.): »Statt Psychiatrie 2«, Berlin / Eugene / Shrewsbury: Antipsychiatrieverlag 2007, S. 99-106 (E-Book 2018)

Lacoursiere, Roy B. / Spohn, Herbert E. / Thompson, Karen: »Medical effects of abrupt neuroleptic withdrawal«, in: Comprehensive Psychiatry, Vol. 17 (1976), S. 285-294

Langfeldt, Marina: »Schadensersatzansprüche gegenüber pharmazeutischen Unternehmen aus der Gefährdungshaftung gemäß § 84 des Arzneimittelgesetzes im Zusammenhang mit dem Absetzen von Antidepressiva und Neuroleptika«, in: Berliner Organisation Psychiatrie-Erfahrener und Psychiatrie-Betroffener (BOP&P) (Hg.): »Dritte Expertenrunde: Psychexit – Auf dem Weg zum Kompass ›Kompetente Hilfe beim Absetzen von Antidepressiva und Neuroleptika‹, Berlin: BOP&P 2018, S. 6-13; im Internet unter bit.do/langfeldt (Zugriff am 26.6.2019)

Lehmann, Peter: »Mittel zur Linderung von Neuroleptikawirkungen«, in: Allegro – Magazin psychisch beeinträchtigter Menschen (Zürich), 2012, Nr. 3, S. 18-20; im Internet unter bit.do/lindern (Zugriff am 26.6.2019)

Lehmann, Peter: »PsychPaV – Psychosoziale Patientenverfügung. Eine Vorausverfügung gemäß StGB § 223 und BGB § 1901a«, Internetveröffentlichung bit.do/psychpav vom 18. Dezember 2015 (Zugriff am 26.6.2019)

Lehmann, Peter: »Risiken und Schäden neuer Antidepressiva und *atypischer* Neuroleptika«, in: Peter Lehmann / Volkmar Aderhold / Marc Rufer u.a.: »Neue Antidepressiva, atypische Neuroleptika – Risiken, Placebo-Effekte, Niedrigdosierung und Alternativen: Mit einem Exkurs zur Wiederkehr des Elektroschocks«, Berlin / Shrewsbury: Peter Lehmann Publishing 2017, S. 19-174 (E-Book 2018)

Leibold, Gerhard: »Schlafstörungen. Ursachen, Vorbeugung, ganzheitliche Therapie«, Zürich: Oesch Verlag 2001

Märtens, Michael / Petzold, Hilarion (Hg.): »Therapieschäden – Risiken und Nebenwirkungen von Psychotherapie«, Mainz: Grunewald Verlag 2002

Mander, A. J. / Loudon, J. B.: »Rapid recurrence of mania following abrupt discontinuation of lithium«, in: Lancet, 1988, S. 15-17

Mayerhofer, Franz: »Schlafstörungen durch Elektrosmog?«, in: Peter Lehmann (Hg.): »Psychopharmaka absetzen«, Berlin: Antipsychiatrieverlag 1998, S. 299-309; im Internet unter bit.do/fm-smog (Zugriff am 26.6.2019)

Millett, Kate: »The loony-bin trip«, London: Virago Press 1991; deutsche Ausgabe: »Der Klapsmühlentrip«, Köln: Kiepenheuer & Witsch 2018

NAPA (Network Against Psychiatric Assault) (Hg.): »Dr. Caligari's psychiatric drugs«, Berkeley: NAPA 1984

Ochsenknecht, Anna: »Die seelische Balance – Pflanzenheilkundliche Unterstützung bei psychischen Problemen und beim Entzug von Psychopharmaka«, in: Kerstin Kempker / Peter Lehmann (Hg.): »Statt Psychiatrie«, Berlin: Antipsychiatrieverlag 1993, S. 82-94

Otto, Michael W. / Pollack, Mark H. / Sachs, Gary S. u.a.: »Discontinuation of benzodiazepine treatment: Efficacy of cognitive-behavioral therapy for patients with panic disorder«, in: American Journal of Psychiatry, Vol. 150 (1993), S. 1485-1490

Pietzcker, Adolf: »Neuroleptische Langzeitmedikation in der ambulanten Behandlung schizophren Kranker«, Hamburg: Promonta 1987

Riemann, Dieter: »Ratgeber Schlafstörungen – Informationen für Betroffene und Angehörige«, 2. Aufl., Göttingen: Hogrefe Verlag 2016

Ross, Julia: »Was die Seele essen will – Die Mood-Cure«, Neuauflage, Stuttgart: Klett-Cotta Verlag 2017

Rufer, Marc: »Unterstützung bei Ver-rücktheitszuständen und beim Entzug psychiatrischer Psychopharmaka«, Vortrag beim Kongress »Alternativen zur Psychiatrie«, veranstaltet vom Forum Anti-Psychiatrischer Initiativen und vom Netzwerk Arche, Berlin, 19.-21. Oktober 1990

Rufer, Marc: »Irrsinn Psychiatrie«, 4. Aufl., Oberhofen am Thunersee: Zytglogge Verlag 2009

Sandoz Pharmaceuticals AG: »Zoldorm®«, Risch-Rotkreuz: Fachinformation vom August 2018, in: »Arzneimittel-Kompendium Online«, Bern: HCI Solutions AG; Online-Publikation compendium.ch/mpro/mnr/15171/html/de (Zugriff am 15.7.2019)

Santos, Alberto B. / McCurdy, Layton: »Delirium after abrupt withdrawal from doxepin«, in: American Journal of Psychiatry, Vol. 137 (1980), S. 239-240

Schlimme, Jann E.: »Absetzen von Psychopharmaka-Kombinationen«, in: Berliner Organisation Psychiatrie-Erfahrener und Psychiatrie-Betroffener (BOP&P) e.V.: »Zweite Expertenrunde: PSYCHEXIT – Auf dem Weg zum Kompass ›Kompetente Hilfe beim Absetzen von Antidepressiva und Neuroleptika‹«, Berlin: BOP&P e.V. 2017, S. 4-13; im Internet unter bit.do/js-kombi (Zugriff am 26.6.2019)

Schlimme, Jann E. / Scholz, Thelke / Seroka, Renate: »Medikamentenreduktion und Genesung von Psychosen«, Köln: Psychiatrieverlag 2018

Schöpf, Josef: »Physische Abhängigkeit bei Benzodiazepin-Langzeitbehandlungen«, in: Nervenarzt, 56. Jg. (1985), S. 585-592

Seeler, Wolfgang: Diskussionsbemerkung in: Hanns Hippius / Helmfried E. Klein (Hg.): »Therapie mit Neuroleptika«, Erlangen: Perimed Verlag 1983, S. 140

Shatan, Chaim: »Withdrawal symptoms after abrupt termination of imipramine«, in: Canadian Psychiatric Association Journal, Vol. 11 (1966), Suppl., S. 150-158

Spiegelhalder, Kai / Backhaus, Jutta / Riemann, Dieter: »Schlafstörungen«, 2. Aufl., Göttingen: Hogrefe Verlag 2011

Suppes, Trisha / Baldessarini, Ross J. / Faedda, Gianni L. u.a.: »Discontinuation of maintenance treatment in bipolar disorder: Risks and implications«, in: Harvard Review of Psychiatry, Vol. 1 (1993), S. 131-144

Suzuki, Takefumi / Uchida, Hiroyuki / Tanaka, Kenji F. u.a.: »Reducing the dose of antipsychotic medications for those who had been treated with high-dose antipsychotic polypharmacy«, in: International Clinical Psychopharmacology, Vol. 18 (2003), S. 323-329

Suzuki, Takefumi / Uchida, Hiroyuki / Tanaka, Kenji F. u.a.: »Revising polypharmacy to a single antipsychotic regimen for patients with chronic schizophrenia«, in: International Journal of Neuropsychopharmacology, Vol. 7 (2004), S. 133-143

Tattersall, Mark L. / Hallstrom, Cosmo: »Self-help and benzodiazepine withdrawal«, in: Journal of Affective Disorders, Vol. 24 (1992), S. 193-198

Tornatore, Frank L. / Sramek, John J. / Okeya, Bette L. u.a.: »Unerwünschte Wirkungen von Psychopharmaka«, Stuttgart / New York: Thieme Verlag 1991

Universitätsspital Basel: »Liste: Zermörserbarkeit und Verabreichungshinweise von Tabletten«, 8.3.2019; Internet-Ressource spitalpharmazie-basel.ch/pdf/Zermoerserbarkeit_Tabletten.pdf [Kurz-URL: bit.do/moersern] (Zugriff am 14.8.2019)

User Research Centre, Dep. Psychiatry and Psychology, Maastricht UMC: »Tapering-Strips«, Maastricht: Universität Maastricht; Online-Publikation taperingstrip.de vom April 2019 (Zugriff am 21.5.2019)

Vogel, Hans-Peter: »Schluckstörungen unter Neuroleptika«, in: Arzneiverordnung in der Praxis, März 2012, Band 39, Ausgabe 2, S. 46-47

Wells, Kevin A. / Losin, William G.: »In vitro stability, potency, and dissolution of duloxetine enteric-coated pellets after exposure to applesauce, apple juice, and chocolate pudding«, in: Clinical Therapy, Vol. 30 (2008), S. 1300-1308

Witzke-Gross, Jutta: »Absetzen von Medikamenten bei älteren Patienten – aber wie?«, in: KV (Kassenärztliche Vereinigung Berlin) / KVH aktuell (Informationsdienst der Kassenärztlichen Vereinigung Hessen) – Pharmakotherapie: Rationale Pharmakotherapie in der Praxis, 15. Jg. (2010), Nr. 4, S. 29-32

Woggon, Brigitte: »Psychopharmakotherapie affektiver Psychosen«, in: Karl Peter Kisker / Hans Lauter / Joachim E. Meyer u.a. (Hg.): »Psychiatrie der Gegenwart«, Bd. 5: Affektive Psychosen«, 3. Aufl., Berlin / Heidelberg / New York / London / Paris / Tokyo: Springer Verlag 1987, S. 274-325

Ziegler, Laura: »Vorausverfügungen für den Fall der Psychiatrisierung – ›Die Rechte eines Flohs‹«, in: Peter Lehmann / Peter Stastny (Hg.): »Statt Psychiatrie 2«, Berlin / Eugene / Shrewsbury: Antipsychiatrieverlag 2007, S. 331-343 (E-Book 2018)

Karl Bach Jensen

# Entgiftung – im Großen wie im Kleinen
## Für eine Kultur des Respekts

Als junger Mann bin ich ziemlich ausgerastet. Weder meine Familie noch ich selbst kannten etwas anderes als die psychiatrische Antwort: verschiedenste Arten hochdosierter Neuroleptika. Heute weiß ich, dass die Psychiatrie mir nichts wirklich Hilfreiches anbieten konnte und kann. Werde ich verrückt, halte ich mich fern von Medizinern, um keinerlei Risiko einzugehen, zu einer psychiatrischen Behandlung gezwungen zu werden. Sie abzulehnen, bedeutet in meinem Heimatland, dass man keinerlei professionelle Hilfe bekommt, wenn man verrückt wird.

Schon seit einigen Jahren engagiere ich mich in der internationalen und nationalen Bewegung von Psychiatriebetroffenen im Kampf um das Recht auf psychopharmakafreie Hilfe und das Recht, auf keinen Fall gegen meinen eigenen Willen behandelt zu werden. Gleichzeitig habe ich das Bedürfnis, an-

dere Einsichten in den Teil des menschlichen Lebens zu entwickeln, den die
Psychiatrie zu kontrollieren versucht.

Ich fand Ideen und Wege, diese Phänomene zu verstehen. Sie unterscheiden sich sehr von der Geisteshaltung der Psychiatrie. Verrückt zu werden –
egal ob man ›unvernünftigerweise‹ Stimmen hört oder Visionen, Paranoia,
Euphorie, Autismus, Depressionen, Angst- und Furchtzustände erlebt – ist
eine Überlebensstrategie. Hinter den sogenannten psychischen Krankheiten kann man die Bereitschaft zu Überlebensmustern entdecken, die der
Menschheit im Lauf der Evolution von der Natur mitgegeben wurden. Genauso wie andere Psychiatriebetroffene leide auch ich nicht an irgendeiner
Hirnkrankheit; wir sind keine Träger irgendwelcher falscher Gene. Ich bin
sicher nicht perfekt, aber ich bin ein menschliches Wesen, meine Verrücktheit hat einen Sinn, und ich habe das Recht, so zu leben, wie ich bin, ohne
ständig Gefahr zu laufen, dass mein Gehirn und der Rest meines Körpers
durch die modernen psychiatrischen Technologien geschädigt werden.

**Psychotische Personen als kulturelle Wegweiser**

Ein gutes Beispiel für einen alternativen Zugang zu Phänomenen, die die
Psychiatrie als ›psychische Krankheit‹ etikettiert, liefert der norwegische
Anthropologe und Philosoph Jens-Ivar Nergård. In seinem 1992 erschiene-
nen Buch »Den vuxna barndomen – Den psykotiske personen som vägvisare
i vår kultur« (»*Die erwachsene Kindheit – Die psychotische Person als Wegweiser für unsere Kultur*«) zieht er Parallelen zwischen dem samischen und
lappländischen Schamanen, einem traditionellen spirituellen Ratgeber, und
dem ›psychotischen‹ Menschen in unserer modernen Kultur. (Das samische
oder lappländische Volk, die Ureinwohner des hohen Nordens, lebten früher
als Rentiernomaden im Norden von Norwegen, Schweden, Finnland und
Russland.)

Nergård schreibt:

»Der samische Schamane hat besondere Fähigkeiten zu sehen oder zu
fühlen, was die meisten seines Volks nicht sehen oder fühlen können.
Man betrachtet ihn als Person mit einer besonderen Begabung, mit
dem ›Außergewöhnlichen‹ in Berührung zu kommen. (...) Er war
auch eine Person, die ihren ›inneren Raum‹ betreten und dadurch ei-

nen tieferen Kontakt mit den Mitgliedern seiner eigenen Gesellschaft herstellen konnte.« (S. 94)[1]

Nergård sagt, dass der Schmerz psychotischer Personen in der modernen Kultur aus dem inneren Erleben eben dieser Kultur herrührt. Werden diese Personen isoliert, erfährt diese Kultur immer weniger Einsicht in sich selbst. Wertvolles Wissen wird aus der Gemeinschaft verbannt.

Laut Nergård ähneln sich der Schamane und die psychotische Person sehr. Der Schamane allerdings hat eine Zuhörerschaft. Er teilt seine Perspektive mit der Gemeinschaft, die bereit ist, seinen Erfahrungen zuzuhören.

»In unserer Kultur gilt die psychotische Person als krank. Deshalb denkt niemand, dass man vielleicht etwas Weises von ihr zu hören bekommen könnte. Isolation – und damit verbunden das Fehlen einer ›Zuhörerschaft‹ – ist das Schicksal der psychotischen Person in unserer Gesellschaft.« (ebd., S. 96)

Doch jener ›Psychose‹ genannte Zustand scheint mehr die Kultur als das Individuum zu charakterisieren. Die chronische Psychose ist durch die chronische Isolation der psychotischen Person bedingt.

»Während der Schamane in der samischen Kultur eine führende Rolle spielt, trägt die psychotische Person heute schwer an einer Lebenssituation, die von ihrer eigenen Kultur vor allem als sinnlos betrachtet wird. (...) Das, was die Psychose in unserer Kultur zu einer Krankheit macht, könnte – speziell gegen Ende – die völlige Isolation sein, der Entzug jeglicher Zuhörerschaft.« (ebd., S. 97)

In Kulturen, die keine systematischen Formen der Isolierung oder der Ausschließung von außergewöhnlichen psychologischen Phänomenen kennen, scheinen diese auch gar nicht als außergewöhnlich oder abweichend zu gelten. Wer ›anders‹ ist, trägt einen Schmerz in sich, den alle mehr oder weniger ebenfalls in sich tragen. Der Schmerz selbst wird gemindert, wenn er durch Rituale kollektiviert werden kann und so zu einer gemeinsamen Erfahrung wird, in der jeder einzelne Mensch sich selbst wiedererkennen kann.

Die Tragödie der psychotischen Person besteht laut Nergård nicht darin, dass sie sich selbst oder ihr Leben opfert, sondern darin, dass sie Teil einer

---

1 Übersetzung der Zitate Nergårds aus dem Schwedischen ins Englische: Karl Bach Jensen

Kultur ist, die nicht versteht, dass ihre Psychose ganz fundamental als Akt
der Opferung erkannt werden sollte.

»Ist die Kultur nicht in der Lage, diese und ähnliche Situationen in
dieser Weise zu verstehen, müssen immer mehr Menschen geopfert
werden. Die Kultur wird ihre eigene innere Stimme verlieren – ihr eigenes, lebenswichtiges Korrektiv. Der Mangel an Selbsterkenntnis in
dieser Kultur wird dann noch mehr (leeren) Raum schaffen für noch
mehr psychotische Patienten. (...) Unserer vernunftorientierten Wis-
senschaftskultur mangelt es an Ritualen und institutionalisierten Mustern für kollektives Handeln und Verstehen, die der Kultur allgemein
einen Zugang zu den Erfahrungen einer psychotischen Person ermöglichen könnten. Das herrschende Ritual in unserer Kultur besteht darin, die psychotische Person als Patienten in einer Institution einzu-
sperren – und/oder zu medikamentieren, so dass die Lebenskraft der
Person langsam schwächer wird und schließlich abstirbt.« (ebd., S.
98f.)

**Das psychische Exil – eine menschliche Verteidigungshaltung**

Es ist nur eine Frage der Kreativität und des forschenden Nachdenkens, sich
vorzustellen, welche Muster der psychologischen, emotionalen und spirituellen Bereitschaft für unsere Vorfahren eine Rolle gespielt haben könnten,
unter Bedingungen zu überleben, die ganz anders waren als die Zivilisation
unserer Tage. Welche Muster der spirituellen Bewusstheit und der außergewöhnlichen Wahrnehmung und welche Fähigkeiten in der Kommunikation
mit Geistern und Ahnen brachten Leben oder Tod für das Individuum, die
Familien, die Stämme und Völker in der Frühzeit der Menschheit? Welche
Muster des psychischen Exils könnten lebensrettend gewesen sein für Menschen, die seit Generationen in Sklaverei lebten und schlimmer noch als Tiere im Zoo gehalten wurden, oder für Menschen, die aus der Gemeinschaft
ausgeschlossen wurden und unter tatsächlich wilden Tieren überleben mussten?

In der Geschichte jedes Individuums gibt es Gründe, warum aus dem großen Vorrat der Menschheit gerade diese oder jene Form des psychosozialen
Überlebens zum Durchbruch kommt. Bringen diese Muster ein Verhalten

mit sich, das in Konflikt mit dem sozialen Zusammenhang steht, in welchem erwartet wird, dass man nur innerhalb seiner Grenzen funktioniert, dann verwandeln sie sich in sichtbare Probleme, in eine psychosoziale Not, die als Symptom einer psychischen Krankheit interpretiert werden kann. Dann wird man leider sehr leicht zum Objekt der psychiatrischen Theorie und Praxis, ob man dies will oder nicht.

Akzeptiert man die psychiatrische Herangehensweise, verwandeln sich die persönlichen Überlebensstrategien plötzlich in etwas Feindliches, in ›schlechte‹ Teile der eigenen Person, die behandelt oder von denen man unbedingt geheilt und befreit werden sollte. Aber eine derart fundamental falsch begründete ›Heilung‹ zwingt die eigenen Überlebensmuster oft erst recht noch stärker hervor. Statt eine Hilfe zum Verlassen des eigenen psychischen Exils zu bekommen, wird man noch tiefer hineingetrieben oder muss sogar nach noch größeren Rückzugsmöglichkeiten suchen. Ich weiß, dass das nur ein Teil der Geschichte ist. Manche Menschen sind der Meinung, dass die Psychiatrie für sie eine große Hilfe ist. Die anderen aber – direkt oder indirekt – in ein System hineinzuzwingen, das offensichtlich ihre Probleme eher noch verschlimmert: das ist unfair, egal wie man es dreht und wendet.

**Gegen die innere Natur des Menschen**

In meinem Heimatland hat sich die Landwirtschaft – mehr oder weniger genauso wie in allen anderen Industriestaaten – gegen die Natur gewandt. Wild wachsende Pflanzen und frei lebende Tiere sind zu Feinden umdefiniert worden, gegen die fast jede Art von Kriegsführung erlaubt ist. Aber dieser Krieg gegen den wilden Teil der Natur hat sich in einen Krieg gegen den Menschen selbst verwandelt. Gifte, die über allen Feldern verspritzt werden, um biologische Organismen zu bekämpfen und zu kontrollieren und Profite zu maximieren, zerstören heute zunehmend die Qualität unseres Trinkwassers und den Ernährungswert der Nahrungsmittel. In meinem Heimatland richten sich die Verbraucher verstärkt gegen diese Behandlung unserer Existenz, der Erde und der Natur.

Habe ich recht, was die Natur der sogenannten psychischen Krankheit angeht (und ich bin ziemlich sicher, dass ich mich nicht irre), dann wird in nicht allzu ferner Zukunft ein ähnlicher Trend gegen die Technologie der Psychiatrie wachsen, die sich ebenfalls gegen unsere innere Natur gewandt hat – gegen den ›wilden‹ Teil der Menschheit.

In der Landwirtschaft hieß die Antwort ›Umdenken‹: weg vom Kampf gegen die Natur und weg von der Abhängigkeit von der chemischen Industrie, hin zu einem neuen Verständnis und einer Kooperation mit der Natur, analog den organischen und ökologischen Prinzipien und Erkenntnissen.

Ähnlich dem, was in der Landwirtschaft passierte, als Industrie und big business das Ruder übernahmen, ist heute auch der dominante Teil der Psychiatrie in seiner zunehmenden Abhängigkeit von modernster Technologie und seiner Verbindung mit industriellen und ökonomischen Giganten zu einer ernsten Bedrohung der Menschheit geworden.

Der Verrücktheit in einer angemessenen Weise zu begegnen, kann nur heißen, den Sinn selbst der verdrehtesten und unheimlichsten Einstellung entdecken zu lernen oder diese, wenn man den Sinn nicht versteht, zumindest zu akzeptieren. Warum hat die Natur ausgerechnet diese Überlebensmuster entwickelt? Warum kann gerade dieses Individuum nur überleben, indem es so denkt, wahrnimmt, fühlt und sich benimmt, wie es das jetzt gerade tut? Um den Sinn der Verrücktheit zu entdecken, muss man das eigene Bewusstsein öffnen und bereit sein, einen Dialog mit dem Mitmenschen *und* dem eigenen Selbst aufzunehmen.

Mit der Natur zu kooperieren, heißt aber auch, sich der engen Verbindung zwischen Geist und Körper und ihrer dialektischen Beziehung bewusst zu sein. Eine gesunde Ernährung hilft sehr, wenn wir psychisch wieder ausgeglichen sein wollen. Um mit starken Emotionen klarzukommen, die eigene Spiritualität freizusetzen und das Bewusstsein von seinem inneren psychischen Exil zurück ins soziale Leben zu holen, braucht es ein solides Fundament, einen gesunden Körper. Diesem Thema hat die Psychiatrie bisher sehr wenig Aufmerksamkeit geschenkt. Statt dessen schädigen ihre Behandlungsformen sehr oft den Körper der Patienten. Um der Verrücktheit in einer angemessenen Weise begegnen und ein natürliches Leben führen zu können, ist es nötig, frei von persönlichkeitsverändernden pharmakologischen Substanzen zu sein bzw. diese giftigen Medikamente abzusetzen.

**Einrichtungen und Maßnahmen zur Hilfe beim Absetzen**

Das überkommene Konzept der psychischen Krankheit und des Bedarfs an synthetischen Psychopharmaka abzulehnen, speziell wenn sie über lange Zeit oder gar lebenslänglich verordnet werden, kann natürlich nicht heißen, die Augen zuzumachen vor den realen Problemen, die viele Menschen haben. Ich will keineswegs darauf hinaus, dass wir uns um andere, wenn sie verrückt werden, etwa gar nicht kümmern sollten, dass die Leute eingesperrt und allein gelassen werden sollten.

Ein wesentliches Charakteristikum alternativer psychosozialer Dienste würde darin bestehen, Menschen bei der Bewältigung ihrer Probleme und beim Wiedergewinnen des Gleichgewichts zu helfen – unter anderem durch gegenseitige Lernprozesse, Rechtsbeistand, alternative Medizin, gesunde Ernährung, natürliche Heilverfahren und spirituelle Übungen. Die alternative Arzneimittelkunde hat beispielsweise ein großes Wissen über die Wirkung von Kräutern und Homöopathika, die dem Körper und der Psyche helfen können, Entspannung zu finden und das innere Gleichgewicht wiederherzustellen. Mit solchen Dingen kann man möglicherweise nicht so viel Geld verdienen, doch sie sind es, die Zukunft haben.

In diesem Feld können Psychiatriebetroffene eine wichtige Rolle als Mitarbeiter und Ratgeber spielen, denn sie haben das Wissen darüber, was ihnen geholfen hat, das Gleichgewicht wiederherzustellen. Solche mit einer positiven Subkultur-Identität und Würde verbundenen Dienste können von der Allgemeinheit zur Verfügung gestellt werden oder, mit öffentlicher finanzieller Unterstützung, von der Betroffenenbewegung selbst, wobei Menschen einfach ein Ort gegeben würde, sich zu treffen und ihr eigenes Leben zu gestalten. Falls Menschen eingesperrt werden müssen, um ihnen das Leben zu retten oder um sie davon abzuhalten, anderen ernsthaften Schaden zuzufügen, sollte niemand das Recht haben, ihnen irgendeine Art von Behandlung aufzuzwingen. Zum Schutz vor Zwangsbehandlung sollten in allen Staaten und Ländern Psychiatrische Testamente oder andere Vorausverfügungen rechtskräftig werden, in denen beschrieben ist, welche Form der Behandlung eine Person wünscht oder nicht wünscht, falls es zu einer Zwangseinweisung kommt.

Alternative Systeme und dezentrale Dienste müssten sich um die Bedürfnisse von Menschen mit psychosozialen Problemen in einer Weise kümmern, dass der Gebrauch von synthetischen und giftigen psychiatrischen Psychopharmaka minimiert und auf lange Sicht überflüssig wird. Einen integrierten Teil eines zukünftigen, ökologisch und humanistisch ausgerichteten Gesellschaftssystems stellt der Verzicht auf toxische synthetische Stoffe in der Natur, im Wohnbereich, in der Ernährung und in der Medizin dar. Der Verzicht auf den Einsatz chemischer Gifte im psychosozialen Bereich könnte unter folgenden Gesichtspunkten entwickelt werden:

- In der Öffentlichkeit, bei Professionellen wie bei Betroffenen ist ein Bewusstsein über das inhumane, gefährliche und schädliche Kosten-Nutzen-Verhältnis chronischer Einnahme psychiatrischer Psychopharmaka zu schaffen.
- Internationale Empfehlungen und nationale Gesetze, die psychiatrische Zwangsbehandlung und speziell juristisch verfügte Auflagen zur Dauereinnahme im ambulanten Bereich ermöglichen, müssen bekämpft und verhindert werden.
- Es ist wichtig, Wissen über Entzugsprobleme und darüber, wie diese gelöst werden können, zu sammeln und zu verbreiten.
- Spezielle Hilfsprogramme und Einrichtungen für Menschen mit Abhängigkeitsproblemen müssen entwickelt werden.
- Die Aufklärung über schädliche Wirkungen und Abhängigkeitsrisiken ist bereits vor der Erstverabreichung psychiatrischer Psychopharmaka sicherzustellen.
- Die Verursacher psychopharmakabedingter Schmerzen, Leiden und Behinderungen sind zur Zahlung von Schmerzensgeld zu verpflichten.
- Es müssen Methoden, Systeme, Dienste und Institutionen einer kurz-, mittel- und langfristigen Hilfe und Unterstützung entwickelt werden, die in keiner Weise auf der Verabreichung von synthetischen Psychopharmaka aufbauen.

## Literatur

Nergård, Jens-Ivar: »Den vuxna barndomen. Den psykotiske personen som vägvisare i vår kultur«, Ludvika: Dualis Förlag 1992

*Aus dem Englischen von Gaby Sohl*

# Anhang

## Psychopharmaka-Wirkstoffe und Handelsnamen

Die Tabelle enthält psychiatrische Psychopharmaka, die derzeit in Deutschland, Österreich und der Schweiz zur Verordnung in der Humanmedizin im Handel oder zur Einfuhr zugelassen sind.

Enthalten sind zudem Psychostimulanzien, mit man gegen Magersucht oder zur Unterdrückung von »Verhaltensstörungen« bei Kindern, Jugendlichen und Erwachsenen gibt, sowie Antiparkinsonmittel, die unter anderem zur Linderung oder Kaschierung neuroleptikabedingter Muskelstörungen eingesetzt werden und die ebenfalls Absetz- und Entzugsprobleme bereiten können.

Unter bit.do/psy-liste finden Sie im Internet ein fortlaufend aktualisiertes Verzeichnis auf dem deutschsprachigen Markt befindlicher Psychopharmaka.

Alle Angaben sind ohne Gewähr.

| WIRKSTOFF | HANDELSNAMEN |
|---|---|

**NEUROLEPTIKA**

| | |
|---|---|
| Alfentanil | Alfentanil, Rapifen |
| Amisulprid | Amisulprid, Amisulpride, Solian |
| Aripiprazol | Abilify, Alcartis, Arileto, AripiHexal, Aripilif, Aripipan, Aripiprazol, Arpoya |
| Asenapin | Sycrest |
| Benperidol | Glianimon |
| Brexpiprazol | Rexulti |
| Cariprazin | Reagila |
| Chlorprothixen | Truxal |
| Clotiapin | Entumin |
| Clozapin | Clopin, Clozapin, Lanolept, Leponex |
| Droperidol | Droperidol, Ponveridol, Xomolix |

| | |
|---|---|
| Flupentixol | Fluanxol; enthalten in Deanxit |
| Fluphenazin | Fluphenazin, Lyogen |
| Haloperidol | Haldol, Haloperidol |
| Levomepromazin | Levomepromazin, Neurocil, Nozinan |
| Loxapin | Adasuve |
| Lurasidon | Latuda |
| Melperon | Buronil, Melperon |
| Olanzapin | Aedon, Olanpax, Olanzapin, Olazax, Zalasta, Zypadhera, Zyprexa |
| Paliperidon | Invega, Trevicta, Xeplion |
| Perazin | Perazin, Taxilan |
| Pipamperon | Dipiperon, Pipamperon |
| Promazin | Prazine |
| Promethazin | Atosil, Promethazin |
| Prothipendyl | Dominal |
| Quetiapin | Quentiax, Quetheorie, Quetialan, Quetiapin, Sequase, Seroquel |
| Reserpin | enthalten in Triniton |
| Risperidon | Aleptan, Risperdal, Risperidon |
| Sertindol | Serdolect |
| Sufentanil | Dzuveo, Sufenta, Sufentanil, Zalviso |
| Sulpirid | Dogmatil, Meresa, Meresasul, Sulpirid, Sulpivert, Vertigo-Meresa, vertigo-neogama |
| Tetrabenazin | Dystardis, Nitoman, Tetmodis, Tetrabenazin, Xenazine |
| Thioridazin | Melleril, Thioridazin |
| Tiaprid | Delpral, Tiaprid, Tiapridal, Tiapridex |
| Ziprasidon | Zeldox, Ziprasidon |
| Zuclopenthixol | Ciatyl-Z, Cisordinol, Clopixol |

## ANTIDEPRESSIVA

| | |
|---|---|
| Agomelatin | Agogerolan, Agomelatin, Thymanax, Valdoxan |
| Amitriptylin | Amitriptylin, Saroten, Syneudon; enthalten in Limbitrol |
| Amitriptylinoxid | Amioxid |
| Bupropion | Bupropion, Carmubine, Elontril, Wellbutrin, Zyban; enthalten in Mysimba |
| Citalopram | Cipramil, Citalon, Citalopram, Citalostad, Claropram, Pram, Seropram |

| | |
|---|---|
| Clomipramin | Anafranil, Clomipramin |
| Dapoxetin | Priligy |
| Doxepin | Aponal, Doxepin, Mareen, Sinquan |
| Duloxetin | Cymbalta, Dulasolan, Duloxalta, DuloxeHexal, Duloxetin, Dutilox, Xeristar, Yentreve |
| Escitalopram | Cipralex, Escitalopram, Escitax, Pramulex |
| Fluoxetin | Felicium, Fluctine, Fluoxetin, Fluoxibene, Flux, Mutan, Positivum |
| Fluvoxamin | Fevarin, Floxyfral |
| Imipramin | Imipramin |
| Maprotilin | Ludiomil, Maprotilin |
| Melitracen | enthalten in Deanxit |
| Mianserin | Mianserin, Tolvon |
| Milnacipran | Ixel, Milnacipran, Milnaneurax |
| Mirtazapin | Mirtabene, Mirtagamma, Mirtaron, Mirtazap, Mirtazapin, Mirtazelon, Mirtel, Remergil, Remeron |
| Moclobemid | Aurorix, Moclo A, Moclobemid |
| Nortriptylin | Nortrilen |
| Opipramol | Insidon, Opipram, Opipramol |
| Paroxetin | Deroxat, Dropax, Ennos, Paronex, Paroxat, paroxedura, Paroxetin, Seroxat |
| Reboxetin | Solvex |
| Sertralin | Adjuvin, Seralin, Sertragen, Sertralin, Tresleen, Zoloft |
| Tianeptin | Stablon, Tianeurax |
| Tranylcypromin | Tranylcypromin |
| Trazodon | Trazodon, Trittico |
| Trimipramin | Stangyl, Surmontil, Trimipramin, Trimipramine Zentiva |
| Tryptophan | Ardeydorm, Ardeytropin; enthalten in diversen Infusionslösungen |
| Venlafaxin | Efectin, Efexor, Trevilor, Velostad, Venlafab, Venlafaxin, Venlagamma, Venlax |
| Vortioxetin | Brintellix |

## PHASENPROPHYLAKTIKA / STIMMUNGSSTABILISATOREN

| | |
|---|---|
| Carbamazepin | Carbaflux, Carbamazepin, Neurotop, Tegretal, Tegretol, Timonil |
| Lamotrigin | Gerolamic, Lamictal, Lamotribene, Lamotrigin, Lamotrin |

| Lithium | Hypnorex, Lithiofor, Neurolepsin, Priadel, Quilonorm, Quilonumi |
| Oxcarbazepin | Apydan, Oxcarbazepin, Timox, Trileptal |
| Pregabalin | Algecia, Lyribastad, Lyrica, Pregabador, PregabaHexal, Pregabalin, Pregabin |
| Valproinsäure | Convulex, Depakine, Natriumvalproat, Orfiril, Valpro, Valproat, Valproate |

## TRANQUILIZER

| Alprazolam | Alprastad, Alprazolam, Tafil, Xanax, Xanor |
| Bromazepam | Bromazep, Bromazepam, Lexotanil, Normoc |
| Brotizolam | Lendorm, Lendormin |
| Buspiron | Anxut |
| Chlordiazepoxid | Librium; enthalten in Librax, Librocol, Limbitrol |
| Cinolazepam | Gerodorm |
| Clobazam | Frisium, Urbanyl |
| Clonazepam | Antelepsin, Clonazepam, Rivotril |
| Diazepam | Diazepam, Gewacalm, Psychopax, Stesolid, Valium, Valocordin |
| Dikalium-clorazepat | Clorazepate Zentiva, Tranxilium |
| Flunitrazepam | Rohypnol |
| Flurazepam | Dalmadorm, Flurazepam, Staurodorm |
| Hydroxyzin | AH 3, Atarax |
| Ketazolam | Solatran |
| Lorazepam | Lorazepam, Sedazin, Tavor, Temesta, Tolid; enthalten in Somnium |
| Lormetazepam | Loramet, Loretam, Lormetazepam, Noctamid, Sedalam, Sedalor |
| Medazepam | Rudotel |
| Midazolam | Buccolam, Dormicum, Midazolam |
| Nitrazepam | Eatan, Mogadon, Nitrazepam, Novanox |
| Oxazepam | Adumbran, Anxiolit, Oxa, Oxazepam, Praxiten, Seresta |
| Prazepam | Demetrin, Mono Demetrin |
| Temazepam | Normison, Planum, Remestan, Temazep |
| Triazolam | Halcion |

| Zolpidem | Bikalm, Edluar, Ivadal, Mondeal, Stilnox, Zoldem, Zoldorm, Zolpidem |
| Zopiclon | Imovane, Optidorm, Somnal, Somnosan, Ximovan, Zopiclon, Zopiclone |

## PSYCHOSTIMULANZIEN und mit vergleichbarer Indikation eingesetzte Psychopharmaka (zur Ruhigstellung »hyperaktiver« Kinder, Jugendlicher und Erwachsener)

| Atomoxetin | Agakalin, Atofab, Atomoxetin, Strattera |
| Dexamfetamin | Attentin |
| Dexmethylphenidat | Focalin |
| Guanfacin | Intuniv |
| Lisdexamfetamin | Elvanse |
| Methylphenidat | Concerta, Equasym, Kinecteen, Medikid, Medikinet, Methylphenidat, Methylphenidathydrochlorid, Ritalin |

## ANTIPARKINSONMITTEL (eingesetzt unter anderem zur Linderung oder Kaschierung neuroleptikabedingter Muskelstörungen)

| Amantadin | Amantadin, Amantadinsulfat, PK-Merz, Symmetrel, tregor |
| Biperiden | Akineton |
| Bornaprin | Sormodren |
| Procyclidin | Kemadrin, Osnervan |

# Autorinnen und Autoren

**Karl Bach Jensen**, geboren 1951 in Dänemark. 1973/74 in einer psychiatrischen Anstalt eingesperrt und gewaltsam mit Elektroschocks und hochdosierten Neuroleptika behandelt. Freiwilliger Psychiatriepatient in den Jahren 1975, 1980 und 1985. Seither kein persönlicher Kontakt mehr zur Psychiatrie. Bei akuter Verrücktheit erfährt er Hilfe von seinem persönlichen Netzwerk und von Naturheilmitteln. Seit 1980 Mitglied der Bewegung von Psychiatriebetroffenen in Dänemark. 1991 Mitbegründer des Europäischen Netzwerks von Psychiatriebetroffenen, 1994 bis 1996 dessen Vorsitzender. Mitbegründer und Vorstandsmitglied von Landsforeningen af Nuværende og Tidligere Psykiatribrugere (LAP), dem dänischen Verband Psychiatriebetroffener. Seit 2001 einer der beiden europäischen Mitglieder des Vorstands des Weltverbands Psychiatriebetroffener. Viele Jahre Lehrer in einer staatlichen Schule. Sieben Jahre lang angestellt als Manager eines betroffenenkontrollierten Tageszentrums in Kolding/Dänemark. Derzeit angestellte Beratertätigkeit in einem Zentrum für soziale Entwicklung, Forschung und Lehre. Gab einige psychiatriekritische Bücher heraus und schrieb eine Reihe von Artikeln in dänischen Zeitschriften.

**Regina Bellion**, Jahrgang 1941. Putzfrau, Fabrikarbeiterin, Haute-Couture-Verkäuferin, Lehrerin, Bardame u.v.m. Heute Rentnerin. Lebt in Wilhelmshaven.

**Olga Besati** (Pseudonym). Nachkriegskind, aufgewachsen im Norden, Süden, Osten und Westen Deutschlands. Aufenthalte in England und Frankreich. Familienwelten verlassen, neue Wege in der literarischen Welt – Schriftstellerin, Übersetzerin, Rezitatorin. Auftritte europaweit, gemeinsam mit einem Musiker (Literatur trifft Musik). Lebt seit 2009 in Frankreich.

**Wilma Boevink** – geboren 1963. Sozialwissenschaftlerin. Arbeitet in Utrecht als leitende Forscherin am *Trimbos-instituut*, dem niederländischen Institut für Psychiatrie und Abhängigkeit. Gründerin von TREE, einer betroffenengeleiteten Ausbildungs- und Beratungsgruppe zu den Themen Recovery, Empowerment und Expertentum durch Erfahrungswissen. 2006 bis 2009 Vorsitzende der Stichting Weerklank, der niederländischen Organisation von Menschen, die Stimmen hören und psychotische Erfahrungen haben. 2008 bis 2013 Professorin für Recovery an der Hanze-Universität Groningen. Früher aktiv in der niederländischen Psychiatriebetroffenenbewegung; ehemaliges Vorstandsmitglied im Europäischen Netzwerk von Psychiatriebetroffenen. Buchveröffentlichungen u. a.: »Stories of Recovery: Working together towards experiential knowledge in mental health care« *(»Berichte zur Gesundung – Zusammenarbeiten in Richtung Erfahrungswissen in psychiatrischer Betreuung«*, Hg. 2006); Co-Autorin von »Recovery of People with Mental Illness: Philosophical and related perspectives *(»Gesundung von Menschen mit psychischer Betreuung – Philosophische und verwandte Perspektiven«*, 2012), »Empowerment, Lifelong Learning and Recovery in Mental Health: Towards a new paradigm« *(»Empowerment, lebenslanges Lernen und Gesundung in der Psychiatrie – Auf dem Weg zu einem neuen Paradigma«*, 2012).

**Michael Chmela**. Geboren 1958 in Vorarlberg, Österreich. 1976 bis 1983 Medizinstudium in Graz. 1997 bis 1999 Obmann der Informations- und Kontaktstelle für

Selbsthilfegruppen »Club Antenne« in Vorarlberg. 1999 Trialogmitbegründer in Vorarlberg. Aktive Teilnahme und Vorbereitung der 1. Österreichischen Psychiatrie-Erfahrenen-Konferenz in Linz 1999, dann Mitbegründer und Obmann des Österreichischen Netzwerks Psychiatrie-Erfahrener. 2000 Gründungsmitglied des »omnibus e. V.« und Lehrbeauftragter für soziale Berufe an der Hochschule Klagenfurt, Schwerpunkte: Selbsthilfe, Bewegung von Psychiatrie-Erfahrenen, Empowerment, Salutogenese. 2001 bis 2007 Leiter der Peer-Beratungsstelle »Gleiche beraten Gleiche« in Bregenz. Veröffentlichungen in verschiedenen Fachzeitschriften zum Thema Patientenrechte und Gefahren der Anti-Stigma-Kampagne.

**Oryx Cohen**. Master in öffentlicher Verwaltung, einer der führenden Aktivisten der internationalen Betroffenenbewegung. Einer der ersten Leiter der Recovery-Lerngemeinschaft im Westen von Massachusetts, einem betroffenengeleiteten Netzwerk gegenseitiger Hilfe, Fürsprache und Recovery-Fortbildung. Mitarbeit u. a. bei NARPA (National Association for Rights Protection and Advocacy) und INTAR (International Network Toward Alternatives and Recovery). Jahrelanges Engagement bei MindFreedom International, dort zuständig für das Oral History Projekt. Derzeit leitet Oryx die Abteilung für technische Hilfen am National Empowerment Center.

**Susanne Cortez** (Pseudonym), geboren 1963 in Deutschland. Grund- und Hauptschullehrerin, verheiratet, 2 Kinder.

**Bert Gölden**, geboren 1955. 1969 Ausbildung zum Schriftsetzer, anschließend Weiterbildung zum Fotosetzer. 1985 bis 1987 Ausübung einer selbstständigen Tätigkeit als Fotosetzer. Eine Zwangserkrankung führte zum vorzeitigen Ausscheiden aus dem Berufsleben. 1996 Gründung einer Selbsthilfegruppe für Betroffene von Zwangsstörungen und deren Angehörige; Leitung bis 2004. Von 2000 bis 2008 Landesbeauftragter Nordrhein-Westfalen der Deutschen Gesellschaft Zwangserkrankungen. Aktuelle Themenschwerpunkte sind Hypnose und natürliches Heilen mit Nahrungsergänzungsmitteln sowie Telefonberatung.

**Gábor Gombos**, geboren 1961, ist Physiker. Seit 1993 engagiert er sich in der Bewegung von Psychiatriebetroffenen. Seit 1996 ist er Vorsitzender der ungarischen Selbsthilfeorganisation Voice of Soul *(Stimme der Seele)*. Viele Jahre vertrat er die osteuropäischen Länder im Vorstand des Europäischen Netzwerks von Psychiatriebetroffenen (ENUSP) und im Koordinationsforum des Weltverbands von Psychiatriebetroffenen (WNUSP). Mitglied im Vorstand der ungarischen Abteilung des Weltverbands für psychosoziale Rehabilitation. Erhielt 2009 das Ritterkreuz der Republik Ungarn als Auszeichnung für besondere Verdienste um die Menschenrechte von Personen mit Behinderungen.

**Katalin Gombos**, geboren 1954, Computerexpertin, hat eine mehr als zehnjährige Erfahrung mit Psychiatrie und Neuroleptika. Sie ist Gründungs- und Vorstandsmitglied von Voice of Soul *(Stimme der Seele)*, einer Vereinigung von Psychiatriebetroffenen. Katalin Gombos starb am 24. Mai 2014.

**Iris Heffmann** (Pseudonym), geboren in Deutschland, Team-Mitglied Online-Gemeinschaft ADFD (www.adfd.org), Berlin

**Maths Jesperson**. Geboren 1954. 1980 bis 1981 Insasse in einem alten psychiatrischen Krankenhaus. 1982-88 Produzent einer professionellen Theatergruppe und Kommunalpolitiker der Grünen. Konvertierte 1984 zum Katholizismus. Seit 1988 Regionalsekretär von RSMH, dem schwedischen Verband Psychiatriebetroffener. 1991 Gründungsmitglied des Europäischen Netzwerks von Psychiatriebetroffenen (ENUSP), von 1994 bis 1999 sein Rundbrief-Redakteur. Initiierte international anerkannte Projekte: das betroffenengeleitete Hotel Magnus Stenbock, den PO-Skåne (professionelle Ombudsmänner und -frauen für Psychiatriebetroffene) und das Stumpen-Ensemble, eine Theatergruppe von Drogenabhängigen, Obdachlosen und Psychiatriebetroffenen. Parallel Forschungstätigkeit am Fachbereich Theaterwissenschaft der Universität Lund.

**Klaus John**. Jahrgang 1958, Vater zweier Kinder. Heilpraktikertätigkeit in eigener Naturheilpraxis seit 1985 mit den Schwerpunkten: Akupunktur, Elektroakupunktur, Bioelektronische Funktionsdiagnostik, Homöopathie, katathymes Bilderleben, Hypnose, Transpersonale Psychologie und Farbtherapie. Dreijährige Ausbildung in Transpersonaler Psychologie bei Stanislav Grof, USA. Seminartätigkeit und Holotropes Atmen seit 1988. VHS-Kursleiter für autogenes Training seit 1990. Programm- und Geräteentwicklung zur Farbtherapie seit 1993. Veröffentlichung: »Eine Reise nach Innen – Holotropes Atmen mit Klaus John« (DVD, 2009). Mehr siehe www.Klaus-John.de

**Bob Johnson** (England), Dr. med., eingetragen bei der Ärztekammer als Facharzt für Psychiatrie. Seit 1958 Mitglied der Royal Medico-Psychological Association, seit 1973 des Royal College of Psychiatrists. Buchveröffentlichungen: »Emotional health: What emotions are and how they cause social and mental diseases« *(»Emotionale Gesundheit – Was Emotionen sind und wie sie zu sozialen und psychischen Krankheiten führen können«*, 2005); »Unsafe at any dose: Exposing psychiatric dogmas – so minds can heal« *(»Unsicher bei jeder Dosierung – Die Aufdeckung psychiatrischer Dogmen, damit der Geist gesunden kann«*, 2006); »How verbal physiotherapy works« *(»Wie Gesprächsphysiotherapie wirkt«*, 2018).

**Manuela Kälin** (Pseudonym). 1969 Ausbildung zur Krankenschwester. Praktische Tätigkeit in verschiedenen Abteilungen, auch im Ausland. 1983/84 Ausbildung als medizinische Masseurin. Drei Jahre Physiotherapie in einem Spital. Weiterbildung in Komplementärmedizin. Seit 1990 eigene Praxis in der Schweiz.

**Kerstin Kempker**, geboren 1958 in Wuppertal, zwei Töchter, lebt in Berlin. Ausbildung zur Industriekauffrau in Nürnberg, Studium der Sozialarbeit/Sozialpädagogik in Berlin. Mitbegründerin des Vereins zum Schutz vor psychiatrischer Gewalt, der das Berliner Weglaufhaus aufgebaut hat, eine antipsychiatrische Kriseneinrichtung für Psychiatriebetroffene. Sie arbeitete dort von der Eröffnung 1996 bis 2001. Diverse antipsychiatrische Buchpublikationen: »Mitgift – Notizen vom Verschwinden« (2000), »Flucht in die Wirklichkeit – Das Berliner Weglaufhaus« (Hg. 1998), »Statt Psychiatrie« (1993, Hg. gemeinsam mit Peter Lehmann), »Teure Verständnislosigkeit – Die Sprache der Verrücktheit und die Entgegnung der Psychiatrie« (1991). Seit 2002 Autorin von Belletristik, u. a: »Die Betrogenen« (2007), »Das wird ein Fest« (2012), »Die Erfüllung der Wünsche« (2014), »Nur die Knochen bitte: Eine Übergabe« (2015), »Bruderherz: Ein Flimmern« (2017). Mehr siehe www.kerstin-kempker.de

**Leo P. Koehne** (Pseudonym), geboren 1970, studiert Politikwissenschaften und arbeitet als freier Journalist. Seit 1994 Mitglied im Bundesverband Psychiatrie-Erfahrener (BPE).

**Elke Laskowski**. Jahrgang 1958, Mutter einer Tochter, Ehefrau. Ich bin durch mein Sozialarbeiterstudium mit Menschen, die als psychisch krank gelten, in Kontakt gekommen, habe ihre Not gesehen und beschlossen, einen anderen Weg zu finden. So bin Heilpraktikerin geworden. Seit 1991 arbeite ich in eigener Praxis, jetzt in Wunstorf bei Hannover. Mein Schwerpunkt liegt bei Energieheilverfahren, diese sind: Bachblüten, biodynamische Körper- und Aura-arbeit sowie feinstoffliche Arbeit mit Gefühlen und Ängsten.

**Peter Lehmann**. Dipl.-Pädagoge. Autor, Verleger und Versandbuchhändler in Berlin. 1989 Gründungsmitglied des Weglaufhauses Berlin, 1990 von PSYCHEX (Schweiz; seit 2015 auch PSYCHEXODUS), 1991 von ENUSP (Europäisches

Netzwerk von Psychiatriebetroffenen). Bis 2010 ENUSP-Vorstandsmitglied. 2010 Verleihung der Ehrendoktorwürde in Anerkennung des »außerordentlichen wissenschaftlichen und humanitären Beitrags für die Durchsetzung der Rechte Psychiatriebetroffener« von der Aristoteles-Universität Thessaloniki. 2011 Verleihung des Bundesverdienstkreuzes durch den deutschen Bundespräsidenten. Buchveröffentlichungen u. a.: »Der chemische Knebel – Warum Psychiater Neuroleptika verabreichen« (1986; 6. Aufl. 2010), »Schöne neue Psychiatrie« (1996, bearbeitete E-Book-Ausgabe 2018), »Statt Psychiatrie 2« (2013, hg. mit Peter Stastny, E-Book 2018), »Neue Antidepressiva, atypische Neuroleptika – Risiken, Placebo-Effekte, Niedrigdosierung und Alternativen« (2017, gemeinsam mit Volkmar Aderhold, Marc Rufer & Josef Zehentbauer, E-Book 2018). Mehr siehe www.peter-lehmann.de

**Ulrich Lindner**, geboren 1936, Theologe, Philologe und Historiker i. R., nach seinem Ausstieg aus der Psychiatrie lange Zeit im Selbsthilfebereich aktiv.

**Jim Maddock.** Pensionierter Lehrer. War im Vorstand von Sli Eile, einem sozialen Wohnprojekt für entlassene Klinikinsassinnen. Öffentlichkeitsarbeit für MindFreedom Irland.

**Mary Maddock.** Ehemalige Ursulinen-Klosterfrau. Pensionierte Musiklehrerin. Ehemaliges Vorstandsmitglied des Europäischen Netzwerks von Psychiatriebetroffenen (ENUSP). Mitbegründerin von Mind-Freedom Ireland. Mitglied im Vorstand von MindFreedom International und im Beirat von Peter Breggins Centre for Empathic Therapy, auf dessen Konferenz 2013 in Syracuse, NY sie einen Hauptvortrag hielt. Initiiert nationale und internationale Kampagnen für die Abschaffung von Elektroschocks und speziell dessen Verbot. Unterstützt viele Betroffene und ihre Familien und gründete vor Ort die Gruppe *Stand by Me* sowie die Musikgruppe *A Little Help From My Friends*. Schrieb gemeinsam mit

Ehemann Jim »Soul survivor: A personal encounter with psychiatry« *(»Die Seele hat überlebt – Meine Begegnung mit der Psychiatrie«,* 2006). Mag es, Musik zu hören, Menschen zu treffen, sich im Schwimmbad zu erholen und ihre drei Enkelkinder zu verwöhnen.

**Constanze Meyer.** Jahrgang 1959. Diplom-Psychologin. Seit Beginn des Studiums intensive Beschäftigung mit frauenspezifischen Gesundheitsthemen. 1992 bis 1999 Mitarbeiterin bei »Schwindel-Frei«, einer Informations- und Beratungsstelle für medikamentenabhängige Frauen in Berlin. Niedergelassen als Psychotherapeutin in Berlin-Spandau. Arbeit im Supervisions- und Fortbildungsbereich. Achtsamkeitslehrerin (MBCT/MBSR). Regelmäßige MBCT (Achtsamkeitsbasierte Kognitive Therapie) Trainings für Menschen, die an Depressionen, Ängsten, Schmerzen und Erschöpfung leiden.

**Fiona Dale Milne**, geboren 1957 in Neuseeland, sieben Geschwister, wuchs im landwirtschaftlichen Süden auf. Heirat 1978, drei erwachsene Kinder und sieben Enkelkinder. Arbeit im Bankwesen, im alternativen Gesundheits- und Ernährungsbereich, jetzt Modeverkäuferin.

**Harald Müller** (Pseudonym). Starb am 8. Februar 2012 im Alter von 85 Jahren.

**Mary Nettle.** Kam 1978 mit der Psychiatrie in Berührung. 1992 wandte sie diese negative Erfahrung ins Positive und wurde Beraterin für psychiatrische Klienten. Sie bringt die Betroffenenperspektive ein, insbesondere was nutzerkontrollierte Forschung betrifft. Mitarbeit in vielen Organisationen, um sicherzustellen, dass die Stimme der Betroffenen von denen gehört wird, die Gesundheit, soziale Fürsorge und öffentliche Gesundheit beforschen. 2004-2010 Vorsitzende des Europäischen Netzwerks von Psychiatriebetroffenen (ENUSP). Mitherausgeberin von »This is survivor research« *(»Dies ist Forschung durch Betroffene«,* 2009).

**Una M. Parker**, Yorkshire, England, geboren 1935. Quäkerin. Pensionierte Lehrerin. Mitglied lokaler, nationaler und internationaler Organisationen von Psychiatriebetroffenen, insbesondere tätig für Mind. Telefonkontaktperson für ECT Anonymous (Anonyme Elektroschockbetroffene). Teilnehmerin des Forums der Nicht-Regierungs-Organisationen, das sich im Rahmen der 4. UN-Weltfrauenkonferenz 1995 in Peking organisierte. Hat privat viel Spaß an T'ai-Chi, Pilates, Co-Beratung, Besuch von Familie und Freunden, Schreiben, Lesen, Stricken, Nähen, Tätigkeiten am PC und im Garten.

**Pino Pini**, geboren 1947 in Florenz, pensionierter Psychiater und Psychotherapeut, hat in den frühen 1970er-Jahren die Übergangsphase von der geschlossenen Psychiatrie zur Entwicklung neuer gemeindenaher Dienste hautnah miterlebt. Er verfügt über zehn Jahre politischer Erfahrung als Gemeinderatsmitglied in Florenz. Seit Anfang der 1980er-Jahre kooperiert er mit dem Psychologischen Fachbereich der Universität Florenz, seit dieser Zeit interessiert er sich auch für Selbsthilfegruppen im psychiatrischen Bereich. 1993 gründet er die Associazione Italiana della Salute Mentale (AISMe; Italienischer Verband für psychische Gesundheit) und wurde dessen erster Präsident. 1995 wurde er Vorstandsmitglied von MHE-WFMH (Verbund von Mental Health Europe und der World Federation for Mental Health). Seit 2001 leitet er die internationale Arbeitsgruppe »Lokale psychiatrische Dienste«, die das Ziel verfolgt, als Alternative zur bestehenden psychiatrischen Praxis neue psychosoziale Ansätze in der Gemeinde zu entwickeln.

**Nada Rath**, geb. Dmitrasinovic (1940). Chemotechnikerin und seit 1995 berentet. 1992 Mitbegründerin des Bundesverbands Psychiatrie-Erfahrener (BPE) und der Gruppe der Psychiatrie-Erfahrenen Wiesbaden. 1996 bis 1998 im erweiterten Vorstand des BPE. 1997 Initiatorin der Gründung des Landesverbands der Psychiatrie-Erfahrenen Hessen.

**Hannelore Reetz**, geboren 1943, von Beruf Buchhalterin. Verheiratet, Familienmanagerin, seit 1990 clean.

**Roland A. Richter**, geboren 1963. Nach Abschluss des Studiums der Sozialarbeit 1991 in Köln arbeitete er bis 1995 in sozialen Diensten und betreuten Wohnformen für Menschen, die als chronisch psychisch krank gelten. Seit 1995 ist er freiberuflich als gerichtlich bestellter Betreuer und freiberuflicher Sozialarbeiter tätig und berät stationäre Einrichtungen im Qulitätsmanagement. Seit 2009 auch Ernährungsberater/Kochkurse für schwer chronisch kranke Menschen, seit 2010 Seminare und Workshops für Stressbewältigung (ganzheitlicher systemischer Ansatz mit Informationen und Hilfestellungen zur Abstinenz von legalen und illegalen Drogen.

**Marc Rufer**, Dr. med. Kritisiert seit vielen Jahren die psychiatrische Diagnostik, die Psychopharmakologie und die psychiatrische Gewalt. Gute Kontakte und Austausch mit unabhängigen Psychiatriebetroffenen. Buchveröffentlichungen: »Irrsinn Psychiatrie« (1988; 4. Aufl. 2009); »Wer ist irr?« (1991); »Glückspillen. Ecstasy, Prozac und das Comeback der Psychopharmaka« (1995), »Neue Antidepressiva, atypische Neuroleptika – Risiken, Placebo-Effekte, Niedrigdosierung und Alternativen« (2017, gemeinsam mit Volkmar Aderhold, Peter Lehmann & Josef Zehentbauer, E-Book 2018).

**Lynne Setter**, gebürtige Neuseeländerin, geboren 1963, geschieden, keine Kinder. Von Beruf internationale Marketing-Beraterin. Erster Suizidversuch mit neun Jahren, etliche Krankenhaus- und Psychiatrieaufenthalte, erstmals in der frühen Teenagerzeit. Lebte in Asien, Europa, dem Nahen Osten und den USA. Nach zehn Jahren in Übersee heute wieder zuhause in Neuseeland.

**Martin Urban**, geboren 1939, Diplom-Psychologe und Psychotherapeut, hat sieben Jahre in einer psychiatrischen und sechs Jahre in einer psychosomatischen Klinik gearbeitet. Er war von 1989-2009 in eigener Praxis in Esslingen bei Stuttgart tätig und leitete 12 Jahre lang eine Nachsorgeeinrichtung »Therapeutische Wohngemeinschaften«, die heute von einem Selbsthilfeverein von Betroffenen weitergeführt wird (Offene Herberge e.V., Stuttgart). Er war langjähriger Leiter der Fachgruppe »Klinische Psychologen in der Psychiatrie« im Berufsverband Deutscher Psychologinnen und Psychologen (BDP) und Sprecher des Fachausschusses Psychotherapie in der Deutschen Gesellschaft für Soziale Psychiatrie (DGSP). 2008 gründete er die alternative Einrichtung Maison d'Espérance e.V. in Südfrankreich, die er bis 2014 leitete. Seit 2016 Aufbau und Leitung des »Haus der Hoffnung« in Thüringen. Publikationen: »Psychotherapie der Psychosen – Konzentrische Annäherungen an den Weg der Heilung« (Hg., 2000) und »Bindungstheorie in der Psychiatrie« (Mitherausgabe, 2005).

**Wolfgang Voelzke.** Diplom-Verwaltungswirt. Arbeitet seit 1975 bei der Stadtverwaltung Bielefeld. Seit Januar 2000 ist er dort als Koordinator für Psychiatrie und Sucht tätig. Er ist Gründungsmitglied des Bundesverbands Psychiatrie-Erfahrener und des Vereins Psychiatrie-Erfahrener Bielefeld.

**David Webb,** Jg. 1955, machte 2005 an der Victoria University Melbourne in Australien seinen Dr. phil. über Suizid als eine Krise des Selbst. Ausgehend von der eigenen Biographie mit Versuchen, sich selbst zu töten, zeigt seine Forschung, dass Erfahrungswissen mit Suizidalität nötig ist, um das Phänomen der Selbsttötung zu verstehen, die Stimme der Betroffenen jedoch aus der gegenwärtigen Suizidforschung systematisch ausgegrenzt ist. Im Lauf seiner Forschung schloss er sich der Bewegung der Psychiatriebetroffenen als befreiender Gemeinschaft von Menschen an, die nach mehr geistiger Tiefe, mehr Empfindsamkeit, Mitgefühl und Gerechtigkeit für diejenigen streben, die um geistiges, psychisches, soziales und spirituelles Wohlergehen ringen. Vor seiner Zeit der Verrückt-heit arbeitete David Webb als Softwareentwickler sowie als Universitätsdozent für Programmierung. Er wohnte in New York, Neu Delhi und London, nun lebt er in Castlemaine, einer alten Goldgräberstadt in der Nähe von Melbourne. Publikationen u. a.: »Thinking about suicide: Contemplating and comprehending the urge to die« *(»An Suizid denken – Den Drang, sterben zu wollen, betrachten und begreifen«,* 2010).

**Josef Zehentbauer.** Geboren 1945. Vier Kinder. Dr. med., Arzt, Psychotherapeut und Autor. Mehrjährige Arbeit in der Neurologie (Universität Würzburg), verschiedenen psychiatrischen Kliniken und der Akutstation einer Nervenheilanstalt. Ärztlich tätig in Nigeria und Indien. Gemeinsame Projekte mit Franco Basaglia und anderen Exponenten der ›Kritischen Psychiatrie‹ Italiens. Veröffentlichungen unter anderem: »Chemie für die Seele – Psyche, Psychopharmaka und alternative Heilmethoden« (1986, 12. Aufl. 2019); »Körpereigene Drogen – Garantiert ohne Nebenwirkungen« (1993, 9. Aufl. 2018); »Abenteuer Seele – Psychische Krisen als Chance nutzen« (2000, Neuausgabe 2008); »Melancholie – Die traurige Leichtigkeit des Seins« (2000, 4. Aufl. 2014, E-Book 2016), »Neue Antidepressiva, atypische Neuroleptika – Risiken, Placebo-Effekte, Niedrigdosierung und Alternativen« (2017, gemeinsam mit Volkmar Aderhold, Peter Lehmann & Josef Zehentbauer, E-Book 2018).

**Katherine Zurcher.** Geboren in Michigan, USA, lebt seit über 40 Jahren in der Schweiz. Jahrelange Arbeit in internationalen Organisationen als Sekretärin, dann 1999 an Fibromyalgie *(chronische Erkrankung von Muskeln, Sehnen und Bändern, die Schmerzen, Kopfweh, Müdigkeit und viele andere Symptome verursachen)* erkrankt. Beendete die Einnahme von Benzodiazepinen ohne Hilfe – ein Erfolg, auf den sie äußerst stolz ist.

# Register

# Peter Lehmann Publishing

Peter Lehmann · Volkmar Aderhold
Marc Rufer · Josef Zehentbauer

## Neue Antidepressiva, atypische Neuroleptika

Risiken, Placebo-Effekte, Niedrig-
dosierung und Alternativen.
Mit einem Exkurs zur
Wiederkehr des Elektroschocks

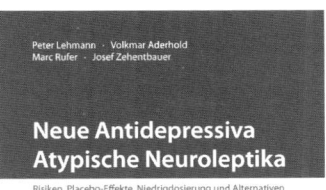
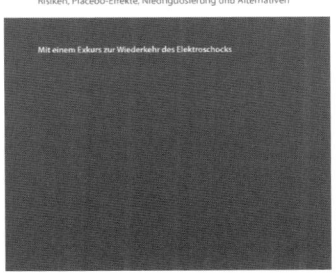

Kartoniert · 241 Seiten · 5 Abbildungen
Geleitworte von Andreas Heinz
sowie Peter Ansari und Sabine Ansari
Nachwort von Marina Langfeldt
ISBN 978-3-925931-71-6 · € 19.95
(auch als E-Book erhältlich)

Alles über die Wirkungsweisen neuer Antidepressiva und *atypischer* Neuroleptika, ihre Risiken, Schäden und Kontraindikationen. Bei welchen Symptomen weisen Herstellerfirmen Ärzte an, die Psychopharmaka zu verringern
oder sofort abzusetzen? Welche Probleme können beim Absetzen auftreten?
Warum wollen Psychiater verstärkt Elektroschocks verabreichen? Wie ver-
fälschen Placebo-Effekte Wirksamkeitsstudien? Woran erkennt man Lang-
zeitschäden frühzeitig? Wie lassen sich Neuroleptika notfalls minimal-effek-
tiv dosieren? Welche Selbsthilfemöglichkeiten, klinischen Alternativen und
allgemeinärztlichen alternativen Behandlungsmethoden gibt es bei Psychosen, Depressionen und sonstigen ernsten psychischen Problemen?

Die vier Autoren weisen 150 Jahre Praxiserfahrung auf: Erfahrung in der
Praxis, Menschen zu helfen und zu unterstützen, ernste psychische Krisen
ohne den Einsatz riskanter Psychopharmaka zu bewältigen und den Weg aus
den therapeutischen Sackgassen zu finden.

**Die neuen Antidepressiva**: Agomelatin · Bupropion · Citalopram · Dapoxetin
Duloxetin · Escitalopram · Fluoxetin · Fluvoxamin · Milnacipran · Mirtazapin
Paroxetin · Reboxetin · Sertralin · Tianeptin · Venlafaxin · Vortioxetin

**Die *atypischen* Neuroleptika**: Amisulprid · Aripiprazol · Asenapin · Clozapin
Loxapin · Lurasidon · Olanzapin · Paliperidon · Quetiapin · Risperidon
Sertindol · Sulpirid · Ziprasidon

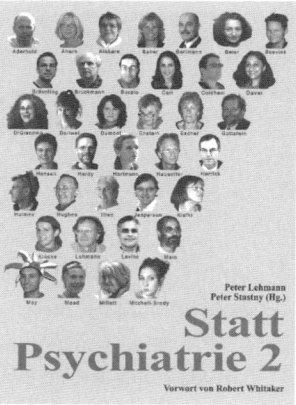
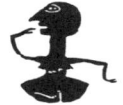